U0236756

中华医学百科全书

中医药学

中医护理学

国家出版基金项目
NATIONAL PUBLICATION FOUNDATION

中国协和医科大学出版社

北　京

图书在版编目（CIP）数据

中华医学百科全书·中医护理学 / 徐桂华主编 . —北京：中国协和医科大学出版社，2022.12
ISBN 978-7-5679-2083-5

Ⅰ . ①中⋯　　Ⅱ . ①徐⋯　　Ⅲ . ①医学—百科全书 ②中医学—护理学—百科全书　　Ⅳ . ① R-61 ② R248-61

中国版本图书馆 CIP 数据核字（2022）第 199566 号

中华医学百科全书·中医护理学

主　　编：徐桂华

编　　审：张之生

责任编辑：尹丽品

出版发行：中国协和医科大学出版社
　　　　　（北京市东城区东单三条 9 号　邮编 100730　电话 010-6526 0431）

网　　址：www.pumcp.com

经　　销：新华书店总店北京发行所

印　　刷：北京广达印刷有限公司

开　　本：889mm×1230mm　1/16

印　　张：14.5

字　　数：420 千字

版　　次：2022 年 12 月第 1 版

印　　次：2022 年 12 月第 1 次印刷

定　　价：258.00 元

ISBN 978-7-5679-2083-5

《中华医学百科全书》编纂委员会

总顾问　吴阶平　韩启德　桑国卫

总指导　陈　竺

总主编　刘德培　王　辰

副总主编　曹雪涛　李立明　曾益新　吴沛新　姚建红

编纂委员（以姓氏笔画为序）

丁　洁	丁　樱	丁安伟	于中麟	于布为	于学忠	万经海
马　军	马　进	马　骁	马　静	马　融	马安宁	马建辉
马烈光	马绪臣	王　平	王　伟	王　辰	王　政	王　恒
王　铁	王　硕	王　舒	王　键	王一飞	王一镗	王士贞
王卫平	王长振	王文全	王心如	王生田	王立祥	王兰兰
王汉明	王永安	王永炎	王成锋	王延光	王华兰	王行环
王旭东	王军志	王声涌	王坚成	王良录	王拥军	王茂斌
王松灵	王明荣	王明贵	王金锐	王宝玺	王诗忠	王建中
王建业	王建军	王建祥	王临虹	王贵强	王美青	王晓民
王晓良	王高华	王鸿利	王维林	王琳芳	王喜军	王晴宇
王道全	王德文	王德群	木塔力甫·艾力阿吉	尤启冬	戈　烽	
牛　侨	毛秉智	毛常学	乌　兰	卞兆祥	文卫平	文历阳
文爱东	方　浩	方以群	尹　佳	孔北华	孔令义	孔维佳
邓文龙	邓家刚	书　亭	毋福海	艾措千	艾儒棣	石　岩
石远凯	石学敏	石建功	布仁达来	占　堆	卢志平	卢祖洵
叶　桦	叶冬青	叶常青	叶章群	申昆玲	申春悌	田家玮
田景振	田嘉禾	史录文	舟茂盛	代　涛	代华平	白春学
白慧良	丛　斌	丛亚丽	包怀恩	包金山	冯卫生	冯希平
冯泽永	冯学山	边旭明	边振甲	匡海学	邢小平	邢念增
达万明	达庆东	成　军	成翼娟	师英强	吐尔洪·艾买尔	
吕时铭	吕爱平	朱　珠	朱万孚	朱立国	朱华栋	朱宗涵
朱晓东	朱祥成	乔延江	伍瑞昌	任　华	任钧国	华　伟
伊河山·伊明		向　阳	多　杰	邬堂春	庄　辉	庄志雄
刘　平	刘　进	刘　玮	刘　强	刘　蓬	刘大为	刘小林
刘中民	刘玉清	刘尔翔	刘训红	刘永锋	刘吉开	刘芝华

刘伏友	刘华平	刘华生	刘志刚	刘克良	刘迎龙	刘建勋
刘胡波	刘树民	刘昭纯	刘俊涛	刘洪涛	刘桂荣	刘献祥
刘嘉瀛	刘德培	闫永平	米玛	米光明	安锐	祁建城
许媛	许腊英	那彦群	阮长耿	阮时宝	孙宁	孙光
孙皎	孙锟	孙少宣	孙长颢	孙立忠	孙则禹	孙秀梅
孙建中	孙建方	孙建宁	孙贵范	孙洪强	孙晓波	孙海晨
孙景工	孙颖浩	孙慕义	纪志刚	严世芸	苏川	苏旭
苏荣扎布	杜元灏	杜文东	杜治政	杜惠兰	李飞	李方
李龙	李东	李宁	李刚	李丽	李波	李剑
李勇	李桦	李鲁	李磊	李燕	李冀	李大魁
李云庆	李太生	李日庆	李玉珍	李世荣	李立明	李汉忠
李永哲	李志平	李连达	李灿东	李君文	李劲松	李其忠
李若瑜	李泽坚	李宝馨	李建兴	李建初	李建勇	李映兰
李思进	李莹辉	李晓明	李凌江	李继承	李董男	李森恺
李曙光	杨凯	杨恬	杨勇	杨健	杨硕	杨化新
杨文英	杨世民	杨世林	杨伟文	杨克敌	杨甫德	杨国山
杨宝峰	杨炳友	杨晓明	杨跃进	杨腊虎	杨瑞馥	杨慧霞
励建安	连建伟	肖波	肖南	肖永庆	肖培根	肖鲁伟
吴东	吴江	吴明	吴信	吴令英	吴立玲	吴欣娟
吴勉华	吴爱勤	吴群红	吴德沛	邱建华	邱贵兴	邱海波
邱蔚六	何维	何勤	何方方	何志嵩	何绍衡	何春涤
何裕民	余争平	余新忠	狄文	冷希圣	汪海	汪静
汪受传	沈岩	沈岳	沈敏	沈铿	沈卫峰	沈心亮
沈华浩	沈俊良	宋国维	张泓	张学	张亮	张强
张霆	张澍	张大庆	张为远	张玉石	张世民	张永学
张华敏	张宇鹏	张志愿	张丽霞	张伯礼	张宏誉	张劲松
张奉春	张宝仁	张建中	张建宁	张承芬	张琴明	张富强
张新庆	张潍平	张德芹	张燕生	陆华	陆林	陆翔
陆小左	陆付耳	陆伟跃	陆静波	阿不都热依木·卡地尔		陈文
陈杰	陈实	陈洪	陈琪	陈楠	陈薇	陈曦
陈士林	陈大为	陈文祥	陈玉文	陈代杰	陈尧忠	陈红风
陈志南	陈志强	陈规化	陈国良	陈佩仪	陈家旭	陈智轩
陈锦秀	陈誉华	邵蓉	邵荣光	邵瑞琪	武志昂	
其仁旺其格	范明	范炳华	茅宁莹	林三仁	林久祥	林子强
林天歆	林江涛	林曙光	杭太俊	郁琦	欧阳靖宇	尚红

果德安	明根巴雅尔	易定华	易著文	罗 力	罗 毅	罗小平
罗长坤	罗颂平	帕尔哈提·克力木		帕塔尔·买合木提·吐尔根		
图门巴雅尔	岳伟华	岳建民	金 玉	金 奇	金少鸿	金伯泉
金季玲	金征宇	金银龙	金惠铭	周 兵	周永学	周光炎
周利群	周灿全	周良辅	周纯武	周学东	周宗灿	周定标
周宜开	周建平	周建新	周春燕	周荣斌	周辉霞	周福成
郑一宁	郑志忠	郑金福	郑法雷	郑建全	郑洪新	郑家伟
郎景和	房 敏	孟 群	孟庆跃	孟静岩	赵 平	赵 艳
赵 群	赵子琴	赵中振	赵文海	赵玉沛	赵正言	赵永强
赵志河	赵彤言	赵明杰	赵明辉	赵耐青	赵临襄	赵继宗
赵铱民	赵靖平	郝 模	郝小江	郝传明	郝晓柯	胡 志
胡 明	胡大一	胡文东	胡向军	胡国华	胡昌勤	胡盛寿
胡德瑜	柯 杨	查 干	柏树令	钟翠平	钟赣生	
香多·李先加		段 涛	段金廒	段俊国	侯一平	侯金林
侯春林	俞光岩	俞梦孙	俞景茂	饶克勤	施慎逊	姜小鹰
姜玉新	姜廷良	姜国华	姜柏生	姜德友	洪 两	洪 震
洪秀华	洪建国	祝庆余	祝墡晨	姚永杰	姚克纯	姚祝军
秦 川	秦卫军	袁文俊	袁永贵	都晓伟	晋红中	栗占国
贾 波	贾建平	贾继东	夏术阶	夏照帆	夏慧敏	柴光军
柴家科	钱传云	钱忠直	钱家鸣	钱焕文	倪 健	倪 鑫
徐 军	徐 晨	徐云根	徐永健	徐志云	徐志凯	徐克前
徐金华	徐建国	徐勇勇	徐桂华	凌文华	高 妍	高 晞
高志贤	高志强	高金明	高学敏	高树中	高健生	高思华
高润霖	郭 岩	郭小朝	郭长江	郭巧生	郭宝林	郭海英
唐 强	唐向东	唐朝枢	唐德才	诸欣平	谈 勇	谈献和
陶永华	陶芳标	陶·苏和	陶建生	陶晓华	黄 钢	黄 峻
黄 烽	黄人健	黄叶莉	黄宇光	黄国宁	黄国英	黄跃生
黄璐琦	萧树东	梅 亮	梅长林	曹 佳	曹广文	曹务春
曹建平	曹洪欣	曹济民	曹雪涛	曹德英	龚千锋	龚守良
龚非力	袭著革	常耀明	崔 蒙	崔丽英	庾石山	康 健
康廷国	康宏向	章友康	章锦才	章静波	梁 萍	梁显泉
梁铭会	梁繁荣	谌贻璞	屠鹏飞	隆 云	绳 宇	巢永烈
彭 成	彭 勇	彭明婷	彭晓忠	彭瑞云	彭毅志	
斯拉甫·艾白		葛 坚	葛立宏	董方田	蒋力生	蒋建东
蒋建利	蒋澄宇	韩晶岩	韩德民	惠延年	栗晓黎	程天民

程仕萍	程训佳	焦德友	储全根	童培建	曾苏	曾渝
曾小峰	曾正陪	曾国华	曾学思	曾益新	谢宁	谢立信
蒲传强	赖西南	赖新生	詹启敏	詹思延	鲍春德	窦科峰
窦德强	褚淑贞	赫捷	蔡威	裴国献	裴晓方	裴晓华
廖品正	谭仁祥	谭先杰	翟所迪	熊大经	熊鸿燕	樊旭
樊飞跃	樊巧玲	樊代明	樊立华	樊明文	樊瑜波	黎源倩
颜虹	潘国宗	潘柏申	潘桂娟	薛社普	薛博瑜	魏光辉
魏丽惠	藤光生	B·吉格木德				

《中华医学百科全书》学术委员会

顾景范	徐文严	翁心植	栾文明	郭　定	郭子光	郭天文
郭宗儒	唐由之	唐福林	涂永强	黄秉仁	黄洁夫	黄璐琦
曹仁发	曹采方	曹谊林	龚幼龙	龚锦涵	盛志勇	康广盛
章魁华	梁文权	梁德荣	彭小忠	彭名炜	董　怡	程天民
程元荣	程书钧	程伯基	傅民魁	曾长青	曾宪英	温　海
强伯勤	裘雪友	甄永苏	褚新奇	蔡年生	廖万清	樊明文
黎介寿	薛　淼	戴行锷	戴宝珍	戴尅戎		

《中华医学百科全书》工作委员会

主任委员　姚建红

副主任委员　李　青

执行主任委员　张　凌

顾问　罗　鸿

编审（以姓氏笔画为序）

司伊康	吴翠姣	张　宇	张　凌	张之生	张立峰	张晓雪
陈　懿	陈永生	呼素华	郭亦超	傅祚华	谢　阳	

编辑（以姓氏笔画为序）

王　霞	尹丽品	孙文欣	李元君	刘　婷	沈冰冰	陈　佩
胡安霞	郭　琼					

工作委员

张晓雪	左　谦	吴　江	刘　华	卢运霞	栾　韬	丁春红
孙雪娇	张　飞					

办公室主任　吴翠姣

办公室副主任　孙文欣　王　霞

中医药学

总主编

王永炎　　中国中医科学院

曹洪欣　　中国中医科学院

本卷编委会

主　编

徐桂华　　南京中医药大学

副主编

胡　慧　　湖北中医药大学

张先庚　　四川护理职业技术学院

马秋平　　广西中医药大学

柏亚妹　　南京中医药大学

严姝霞　　南京中医药大学

编　委（以姓氏笔画为序）

马秋平　　广西中医药大学

王秋琴　　南京中医药大学

叶　然　　南京中医药大学

闫　力　　长春中医药大学

严姝霞　　南京中医药大学

杨　柳　　福建中医药大学

杨　敏　　南京中医药大学

宋　阳　　广州中医药大学

张先庚　　四川护理职业技术学院

陈　华　　南京中医药大学

赵　勇　　山西中医药大学

胡　慧　　湖北中医药大学

柏亚妹　　南京中医药大学

姜荣荣　　南京中医药大学

姚　新　　长春中医药大学

徒文静　　南京中医药大学

徐秋月　　南京中医药大学

徐桂华　　南京中医药大学

鹿竞文　　南京中医药大学

彭丽丽　　湖南中医药大学

谢　薇　　贵州中医药大学

楚　鑫　　成都中医药大学

管玉香　　安徽中医药大学第一临床医学院

前 言

《中华医学百科全书》终于和读者朋友们见面了！

古往今来，凡政通人和、国泰民安之时代，国之重器皆为科技、文化领域的鸿篇巨制。唐代《艺文类聚》、宋代《太平御览》、明代《永乐大典》、清代《古今图书集成》等，无不彰显盛世之辉煌。新中国成立后，国家先后组织编纂了《中国大百科全书》第一版、第二版，成为我国科学文化事业繁荣发达的重要标志。医学的发展，从大医学、大卫生、大健康角度，集自然科学、人文社会科学和艺术之大成，是人类社会文明与进步的集中体现。随着经济社会快速发展，医药卫生领域科技日新月异，知识大幅更新。广大读者对医药卫生领域的知识文化需求日益增长，因此，编纂一部医药卫生领域的专业性百科全书，进一步规范医学基本概念，整理医学核心体系，传播精准医学知识，促进医学发展和人类健康的任务迫在眉睫。在党中央、国务院的亲切关怀以及国家各有关部门的大力支持下，《中华医学百科全书》应运而生。

作为当代中华民族"盛世修典"的重要工程之一，《中华医学百科全书》肩负着全面总结国内外医药卫生领域经典理论、先进知识，回顾展现我国卫生事业取得的辉煌成就，弘扬中华文明传统医药璀璨历史文化的使命。《中华医学百科全书》将成为我国科技文化发展水平的重要标志、医药卫生领域知识技术的最高"检阅"、服务千家万户的国家健康数据库和医药卫生各学科领域走向整合的平台。

肩此重任，《中华医学百科全书》的编纂力求做到两个符合。一是符合社会发展趋势：全面贯彻以人为本的科学发展观指导思想，通过普及医学知识，增强人民群众健康意识，提高人民群众健康水平，促进社会主义和谐社会构建。二是符合医学发展趋势：遵循先进的国际医学理念，以"战略前移、重心下移、模式转变、系统整合"的人口与健康科技发展战略为指导。同时，《中华医学百科全书》的编纂力求做到两个体现：一是体现科学思维模式的深刻变革，即学科交叉渗透/知识系统整合；二是体现继承发展与时俱进的精神，准确把握学科现有基础理论、基本知识、基本技能以及经典理论知识与科学思维精髓，深刻领悟学科当前面临的交叉渗透与整合转化，敏锐洞察学科未来的发展趋势与突破方向。

作为未来权威著作的"基准点"和"金标准"，《中华医学百科全书》编纂过程中，制定了严格的主编、编者遴选原则，聘请了一批在学界有相当威望、具有较高学术造诣和较强组织协调能力的专家教授（包括多位两院院士）担任大类主编和学科卷主编，确保全书的科学性与权威性。另外，还借鉴了已有百科全书的编写经验。鉴于《中华医学百科全书》的编纂过程本身带有科学研究性质，还聘请了若干科研院所的科研管理专家作为特约编审，站在科研管理的高度为全书的顺利编纂保驾护航。除了编者、编审队伍外，还制订了详尽的质量保证计划。编纂委员会和工作委员会秉持质量源于设计的理念，共同制订了一系列配套的质量控制规范性文件，建立了一套切实可行、行之有效、效率最优的编纂质量管理方案和各种情况下的处理原则及预案。

《中华医学百科全书》的编纂实行主编负责制，在统一思想下进行系统规划，保证良好的全程质量策划、质量控制、质量保证。在编写过程中，统筹协调学科内各编委、卷内条目以及学科间编委、卷间条目，努力做到科学布局、合理分工、层次分明、逻辑严谨、详略有方。在内容编排上，务求做到"全准精新"。形式"全"：学科"全"，册内条目"全"，全面展现学科面貌；内涵"全"：知识结构"全"，多方位进行条目阐释；联系整合"全"：多角度编制知识网。数据"准"：基于权威文献，引用准确数据，表述权威观点；把握"准"：审慎洞察知识内涵，准确把握取舍详略。内容"精"："一语天然万古新，豪华落尽见真淳。"内容丰富而精练，文字简洁而规范；逻辑"精"："片言可以明百意，坐驰可以役万里。"严密说理，科学分析。知识"新"：以最新的知识积累体现时代气息；见解"新"：体现出学术水平，具有科学性、启发性和先进性。

《中华医学百科全书》之"中华"二字，意在中华之文明、中华之血脉、中华之视角，而不仅限于中华之地域。在文明交织的国际化浪潮下，中华医学汲取人类文明成果，正不断开拓视野，敞开胸怀，海纳百川般融入，润物无声状拓展。《中华医学百科全书》秉承了这样的胸襟怀抱，广泛吸收国内外华裔专家加入，力求以中华文明为纽带，牵系起所有华人专家的力量，展现出现今时代下中华医学文明之全貌。《中华医学百科全书》作为由中国政府主导，参与编纂学者多、分卷学科设置全、未来受益人口广的国家重点出版工程，得到了联合国教科文等组织的高度关注，对于中华医学的全球共享和人类的健康保健，都具有深远意义。

《中华医学百科全书》分基础医学、临床医学、中医药学、公共卫生学、军事与特种医学和药学六大类，共计144卷。由中国医学科学院/北京协和医学院牵头，联合军事医学科学院、中国中医科学院和中国疾病预防控制中心，带动全国知名院校、科研单位和医院，有多位院士和海内外数千位优秀专家参加。国内知名的医学和百科编审汇集中国协和医科大学出版社，并培养了一批热爱百科事业的中青年编辑。

回览编纂历程，犹然历历在目。几年来，《中华医学百科全书》编纂团队呕心沥血，孜孜矻矻。组织协调坚定有力，条目撰写字斟句酌，学术审查一丝不苟，手书长卷撼人心魂……在此，谨向全国医学各学科、各领域、各部门的专家、学者的积极参与以及国家各有关部门、医药卫生领域相关单位的大力支持致以崇高的敬意和衷心的感谢！

《中华医学百科全书》的编纂是一项泽被后世的创举，其牵涉医学科学众多学科及学科间交叉，有着一定的复杂性；需要体现在当前医学整合转型的新形式，有着相当的创新性；作为一项国家出版工程，有着毋庸置疑的严肃性。《中华医学百科全书》开创性和挑战性都非常强。由于编纂工作浩繁，难免存在差错与疏漏，敬请广大读者给予批评指正，以便在今后的编纂工作中不断改进和完善。

刘德培

凡　例

一、《中华医学百科全书》（以下简称《全书》）按基础医学类、临床医学类、中医药学类、公共卫生类、军事与特种医学类、药学类的不同学科分卷出版。一学科辑成一卷或数卷。

二、《全书》基本结构单元为条目，主要供读者查检，亦可系统阅读。条目标题有些是一个词，例如"正护"；有些是词组，例如"儿科常见病证护理"。

三、由于学科内容有交叉，会在不同卷设有少量同名条目。例如《中医护理学》《中医养生学》都设有"刮痧疗法"条目。其释文会根据不同学科的视角不同各有侧重。

四、条目标题上方加注汉语拼音，条目标题后附相应的外文。例如：

biǎozhèng hùlǐ
表证护理（nursing care of exterior syndrome）

五、本卷条目按学科知识体系顺序排列。为便于读者了解学科概貌，卷首条目分类目录中条目标题按阶梯式排列，例如：

中医一般护理 ……………………………………………………………
　病情观察 ………………………………………………………………
　生活起居护理 …………………………………………………………
　　顺应四时 ……………………………………………………………
　　　春季生活起居 ……………………………………………………
　　　夏季生活起居 ……………………………………………………
　　　秋季生活起居 ……………………………………………………
　　　冬季生活起居 ……………………………………………………
　　起居有常 ……………………………………………………………
　　居室环境 ……………………………………………………………

六、各学科都有一篇介绍本学科的概观性条目，一般作为本学科卷的首条。介绍学科大类的概观性条目，列在本大类中基础性学科卷的学科概观性条目之前。

七、条目之中设立参见系统，体现相关条目内容的联系。一个条目的内容涉及其他条目，需要其他条目的释文作为补充的，设为"参见"。所参见的本卷条目的标题在本条目释文中出现的，用蓝色楷体字印刷；所参见的本卷条目的标题未在本条目释文中出现的，在括号内用蓝色楷体字印刷该标题，另加"见"字；参见其他卷条目的，注明参见条所属学科卷名，如"参见□□□卷"或"参见□□□卷□□□□"。

八、《全书》医学名词以全国科学技术名词审定委员会审定公布的为标准。同一概念或疾病在不同学科有不同命名的，以主科所定名词为准。字数较多，释文中拟用简称的名词，每个条目中第一次出现时使用全称，并括注简称，例如：中华人民共和国药典（简称中国药典）。个别众所周知的名词直接使用简称、缩写，例如：B超。药物名称参照《中华人民共和国药典》2020 年版和《国家基本药物目录》2018 年版。

九、《全书》量和单位的使用以国家标准 GB 3100—1993《国际单位制及其应用》、GB/T 3101—1993《有关量、单位和符号的一般原则》及 GB/T 3102 系列国家标准为准。援引古籍或外文时维持原有单位不变。必要时括注与法定计量单位的换算。

十、《全书》数字用法以国家标准 GB/T 15835—2011《出版物上数字用法》为准。

十一、正文之后设有内容索引和条目标题索引。内容索引供读者按照汉语拼音字母顺序查检条目和条目之中隐含的知识主题。条目标题索引分为条目标题汉字笔画索引和条目外文标题索引，条目标题汉字笔画索引供读者按照汉字笔画顺序查检条目，条目外文标题索引供读者按照外文字母顺序查检条目。

十二、部分学科卷根据需要设有附录，列载本学科有关的重要文献资料。

目 录

zhōngyī hùlǐxué

中医护理学 （traditional Chinese medicine nursing）

在中医理论指导下，应用整体观念的理念、辨证施护的方法及中医适宜技术，指导临床护理、预防、养生、保健和康复的一门学科。是中医学的重要组成部分。

中医护理学内涵丰富，体系完整，包含4个层面：①理念方面，紧紧把握整体观念，将人体自身的整体性和人与自然、人与社会环境的统一性紧紧联系在一起，在护理工作中要充分考虑以人的健康为中心，不仅仅关注疾病本身，更要关注人的心理、社会、精神、文化、环境等多方面因素对人的影响，给予全方位的护理。②方法方面，采用辨证施护，这是中医护理的精髓。中医护理在对"病""症"护理的同时，更体现辨"证"护理，即根据不同的证候给予相应的护理。③技术方面，应用中医适宜技术解决健康问题，如艾灸、拔罐、刮痧、熏洗、药熨、穴位贴敷、穴位按摩、耳穴贴压等，具有简、便、验、廉的特点，逐步向临床、社区、家庭延伸。④功能方面，主要在临床护理、预防、养生、保健和康复等方面发挥独特的疗效。

发展简史 可以分为3个阶段。

古代中医护理学的发展 主要分为7个阶段。

萌芽时期 早在远古时代，中国人的祖先在与大自然做斗争的过程中逐步积累了很多的护理知识。人类用树叶和兽皮做衣遮体可避寒邪，形成了早期的生活起居护理。如战国末期·韩非子的《韩非子·五蠹》曰："妇人不织，禽兽之皮足衣也"，汉·戴圣的《礼记·礼运》曰："昔者……未有麻丝，衣其羽皮……冬则居营窟，夏则居橧巢"记载了衣、食、住、行等方面的内容。在劳动中受伤后，人们学会用树枝干固定骨折、清澈的溪水冲洗伤口等，这些成为骨折小夹板固定、伤口消毒处理的雏形。西汉·淮南王刘安及其门客收集史料集体编写而成的《淮南子·修务训》载"神农……尝百草之滋味，水泉之甘苦，令民知所避就。当此之时，一日而遇七十毒"，表明人们开始懂得如何减少误食和中毒。由于火的使用，在取暖过程中，发现因受寒湿而引起的疼痛减轻，这就是原始的热疗法。原始人在用火过程中，偶然烧灼了皮肤表层，开始感到表面的灼痛，随之发现局部烧灼会减轻某些疾病的症状，从而形成了原始的灸法等。

夏—春秋时期 这一时期建立了最早的医学制度。周代就有食医、疾医、疡医、兽医的医学分科，并开始除虫、灭鼠、改善环境卫生等防病调护活动。如西周·周公旦的《周礼·天官》中记述医师下设有士、府、史、徒等专职人员，"徒"兼有护理职能，负责看护患者。在这个时期，还出现了丰富的护理方法。"喜、怒、哀、乐、爱、恶、欲之情，过则有伤"，说明对情志护理已有所认识。"凡疗疡，以五毒攻之，以五气养之，以五药疗之，以五味节之"，表明已认识到外科疮疡用药护理和饮食护理的重要性。《礼记》记载"炮生为熟，令人无腹疾"，为食物的消毒灭菌提供了资料。"五日则燂汤请浴，三日具沐""头有疮则沐，身有疡则浴"，为个人卫生提供了借鉴。"鸡初鸣，咸盥漱"成为口腔护理的最早记载。《诗经》"洒扫穹室""洒扫庭内"，《管子》"当春三月……抒井易水，所以去兹毒也"，记载了环境护理的内容。《枕中记·导引》所述"常以两手拭面，令人面有光泽，斑皱不生"，成为养颜美容的重要记载。

战国—东汉时期 战国初期，湖南长沙马王堆出土、中国现存最早的古医书《五十二病方》中记载了对伤口的冲洗消毒，如"犬所啮，令毋痛及易疗方：令啮者卧，而令以酒财沃其伤"。这是酒精处理伤口的最早记录。战国—东汉时期，《黄帝内经》《伤寒杂病论》《神农本草经》等医药典籍的相继问世，标志着中医护理的初步形成，为中医护理确立了基本原则。

《黄帝内经》奠定中医护理学的理论基础：《黄帝内经》是中国现存最早、比较完整的一部中医古典医学巨著，约成书于战国时期。包括《素问》和《灵枢》两部分，各81篇。系统论述了人体的结构、生理、病理，以及疾病的诊断、防治，在护理方面涉及生活起居护理、饮食护理、情志护理、用药护理、病情观察及部分护理技术等内容。该书奠定了中医护理学的理论基础。①《黄帝内经》与生活起居护理。《黄帝内经》从"人与天地相应也"指出了人和自然界的统一性。这与如今所说的整体观念是一致的。"四时阴阳者，万物之根本也，所以圣人春夏养阳，秋冬养阴，以从其根，故与万物沉浮于生长之门""法于阴阳，和于术数，食饮有节，起居有常，不妄作劳……"提醒人们顺应四时气候，做好日常生活调护，避免疾病的发生。《灵枢·五癃津液别》曰："天暑衣厚则腠理开，故汗出……天寒则腠理闭，气涩不行，水下流于膀胱，则为溺与气"指出夏天腠理开泄，汗出而保持正常的体温，来适应外界的天暑地热；冬天腠理闭密，保津蓄温，来适应外界的天寒地冻。②《黄帝内经》与饮食护理。如《素问·生气通天论》说："膏粱之变，足生大丁，受如持虚……因而饱食，筋脉横解，肠澼为痔"说明饮食调养要注意忌饱食及肥甘厚味之品。《素问·玉机真脏论》说："浆粥入胃，泄注止，则虚者活；身汗得后利，则实者活"指出食粥养胃、止泻，啜热稀粥发汗促使邪气外泄，增强人体正气。"毒药攻邪，五谷为养，五果为助，五畜为益，五菜为充，气味合而服之，以补益精气"，这一饮食原则与现代营养学中的平衡膳食要求基本一致。"病热少愈，食肉则复，多食则遗，此其禁也"等记载，提出了疾病恢复期，不可大补，否则"虚不受补"，为饮食护理提供了依据。③《黄帝内经》与情志护理。《黄帝内经》中包含着丰富的情志护理内容，强调情志活动与脏腑功能密切相关，认为情志失调会导致气机紊乱，脏腑功能失调，会诱发或加重病情，如"怒伤肝、喜伤心、忧伤肺、思伤脾、恐伤肾""精神不进，志意不治，故病不可愈"。此外，《黄帝内经》中还记载了情志相胜法、说理开导法等情志调护的方法。如"悲胜怒，恐胜喜，怒胜思，喜胜忧，思胜恐"，这是根据五行之间相克关系的原理，用相互克制的情志来转移和干扰对机体有害的情绪，以达到调和情志的目的，此乃中医情志调护的一大特色，为历代医家广泛使用。"告之以其败，语之以其善，导之以其所便，开之以其所苦"，此种开导法对现代心理护理有重要的指导意义，调护者对患者做耐心细致的思想工作，晓以利害，使其遵守医嘱，配

合治疗护理。重视心理调护，调动患者的主观能动性，使其积极配合治疗和护理，是中医护理的一大特点。④《黄帝内经》与用药护理。如《素问·脏气法时论》指出："肝苦急，急食甘以缓之……心苦缓，急食酸以收之……脾苦湿，急食苦以燥之……肺苦气上逆，急食苦以泄之……肾苦燥，急食辛以润之，开腠理，致津液，通气也。"以五行生克理论为依据，阐述五脏疾病用药护理。《灵枢·四时气》有关于水肿病用药护理的记载："方饮无食，方食无饮，无食他食，百三十五日"阐明水肿患者在服利尿药期间的注意事项，同时强调了水肿的饮食禁忌。⑤《黄帝内经》与病情观察。《素问·脉要精微论》载："中盛脏满，气盛伤恐者，声如从室中言，是中气之湿也。言而微，终日乃复言者，此夺气也"，通过观察呼吸频率和声音来判断中气的虚实，指出了病情观察的要点。《素问·五脏生成》云："五脏之气，故色见青如草兹者死，黄如枳实者死，黑如炲者死，赤如衃血者死，白如枯骨者死，此五色之见死也。青如翠羽者生，赤如鸡冠者生，黄如蟹腹者生，白如豕膏者生，黑如乌羽者生，此五色之见生也。"指出望色的要领以滋润光滑、颜色鲜明而含蓄为有生气；若色枯槁不泽、晦暗无神则为败象，以此判断疾病的轻重和预后的凶吉。⑥《黄帝内经》与护理技术。《黄帝内经》记载的中医护理技术有针刺、灸法、推拿、刮痧、敷贴、热熨等。《素问·举痛论》云："寒气客于背俞之脉，则脉泣，脉泣则血虚，血虚则痛。其俞注于心，故相引而痛。按之则热气至，热气至则痛止矣"指出对寒邪侵袭所致的疼

痛可通过按摩推拿来缓解。《素问·骨空论》曰："失枕，在肩上横骨间，折，使揄臂，齐肘正，灸脊中"介绍落枕患者灸治时的取穴方法。《素问·玉机真脏论》曰："今风寒客于人……或痹不仁肿痛，当是之时，可汤熨及火灸刺而去之"指出风寒侵入经络，发生麻痹或肿痛等症状时，可用汤熨、火罐、艾灸、针刺等方法以散邪。

《伤寒杂病论》开创辨证施护先河：《伤寒杂病论》为东汉末年张机所著。该书包括《伤寒论》和《金匮要略》。前者以六经辨伤寒，后者以脏腑论杂病。在形成中医辨证论治理论体系的同时，也为中医护理的辨证施护开了先河。该书在生活起居护理、饮食护理、情志护理、用药护理、临证护理及中医护理技术操作等方面，都有了较大的进展，起到了承上启下、继往开来的作用。①《伤寒杂病论》与护理技术。该书有关护理技术的记载十分丰富。首创灌肠法，《伤寒论·辨阳明病脉证并治》曰："阳明病……当须自欲大便，宜蜜煎导而通之。若土瓜根及大猪胆汁，皆可为导""又大猪胆一枚，泻汁，和少许汁醋，以灌谷道内，如一食顷，当大便出宿食恶物，甚效"这是灌肠法的最早记载。最早开展复苏术，《金匮要略·杂疗方》曰："徐徐抱解，不得截绳，中下安被卧之；一人以脚踏其两肩，手少挽其发，常弦弦勿纵之；一人以手按据胸上，数动之；一人摩捋臂胫屈伸之；若已僵，但渐渐强屈之，并按其腹；如此一炊顷，气从口出，呼吸眼开，而犹引按莫置，亦勿苦劳之。"这段文字记载了自缢的抢救复苏过程，呈现人工呼吸、胸外心脏按压的雏形。

这是世界上最早关于心肺复苏抢救技术的记载。该书还记载了熏洗法、坐浴法、舌含法、热熨法、艾灸法、搐鼻法等。如用百合煎汁洗，治心肺阴虚之证候；狐惑病蚀于下者，用苦参汤外洗等。《金匮要略·杂疗方》还记载有抢救"尸厥""卒死"等昏迷垂危患者，用"捣薤汁灌耳中""雄鸡冠割取血，管吹内鼻中""吹皂荚末鼻中"及"菖蒲屑内鼻两孔吹之"等法。②《伤寒杂病论》与用药护理。该书记载了大量方药的用药法，如汤药的煎煮法，服药的温度、时间、次数，药后的观察，服药的注意事项及饮食宜忌等，并确立了辨证施护原则。如服桂枝汤后，所载"服已须臾，啜热稀粥一升余，以助药力，温覆令一时许，遍身微似有汗者益佳""凡服汤发汗，中病即止，不必尽剂也"，为服药护理及药后观察提供了依据。③《伤寒杂病论》与饮食护理。该书重视饮食调护，强调饮食的禁忌原则，并有专篇论述禽兽鱼虫禁忌和果实菜谷禁忌。如《金匮要略·痰饮咳嗽病脉证并治》曰："得快下后，糜粥自养"，指出对腹泻的患者，应先给予清淡饮食，待胃肠功能恢复后再逐渐恢复正常的饮食。

《神农本草经》详细阐述用药护理：该书是中国现存最早的药物学专著。书中载药 365 种，根据药物毒性的大小将药物分为上、中、下三品，寒、凉、温、热四性，以及酸、苦、甘、辛、咸五味，并提出君臣佐使、七情和合等理论，明确了"治寒以热药，治热以寒药"的用药原则，为后世中药的理论体系奠定了基础，对临床用药护理亦具有重要意义。此书指出临床用药要注意密切观察和记录药物的增效与减效、有毒与无毒的各种临床变化。对有毒性作用的药物，要特别谨慎，强调必须从小剂量开始，逐渐增加剂量，以免造成药物中毒的严重后果。"若用毒药疗病，先起如黍粟，病去即止。不去倍之，不去十之，取去为度"。此外，对服药时间和方法也相当重视。"病在胸膈以上者，先食后服药；病在心腹以下者，先服药而后食；病在四肢血脉者，宜空腹而在旦；病在骨髓者，宜饱满而在夜"，表明服药的时间和方法将直接影响药物效果的发挥。因此，该书对护理人员掌握用药的剂量、毒副作用及用药后效果观察等具有非常重要的意义。

华佗发明麻沸散，创编保健体操：华佗是中国后汉时期的名医，精通内科、外科、妇科、儿科等诸科及针灸等，以擅长外科著称，首创酒服麻沸散作为外科手术的麻醉剂。华佗在古代气功导引的基础上，模仿虎、鹿、猿、熊、鸟五种动物的活动姿态，创编了一套保健体操，名叫"五禽戏"，使头、身、腰、四肢等各个关节都得到活动，认为"人体欲得劳动，但不当使极耳，动摇则谷气得消，血脉流通，病不得生，譬如户枢，终不朽也"。五禽戏流传至今，已成为人们强身健体的保健操，丰富了中国保健体育的内容，对养生康复及中国体育史的发展都有重大意义。

魏晋南北朝时期　魏晋南北朝时期，政治、经济、文化的发展有了新的提高，出现了众多名医名著，推动了中医护理学理论体系的发展。

《肘后备急方》集中医护理各科之大成：晋代葛洪所著的《肘后备急方》是集中医急救、传染病、内科、外科、妇科、五官科、精神科、伤科等的总论述。书中关于治疗疟疾有这样一段记载："青蒿一握，以水二升，绞取汁，尽服之"，正是这寥寥数语给了屠呦呦教授灵感，成功提取了青蒿素，挽救了全球无数人的性命，成为中国首位获得诺贝尔生理学或医学奖的科学家，为中医药走向世界指明了方向。书中还广泛涉及护理内容，记载了烧灼止血法，并首创口对口吹气法抢救猝死患者的复苏术；记载了腹水的饮食护理，即"勿食盐，常食小豆饭，饮小豆汁，鲤鱼佳也"；记载了用海藻治瘿病，与后人揭示的甲状腺肿大与缺碘有关相一致。还提出了用狗脑敷治疯狗咬伤，开创了用免疫法治疗狂犬病的先河。

《刘涓子鬼遗方》发展中医外科护理：晋末·刘涓子撰，南齐·龚庆宣整理《刘涓子鬼遗方》是中国现存最早的一部外科专著。该书记载了许多外科病症的护理，如对腹部外伤肠脱出者，还纳时要注意保持环境清洁、安静，还应注意外敷药的干湿，干后即当更换。该书更强调饮食护理，如纳肠入腹后要"十日之内不可饮食，频食而宜少，勿使患者惊，惊则煞人"。这些护理原则和要求对中医外科护理的发展起到了很大的作用。

隋唐五代时期　隋唐五代时期是封建社会发展的繁荣阶段，隋唐统治者直接参与医学事业的领导和组织工作，采取了一些促进医学发展的重大举措，如设置太医署教授学生，开始医学分科，规定了经考试录用医生，以及政府主持编修医书等。由于临床医学专科化的发展，中医护理学得到进一步充实和提高，总结出许多专科护理的经验。

《诸病源候论》论述了各种疾病护理：隋朝巢元方编撰的《诸病源候论》是中国第一部病因病机证候学专著，对1729种病候的病因、病机、症状、诊断进行了详尽的论述，同时也论述了各种疾病的护理。外科方面，十分重视术后护理。如外科肠吻合术后的饮食护理，"当作研米粥饮之，二十余日，稍作强糜食之，百日后，乃可进饭耳。饱食者，令人肠痛决漏"，此与现代护理手术后从流质、半流质过渡至软饭的饮食护理原则不谋而合。妇科方面，"妇人妊娠病诸候"记录了北齐徐之才的"十月养胎法"，强调妇女妊娠期间当注意饮食起居及情志调养，这对保护产妇和胎儿的身心健康，防止流产，具有积极的作用。还介绍了乳痈的护理方法，"手助捻去其汁，并令旁人助嗽引"，以使淤积的乳汁排出，而使乳痈消散。这一护理方法一直沿用至今。儿科方面，书中首列"养小儿候"，提出"小儿始生，肌肤未成，不可暖衣，暖衣则令筋骨缓弱，宜时见风日，若不见风日，则令肌肤脆软"，主张在风和日丽的时候，抱小儿于阳光下嬉戏，不宜穿着太暖，可使小儿耐受风寒，不易得病。此外，该书对中风、淋证、温热病的病情观察记录很详细，如"凡皮肤热甚，脉盛躁者，病温也"，提倡以脉象来对温热病进行病情观察。

《备急千金要方》专论医德，首创导尿术，重视妇儿保健：唐代孙思邈编撰的《备急千金要方》以"人命至重，有贵千金，一方济之，德逾于此"而得书名。该书阐述了医德规范要求和所要达到的境界，更详细地论述了临床各科的护理、食疗及养生等内容。①专论医德。孙思邈的《大医习业》和《大医精诚》两篇专论医德，其中阐述的医德规范要求和所要达到的境界至今为中医学生入门必学。"凡大医治病，必当安神定志，无欲无求，先发大慈恻隐之心，誓愿普救含灵之苦。如有疾厄来求救者，不得问其贵贱贫富，长幼妍媸，怨亲善友，华夷愚智，普同一等，皆如至亲之想……如此，可为苍生大医，反此则是含灵巨贼"，此论可谓开中国医德规范之先河。他强调对患者要不分贫富贵贱，一视同仁；告诫医护人员不可将医术作为获取钱财的手段；对危急患者要急患者所急，想患者所想；在医疗作风上要有德有体，有高度的社会责任感。孙思邈高尚的医德一直流传后世，成为从医人员学习的典范。②首创葱管导尿术。书中详细记载了用葱管导尿解除尿潴留的过程，"以葱叶除尖头，纳阴茎孔中深三寸，微用口吹之，胞胀，津液大通即愈"。葱管导尿术的出现标志着护理技术渐臻成熟。这一方法比1860年法国人发明的橡皮管导尿术要早1200多年，充分体现了古代中国人的智慧。③儿科护理。孙思邈收集和总结唐代以前对小儿保健防病的经验，为儿科临证护理做出巨大贡献。对初生婴儿，指出"先以绵裹指，拭儿口中及舌上青泥恶血……若不急拭，啼声一发，即入腹成百病也"，此与现代护理首先要保持新生儿呼吸道通畅不谋而合。皮肤护理方面，指出小儿沐浴后，腋窝和阴部要扑上细粉，以防湿疹。母乳喂养方面，内容丰富细致，提出"凡乳母乳儿，当先极揉，散其热气"，即首先要求哺乳前先适当揉搓，散去乳房的热气，使泌乳通畅，便于吸吮；并认为"视儿饥饱节度，知一日中几乳而足，以为常"，即应根据婴儿需要确定每日哺乳次数和量，这与现代母乳喂养中的按需哺乳原则一致；"母有热以乳儿，令变黄不能食……母怒以乳儿，令喜惊发气疝，又令上气癫狂……母醉以乳儿，令身热腹满"，强调乳母的健康状况、情志、饮食与婴儿的身心发育关系密切，故对乳母的选择要求严格，认为"其乳儿者，皆宜慎于喜怒……但取不胡臭、瘿瘘、疥疮、耳聋、鼻渊、癫痫，无此等疾者，便可饮儿也"；"新生三日后，应开肠胃，助谷神，可研米作浓饮，如乳酪浓薄，以豆大与儿咽之，频咽三豆许止，日三与之，满七日可与哺。儿生十日始哺如枣核，二十日倍之，五十日如弹丸，百日如枣"，认为随着婴儿年龄的增长，添加辅食要遵循由少到多、由细到粗、由稀到稠的原则。这些记载为后世小儿如何添加辅食提供重要参考依据。④妇产科护理。孙思邈对妇人怀孕养胎、分娩乃至产褥期的护理都做了详细的叙述。如妊娠妇女应"居处简静"，禁酒及冰浆；在临产护理时，不能让不洁者进产房；对产后护理指出"妇人产后百日以来，极须殷勤，忧畏勿纵心犯触及即便行房"等。这些护理方法对现代妇产科护理仍有指导意义。⑤养生保健。孙思邈提倡"预防为主"，对饮食、起居、衣着等亦有具体论述，如"食毕当行步踌躇……则食易消""饮食即卧，乃生百病""湿衣及汗衣皆不可久着""饥忌浴，饱忌沐""浴沐后不得触风冷"，为养生保健提供了借鉴。指出消渴病所慎有三，"一饮酒，二房室，三咸食及面"，且强调"能慎此者，虽不服药而自可无他，不知此者，纵有金丹亦不可救"，至今对糖尿病的养生护理仍有重要的借鉴作用。

《外台秘要》记载实验观察法和传染病护理：唐代王焘的《外台秘要》对于临证护理中的病情观察很有创见。如对黄疸病的观察曾指出"每夜小便里浸少许帛，各书记日，色渐退白则瘥"，即用白帛每夜浸在病者的小便里以染色，然后按日期顺序记录下来，对比每日帛上黄色之深浅，以此来判断病情的发展趋势，如果黄色渐退为白，则表示病愈。这一记载，可谓是世界上最早的实验观察法，也说明中国早在唐代就开始有了简单的护理记录。另外，还注意到消渴病患者的尿是甜的，并对消渴病治疗采取饮食疗法和生活起居调护。该书最为突出的贡献是对传染病的论述，如对伤寒、肺结核、疟疾、天花、霍乱等病情观察方面均有较详尽的记载。对传染病的护理提出了禁止带菌人进入产房和"不得令家有死丧或污秽之人来探"等护理探视制度。

宋金元时期　宋金元时期是中国科学技术发展较快、成果较多的时期。随着中医学理论的不断完善和临床治疗的发展，中医护理取得长足的进步。如北宋政府主持编撰的《圣济总录》、北宋·王怀隐等的《太平圣惠方》等，除了对当时有效的医方、验方做了一次系统的集结，还广泛收集了内、外、妇、儿、五官等各科的护理经验。其他如北宋·钱乙的《小儿药证直诀》、北宋·陈直的《寿亲养老新书》、南宋·陈自明的《妇人大全良方》也分别论述了小儿、老人及妇女的护理方法和特点。

一般护理：①用药护理。煮药、服药讲究方式方法，体现了中医护理的特色。这方面的内容在宋代医籍中已有较详细论述。《太平圣惠方》载："凡煮汤……常令文火小沸，令药味出。煮之调和，必须用意。然则利汤欲生，水少而多取；补汤欲熟，多水而少取。用新布绞之。服汤宁小热，即易消下，若冷，则令人呕逆"，并在指出"服饵之法"时，认为"少长殊途，强羸各异，或宜补宜泻，或可汤可丸，加减不失其宜，药病相投必愈"。服药方法应根据患者情况灵活变通，不可千篇一律。《圣济总录》谈到清利药和补益药的不同服用方法，"凡服利汤，贵在侵早，仍欲稍热，若冷则令人吐呕。又须澄清，若浊则令人心闷。大约分为三服，初与一服，宜在最多，乘病患谷气尚强故也。次与渐少，又次最少。若其疏数之节，当问病患，前药稍散乃可再服"，"凡服补益丸散者，自非衰损之人，皆可先服利汤，泻去胸腹中壅积痰实，然后可服补药"。此外，服药的多少，要与患者血气相适应。因人有体质不同，病有新久之分，故须辨证用药。②饮食护理。中医历来强调饮食护理的重要性，到了宋金元时期，随着医药经验、生活经验的丰富，一些论著做了进一步阐述。金·李杲的《脾胃论》详细论述了脾胃内伤病的精神调养、饮食起居调理及用药宜忌等问题，强调不论有无患病，都应注意调理饮食，不宜过食大咸、大辛之味。《太平圣惠方》在介绍"服诸药忌"时指出：服药不可多食生胡荽及蒜杂生菜，不可多食肥猪、犬肉、油腻肥羹及鱼脍腥臊，也不可食诸滑物果实等。当中风患者出现失音、闷乱、口眼㖞斜等症状时，张子和强调严禁进食"鸡、猪、鱼、兔、酒、醋、

荞面动风引痰之物"。③生活起居护理。宋金元时期有较全面记载生活护理的专著，如陶谷的《清异录》、蒲虔贯的《保生要录》等。《保生要录》可谓中国较早也较全面的生活护理专著，其中指出衣服厚薄应随着气候变化及时增减，暑时不可全薄，寒时不可极温，盛暑不可露卧，并倡用药枕以健身防病。

专科护理：随着护理经验的日益积累和丰富，宋金元时期的中医护理开始朝着专科专病的方向发展，专科护理的内容已趋完备。①儿科护理。小儿生活起居方面，强调衣着冷热寒温适宜，如元·朱震亨的《格致余论》谈到"童子不衣裘帛"，尤其是裤子不宜选用丝织品和毛皮制品，因为丝毛制品比布温暖，而下半身主阴，得寒凉之气而阴精易于生长，得温暖之气则阴精反而易致暗耗。小儿饮食护理方面，北宋·钱乙的《小儿药证直诀》中提到"乳母无知，但欲速得长大，更无时度，或儿睡着而更衔乳，岂有厌足？受病之源，自此渐至日深，导其胃气之虚，慢惊自此而得，可不慎乎！此候但令节乳为上，甚则宜令断乳"，提出母乳喂养的要点及注意事项。小儿疾病护理方面，《小儿卫生总微论方》载："儿初生，须当以时断脐……才断脐讫，须用烙脐饼子安脐带上，烧三壮，炷如麦大。若儿未啼，灸至五七壮……上用封脐散裹之"认为小儿脐风与成人破伤风是同一种疾病，并发明"烙脐饼子"加以预防。所谓"烙脐饼子"，是指将药物制成大小如麦粒的药膏，置于脐带的创口上点火燃烧，以杀灭存留在伤口上的微生物。而封脐散则用以祛腐生肌、消毒收敛。由于脐带

无神经末梢，因此直接用高温火焰的灭菌方法，既简便易行，又安全可靠。再如鹅口疮（又称雪口），好发于哺乳期婴儿，据《圣济总录》记载，可用“以绵缠箸头”蘸药汁擦拭的方式护理患儿。惊风是儿科四大病证中最危急的症候，金·张子和的《儒门事亲》指出，当抽搐发作时，护理者千万不能用强力按止搐，否则可因“气血偏胜，必痹，其一臂，渐成细瘦，至老难治”，认为最好的护理方法是“置一竹簟铺之凉地，使小儿寝其上，待其搐，风力行遍经络，茂极自止，不至伤人”。②妇科护理。宋·陈自明的《妇人大全良方》谓“若遇经行，最宜谨慎，否则与产后症相类。若被惊怒劳役，则血气错乱，经脉不行，多致劳瘵等疾”，言简意赅，揭示了经期护理的重要性。对孕妇的护理，指出妊娠期前五月之膳食可与常人无大差异；后五月因胎儿发育加快，宜调五味以增进食欲，但须有节，以免胎儿发育过快而致难产。书中还以“妊娠逐月服药将息（即护理）法”“将护孕妇论”等为题，较详细地论述了妇女妊娠期在饮食、生活、情志等方面应注意的事项。对于产后护理，则强调产妇需充分休息，初产者可用手轻轻自上而下按摩腹部，以促进子宫复原，减少产后出血，防止产后血晕；饮食以易消化的半流质为宜，同时应避免影响产妇身心健康的语言、环境刺激等。③老年护理。元·朱震亨的《格致余论》谈到老年人“饮食尤当谨节”，需注意“物性之热者，炭火制作者，气之香辣者，味之甘腻者”，皆不可食。宋·陈直撰、元·邹铉续增的《寿亲养老新书》认为老人饮食“大抵宜其温热熟软，忌其黏硬生冷”“食饱，不宜急行”“腹空，即需索食，不宜忍饥”；该书还记载了较多老年人的生活护理内容，如“栖息之室，必常雅洁，夏则虚敞，冬则温密。其寝寐床榻，不须高广，比常之制三分减一，低则易于升降，狭则不容漫风。褥浓藉务在软平。三面设屏，以防风冷。其枕宜用夹熟色帛为之，实以菊花”。除了居住环境，还就老人穿衣提出具体要求，“其衣服制度，不须宽长，长则多有蹴绊，宽则衣不着身”“虽遇盛夏，亦不可令袒露”“春时，遇天气燠暖，不可顿减绵衣”等。

明清时期　随着对医药认知程度的深入，医家对疾病的护理体会亦趋加深。尤其在疾病的治疗康复、妇婴保健及老年人的将养方面，一些综合性著作及内、外、妇、儿、老年养生等专著中均有丰富的记述。

养生康复：明代冷谦的《修龄要旨》一书提出“养生十六宜”（发宜多梳、面宜多擦、目宜常运、耳宜常弹、舌宜抵腭、齿宜数叩、津宜数咽、浊宜常呵、背宜常暖、胸宜常护、腹宜常摩、谷道宜常撮、肢节宜常摇、足心宜常擦、皮肤宜常干沐浴、大小便宜闭口勿言），可谓养生术的经验之谈，对养生康复护理有着重要的指导价值。明·陈实功的《外科正宗》有“调理须知”一节，该书对痈疽的病源、诊断、调治及其他外科疾病的辨证施护的记述，条理清楚，内容翔实。如“疮愈之后，劳役太早，乃为羸症，入房太早，后必损寿，不避风寒，复生流毒”“凡病虽在于用药调理，而又要关于杂禁之法，先要洒扫患房洁净……庶防苍蝇蜈蚣之属侵之”等。清代名医叶天士在老年病的防护方面还强调颐养，指出“寒暄保暖摄生，尤当加意于药饵之先”，饮食当“薄味”，力戒“酒肉厚味”，“务宜怡悦开怀”“戒嗔怒”。清代袁开昌《养生三要》有“病家须知”。钱襄撰著的《侍疾要语》是现存古代中医文献中最早较全面论述中医护理的专书，历述了对患者的精神、生活、饮食、疾病、用药等方面的护理要点，强调情志护理对于患者康复的重要作用，并详细论述了采用音乐消除患者烦躁的护理方法。该书在病室环境的设置、陪护制度、探视制度、夜班护理人员的职责、患者的卧位、人工喂养疗法及长期卧床患者预防压疮的具体措施等方面都有较详细的描述。

温病护理：明清时期，温病肆虐，促进了温病学的发展，无论在理法方药方面，还是在病情的观察和护理方面，都积累了丰富的经验。明末吴有性所著的《温疫论》，在“论食”“论饮”“调理法”三篇专论中，详细论述了温疫的护理措施。如“时疫有首尾能食者，此邪不传胃，切不可绝其饮食，但不宜过食耳”“首尾后数日微热不思食者，此微邪在胃，正气衰弱，强与之，即为食复。有下后一日便思食，食之有味，当与之，先与米饭一小杯，加至茶瓯，渐进稀粥，不可尽意，饥则再与”“大渴思饮冰水及冷饮，无论四时，皆可量与”，但“能饮一升，止与半升，宁使少顷再饮”。而对内热烦渴者，应给“梨汁、藕汁、蔗浆、西瓜”，用以清热止渴生津。温邪易伤津耗液，温病患者失液应予补充，上述描述与现代护理学体液疗法的观点一致。清代吴瑭（鞠通）《温病条辨·中焦》对热病的口腔护理有所记载“以新布蘸新汲凉水，再蘸薄荷细末，频擦舌上"，另记载"胃液干燥，外感已净者，牛乳饮主之"，针对流行性热病的不同病程和病情，制订了十分具体而合理的饮食菜单。叶天士的《温热论》系统阐明了温病发生、发展的规律，指出温病卫、气、营、血4个阶段辨证论治和施护的纲领，总结了温病察舌、验齿、辨斑疹等病情观察的方法，如"舌白而薄者，外感风寒也……若白干薄者，肺津伤也""其热传营，舌色必绛""齿若光燥如石者，胃热盛也"等，并指出在观察舌象、判断病情、推测预后的同时还应做好口腔护理。这些都为中医护理学的病情观察增添了新的内容。

传染病护理：明清时期由于传染病的流行，在预防交叉感染、消毒灭菌和预防接种方面有了突破性进展。如对传染病患者的衣服用蒸汽消毒法处理，用焚烧檀香、沉香之类的药物进行空气消毒，而且还可以驱除室内异味，使空气清香。再如清·陈耕道的《疫痧草》指出："家有疫痧人，吸受病人之毒而发者为传染，兄发痧而使弟服药，盍若弟发痧而使兄他居之为妙乎！"清政府特设"查痘章京"一职，专查天花患者，并强令迁出四五十里以外居住，这些都是有效的隔离措施。明清时期已广泛而有效地应用人痘接种术预防天花。这种预防天花的措施可以说是人工免疫法的先驱。

近代中医护理学的发展 1840年鸦片战争以后，中国逐步沦为半封建半殖民地社会，随着西方列强的侵入，西方医学在中国广泛流传和渗透，中西文化出现了大碰撞。中医学理论的发展呈现出新旧并存的趋势，一是继承收集和整理前人的学术成果，二是出现了中西汇通和中医学理论科学化的思潮。以唐宗海、朱沛文、恽铁樵、张锡纯为代表的中西汇通学派，认为中西医互有优劣，可以殊途同归。这一时期，也出现了部分中医临床病证治疗专著，如吴师机的《理瀹骈文》、张山雷的《疡科纲要》、何炳元的《新纂儿科诊断学》、严鸿志的《女科精华》以及《女科医案选萃》等，部分书籍中涉及中医调护，至今仍具有一定的学术价值。如《理瀹骈文》中创立了数十种中医外治法，如"水肿，捣葱一斤坐身下，水从小便出""治痢用平胃散炒热敷脐上，冷则易之，又治久痢人虚或血崩肿者，不要用升药，用补中益气汤坐熏"等，还专门讨论了中风后遗症的护理，如"中风口眼㖞斜乃经络之病，用生瓜蒌汁和大麦面为饼，炙热熨心头（熨帖胸部），此治本之法也"。这为中医护理提供了很多简便实用的操作技术。在这一时期，中医办学得到了发展，如"京师同文馆""利济医学堂"等，可谓是最早的医学院。上海等地创办了中医院。随着医院的建立，护士队伍逐步形成。尽管当时没有中医护士，在中医院或中医诊所工作的护士在中医师的指导下，已运用各种中医护理技能为患者解除病痛，成为发展中医护理的先驱。

现代中医护理学的发展 可分为起步阶段和发展阶段。

中医护理起步阶段 1949年后，中国大力开展对中医药学的继承发扬和研究工作，各地相继成立了中医教学和研究机构、中医院和中医病房，为中医护理的发展和提高创造了良好的条件，中医护理专业相继设立，初步培养了一支中医护理专业队伍。1956年，南京中医学院附属卫校率先开设了中医护理专业。1958年，由南京中医学院附属医院编著、江苏人民出版社出版的现代第一部中医护理专著《中医护病学》问世，供中医护士学校教学所用。后经两年护理教学实践，又积累了不少新经验，于是对《中医护病学》做了补充，于1960年撰写了《中医护理学概要》，为中医护理学成为一门独立的学科奠定了基础。

中医护理发展阶段 ①中医护理人才培养。随着国民经济的发展，人们生活水平的提高，社会对中医护理人才的需求日显突出。1979年，南京中医学院附属卫生学校率先恢复了中医护理班招生。20世纪80年代中期，南京中医学院、北京中医学院、湖北中医学院、黑龙江中医学院等纷纷开设了护理专业。至1990年，中国已有7所中医护士学校，培养了1531名中医护士。至2000年，已有南京中医药大学、北京中医药大学、黑龙江中医药大学、广州中医药大学、福建中医学院、广西中医学院、安徽中医学院、长春中医学院、浙江中医学院、山东中医药大学、上海中医药大学等11所高等中医院校开设了高等护理专业。至2022年，所有中医院校都相继开办了护理本科专业。2003年，南京中医药大学率先招收中西医结合护理学硕士研究生，2009年，又率先招收中西医结合护理博士研究生，2017年，获批护理学一级学科博士学位授权点，至2022年一直是中国中医院校唯一的护理学博士学位授权点。中国已形成本科、硕士、博士多层次中医护理高层次人才培养体系。另外，2014年中国国家中医药管理局在全国遴选 18 家中医护理骨干护士培训基地，开展全国中医护理骨干人才培训及全国中医护理优势特色技术高级研修班，至 2020 年累计培训 32 个省、市、自治区培养中医护理骨干人才近 2000 名，对临床中医护理人才队伍建设及中医护理临床实践发展起到了极大的推动作用。各地区中医护理专科护士培训陆续开展，培养了一批确有专长的中医护理骨干人才。②中医护理学术交流。在这一阶段，中医护理学术交流、科研、专著出版也取得了可喜的成绩。1984 年 6 月在南京第一次召开了全国中医、中西医结合护理学术交流会，收到学术论文 517 篇，内容丰富，涉及面广，包括临床各科护理、基础护理、病房管理、护理科研、中医传统技术的临床应用、中医护理理论探讨及建设性意见等。会上还成立了中华护理学会中医护理专业委员会、中西医结合护理专业委员会。1985 年，应国际医学信息协会邀请，南京中医学院附属医院参加了"护理与计算机"国际会议，会上宣读了"中医肾系疾病计算机辅助辨证施护系统"论文，引起美国、日本、加拿大等 19 个国家与会代表的强烈反响，这也是中医护理第一次走向国际舞台，同时也是中医护理与信息化建设有机结合的重要标志。相继在 1986 年中美护理学术交流会及 1989 年国际护理学术交流会上，中医护理论文受到国际护理学术界的普遍关注和好评。进入 21 世纪，中医护理越来越受到国际护理学术界的认可，国际交流与合作日益加深，2013 年 11 月世界中医药学会联合会护理专业委员会成立，来自美国、比利时、加拿大、葡萄牙、瑞士、智

利、挪威、瑞典、爱尔兰、肯尼亚、西班牙、伊朗、委内瑞拉、坦桑尼亚、乌干达、尼泊尔、泰国、蒙古、韩国 19 个国家与地区及中国境内 31 个省、市、自治区的 300 余名代表参加了成立大会，南京中医药大学护理学院成为会长单位，徐桂华教授为第一任会长，该专业委员会为搭建中医护理国际交流平台、中医护理走向国际提供了平台。2014 年 10 月，专业委员会成立专业技术标准审定委员会，开展中医护理国际标准制定工作，并积极与国际标准化组织协作，审定委员会成员接受 ISO-TC249 秘书处培训。至 2022 年，已召开六届学术年会，参会单位遍及全球 40 余个国家，已发布《中医护理核心知识和实践能力培养标准专家共识》，专业委员会正在研制《中医护理基本名词术语中英对照国际标准》和《中医护理专科护士教育标准》等标准。③中医护理专科建设。"十二五"期间，《中国护理事业发展纲要》中明确提出"大力发展中医护理"，其目标和任务是提高中医护理水平，发挥中医护理特色和优势，注重中医药技术在护理工作中的应用。"十三五"期间，《全国护理事业发展规划（2016—2020 年）》进一步指出应加强中医护理技术推广和应用，提升中医护理服务能力和水平。中国国家中医药管理局制订并推广优势病种中医护理方案，开展中医护理人员的规范化培训，到 2020 年，培养中医护理人才数万余名；在全国确立了 56 个中医护理重点专科建设单位，开展优势病种中医护理专科专病方案研究。已形成 52 个优势病种中医护理专科专病方案，在国家中医药管理局指导下已被广泛推广应用，促进了

中医临床护理的可持续发展。④中医护理学科发展。1985 年卫生部（今国家卫生健康委员会，简称卫健委）中医司下发《中医护理常规和技术操作规程》，对中医护理工作提出初步的规范和要求，实行中医护理查房和书写中医护理病历制度。"十三五"以来，中医护理事业发展取得显著成效，中医临床护理学术研究蓬勃开展，如中医护理内涵界定和外延研究、中医护理古代文献数据库建设、中医护理传统技术规范化研究、中医护理质量标准体系研究、专科专病中医护理研究、中医食疗在疾病护理中的应用、社区中医护理慢病管理、运动养生等方面均取得了一定成果，并逐渐形成中医护理理论研究、中医护理技术规范化研究、中医护理专科专病研究、中医护理社区慢病管理研究等研究方向。

研究范围　中医护理学外延广阔，服务对象包括患者和健康人，服务过程涉及从人出生到死亡的全过程；服务范围包括疾病护理、病后调摄与康复，以及人群的养生保健与治未病；服务场所包括医院、家庭和社区；服务领域包括临床各专科护理、社区卫生服务和健康教育；其学科任务包括临床护理、社区护理、护理管理、护理教育、护理科研等。为生命全周期、健康全方位提供中医护理服务。

与其他学科的关系　中医护理学的学科交叉涉及自然科学、人文科学和社会科学，如中医学、临床医学、心理学、伦理学、管理学、教育学、信息学等。借助交叉学科发展中医护理是未来中医护理学科建设的重要路径。

学科发展面临的机遇和挑战　随着中医护理理论体系构建、

中医护理技术规范化及中医护理专科专病研究的深入，中医护理循证实践，中医护理服务社区康养民生，中医护理专科队伍的建设，国际护理学术交流等，将有力地推动中医护理学科的发展，也是中医护理未来的发展方向。

建设中医护理专科队伍 《"健康中国2030"规划纲要》中强调要"全方位、全周期维护和保障人民健康"，要求护理高等教育关注生命全周期、健康全方位的需求，抓重点、强弱项、补短板，加强相关领域的人才培养、科研与社会服务能力。因此，需加强临床中医护士继续教育，开展中医护理人员分层次规范化培训。明确中医专科护士岗位定位、工作范畴和工作内容，在培养中医护理骨干护士的基础上，借鉴国外专科护士培养模式，依托各地区中医护理专科护士培训基地，院校合作，培养中医护理专科型人才，建立一支确有专长的中医护理人才队伍。同时建立中医护理职称晋升渠道，建立符合中医护理临床实践需求的中医护理职称体系，为中医专科护士职业发展提供保障，推动中医护理更快更好地发展。

提升中医护理临床服务能力 规范中医护理服务准入管理，通过界定中医护理服务对象、服务内容，明确中医护士岗位定位、工作范畴和工作内容，制定准入标准，保障患者及中医护士的权益；建立中医护理适宜技术规范，完善中医护理适宜技术在解决常见病症的技术规范，建立常见病症中医适宜技术临床应用指南，促进中医护理技术规范化建设，规范中医护理临床实践；完善专科专病中医护理方案，建立疗效评价标准，加大中医护理门诊、

中医护理病房建设力度，建立中医护理门诊建设标准，规范中医护理门诊范畴，明确中医护理服务内容，建设中医护理经典病房，加强中医护理思维，提升辨证施护能力，提高中医护理疗效，实现中医护理服务能力全面提升。

拓展中医护理服务范畴 促进中医护理与社区家庭服务融合，以需求为导向，构建"医院－机构－社区－居家"四位一体的中医药健康服务体系，针对不同的社区服务对象，构建相应的预防保健、康复护理、疾病护理、慢病管理等具有中医护理特色的新型社区护理服务模式，提高居民生存质量、降低医疗成本；发挥中医护理在慢病管理中的作用。探索具有中医特色的慢病管理模式，构建完善的服务路径，秉承"未病先防，既病防变，病后防复"的中医护理理念，促进慢性病患者的"自我保健""自我康复"，提升中医护理慢病管理能力。

推动中医护理在老年服务中的作用 随着人口老龄化的进程加速，健康养老已引起越来越多的关注，大力发展中医护理显得尤为重要。提高中医护理水平，发挥中医护理特色和优势，注重中医护理技术在机构和居家养老中的作用，提供具有中医护理特色的康复和健康指导，提高老年人生存质量，将是中医护理学科的研究方向之一。国务院印发的《中医药发展战略规划纲要（2016—2030年）》提出：发展中医药健康养老服务。推动中医药与养老融合发展，促进中医医疗资源进入养老机构、社区和居民家庭。支持养老机构与中医医疗机构合作，建立快速就诊绿色通道，鼓励中医医疗机构面向老年人群开展上门诊视、健康查体、

保健咨询等服务。鼓励中医医师在养老机构提供保健咨询和调理服务。鼓励社会资本新建以中医药健康养老为主的护理院、疗养院，探索设立中医药特色医养结合机构，建设一批医养结合示范基地。该纲要为中医护理健康养老服务提供了广阔的平台和发展前景。

开展中医护理循证实践 推动中医护理学科建设，逐步形成中医护理理论、中医护理技术规范化、中医护理专科专病、社区慢病管理、养老护理服务、中医护理教育改革等相对稳定的研究方向。按照"理论研究—临床研究—基础研究—标准制定—推广应用"的研究思路，进一步挖掘中医护理古今文献，传承精华，建设全国多中心研究合作基地，深入开展中医护理专科专病研究，完善中医护理方案，提高临床疗效，开展中医护理技术规范化临床研究和基础研究，制订技术应用标准，建立优势病种规范化护理路径，形成中医护理循证指南。

推动"互联网＋中医护理" 借助互联网优势，打造学科特色，坚持学术创新，实现传承与创新并举，传统与现代融合。大力发展中医护理远程服务、移动护理、智慧护理等护理服务模式。构建中医护理信息共享服务体系，逐步建立中医护理数据共享交换标准体系。探索互联网延伸等网络中医护理服务应用。利用信息技术提供在线咨询、预约诊疗、候诊提醒、上门服务、药膳配送等便捷服务。加强中西医护理研究，从理念、理论、技术、实践、产品等方面，形成中西医结合护理态势，产生一批标志性科研成果。

重视人文护理内涵建设　挖掘中医护理在人文护理内涵建设中的作用，其整体观念、天人合一、情志护理等理论和内容，无不体现了人文护理的内涵。始终将立德树人放在第一位，重视课程思政，加强护生和护士人文素质的培养，构建人文护理素质要素，充分体现以人为本、以健康为中心的理念，传播中医护理文化，培养有温度、有高度、有深度的中医护理人员，构建和谐的医院环境和医患关系。

促进中医护理国际交流　举办国际中医护理学术交流会议，搭建中医护理学术交流平台；建立中医护理合作基地，开展跨国界、跨学科中医护理科学研究；加快中医护理基本名词术语中英对照国际标准，建立中医护理技术、服务标准，建设中医护理一流课程，着眼国际护理前沿，推动中医护理国际化进程，为中医护理国际传播和交流奠定基础。

展望新时期中医护理的发展，必须以健康需求为导向，人才培养为基础，服务质量为先导，科学研究为动力，传承创新为途径，借鉴现代科学知识与方法，深入研究中医护理，不断探索新领域，为生命全周期、健康全方位保障人民健康，贡献中医护理的力量。

(徐桂华)

zhěngtǐ guānniàn

整体观念（concept of wholism）

中医学关于人体自身完整性及人与自然、社会环境的统一性的认识。整体观念认为，人体是一个由多层次结构构成的有机整体，脏腑、经络、肌肉、皮毛、筋脉、四肢百骸、气血津液等，在结构上不可分割，功能上相互协调、相互为用，病理上相互影响。人生活在自然和社会环境中，人体的生理功能和病理变化，必然受到自然环境、社会条件的影响。人类在适应和改造自然及社会环境的过程中维持着机体的生命活动。所以，中医的整体观念主要体现在人体自身的整体性和人与自然、人与社会环境的统一性3个方面。

人体是一个有机的整体　整体观念认为，人是一个有机的整体，是以五脏为中心，通过经络的联系和沟通，将各脏腑、组织、器官及皮毛、筋肉、骨骼等联系成一个有机的整体，共同完成各项生理活动。如心与小肠相表里，主血脉和神志，其体合脉，其华在面，开窍于舌。心主血脉功能正常，则神清气爽，面色红润光泽，脉搏和缓有力。再如脾与胃相表里，主运化和肌肉、四肢，其华在唇，开窍于口。脾之运化功能正常，则为化生精、气、血等提供充足的养料，脏腑、经络、四肢百骸，以及筋肉皮毛等组织就能得到充足的营养物质而发挥正常的生理功能。五脏又分别与喜、怒、忧、思、恐等情志活动有关，各种不同的情志活动，可以对相应的脏腑产生影响。在护理上，可以通过各脏腑与肌肉、皮毛、筋脉、四肢百骸之间的关系，观察病情变化，找出所属脏腑之间的关系，有的放矢地进行护理。通过情志护理，可以调畅脏腑气机，有助于发挥各自的生理功能。这种整体性同时也表现在病理方面。人体是一个内外紧密联系的整体，内脏有病，可反映于相应的形体官窍，即所谓"有诸内，必形诸外"。因"肝开窍于目"，如肝（阴）血不足，会导致两目干涩、视物不清等症。因"心开窍于舌"，心火上炎，可出现口舌生疮或糜烂。因"肾开窍于耳""肾主骨，其华在发""齿为骨之余"，肾虚可致听力下降，头发早白，牙齿松动，骨质疏松。脏腑之间在病理上也相互影响，如肝的疏泄功能失常，不仅会出现本脏的病变，而且会影响到脾胃的功能，出现脘腹胀满、不思饮食、腹痛腹泻等症。因此，五脏之中，一脏有病，可影响他脏。护理患者时不能孤立地只看局部病症，单纯地进行对症处理，而要根据脏腑与组织器官之间的关系全面整体地护理患者，如给予莲子心泡茶饮，清心泻火，缓解口舌糜烂；通过情志护理，使肝气调畅，有助于脾胃功能的发挥；通过补肾，可以缓解耳鸣耳聋、牙齿松动等症。

人与自然环境的统一性　包括人与自然统一、人与环境和谐两个方面。

人与自然统一　中医学历来十分重视人与自然环境的联系，包括人与季节、人与昼夜、人与环境的统一。关于季节、昼夜、地理环境等对人体影响的论述尤多，如《灵枢·邪客》中说："人与天地相应也"。自然界的任何变化，如时令的交替，气象的变迁，地理环境和生活环境的改变等，均可使人体产生一定的生理和病理反应。人体为适应自然界的变化，在生理上必须做出适应性的调节。如一年间气候变化的规律是春温、夏热、秋凉、冬寒。在夏热之时，人体以出汗散热来适应，而天气寒冷时，人体为了保温，腠理就密闭而少汗。所以在护理上应注意，夏天人体腠理开泄，解表时不可发汗太过，而冬令季节，要注意保暖。昼夜的变化，对疾病也有一定的影响。由于阳气在白昼偏盛且趋于表，夜间偏衰而趋于里，故疾病在 1 日内呈现"旦慧、昼安、夕加、夜甚"的规律，为加强夜间病情观察提供了依据。

人与环境和谐　地理环境是人类生存环境的要素之一，地域气候的差异，地理环境和生活习惯的不同，在一定程度上也影响着人体的生理活动和脏腑功能。一方水土养一方人，南方地区，地势低平，气候温暖而湿润，故要保持居室干燥通风，饮食有节，如成都人喜好吃麻辣火锅的饮食习惯，正是抵御潮湿侵袭的一种调节方法；北方地区，地势高而多山，气候寒冷干燥，人体的腠理多致密，故要多补水，多吃水果蔬菜，在起居护理方面要注意居住环境保持一定的温度和湿度。

人与社会关系的统一性　人生活在纷纭复杂的社会环境中，其生命活动必然受到社会环境的影响。人与社会环境是统一的，相互联系的。一般说来，良好的心理状态，和谐的社会环境，有力的社会支持，融洽的人际关系，可使人精神振奋，勇于进取，有利于身心健康；而不利的社会环境，可使人精神压抑，或紧张、恐惧，从而影响身心功能，危害身心健康。如家庭纠纷、邻里不和、亲人亡故、同事之间或上下级之间的关系紧张等，可破坏人体原有的生理和心理的协调与稳定，不仅易引发某些身心疾病，而且常使某些疾病如冠心病、高血压、糖尿病、肿瘤的病情加重或恶化，甚至导致死亡。故《素问·玉机真脏论》说："忧恐悲喜怒，令不得以其次，故令人有大病矣。"所以，在护理工作中，不但要做好患者本身的护理，而且要在家庭、社区、社会等层面给予相应的护理指导，以创造一个和谐的社会环境。

（徐桂华）

biànzhèng shīhù
辨证施护（nursing based on syndrome differentiation）

先将四诊所收集有关疾病的各种现象和体征加以分析、综合，概括、诊断为某种性质的证候，再根据辨证的结果，遵循辨证的理论，确定相应的调护措施。辨证施护是中医护理的精髓，辨证是决策护理的前提和依据，施护则是护理疾病的方法，同时也是检验辨证是否正确的手段。辨证施护的过程，就是认识和护理疾病的过程。辨证和施护在诊断护理疾病过程中，既相互联系又相互依赖，是理论和实践相结合的体现，是中医护理工作的基本法则。只有力求辨证准确，才能细致有效地做好护理工作。

内涵　包括辨病护理、辨症护理与辨证护理。

辨病护理　中医学所认识的"病"，是指在病因的作用下，机体邪正交争，阴阳失调，出现具有一定发展规律的演变过程，具体表现出若干特定的症状和各阶段的相应证候。如"胁痛病"包括肝郁气滞、肝胆湿热、瘀血阻络、肝阴不足等证候。而西医对"病"的认识，则注重病因、病理形态和病理生理的改变，如肝炎、胆囊炎、冠心病、肺炎等。中医学的"病"常常要结合现代医学的"病"来进一步认识，如"胁痛病"相当于现代医学的急慢性肝炎、胆囊炎、胆石症等病。所以，必须运用中医的四诊八纲和西医的诊断学对"病"有一个全面的认识，这样才能全面观察病情变化，给予有的放矢的护理。

辨症护理　症状是患者主观感觉到不适或痛苦的异常感觉或病态改变。人患病后可以表现不同的症状，如肝炎患者会出现胁痛、纳差、乏力、恶心等。所以在护理工作中，要抓住患者的主要症状，找出护理问题，确定护理诊断，再根据中医"急则护其标，缓则护其本"等护治原则，制订护理计划，采取相应的护理措施。如高热、昏迷、便血、呕血、呕吐等症状，往往来势急，应立即进行降温、输血等对症护理，待病情稳定，给予扶正固本、益气养血等缓则护本的护理措施。

辨证护理　证，又称证候，既不是症状，又不是病名，而是中医学特有的诊断学概念，是疾病过程中某一阶段或某一类型的病理概括。证候是病机的外在反映，病机是证候的内在本质。证候的内涵中包括了病变的部位、原因、性质和邪正盛衰的变化。如风寒感冒、肝阳上亢、心血亏虚、心脉瘀阻等都属证候的概念。中医护理在对"病""症"的护理同时，更强调的是辨"证"护理。如寒凝血瘀之痛经，护理时需温经散寒、活血化瘀，可用灸疗小腹部，而肝郁气滞之痛经，护理时需疏肝理气，可用刮痧法干预。

中西医结合护理是辨病、辨症与辨证护理的结合。要对患者实施中西医结合整体护理，必须将辨病护理、辨症护理和辨证护理有机结合。在护理患者时，首先要确定患者患了"什么病"，表现"什么症状"，以提出主要护理诊断，制订护理措施，这是西医护理常采取的步骤。中医护理还要在此基础上进行辨证分析，确定是"什么证候"。"辨证"着眼于整体，把人本身的阴阳失调和外部环境结合起来加以综合分析，强调因人、因时、因地护理，但对病的局部往往重视不够；而西医护理以现代解剖学、生理学等为基础，注重病因、病理形态和病理生理的改变，即对疾病发生发展的物质基础了解得较为深入、具体，但因注重局部病变而忽视整体。将两者结合起来，既明确了患的是什么病，出现什么症状，又了解了疾病在各阶段的本质表现。只有将"病、症、证"三者有机地结合，相互补充，相互完善，才能使中西医护理有机结合。

方法 辨证施护内容丰富，方法多样，主要包括了辨证施术、辨证施药、辨证施食（膳）、辨证施教、辨证施养等内容。

辨证施术 将四诊所收集的有关疾病的各种现象和体征加以分析、综合、概括、诊断为某种性质的证候。施术即是根据辨证的结果，遵循辨证的理论，确定中医护理技术和方法。如耳穴贴压缓解失眠一般取心、神门、交感、皮质下等耳穴，心肾不交证失眠，可加肾穴；心脾两虚证失眠，可加脾、胃、三焦穴；心胆气虚失眠，可加肝、胆、三焦穴。再如脾胃虚寒之胃痛，可用艾灸、热熨等方法，而胃热证忌用；气滞胃痛，可穴位按摩中脘、足三里、合谷等穴，配合情志护理等方法进行辨证护理。所以在运用中医护理技术时，也要强调辨证施术。

辨证施药 根据不同的证候，采取不同的给药方法。如解表药，宜武火快煎；补益药，宜久煎；风寒感冒，汤药要热服；风热感冒，药可温服。另中药熏洗、中药敷贴、中药灌肠、中药足浴、中药外敷等外治法，依然遵循辨证施药的原则。

辨证施食（膳） 根据不同的证候，采取适当的饮食指导。如寒证胃痛护理上要注意防寒保暖，饮食、药物均宜偏热服，并给予羊肉、狗肉等助阳散寒之品，忌食生冷瓜果；气滞胃痛，可用橘皮、郁金等泡茶喝，穴位按摩中脘、足三里、合谷等穴，配合情志护理；食滞胃痛，饮食宜清淡，可食山楂等消食之品。再如咳嗽要辨别肺热或阴虚等不同证候，梨子生吃适用于咳嗽、发热、口渴，证属肺热津伤的患者，可达到清热生津之功，而冰糖蒸梨则适用于干咳少痰，证属肺阴虚的患者，以达养阴润肺之功。

辨证施教 根据不同的症状和体征，在辨证的基础上，针对不同的证候，拟定合适的健康教育内容。包括饮食、起居、情志、用药、养生康复等内容。

辨证施养 遵循治未病原则，根据不同的体质，采取科学的养生保健方法。如运动养生、饮食养生、起居养生、情志养生等。

（徐桂华）

zhōngyī hùlǐ yuánzé

中医护理原则 （principles of traditional Chinese medicine nursing）

建立在整体观念和辨证施护的基础上，运用中医理论指导临床护理实践经验的总结与概括。又称护治原则。中医护理原则是中医治疗疾病的原则在护理学上的扩展与应用，主要包括预防为主、扶正祛邪、护病求本、调整阴阳、三因制宜等。

（徐桂华）

yùfáng wéizhǔ

预防为主 （preventive treatment of disease）

预防是指采取一定的措施，防止疾病的发生与发展。中医学在总结古代劳动人民与疾病做斗争的经验中，已经认识到预防疾病的重要性，早在《黄帝内经》中就提出了"治未病"的思想，强调"防患于未然"。《素问·四气调神大论》曰："圣人不治已病治未病，不治已乱治未乱，此之谓也。夫病已成而后药之，乱已成而后治之，譬犹渴而穿井，斗而铸锥，不亦晚乎！"这种"防重于治"的思想对后世医学的发展有着重要的影响。所谓"治未病"的思想，主要包括未病先防和既病防变两个方面。

（徐桂华）

wèibìng xiānfáng

未病先防 （prevention before disease onset）

在疾病发生之前，采取一定的预防措施，防止疾病的发生。疾病的发生，关系到正邪两个方面，正气不足是疾病发生的内在因素，邪气侵袭是疾病发生的重要条件。因此，固护人体正气和防止病邪侵入是预防工作的两个重要方面。

养生以固护 正气养生，古称"摄生"，即调摄保养自身生命，是在中医理论的指导下，通过精神调摄、饮食调养、起居调护、形体锻炼等，增强体质，固护正气，提高人体对外界环境的适应能力及抗御外邪的能力，减少或避免疾病的发生，达到增进健康、延缓衰老的目的。人体正气的强弱与抗病能力密切相关。《黄帝内经·素问遗篇·刺法论》中说："正气存内，邪不可干；邪之所凑，其气必虚。"体质强壮，正气充足，脏腑功能健全，则机体抗病力强，外邪难以侵袭；体质羸弱，正气亏虚，脏腑功能低下，则机体抗病力弱，易受外邪侵袭。

顺应自然 《灵枢·邪客》中说："人与天地相应也"。人类的生命活动与自然界息息相关。人们要了解和掌握自然界的变化规律，顺应自然变化而养生，以达到增强机体正气、避免外邪侵害，从而预防疾病发生的目的。其一，要顺应季节之变化。战国·吕不韦主持编撰的《吕氏春秋·尽数》指出："天生阴、阳、寒、暑、燥、湿，四时之化，万物之变，莫不为利，莫不为害。圣人察阴阳之宜，辨万物之利以便生，故精神安乎形，而年寿得长焉。"春生、夏长、秋收、冬藏，人应主动根据四时气候的变化规律进行调摄，正如《素问·四气调神大论》所说："春夏养阳，秋冬养阴，以从其根。"其二，要顺应昼夜晨昏之变化。昼为阳，夜为阴，一日之内随昼夜阴阳进退消长，人体新陈代谢也会发生相应的变化。《素问·生气通天论》说："故阳气者，一日而主外，平旦人气生，日中而阳气隆，日西则阳气已虚，气门乃闭。"说明人体的阳气白天多趋向于表，夜晚多趋向于里。唐·孙思邈在《千金要方》所说："善摄生者，卧起有四时之早晚，兴居有至和之常制。"因此，应当根据昼夜晨昏对人体的影响，利用阴阳的日节律妥善安排工作、学习和休息。如早晨应吐故纳新，舒展筋骨，以助阳气生发。

调摄情志 人的精神情志活动是以精、气、血、津液为物质基础，与脏腑功能活动、气血运行等关系密切。情志变化与疾病的发生有着密切关系，七情太过或不及是导致疾病发生的重要因素之一。《素问·上古天真论》说："恬惔虚无，真气从之，精神内守，病安从来。"强调了调摄情志对人体的重要性，认为应尽量减少不良的精神刺激和过度的情绪变化，才能保持人体的身心健康。

起居有常 "常"是指常度，起居有常主要是指起卧作息和日常生活的各个方面有一定的规律并合乎自然界和人体的生理常度。有规律的生活不仅能提高工作效率，而且更有利于身心健康，使机体处于阴阳平衡的状态。其一，生活规律。人的生活起居应顺应春生、夏长、秋收、冬藏的自然规律。正如《素问·四气调神大论》提出"春三月……夜卧早起，广步于庭……养生之道也""夏三月……夜卧早起，无厌于日……养长之道也""秋三月……早卧早起，与鸡俱兴……养收之道也""冬三月……早卧晚起，必待日光……养藏之道也"从而保持人体生物节律与自然界的同步变化，使人体的生理功能保持正常。其二，劳逸适度。劳作可以促进人体新陈代谢，增强脏腑功能，休息可以养精蓄锐，使机体从疲劳状态中及时恢复。然而过劳和过逸都是不可取的。正如《素问·举痛论》云"劳则气耗"，《素问·宣明五气》又云"久视伤血，久卧伤气，久坐伤肉，久立伤骨，久行伤筋"，说明过度劳累对健康不利，而过度安逸也不可取，过度安逸可使人体机能活动减退，导致气血郁滞，脏腑功能减弱，所谓"流水不腐，户枢不蠹"。应该根据自身情况，合理安排，做到劳逸结合。其三，房室有节。适当的性生活，有利于个人的健康、民族的繁衍、家庭的和睦和社会的安定。由于性生活消耗肾精，肾中精气是人体生命活动的原动力，全身阴阳之根本，过度消耗，必致肾虚早衰，因此必须做到房室有节。

合理饮食 唐·孙思邈在《备急千金要方·食治·序论》指出"安身之本，必资于食……不知食宜者，不足以存生也"。宋·陈直《养老奉亲书》中说"善治药者，不如善治食者"。合理饮食不仅可以强身健体，还能调整体质，防病治病。合理饮食要做到以下几点：第一，合理安排一日三餐，养成良好的饮食习惯，定时定量，防止饥饱失常。第二，饮食调配要全面、合理、互补，即平衡膳食，克服饮食偏嗜。第三，应注意饮食卫生。避免食用不洁、陈腐变质或有毒的食物。第四，配合药膳进行保健。药膳具有防治疾病和保健强身的作用。应根据不同人的体质选择合适的食物搭配，注意气味调和，还应顺应四时选择合适的食物，以维护机体阴阳平衡。

强身健体 运动是健康之本，适当的形体锻炼可达到增强体质、颐养正气的目的。"动而不衰"是中华民族养生、健身的传统观点。运用各种健身方法进行体育锻炼，可使人体气血调畅，经脉疏通，脏腑安和，做到"形神合一""形动神静"，从而使身体健康，益寿延年，同时也能预防疾病。数千年来，中国人民在长期的养生实践中创造了许多行之有效的强身健体的方法，如五禽戏、气功、太极拳、八段锦、易筋经等。值得注意的是：①运动需适度，量力而为之。《黄帝内经》指出"形劳而不倦"，唐·孙思邈的《备急千金要方》亦提出"养性之道，常欲小劳，但莫大疲及强所不能堪耳"。②运动亦不能急于求成，或一曝十寒，应由浅入深、由简到繁，循序渐进。③要坚持不懈、持之以恒，才能获得良好的效果。

防止病邪侵袭 包括慎避外

邪、药物预防两方面。

慎避外邪 邪气是导致疾病发生的重要条件，故未病先防除了应固护正气以外，还要注意避免各种邪气的侵犯。《素问·上古天真论》说："虚邪贼风，避之有时。"要尽量避免病邪的侵害。要顺应四时变化，防止六淫之邪的侵害，如春天防风，夏天防暑，秋天防燥，冬天防寒；遇到非其时而有其气及气候变化过于急骤，应当谨慎躲避。

药物预防 中国很早以前就开始了药物预防工作，早在《素问遗篇·刺法论》中，就有"小金丹……服十粒，无疫干也"的记载。民间以雄黄、艾叶、苍术等烟熏以消毒防病，用板蓝根、大青叶预防流感、腮腺炎，用茵陈、贯众预防肝炎，马齿苋预防菌痢等，简便易行且行之有效。预防接种是防疫措施之一，中国早在16世纪中期就发明了人痘接种法以预防天花，成为世界医学"人工免疫法"的先驱。

（徐桂华）

jíbìng fángbiàn

既病防变（preventing disease from exacerbating） 在疾病发生之后，力求早期诊断，早期治疗，防止疾病的发展与传变。

早期诊治 《素问·阴阳应象大论》中说："故邪风之至，疾如风雨，故善治者治皮毛，其次治肌肤，其次治筋脉，其次治六腑，其次治五脏。治五脏者，半生半死也"，因此，要掌握疾病发生、发展变化的过程，了解疾病传变的规律，做到早诊断、早治疗，护理人员要密切观察病情变化，给予恰当的护理。

控制传变 任何疾病的发展都有一定的内在规律，在实施护理过程中，要密切观察病情变化，

掌握疾病传变规律，采取有效护理，"先安未受邪之地"。如东汉·张机的《金匮要略》提出"见肝之病，知肝传脾，当先实脾"，在治疗肝病时，常配合调理脾胃的药物，使脾气旺盛而不致受邪，可收到良好的治疗效果。此外，既病防变的另一个目的是防止传染性疾病的传播。

（徐桂华）

fúzhèng qūxié

扶正祛邪（strengthening vital qi to eliminate pathogenic factor） 扶助正气，祛除邪气。疾病发展的过程，是正邪双方矛盾斗争的过程。正邪斗争的胜负，决定着疾病的发生、发展与转归。扶正祛邪是疾病治疗和护理的根本原则。

扶正，即扶助正气，是通过使用扶助正气的药物，运用益气、养血、滋阴、温阳及补益脏腑等方法，或配合针灸、推拿、气功、精神调摄、饮食调养、体育锻炼等，以增强体质，提高抗病能力，达到战胜疾病、恢复健康的目的，适用于以正虚为主的病证，即所谓"虚则补之"。

祛邪，即祛除邪气，是通过使用祛除邪气的药物，运用发汗、涌吐、攻下、消导、祛痰、清热、利湿、活血化瘀等方法，或配合使用针灸、推拿、气功、食疗、手术等，以祛除病邪，达到邪去正复的目的。适用于以邪实为主的病证，即所谓"实则泻之"。

扶正与祛邪，二者相互为用，相辅相成。运用时须根据疾病发展过程中正邪虚实的变化，决定扶正与祛邪的运用方式，或单独使用，或合并使用，或先后使用，并注意扶正不留（助）邪，祛邪勿伤正。

（徐桂华）

fúzhèng shīhù

扶正施护（nursing to strengthen vital qi） 以扶助正气为原则，从起居、饮食、服药、情绪、适宜技术、养生运动等方面采取补益气血、阴阳或脏腑的护理方法。适用于以正气虚为主要矛盾，而邪气亦不盛的虚证或真虚假实证。一般多用于某些慢性疾病，或疾病的后期、恢复期，或素体虚弱之人。如阴虚者，宜滋阴，可推荐银耳、鸭肉、燕窝等食物，可按摩三阴交、太溪等穴；阳虚者，宜补阳，可推荐羊肉、核桃、韭菜等食物，可艾灸神阙、关元、命门等穴。

（徐桂华）

qūxié shīhù

祛邪施护（nursing to eliminate pathogenic factor） 以祛除邪气为原则，从起居、饮食、服药、情绪、适宜技术等方面进行发汗、涌吐、攻下、消导、祛痰、清热、利湿、活血化瘀的护理方法。适用于以邪气盛为主要矛盾，而正气未衰的实证或真实假虚证。一般多用于外感病初期、极盛期，或疾病过程中出现痰饮、水湿、瘀血等病理产物，而正气尚可耐受攻伐的情况。不同的邪气、不同的部位，其治疗护理方法亦不相同。如病在上者，采用催吐法及护理；病在下者，采用攻下法及护理；如邪在肌表，宜发汗解表；邪在胃肠，宜通腑泻下；有瘀血者，宜活血化瘀；有痰饮者，宜祛痰蠲饮等。在祛邪时应注意因势利导，使邪有出路，并做到祛邪务尽，以免留邪为患，但也要注意中病即止，勿伤正气。

（徐桂华）

fúzhèng qūxié bìngyòng

扶正祛邪并用（strengthening vital qi is used with eliminating pathogenic factor together） 扶

正法与祛邪法同时或先后使用。适用于虚实夹杂证。

扶正与祛邪同时使用 即攻补兼施。①扶正兼祛邪：即扶正为主，兼顾祛邪，适用于以正虚为主的虚实夹杂证。如癌病晚期，邪气虽盛而正气更虚时，则以扶正为主，兼顾祛邪。②祛邪兼扶正：即祛邪为主，兼顾扶正，适用于以邪实为主的虚实夹杂证。如体虚外感，若强发其汗，必定重伤正气，故当在发散药中酌加补正之品，祛邪兼顾扶正。扶正与祛邪合并运用应注意"扶正不留邪，祛邪不伤正"。扶正不当，易使邪气留恋；祛邪欠妥，反易耗伤正气。如高热刚退，即进服补益之药食，常易使余邪留恋，身热复炽；如外感兼体虚，若过用峻猛发汗之品，易耗伤人体气阴，使病情复杂。

扶正与祛邪先后使用 适用于正虚且邪盛者。①先扶正后祛邪：即先补后攻。适用于正虚邪实，以正虚为主的病证。因正气过于虚弱，不耐攻伐，若同时兼顾祛邪，则更伤正气，故先扶正而后祛邪。如某些虫积患者，因久病正气虚衰，若直接驱虫，恐难耐受，故先扶正健脾使正气恢复，然后驱虫以消积祛邪。②先祛邪后扶正：即先攻后补。适用于虽然邪盛正虚，但正气尚能耐攻，或同时兼顾扶正反会助邪的病证。如瘀血所致之崩漏，虽有血虚之症状，但瘀血不去，崩漏不止，故应先活血祛瘀，后予养血补血以扶正。

(徐桂华)

tiáozhěng yīnyáng

调整阴阳（coordinating yin and yang） 纠正疾病过程中机体阴阳的偏盛偏衰，损其有余，补其不足，促使阴阳协调平衡，达到

"阴平阳秘，精神乃治"。人体阴阳的消长平衡是维持正常生命活动的基本条件，而阴阳失调则是一切疾病发生、发展变化的内在根据。

损其有余 又称"损其偏盛"，是指对于阴或阳任何一方过盛有余的病证，采取"实则泻之"的护治方法。①泻其阳盛：适用于"阳胜则热"的实热证。如温热之邪侵袭人体，可出现高热、烦躁、面赤、脉数等实热证，当以"热者寒之"的方法，清泻其偏盛之阳热，汤药多选用寒凉之品，宜凉服或微温服用，或采用冰袋冷敷、冷盐水灌肠等。②损其阴盛：适用于"阴胜则寒"的实寒证。如寒邪直中太阴，可出现面白形寒、脘腹冷痛、泻下清稀、舌淡苔白、脉沉紧等实寒证表现，当以"寒者热之"的方法，温散其偏盛之阴寒，汤药多选温热之品，宜温热服用，注意保暖，多添衣被等。此外，在阳盛或阴盛的病变过程中，由于"阳胜则阴病""阴胜则阳病"，常会相应地引起阴虚或阳虚的病变发生，故治疗应在损其有余的同时兼顾不足。如阴盛则阳病，宜于温散阴邪的同时佐以扶阳；阳盛则阴病，宜于清泻阳热的同时佐以滋阴。

补其不足 又称"补其偏衰"，是指对于阴或阳任何一方虚损不足的病证，采用"虚者补之"的护治方法。根据阴阳对立制约、互根互用的原理，运用阴阳互制、阴阳互济的方法，调补阴阳及阴阳并补。①阴阳互制之调补阴阳。当阳虚不能制约阴，则阴气相对偏亢，出现面色苍白、畏寒肢冷、神疲蜷卧、自汗、脉微等"阳虚则外寒"的虚寒证，可采用扶阳以抑阴的方法，即"阴病治阳"

"益火之源，以消阴翳"；当阴虚不能制约阳，则阳气相对偏亢，出现潮热、盗汗、五心烦热、口干舌燥、脉细数等"阴虚则内热"的虚热证，可采用滋阴以制阳的方法，即"阳病治阴""壮水之主，以制阳光"。②阴阳互济之调补阴阳。根据阴阳互根的原理，在治疗阳偏衰的虚寒证时，在扶阳的同时可适当佐以滋阴，以此来促进阳气的化生，所谓"阴中求阳"；在治疗阴偏衰的虚热证时，在滋阴的同时可适当佐以扶阳，以此来促进阴液的化生，所谓"阳中求阴"。正如明·张介宾的《景岳全书》中所说："善补阳者，必于阴中求阳，则阳得阴助而生化无穷；善补阴者，必于阳中求阴，则阴得阳升而泉源不竭。"此外，阴尽阳亡者，亡阳则益气回阳固脱，亡阴则益气救阴固脱，此属"虚则补之"之法的急证应用。③阴阳并补。由于阴阳之间存在的互根互用关系，当阴阳偏衰进一步发展，阴阳互损，可产生阴阳两虚证，此时应采取阴阳并补的方法。但须分清主次使用，阳损及阴，以阳虚为主，应在补阳的基础上辅以滋阴；阴损及阳，以阴虚为主，应在滋阴的基础上辅以补阳。

在临床实际运用过程中，应明确辨析疾病发展现阶段的证候属性，来确立适宜的护治方法，补、损之法灵活应用。

(徐桂华)

hùbìng qiúběn

护病求本（nursing aiming at its root causes） 根据疾病的本质（即病机）而采取针对性的措施。"本"为根本、本质之意，护病求本，是辨证施护的基本原则。一般情况下，疾病的临床表现和它的本质是一致的，但也存在疾

病的本质与临床表现相矛盾的情况，因而探求疾病之根本就显得极其重要。正如明·张介宾的《景岳全书·求本论》中说："直取其本，则所生诸病，无不随本皆退"。

标与本是一个相对的概念，常用来概括说明事物的现象与本质、因果关系及病变过程中矛盾的主次先后关系等。如就邪正而言，正气为本，邪气为标；就病因和症状而言，病因为本，症状为标；就发病先后而言，旧病、原发病为本，新病、继发病为标；就病位而言，脏腑病在内为本，肌表经络病在外为标。因此，在护治时应辨别标与本，运用"护病求本"的方法。在疾病的不同阶段，应根据"急则护标，缓则护本，标本同护"的原则开展护理工作。

（赵 勇）

jízéhùbiāo

急则护标 （symptomatic nursing in acute condition） 当标病或标症成为疾病的主要矛盾，护理人员应先积极配合抢救，迅速采取护标措施以解除危急症状，待病情稳定后再处理本证。如患者出现神昏、呼吸困难、虚脱或大出血时，应积极配合医生及时抢救，采取醒神开窍、吸氧、回阳救逆、止血等治标方法。

（赵 勇）

huǎnzéhùběn

缓则护本 （radical nursing in chronic case） 当标病或标症不急，或经处理后已缓解的情况下，针对疾病的本质进行护理。这一原则对慢性病或急性病、危重病恢复期的护理有重要的指导意义。如痨病后期肺肾阴虚之咳嗽，肺肾阴虚为本，咳嗽为标，在病情稳定的情况下应针对其肺肾阴虚

之本，本病得愈，咳嗽自然得以缓解。

（赵 勇）

biāoběntónghù

标本同护 （simultaneous nursing of symptoms and root causes） 临床上疾病的标本错杂并重之时，可以采用同时兼顾标本进行护理的原则。如体虚感冒，素体气虚为本，反复外感为标，如专注其体虚之本，单行补中益气之法，则可能助邪留邪，如专注其外感之标，单行发散祛邪之法，恐"脾气益虚，腠理益疏，邪乘虚入"（清·李惺庵的《证治汇补·伤风》），所以需标本同护，即益气、解表并施。

（赵 勇）

zhènghù

正护 （orthodox nursing） 针对疾病本质，逆其病证性质而选择护理措施的一种护理原则。又称逆护。适用于疾病的现象与本质相一致的病证，即寒证见寒象、热证见热象、虚证见虚象、实证见实象。故正护是临床上最常用的护理原则。主要包括：①寒者热之，指用温热法护理具有寒象的寒性病证。②热者寒之，指用寒凉法护理具有热象的热性病证。③虚者补之，指用补益法护理具有虚象的虚性病证。④实者泻之，指用攻邪法护理具有实象的实性病证。

（赵 勇）

fǎnhù

反护 （retrograde nursing） 针对疾病出现的假象，顺从其外在假象而选择护理措施的一种护理原则。又称从护。适用于疾病的现象与本质不完全一致的病证，即寒证反见热象、热证反见寒象、虚证反见实象、实证反见虚象。反护法的实质也是针对疾病的本

质而采取的护理法则。主要包括：①寒因寒用。指用寒凉法护理具有假寒征象的病证。适用于阳盛格阴之真热假寒证。例如，热厥证中，阳热盛极，邪热深伏于内，阻遏阳气不能外达，格阴于外，症见壮热、口渴喜冷饮、烦躁不安、便干溲赤、舌红苔黄等真热的症状，同时又见四肢厥冷（但胸腹部扪之灼热，不欲近衣被）、脉沉等假寒征象。护理时应根据其热盛的本质，依从其外在的假寒征象而用寒凉之法进行护理。②热因热用。指用温热法护理具有假热征象的病证。适用于阴盛格阳之真寒假热证。例如，格阳证中，阴寒壅盛于内，阳气浮越于外，症见四肢厥逆、下利清谷、脉微欲绝、舌淡苔白等真寒的症状，同时又见身反不恶寒、面红如妆等假热征象。护理时应根据其阴寒内盛的本质，依从其外在的假热征象而用温热之法进行护理。③塞因塞用。指用补益法护理具有闭塞不通征象的病证。适用于因正虚而致闭塞不通的真虚假实证。例如，脾气虚弱，运化无力，出现纳呆、脘腹胀满、大便不畅等，应用健脾益气的方法调护，使脾气健运则诸症自消。"以补开塞"，主要是针对病证虚损不足的本质而言。④通因通用。指用通利法护理具有通泄征象的病证。适用于因邪实而致通泄的真实假虚证。例如，食积内停，阻滞胃肠，导致腹痛泄泻，泻下物臭秽如败卵，应用消导通下的方法调护，使食积去而泄自止。"通因通用"，主要是针对病证邪实的本质而言。

综上所述，"正护"与"反护"虽然概念有别，方法上有逆从之分，但都是针对疾病的本质而提出的护理方法，其根本上都

属于"护病求本"的范畴。

（赵　勇）

tóngbìng yìhù

同病异护（nursing same disease with different methods）

同一种疾病在不同的发展阶段，其病理变化、临床表现不同，因而有着不同的证型，可采取不同的护理方法。又称同病异证异护。

"同病异护""异病同护"，是从中医学的"同病异治""异病同治"的原则中衍生出来的，是辨证施护、护病求本的重要原则，在指导护理实践的过程中发挥着重要的作用。例如，风温早期，发热、微恶风，为风热在表，宜采取辛凉解表之法；中期，高热、咳嗽、气急、烦渴，为肺热炽盛，此期护理则应密切观察病情变化，采取降温、清热等护理措施；后期，身热消退、干咳少痰、疲乏、脉细无力，为邪热已去，而气阴两伤，其护理措施应以调养为主，选用补气养阴之品以促进机体康复。

（赵　勇）

yìbìng tónghù

异病同护（nursing different diseases with same method）

不同的疾病，在其发生、发展过程中，出现相同或相似的病理变化，即表现为相同或相似的证型，可采取相同的护理方法。又称异病同证同护。例如，久痢、久泻、脱肛、崩漏、子宫脱垂、胃下垂等几种不同的疾病，如果辨证均属气虚下陷这一证型，则都可采用补中益气升提的护理方法。

由此可见，中医护理疾病的根本在于明辨病机的区别和"证"的异同，其次才是疾病的异同。所谓证同护亦同，证异护亦异，相同的病机和证，可采用基本相同的护理方法，不同的病机和证，

则要采用不同的施护措施，这也体现了"护病求本"的原则。

（赵　勇）

sānyīn zhìyí

三因制宜（treatment according to three categories of etiologic factors）

因时、因地、因人制宜。由于疾病的发生、发展与转归受到诸如季节气候、地域环境，以及性别、年龄、体质等因素的影响，因此，在临床护理时，必须把各方面的因素进行综合分析，制订出三因制宜的护理方案。

（赵　勇）

yīnrén shīhù

因人施护（nursing disease according to different patients）

根据患者的年龄、性别、体质、生活习惯、精神状态的特点，来确定不同的护理措施。清·徐大椿的《医学源流论·病同人异论》中指出："天下有同此一病，而治此则效，治彼则不效，且不唯无效，而反有大害者，何也？则以病同而人异也。"

年龄　不同的年龄，生理机能和病变特点亦不完全相同，护理上宜区别对待。小儿"稚阴稚阳"，生机旺盛，但"脏腑娇嫩，形气未充"［清·吴瑭（鞠通）的《温病条辨》］，患病后易虚易实，易寒易热，病情变化迅速，故护治小儿忌峻攻、慎补益、药量宜轻，还要密切注意病情变化，防止病情转变。青壮年体魄强壮，脏腑坚实，气血充足，患病以实证多，可主于攻邪泻实，药量亦可稍重。老年人，脏腑功能衰退，阴阳气血俱虚，患病多为虚证或正虚夹实，因而，护理时多偏于扶正补虚，如要祛邪注意切勿损伤正气。

性别　男女性别不同，各有其生理、病理特点，护理上宜当

有所差别。女性要注意经、带、胎、产、乳的生理特点，月经期应注意休息，避免过度劳累或剧烈运动，注意个人卫生，慎用破血逐瘀之品；带下以祛湿为主，外阴瘙痒者可配合中药坐浴杀虫渗湿止痒；妊娠期应慎避外邪，慎用或禁用峻下、破血、滑利、走窜、伤胎或有毒之品；产后诸疾，多为恶露不尽或气血亏虚，应兼顾祛瘀、补益等；哺乳期用药必须注意对母子的影响。此外，女子以血为本，以肝为先天，易为七情所伤而致病，女性患者情志护理尤为重要。男性以肾精为本，病理上精气易泄易亏，而出现阳痿、早泄、遗精、滑精等疾病，应注重节制房事以养其精。

体质　由于先天禀赋和后天因素的不同，人的体质也不尽相同。现代学者王琦在《中医体质学》中提出了体质九分法，把体质分为平和质、气虚质、阳虚质、阴虚质、痰湿质、湿热质、血瘀质、气郁质、特禀质9种基本类型。一方面，不同体质对病邪的易感性不同；另一方面，感邪之后的发病倾向、病情的从化、病证的性质及疾病的传变和转归等亦不相同，故护理上宜有所区别。如偏阳盛或阴虚之体，则当慎用温热；偏阴盛或阳虚之体，则当慎用寒凉；体质强壮者，病证多实，攻伐之品可稍重用；体质虚弱者，病证多虚或虚实夹杂，则应以补益为主，或攻补兼施。同时，可以根据不同体质的发病倾向、从化、传变等特点，预防为主，防止疾病的深入。

（赵　勇）

yīndì shīhù

因地施护（nursing disease according to different environment）　根据不同地区的地理环

境特点制定不同的护理措施。不同地区，其地势、气候、水质、土质等各异，加之不同地区人们的生活工作环境、生活习惯和方式各不相同，这些对人体的生理活动和病理变化都产生了一定的影响。因此，对不同地区患者进行护理时，应采取不同的护理措施。正如金·张子和的《儒门事亲》中阐述汗法宜忌时说"南陲之地多热，宜辛凉之剂解表；朔方之地多寒，宜辛温之剂解之"。东南地区，气候潮湿温暖，人们腠理疏松，易为风、热、湿等邪气外侵，在护理上，清热与化湿护理法就应侧重，温热与助湿之剂必须慎用。西北地区，天寒地燥，人们腠理致密，易受风、寒、燥等邪气侵犯，在护理上，温热药的用量及对风寒的护理就有侧重，而寒凉之剂就必须慎用，还须注意保持室内适宜的温度和湿度，避免汗出当风。此外，某些特殊疾病的发生与地域关系密切，如地方性甲状腺肿、大骨节病、克山病、血吸虫病等，在护理时应根据疾病的本质及地域特点选择适宜的方法。

(赵　勇)

yīnshí shīhù

因时施护 （nursing disease according to seasons）

根据不同季节气候特点确定不同的护理措施。春夏秋冬更替，对人体的生理、病理都有一定的影响。应根据不同时节的特点，采取不同的护理措施。例如，炎夏季节，人体肌腠疏泄，易于汗出，即使感受风寒而致病，辛温发散之品亦不宜过用，以防开泄太过，伤津耗气，变生他病；寒冬时节，人体肌腠致密，阳气内敛，不易发汗，同是感受风寒，可适当重用辛温之品发散风寒，以利病从

汗解，在护理上尤为重视防寒保暖，饮食热粥以助药力；但此时若为热证，应慎用寒凉之品，以免苦寒伤阳。《灵枢·顺气一日分为四时》中指出："夫百病者，多以旦慧、昼安、夕加、夜甚……朝则人气始生，病气衰，故旦慧；日中人气长，长则胜邪，故安；夕则人气始衰，邪气始生，故加；夜半人气入脏，邪气独居于身，故甚也。"护理时，根据一般疾病昼轻夜重的特点，尤应关注患者夜间的病情变化。

综上所述，在进行护理工作时，必须把疾病与时令气候、地域环境及患者的个体差异等因素全面加以考虑，具体情况具体分析，区别对待，以期达到良好的护理效果。

(赵　勇)

zhōngyī yìbān hùlǐ

中医一般护理 （general nursing of traditional Chinese medicine）

在辨证施护过程中，必须考虑的、最基本的调护内容。包括5个方面，即病情观察、生活起居护理、情志护理、饮食护理、用药护理。这些护理措施恰当与否，直接影响疾病的痊愈，因此，临床中要做好患者的一般护理工作。

(胡　慧)

bìngqíng guānchá

病情观察 （illness observation）

医护人员通过望、闻、问、切等方法及借助医疗仪器设备等，有目的、有计划地全面收集患者病情资料，对病情进行辨证分析并做出判断的动态过程。病情观察作为护理工作的一项重要内容，贯穿于整个护理过程，同样也是护理人员的基本职责，是为患者提供及时、有效的治疗和护理的重要前提。

一般状况　包括患者的神色、形态、精神、情志、体温、脉搏、呼吸、血压、睡眠、饮食、二便、活动等。这些项目被列为常规项目，常是判断病情的重要依据，可反映疾病的发生和变化。例如神色的改变，常反映机体正气的盛衰，对疾病的治疗和预后有较大的意义。

主要症状　病证在发展的一定时期，常会出现一个或一组主要的、最令患者痛苦的症状，即主要症状。而这些症状的好转与恶化，常反映病情的转化。主要症状的转移，又常提示病证在质上的变化。所以，围绕主症的观察，是病情观察的重点。例如腹泻患者的主症为大便次数多而稀溏，观察重点应是大便的次数、性状，以及围绕腹泻而出现的腹痛、发热、里急后重等症状。这些症状一般可随大便次数减少而减轻。但如出现腹泻突然中止，而主症转为高热、四肢厥冷、出冷汗、面色发灰等症状，则是病证转为湿阻热遏、阴阳离决的危症。要详细观察了解患者主要症状及体征发生的时间、部位、性质、诱因及伴随症状等，对症状体征的观察和描述要准确、客观。

舌象　舌象是病情观察的重要内容，尤其在外感热病中甚为重要。它能迅速、客观地反映正气的盛衰、病位的深浅、邪气的性质、病情的进展，同时亦是判断病情转归和预后的重要依据。护理人员在病情观察中，一定要仔细而认真地观察和记录舌象的变化。①判断邪正盛衰。观察舌质可知正气盛衰，观察舌苔可知邪之出入。如舌质红润为气血旺盛；舌质淡白为气血虚弱；舌苔薄白而润，为胃气旺盛；舌光无苔为胃气衰败或胃阴枯竭。②辨

别病位深浅。如舌苔薄白，多为疾病初期，病邪较浅，病位在表；舌苔厚则病邪入里，病位较深；舌质红绛，为热入营血，病情危重。③区别病邪性质。如黄苔多主热邪，白苔多主寒邪，黄腻苔则为湿热，腐腻苔多为食积痰浊，舌面上有瘀点或瘀斑则多为瘀血。④推断病势进退。舌苔与舌质，往往随正邪的消长和病情的进展有动态的变化，尤其是外感热病中更为显著。如舌苔由薄白转黄，进而变灰黑，说明病邪由表入里，由轻转重，由寒化热；舌苔由润转燥，多为热盛伤津。反之，舌苔由厚转薄，由燥转润，往往是病邪渐退，津液复生，病情好转之象。⑤估计病情预后。如舌短缩，神昏难言者，多属危症，预后不良。

脉象 通过对脉象的诊察，也可为判断疾病的病位、病性和推断疾病预后提供重要依据。①判断病位深浅。如浮脉，病位多在表；沉脉，病位多在里。②推断疾病性质。如数脉多主热证；迟脉多主寒证；洪脉多主邪实；芤脉多见于失血。③推断疾病预后。如久病脉见缓和，是胃气渐复、病退向愈之兆；久病虚损；亡血失精而反见洪脉，则多属于阴竭阳脱之危象。外感热病，热退脉见缓和，是病向愈之候；若脉急而数，烦躁者，则病进。战汗时，若汗出脉静身凉，为病情好转；若见脉象急疾，患者又烦躁不安，汗出热不退，为正不胜邪之危候。一般情况下，病、脉、证是相符的，但也可出现不相符的特殊情况。因此，在临床运用时要注意病、脉、证合参，再决定是"舍证从脉"还是"舍脉从证"。

(胡 慧)

shēnghuó qǐjū hùlǐ

生活起居护理（daily life care）

在中医理论指导下，对居住环境、起居习惯、休息与活动、睡眠穿衣等方面给予专业的指导和护理照护，使之符合自然界和人体的生理规律，保持健康状态，促进疾病的康复。

患者起居条件的好坏，直接影响治疗效果。历代医家十分重视生活起居护理，如《素问·上古天真论》曰"上古之人，其知道者，法于阴阳，和于术数，食饮有节，起居有常，不妄作劳，故能形与神俱，而尽终其天年，度百岁乃去"，反之"今时之人不然也，以酒为浆，以妄为常，醉以入房，以欲竭其精，以耗散其真，不知持满，不时御神，务快其心，逆于生乐，起居无节，故半百而衰也"，说明保持身体健康，要懂得自然发展规律，适应四时气候，生活规律，才能延年益寿；反之，则多病早衰。唐·孙思邈《备急千金要方》曰"卧起四时之早晚，兴居有主和之常例""行不疾步，耳不极听，目不久视，坐不久处，立不至疲，卧不至懵；先寒而衣，先热而解，不欲极饥而食，食不过饱；不欲极渴而饮，饮不过多"，强调起居有常、劳逸适度。明代医家陈实功在《外科正宗》中指出："先要洒扫患房洁净""冬要温床暖室，夏要净几明窗"，故应加强卫生管理，共同营造良好的居室环境。

(胡 慧)

shùnyìng sìshí

顺应四时（acclimate the change of four seasons）

顺应自然界阴阳的变化。《素问·四气调神大论》曰"夫四时阴阳者，万物之根本也。所以圣人春夏养阳，秋冬养阴，以从其根，故与万物沉浮于生长之门，逆其根，则伐其本，坏其真矣。故阴阳四时者，万物之终始也，死生之本也。逆之则灾害生，从之则苛疾不起，是谓得道"，说明阴阳四时的变化是万物生长的始终，顺应自然界阴阳的变化是健康的法则。因此，懂得养生的人，春夏保养阳气，秋冬保养阴气，从根本上保养身体，才能和万物一样，顺应阴阳之性而生活于生长收藏的规律之中；如果违反了四时阴阳变化的根本规律，损害了生命的根本，真气亦随之败损。《素问·四气调神大论》又曰"逆春气则少阳不生，肝气内变；逆夏气则太阳不长，心气内洞；逆秋气则太阴不收，肺气焦满；逆冬气则少阴不藏，肾气独沉"，意思是说，若在春天不好好养生，违背了春生之气，体内的少阳之气不能生发，就要发生肝气内郁的病变；若在夏天不注意保养，违逆了夏长之气，太阳之气不能生长，就要发生心气虚的病变；到了秋天，若违逆了秋收之气，太阴之气不能收敛，就要发生肺胀满喘息的病变；到了冬天，不好好养生，违逆了冬藏之气，少阴之气不能闭藏，就要发生肾气不能蓄藏的病变，甚至危及生命。

顺应四时阴阳还应顺应一日中阴阳变化。如平旦之时阳气从阴始生，到日中之时，则阳气最盛，黄昏时分则阳气渐虚而阴气渐长，深夜之时则阴气最为隆盛。《黄帝内经》中提到"夫百病者，多以旦慧昼安，夕加夜甚"，一天中常会出现早晨病情渐轻，中午病情稳定，深夜病情最重的周期性变化。

(胡 慧)

chūnjì shēnghuó qǐjū

春季生活起居（personal care in spring）

根据春季气候特点和

阴阳之变化，以春"生"为调护原则，进而调摄居住环境、起居习惯、休息与活动、睡眠穿衣等，以达到人与自然和谐统一的健康状态。春天是万物生长的季节，冬去春来，冰雪融化，气候由寒转暖，微风吹拂，万物复苏，柳丝吐芽，阳气生发，生机活泼。人们应顺春时生发之气，调摄作息。《素问·四气调神大论》曰"春三月，此谓发陈，天地俱生，万物以荣，夜卧早起，广步于庭，披发缓形，以使志生，生而勿杀，予而勿夺，赏而勿罚，此春气之应，养生之道也"，指出春天气候变得温暖，皮肤腠理逐渐舒展，身体末梢的血液供应增多，汗腺分泌亦开始旺盛，皮肤湿润，气候环境影响人体生理功能，产生镇静和催眠作用，而表现为春困。此时，要夜卧早起即睡晚些起床要早，披散头发，宽衣松带，使形体舒缓，在庭院中散步，使心胸开阔，精神愉快，保持生机。元·丘处机的《摄生消息论》："春日融和，为眺园林亭阁，虚敞之处，用摅滞怀，以畅生气。不可兀坐，以生抑郁。饮酒不可过多，米面团饼不可多食，致伤脾胃，难以消化""（春日）天气寒暄不一，不可顿去绵衣。老人气弱骨疏体怯，风冷易伤腠理（肌表），时备夹衣，遇暖易之，一重渐减一重，不可暴去"。春季清明前多阴雨、多风，寒湿重，易诱发感冒咳嗽、湿疹、关节痛等，再加上湿邪缠绵难愈的特征，所以病程比较长。

春季生活起居护理应做到：①居室适当通风，保持环境空气新鲜。②适当减少睡眠时间，做到夜卧早起，但最迟不宜超过22点，早晨可在6点起床。③在穿衣方面，要衣着宽松。同时，春季多风，尤其早春有"倒春寒"现象，应根据气候变化，及时增减衣物，要适当"春捂"，防风寒。④增加活动量，宜爬山、慢跑、易筋经、太极、八段锦、气功、放风筝等。

（胡　慧）

xiàjì shēnghuó qǐjū

夏季生活起居（personal care in summer）

根据夏季气候特点和天地阴阳之变化，以夏"长"为调护原则，进而调摄居住环境、起居习惯、休息与活动、睡眠穿衣等，以达到人与自然和谐统一的健康状态。夏季炎热，人体腠理开泄，易受风寒湿邪侵袭。《素问·四气调神大论》曰："逆夏气则太阳不长，心气内洞。"意思是说，若在夏天不注意保养，违逆了夏长之气，太阳之气不能生长，就要发生心气虚的病变。《素问·四气调神大论》中说："夏三月，此谓蕃秀，天地气交，万物华实，夜卧早起，无厌于日……"夏季阳气旺盛，万物生长茂盛，白昼最长，黑夜最短，宜"夜卧早起"，以顺应夏日阳长之气，顺应自然界阳盛阴衰的变化。夏季人体阳气最盛，阴气相对不足，尤其是素体阴虚者，应以养阳护阴为主。清·曹庭栋的《老老恒言·衣》说："夏虽极热时，必着葛布短半臂，以护其胸背"，即使很热，夏季人们至少要穿着背心短袖衫之类，对体弱者和老年人更为重要。夏季暑湿主令，要注意防暑避湿。衣物应选用麻纱、丝绸等易散热、透汗、舒适、凉爽的面料。外出尽量着浅色单衣，勤洗勤换，汗出后及时沐浴更衣，勿在烈日或当风处更衣或脱衣，以免受凉。

夏季生活起居调养需注意：①入寝可稍晚，最晚在子时（晚11点）前，天明即起。②午时休息小眠有助恢复精力，时间可稍长，1小时左右甚佳。③衣着以轻薄、吸汗为好，汗出及时擦干，衣物勤洗勤换。④沐浴时，宜用温水洗浴。⑤防暑降温须有度，不能汗出当风，亦不可当风入睡。

（胡　慧）

qiūjì shēnghuó qǐjū

秋季生活起居（personal care in autumn）

根据秋季气候特点和阴阳之变化，以秋"收"为调护原则，进而调摄居住环境、起居习惯、休息与活动、睡眠穿衣等，以达到人与自然和谐统一的健康状态。秋季干旱少雨，燥邪当令，肺为娇脏，极易为燥邪所伤，人们应顺应秋季变化，调摄作息。《素问·四气调神大论》中说"秋三月，此谓容平，天气以急，地气以明，早卧早起，与鸡俱兴……"，秋令时分，自然界的阳气渐渐收敛，阴气逐渐增长，气候由热转凉，是由阳盛向阴盛转变的关键时期。人体的阴阳双方也随之由"长"到"收"发生变化，阴阳的代谢也开始向阳消阴长过渡，阴气渐盛，阳气渐收，万物结实。此季白昼渐短，宜"早卧早起"，早睡以顺应阴精的收藏，以养"收"气，可以避免秋天晚上凉气伤肺；早起，可以使肺气得以舒展，防止收之太过，以顺应早晨阳气的舒长。《素问·四气调神大论》曰"逆秋气则太阴不收，肺气焦满"，意思是说，到了秋天，若违逆了秋收之气，太阴之气不能收敛，就要发生肺胀满喘息的病变。初秋流火未净，气候冷热多变，稍不留意便易感受外邪，旧病也易复发，应遵循"春捂秋冻"的原则，宜素装薄衣，早晚稍凉则加衣。不宜过早过快地添衣加被，适当进行耐寒锻炼。

秋季生活起居应注意调护：①在居室环境要保持一定的湿度，必要时用加湿器，以防燥伤肺。②适当增加睡眠时间，做到早睡早起，早睡以顺应阴精的收藏，早起以舒达阳气。③在穿衣方面，一般要慢慢增添。④加强锻炼，金秋时节天高气爽，是运动锻炼的好时期，尤其应重视耐寒锻炼，如早操、慢跑、冷水浴等，以提高对疾病的抵抗力。

（胡　慧）

dōngjì shēnghuó qǐjū

冬季生活起居（personal care in winter）

根据冬季气候特点和阴阳之变化，以冬"收"为调护原则，进而调摄居住环境、起居习惯、休息与活动、睡眠穿衣等，以达到人与自然和谐统一的健康状态。冬季是一年中气候最为寒冷的季节，寒风凛冽，草木凋零，蛰虫伏藏，阴气盛极，阳气潜藏。此时人体的新陈代谢也相对缓慢，以养精蓄锐，安度隆冬，为来春生机勃勃做好准备。冬季养生应注意避寒就温，敛阳护阴，注意收藏，使人体的阴阳保持相对的平衡。人们应早睡晚起，以待日光，不轻易扰动阳气，不妄事操劳，使神志深藏于内，安静自如。注意防寒保暖，使阴精闭藏而不外泄。《素问·四气调神大论》中说"冬三月，此谓闭藏，水冰地坼，无扰乎阳，早卧晚起，必待日光……"，冬季阴气盛极，万物闭藏。此季昼短而夜最长，宜"早卧晚起"，以避寒就温，顺应冬天潜藏之气及人体养精固阳的需要。慢性阴虚精亏者，尤应注意积蓄阴精，以预防春夏阳亢之时对阴精的耗损。《素问·四气调神大论》曰："逆冬气则少阴不藏，肾气独沉"，意思是说，到了

冬天，不好好养生，违逆了冬藏之气，少阴之气不能闭藏，就要发生肾气不能蓄藏的病变，甚至危及生命。冬季寒气主令。寒为阴邪，冬季阴气盛极，阳气潜伏，易伤阳气，易发生感冒。故要告诫患者注意防寒保暖，衣着要厚、轻、暖，颜色宜深。要随气候变化及时增减衣服。

秋季生活起居应注意调护：①居室环境要温暖舒适，以18～22℃为宜。②增加睡眠时间，做到早睡晚起，以利阳气的潜藏，阴精的积蓄。③适当注意衣着保暖，防寒邪侵袭。当运动，减少室外活动，运动要缓和。

（胡　慧）

qǐjū yǒucháng

起居有常（regular daily life）

起卧作息和日常生活的各个方面有一定的规律，并合乎自然界和人体的生理规律。劳逸适度，是指在病情允许的情况下，凡能下地活动的患者都要保持适度的休息与活动。唐代医家孙思邈在《备急千金要方·养性》中记有"养性之道，常欲小劳，但莫大疲及强所不能堪耳"，是说应经常参加适当的劳作及运动，不宜过于疲劳，不能勉强做自己所不能及的剧烈运动。中医学认为，过度劳累常常是疾病发生的重要原因之一，日常坐、卧、立、行，若是持续过久，也会损害机体。《素问·宣明五气》指出："久视伤血，久卧伤气，久坐伤肉，久立伤骨，久行伤筋，是谓五劳所伤"，因此在起居上要注意避免久视、久卧、久坐、久立、久行，避免劳神。

人体的患病过程，即是正邪相搏的过程，若正盛邪衰，则疾病逐渐痊愈，若邪盛正衰，则疾病继续发展。适度的活动使气血

流畅，筋骨坚实，提神爽志，强身健体，增强正气及加强抗御外邪能力，尤其脑力劳动者应适当地运动。因此，在护理过程中应注意生活起居要有规律，劳逸适度，动静结合，才能有利于疾病康复。

（胡　慧）

jūshì huánjìng

居室环境（room environment）

住所及其周围的自然环境。空气、水源、阳光、土壤、植被、住宅、社会人文等因素综合起来形成了人类生活工作的环境。居室环境可分为居室内环境和居室周边环境。适宜的居室环境，可促进人的健康长寿。

病室环境护理主要包括3个方面。

病室安静整洁　安静的环境有助于患者休养。噪声的刺激常使患者心烦意乱，尤其是心气虚患者常因突然的声响而心悸不已。护理人员应设法消除嘈杂之声（不能超过40～60分贝）。清·曹庭栋的《老老恒言·书室》中也论述到"每日清晨，室中洞开窗户，扫除一遍，虽室本洁净，勿暂辍，否则渐生故气……"，病室环境宜简单、整洁。物品分类放置有序；餐具、地面及床单要定时消毒，保持清洁、整齐、干燥；厕所无臭味、无污垢、无霉变斑点，严格做好消毒隔离和终末处理；经常通风换气，保持屋内空气新鲜，以避免影响患者食欲及休息，通风要根据四时气候和病证不同而异，但切忌对流风。

病室温度、湿度、光线要适宜　普通病室温度18～22℃为宜。室温过高，使患者感到燥热难受，又易感暑邪；室温过低，使患者感到寒冷，又易感寒邪。不同的病证要根据具体情况做出相应的

调整，如阴虚证、热证患者室温16~20℃为宜，老年病房、新生儿、沐浴者、阳虚证及寒证患者以 20 ~ 28℃ 为宜。湿度在50%~60%为宜，但应根据气候和不同证型进行调节。如湿盛患者，湿度宜低；燥证患者，湿度可略高些。阴虚者多热而偏燥，湿度宜高；阳虚患者多寒而偏湿，湿度宜低。室内阳光要充足而柔和，使患者感到舒适、愉快。但不宜让日光直射患者面部。患者休息时，光线宜暗，应用窗帘遮挡。不同病证对光线要求也不一样。如热证、阳亢患者，神经衰弱者等光线宜偏暗；痉证、癫狂症者，强光可诱发痉厥，应用黑窗帘遮挡；寒证、风寒湿痹患者，光线要充足。

病床以辨证安置为宜 病床安置应根据病证性质不同而定。如寒证、阳虚证者，多有畏寒怕风，宜安置在向阳温暖的病室内，使患者感到舒适；热证、阴虚证者，多有恶热喜凉之求，可集中在背阴凉爽病室内，使患者感到凉爽、舒适、心静，利于养病。

（胡 慧）

shēnghuó hùlǐ

生活护理（life care） 在中医理论指导下，对睡眠、口腔、皮肤、衣着、二便、活动与休息等给予专业指导和护理照顾，使之符合自然界和人体生理规律。

睡眠护理 主要包括两方面内容。

顺应四时阴阳调睡眠 《灵枢·惑论》曰"阳气尽则卧，阴气尽则寤"，《灵枢·口问》曰"阳气尽阴气盛则目瞑，阴气尽而阳气盛则寤"，故睡眠也是阴阳消长交替中的必然阶段，是人体为了适应环境，保持阴阳自我调节平衡的表现，所以维持正常睡眠

是维护人体健康的保证。醒着的时候阳气在活动，是阳气消耗的过程，长期剥夺睡眠时间，阳气则会过度消耗，人体阴阳失衡，疾病将会发生。根据阴阳变化的规律，采用合理的睡眠护理措施，保证充足而适当的睡眠时间，以利其尽快恢复机体疲劳，保持充沛的精力，从而达到防病健体、延年益寿的目的。

《素问·四气调神大论》中详细记载了适应自然界变化而调整睡眠时间的具体方法："春三月，此谓发陈，天地俱生，万物以荣，夜卧早起，广步于庭……夏三月，此谓蕃秀，天地气交，万物华实，夜卧早起，无厌于日……秋三月，此谓容平，天气以急，地气以明，早卧早起，与鸡俱兴……冬三月，此谓闭藏，水冰地坼，无扰乎阳，早卧晚起，必待日光……"。指春季阳气生发，万物复苏。此季白昼渐长，夜间缩短，宜"夜卧早起"，以顺应春天阳气升发。起床后，在病情允许的情况下宜在室外悠然散步。夏季阳气旺盛，万物生长茂盛。此季白昼最长，黑夜最短，宜"夜卧早起"，以顺应夏日阳长之气。秋季阴气渐盛，阳气渐收，万物结实。此季白昼渐短，宜"早卧早起"，以应秋天收敛之气。冬季阴气盛极，万物闭藏。此季昼短而夜最长，宜"早卧晚起"，以避寒就温，顺应冬天潜藏之气及人体养精固阳的需要。慢性阴虚精亏者，尤应注意积蓄阴精，以预防春夏阳亢之时对阴精的耗损。

通过这种顺应昼夜节律和四时节律的睡眠养生方法，可以达到养神、促进气化及生精之目的，若逆而不循，就会导致精气神功能紊乱和疾病的发生。

睡眠促进与宜忌 卧室卧具

要舒适。床高矮适中，床垫软硬适宜，褥子宜厚而松软，被子宜宽大不重，厚薄适中，柔软干燥，枕头高度以躺卧时头与躯干保持水平为宜。枕头的软硬度适宜，可用荞麦皮装六七分满作枕芯，既冬暖夏凉，又有清热泻火的功效，其松软及弹性程度最有利于睡眠。为防治某些疾病还可特制药枕，根据不同的年龄、体质、疾病和季节，选择不同的药枕来养生保健。如耳鸣耳聋患者选用磁石枕，目暗目花患者可用菊花枕、茶叶枕和决明子枕等作"明目枕"，神经衰弱者可选琥珀枕、柏子仁枕。使用药枕时应注意，枕内容物宜选辛香平和、微凉、清轻之品，忌用大辛大热、大寒、动血、迫血及剧毒之物，如乌头、麝香等。

睡前神宜定，忌七情过极、读书思虑和剧烈运动。可适当静坐、散步、看慢节奏的电视，听低缓的音乐，使身体逐渐入静，静则生阴，阴盛而寐。睡前饮食宜少食多餐，忌过饱过少，忌大量饮水，尤其是老年人，夜尿增多，影响睡眠。适当食用养心阴的食物如冰糖百合莲子羹等有良好的催眠效果。

口腔护理 口腔是食物进入消化道的重要通道，也是产生唾液的场所，易滋生疾病，口腔对患者十分重要。明·薛己撰《口齿类要》是中国最早的口腔疾病论著，提出了对口腔疾病的标本兼治法，如《茧唇》篇"《内经》云脾气开于口，又云脾之荣在唇。盖燥则干，热则裂，风则肿，寒则揭。若唇情动火伤血；或因心火传授脾经；或因浓味积热伤脾。大要审本症察兼症，补脾气，生脾血则燥自润，火自除，风自息，肿自消"，提出对于口唇干燥出血

等，要补脾气、生脾血。越来越多的中医口腔护理方法应用于临床。①促进口腔健康和预防口腔溃疡。常用清水、金蒲散含漱剂、丁香漱口液、苦丁茶液等含漱。也可用中药口服液，如金银花、甘草泡水茶饮。②减轻口腔异味。用甘草银花液、口疮灵漱口液、生理盐水、益口含漱液等漱口。③消炎止痛。咽喉肿痛者含漱消炎散、口洁净等；口疮部位涂上珠黄散、冰硼散、锡类散等；或以吴茱萸末调醋敷于双足心，也可用王不留行籽耳穴埋豆贴压穴位达到治疗目的。

皮肤护理　久病长期卧床者易生压疮、皮肤溃疡等。压疮为中医学"席疮"，因久着席褥生疮而得名。清代·顾世澄《疡医大全》三十五卷说压疮亦名为印疮、褥疮，指久着席褥，身体受压处如臀、背等肌肉单薄部位出现的溃疡。因久病气血亏虚，气不能运血以营养肌肤，加之局部受压摩擦染毒而成。多见于截瘫、半身不遂等。症见初起患处呈现紫斑，继而皮肤破损，逐渐坏死溃烂，腐肉脱落，形成溃疡，较难愈合，治宜调补气血，内服十全大补汤之类。外治则重在预防，因此加强卧床患者的皮肤护理非常重要。宜保持衣裤、床单的平整、清洁、干燥，保持皮肤清洁，定时翻身，定时检查受压部位，尤其是骨突处，观察皮肤颜色及血运情况，可用气垫床或在骶尾部或足跟部垫气圈或气垫。

压疮发生后，根据患者不同证型进行护理。气滞血瘀者，应予以行气活血，如勤翻身、局部热敷或用红花油适当按摩受压部位；亦可艾灸局部，每日 1~2 次，每次 20 分钟。瘀腐热郁者，可先以蒲公英水洗，再涂白及黄连液；或先以 1% 明矾水溶液清洗创面，清除坏死组织，外敷五五丹，继用生肌玉红膏等。气虚津亏者，先以生理盐水清洁创面，再以蛋黄油外敷。气虚夹湿者，可用生理盐水清洁创面，再以祛腐生肌膏外敷。压疮溃疡部位皮肤在换药后要保持清洁、干燥。

衣着护理　应根据四时阴阳、气候变化做好衣着调护。①春季慎避风寒。春季风气主令，六淫之邪常与风邪合而致病。且春季天气乍暖还寒，气候变化较大，老年人、小儿和身体虚弱的人，易受风邪之侵。因此，要遵循古人所说"春捂"原则，随时注意增减衣被，注意保暖，切忌过早过快地脱衣减被。②夏季养阳护阴。夏季人体阳气最盛，阴气相对不足，尤其是素体阴虚者，应以养阳护阴为主。清·曹庭栋的《老老恒言·衣》说："夏虽极热时，必着葛布短半臂，以护其胸背"，即使很热，夏季人们至少要穿着背心短袖衫之类，对体弱者和老年人更为重要。夏季暑湿主令，要注意防暑避湿。衣物应选用麻纱、丝绸等易散热、透汗、舒适、凉爽的面料。外出尽量着浅色单衣，勤洗勤换，汗出后及时沐浴更衣，勿在烈日或当风处更衣或脱衣，以免受凉。③秋季慎寒凉。初秋流火未净，气候冷热多变，稍不留意便易感受外邪，旧病也易复发，应遵循"春捂秋冻"的原则，宜素装薄衣，早晚稍凉则加衣。不宜过早过快地添衣加被，适当进行耐寒锻炼。④冬季防寒保暖。冬季寒气主令。寒为阴邪，冬季阴气盛极，阳气潜伏，易伤阳气，易发生感冒。故要告诫患者注意防寒保暖，衣着要厚、轻、暖，颜色宜深。要随气候变化及时增减衣服。

二便护理　二便是人体新陈代谢、排除代谢废物的主要形式。二便正常与否，直接影响到人体的健康。

大便护理　汉代王充在《论衡》中指出"欲得长生，肠中常清，欲得不死，肠中无滓"，元·朱震亨的《格致余论》中说"五味入口，即入于胃，留毒不散，积聚既久，致伤冲和，诸病生焉"，即肠中的残渣、浊物要及时清理、排出体外，才能保证机体的生理功能。因此，要养成按时大便的习惯，要做到有便不强忍，大便不努责，以免引起痔疮，损伤人体正气。腹泻者及时倾倒排泄物，宜保持室内清洁、通风，定期消毒。暴泻者宜卧床休息。寒湿泻者腹部宜保暖，可热敷或热熨，或按揉足三里、中脘以散寒祛湿，健脾止泻。湿热泻者病室宜凉爽干燥。脾虚腹泻病室宜温暖干燥。排便频繁者注意肛周皮肤护理，便后以温水清洁，保持干燥，局部涂以凡士林或黄连油膏。便秘炽热内结者可用地骨皮煎水灌肠，或指压大肠俞、天枢、支沟、合谷、曲池穴以泄热通便；阴寒凝滞者可灸神阙、气海穴；老年气虚、运化无力者，应活动适度，避免过度劳累。

小便护理　小便是水液代谢后排除糟粕的主要途径。《素问·经脉别论》中提出了"通调水道"之说，水代谢以通畅和调为顺，不可滞留。小便通利则人体健康，反之则人有疾患。小便不通利则为尿潴留。尿潴留如术后发生则多为气虚，以益气温阳利水中药热敷下腹部，可配合指压中极、气海穴，或艾条灸足三里、气海、关元、中极等穴，施灸后注意保暖。膀胱湿热者，病室宜凉爽干燥，伴发热者可采用物理降温；脾肾虚弱者，病室宜温暖向阳，热敷熨脐部，同时配合膀胱区按摩促进排尿，亦可用滴水声等诱导疗法助其排尿。小便通利失控则为尿失禁。尿失禁者注意会阴部护理，保持皮肤清洁干燥，通过缩肛运动锻炼盆腔肌肉力量，坚持定时排尿，训练膀胱功能；避免尿失禁诱发动作如咳嗽、弯腰等。长期尿失禁者可采用留置导尿。

活动与休息护理 在生活和疾病康复中，动静结合，适度活动与休息，对人体保健与康复有很好的作用。经常合理的活动有利于活动筋骨、通畅气血、增强体质，并锻炼意志，从而保持生命活动的能力。

避免久视 久视伤血，"目受血而能视"，若用目过度，会耗伤气血。如看书或使用电子化产品太久，可能造成血虚，引起头晕目眩，两目干涩。若需长时间用目，则必须每隔30~60分钟适当休息，眺望远景或闭目养神。

避免久立 三国·嵇康的《养生论》说："久立伤骨，损于肾。"久站不动，身体的重量全部压在脊椎和下肢骨上，导致下肢骨骼、肌肉负担增加，血液回流受阻，从而出现气滞血瘀，招致疾病，如下肢静脉曲张、痔疮、两足浮肿等。若长期从事久站工作，可在站立时行甩腿动作、扭膝运动或在睡前按摩双腿及温水泡脚。

避免久行 三国·嵇康的《养生论》指出："久行伤筋，劳于肝。"人的行动是以气血为基础，还须调动肌肉、筋骨等功能作用才能完成。适度的步行有益于健康。长时间行走奔跑，不仅耗伤气血，还会使肌肉、筋脉处于疲劳状态，一旦超过了机体的耐受能力，就可能使无病者积劳成疾，有病者疾病加重。

避免久卧 久卧伤气，易致人体阳气不伸，气血运行迟缓而受阻，影响脏腑功能。适当的躺卧有助于消除疲劳，使人身心放松。研究证明，睡眠并非越多越好，睡眠过多和睡眠不足同样可引起机体功能紊乱，只有合适的睡眠才能达到宁神养气、保持健康的目的。

避免久坐 久坐伤肉，可引起脾胃积滞而使脏腑气机不畅，气短乏力，消化不良；且由于长时间的坐位，臀部皮肤毛囊易受堵塞而生疖、毛囊炎等；此外，久坐者还易得颈椎病、肩周炎和冠心病等。因此，脑力劳动者和老年人要避免久坐，可每天做数次转胯运动、旋腰转脊及腰部按摩。

避免神劳 神劳即用脑过度，精神过度疲劳。在日常的学习和工作中过于疲劳，不注意适当的休息，是导致神劳的主要原因。对生活中的某些事物或现象缺乏正确的认识，所欲不遂，思虑不解，或对外界各种刺激的适应能力较低，常因此而感到焦虑不安，久之也可导致神劳。中医学认为，心主神而藏血，脾在志为思，故思虑劳神过度，最易耗伤心血，损伤脾运。临床实践也证明，长期的精神紧张，用脑过度，对冠心病、高血压、脑血管意外、癌症、溃疡病的康复极为不利。因此，"思"要有节制，能为者则为之，不能为者即舍之，强求者，常常枉费心神。脑力劳动者要善于用脑，劳而不倦，保持大脑常用不衰。用脑时间不宜过长，注意与体力劳动相结合，如早操、体育锻炼、庭院劳动等，以解除精神疲劳。此外，要正确对待生活中可能发生的各种不愉快的事情，凡事从长远着想，清心寡欲，不斤斤计较个人得失。

脑力劳动要与体力活动相结合 脑力劳动偏重于静，体力活动偏重于动。动以养形，静以养神，体脑结合，则动静兼修，形神共养。如脑力劳动者，可进行一些体育锻炼，使机体各部位得到充分有效的运动；还可从事美化庭院活动，种植花草树木，并吟诗作画，陶冶情趣，有利于身心健康，延年益寿。

休息保养多样化 要做到劳逸结合，就要注意多样化的休息方式。休息可分为静式休息和动式休息，静式休息主要是指睡眠，动式休息主要是指人体活动，可根据不同爱好自行选择不同形式。如听相声、听音乐、聊天、看戏、下棋、散步、观景、钓鱼、赋诗作画、打太极拳等。总之，动静结合，寓静于动，既消除人体疲劳，又使生活充满乐趣。

(胡 慧)

qíngzhì hùlǐ

情志护理 （emotional care）

在护理工作中，注意观察和了解患者的情志变化，运用中医调护的方法预防和消除不良情绪，以利于疾病的预防、治疗和康复的方法。情志护理原则有4个方面。

诚挚体贴 患者情志状态异常时，常产生各种心理反应。如主观感觉异常，猜疑心加重，依赖性增强，产生苦闷、忧愁、悲哀等不良情绪。《素问·汤液醪醴论》曰"精坏神去，荣卫不可复也"，此时医护人员需要设身处地为患者着想，给予关怀和温暖。护理人员要礼貌、热情、亲善、和蔼。当患者忧愁或痛苦时，护理人员应主动与之分忧；患者悲观时，要予以鼓励。在患病期间，周边的环境和生活都可能会对其情志造成影响。因此,诚挚体贴要体现在护理过程的各个环节,处处体谅患者的心情,以仁慈之心爱护患者。

一视同仁 在医护人员面前,患者只有轻重缓急之分,没有贫富贵贱之别。孙思邈《备急千金要方·大医精诚》所说"凡大医治病……如有疾厄求救者,不得问其贵贱贫富,长幼妍媸,怨亲善友,华夷智愚,普同一等,皆如至亲之想",即要求我们对待患者要一视同仁,不论其地位之高低,家境之贫富,也不论年龄之老幼,貌之美丑,不念恩怨亲疏,不分中外民族,不管聪明愚昧,把他们全都看作自己的亲人。护理人员只有具备了这种基本的人文素养,才能赢得广大患者的信赖。患者对护理人员的信任,是情志护理成功的关键。

因人施护 由于人的体质有强弱之异,性格有刚柔之别,年龄有长幼之殊,性别有男女之分,疾病的性质和病程的长短各异,其心理状态也各不相同。如《灵枢·寿夭刚柔》所说"人之生也,有刚有柔,有弱有强,有短有长,有阴有阳",不同体质的人对情志刺激的耐受力不同。体质较强者,耐受性较强,一般情况下不易为情志所伤;体质较弱者,轻微的精神心理变化就可能诱发疾病。一般而言,性格开朗乐观之人,心胸宽广,遇事心平气和而自安,故不易为病;性格抑郁之人,心胸狭隘,精神脆弱,情绪常激烈,易酿成疾病。在年龄方面,儿童脏腑娇弱,气血未充,多为惊、恐致病;成年人,气血方刚,奋勇向上,又处在各种错综复杂的环境中,易为怒、思所伤;老年人健康水平的下降、社会地位的

变化常使他们感到精神失落,易为忧郁、悲伤、思虑所致病。性别方面,男多属阳,以气为主,性多刚悍,对外界刺激有两种倾向:一是不易引起强烈变化;二是表现为亢奋形式,多为狂或大怒,因气郁致病相对较少。女多属阴,以血为先,其性多柔弱,一般比男性更易因情志所伤。对于情志的刺激,以忧悲、哀思致病为多见。因此要针对患者个体差异,实施情志护理。

避免刺激 患病期间,人体对噪声的适应能力减弱。如体质虚弱或犯心惊、癫狂等病的患者在轻微声响的影响下会坐立不安,心惊胆战,影响睡眠和休息。《素问·痹论》曰"静则神藏,噪则消亡",因此,应当在治疗期间为患者提供一个良好的休养环境,避免其遭受外界的不良刺激,使患者安心静养、保持情绪稳定,才有利于疾病的康复。在工作中要做到四轻:走路轻、关门轻、说话轻、操作轻。严格探视制度,在保持患者得到亲情支持的情况下,尽量减少病室内探视人员,保持病室安静。齐德之《外科精义》中指出"勿令于患人左右,弹指嗟咨,掩泪窃言,感激患者,甚不利便",强调要注意实行保护性医疗。由于疾病的折磨,患者精神负担较重,对他人言行极为敏感。护理人员面对其病情变化时,应当冷静稳重,保持专业素养,避免言行上的失误,同时做好安慰工作,稳定患者及家属的情绪。

(胡 慧)

shuōlǐ kāidǎo

说理开导(counseling and enlightening) 运用正确、恰当的语言,对患者进行劝说开导,使患者能正确地认识疾病及情志

与人体健康的关系,以积极的态度和行为配合治疗和护理的方法。《灵枢·师传》中指出:"人之情,莫不恶死而乐生,告之以其败,语之以其善,导之以其所便,开之以其所苦,虽有无道之人,恶有不听者乎?"此为说理开导法的起源。向患者说明疾病发生的原因、性质、危害及病情的程度,让其能够引起对疾病的重视,并形成正确的认识和态度。说理开导法要根据患者的心理特点有的放矢。忧郁落寞的患者,常以鼓励为主,激发其对疾病康复的信心;情绪激动的患者,应当耐心细致,使其冷静配合医护治疗。说理开导法要求护理人员实事求是,科学地启发患者通过自我开导缓解心理压力、合理调整情绪。同时,还要求护理人员秉持同情心、同理心和责任心,尊重患者的人格,保护患者隐私,用真诚获取患者信任,通过说理开导,动之以情、晓之以理、喻之以例、明之以法,改变患者心理生理状况、促进疾病康复。

(胡 慧)

shìyí jiěhuò

释疑解惑(clearing up doubts and confucion) 根据患者存在的心理疑虑,通过一定的方法,解除患者对事物的误解、疑惑,从而增强其战胜疾病的信心,促进疾病康复。

心存疑惑是患者较普遍的心理现象,特别是性格抑郁、沉默寡言的患者。患者常常产生各种各样的疑惑或猜测,或小病疑大,或轻病疑重,或久病疑死,如听说某某确诊为癌,就怀疑自己患了不治之症,以致精神紧张,忧心忡忡,到处寻求名医,要求做各种各样的检查,对医生的诊断提出各种疑问,最终疑虑成疾。

"杯弓蛇影"的故事是一个类似的案例。对于此类患者，护理人员要耐心向他们介绍病情相关知识，阐明真相，从根本上解除患者心理负担，使患者脱离困惑。对严重的疑心病，甚至可以用假解释的方法，根治其心病。清·俞震的《古今医案按》中曾记载这样一案："一人在姻家过饮，醉甚，夜宿花轩，夜半酒渴，欲水不得。遂口吸石槽水碗许。天明视之，槽中俱是小红虫，心陡然而惊，郁郁不散，心中如有蛆物，胃脘便觉闭塞。日想月疑，渐成痿膈，遍医不愈。吴球往视之，知其病生于疑也，用结线红色者分开，剪断如蛆状，用巴豆二粒，同饭捣乱，入红线丸十数丸，令患者暗室内服之，又于宿盆内放水。须臾欲泻。令患者坐盆，泻出前物，荡漾如蛆。然后开窗令亲视之，其病从此解，调理半月而愈。"正如清·王燕昌的《王氏医存》中所言："治一切心病，药所不及者，亦宜设法以心治心，弓影蛇杯，解铃系铃，此固在慧心人与物，推移无法之法，可意会而不可言传也。"

（胡 慧）

yíqíng yìxìng

移情易性 (distracting emotion)

通过一定的方法、措施转移或改变人的情绪和注意力，以摆脱不良情绪的方法。又称移精变气法。

某些患者会过度关注自己的病情，整天围绕疾病胡思乱想，陷入苦闷和忧愁之中，这不仅严重影响治疗效果，还可能会加重病情。移情易性即是利用一些具体措施，转移患者对疾病的注意力，缓解其持续紧张的情绪，改变消极情绪，促进疾病的转归。护理工作中常用的移情方法包括运动、音乐欣赏、书法绘画、读书赋诗、种花养鸟、弈棋垂钓及外出旅游等。其中，以音乐欣赏、书法绘画对陶冶情志最为有益。

（胡 慧）

fāxiè jiěyù

发泄解郁 (giring vent to depression)

让患者把抑郁于胸中的不良情绪宣达、发泄出去，从而尽快恢复正常情志活动，维持愉快平和心境的方法。这种方法对于一些内伤情志之病有一定的效果。明·李中梓的《医宗必读》中曾指出"境缘不偶，营求未遂，深情牵挂，良药难医"，古人云"郁则发之"。这类患者，只有将内心的苦痛倾吐出来，郁闷之气机才得以舒畅。《素问·移精变气论》曰："闭户塞牖，系之病者，数问其情，以从其意"，强调应当在一个安静隐私的环境下，通过对病情耐心详细的询问，让患者倾诉隐讳之情，以了解详情。护理人员在此过程中要注重情感交流，做有效倾听者；要善于因势利导，用恰当的语言加以抚慰开导，使其从苦闷情绪中解脱，促进疾病的转归。

（胡 慧）

yíqíng zhìqíng

以情制情 (restraining one emotion with another emotion)

有意识地用一种情志抑制另一种情志，达到淡化，甚至消除不良情志，保持良好精神状态的情志护理方法。又称以情胜情。

以情制情法起源于《黄帝内经》，《素问·阴阳应象大论》提出"怒伤肝，悲胜怒；喜伤心，恐胜喜；思伤脾，怒胜思；忧伤肺，喜胜忧；恐伤肾，思胜恐"，金·张子和《儒门事亲》中指出"悲可以治怒，以怆恻苦楚之言感之；喜可以治悲，以谑浪戏狎之言娱之；恐可以治喜，以恐惧死亡之言怖之；怒可以治思，以污辱期罔之事触之；思可以治恐，以虑彼志此之言夺之"。历代医家将此广为运用，如历史上文挚疗王侯之疾，华佗治郡守之病，均为激怒疗法之验案。朱丹溪进一步发展了《黄帝内经》中所提出的以情胜情疗法，提出"怒伤，以忧胜之，以恐解之；喜伤，以恐胜之，以怒解之；忧伤，以喜胜之，以思解之；思伤，以怒胜之，以喜解之；恐伤，以思胜之，以忧解之；惊伤，以忧胜之，以恐解之；悲伤，以恐胜之，以怒解之"。中医学认为，人有七情，分属五脏，五脏与情志之间存在阴阳五行生克原理，用相互克制的情志转移和干扰有害的一方，能达到协调情志的目的。

五行模式的以情制情法是中医学中独特的情志治疗护理方法。①恐胜喜。通过恐惧因素来收敛耗散的心神，克制大喜伤心，恢复心神功能的方法。本法常用于喜笑不休、心气涣散的病证及因过喜而致的情志失调。②怒胜思。通过愤怒因素来克制思虑太多，恢复心脾功能的方法。本法常用于思虑过多，伤脾耗神所致的郁证、失眠等。③喜胜悲。通过喜乐因素来消除悲哀太过的方法。本法常利用幽默、诙谐的语言和滑稽可笑的表演，说笑话，听相声，观喜剧等方法促使患者出现好动、好笑、高兴等的欣喜状态，以促进阴阳协调、气血顺畅。适用于性格内向、情绪低落、表情淡漠及悲哭、脏躁证等。④悲胜怒。通过悲哀因素来克制愤怒太过的方法。本法常用于其他病证兼有情绪亢奋者，如眩晕、狂证等。⑤思胜恐。通过思虑因素来控制惊恐太过的方法。本法常用于惊恐证的康复疗法，以消除患者的惊恐情绪。以情制情主要包括采用悲哀、喜乐、惊恐、激怒、思虑等情志刺激，以纠正相应所胜的情志。但应注意根据具体情况具体分析，掌握患者对情志刺激的敏感程度，选择适当的方法，达到情志护理目的。

（胡　慧）

ànshì liáofǎ
暗示疗法（suggestion therapy）

医护人员利用语言、动作或其他方式，使患者在不知不觉中受到积极暗示的影响，从而不加主观意志地接受护理人员的某种观点、信念、态度或指令，解除心理上的压力和负担，消除疾病症状或增强某种治疗和护理方法效果的一种情志护理方法。

暗示作用在日常生活中随处可见，"望梅止渴""草木皆兵"等成语所说的都是一种暗示作用。暗示法在医学中的运用最早记载于《素问·调经论》："刺微奈何？岐伯曰，按摩勿释，出针视之，曰我将深之，适人必革，精气自伏，邪气散乱，无所休息，气泄腠理，真气乃相得。"医生在针刺的过程中对针刺部位多加按摩，同时示针以患者，告知行针方法，使患者注意力集中，信服针刺疗效，以提高针刺效果。暗示有他人暗示和自我暗示之分，包括言语暗示、药物暗示、手术暗示、情境暗示等。从内容上分为积极和消极暗示，积极暗示指积极的、愉快的、对健康有鼓动作用的暗示；消极暗示则相反。

在临床上，护理工作者对患者的鼓励、安慰、解释、保证等都有暗示的成分，因此，应尽量避免由于言行不慎给患者带来悲观的消极暗示。此外，还可以引导患者进行积极的自我暗示，如反复强化"一定能战胜疾病""医生能治好我的病""我能睡好觉"等意识，诱导脏腑功能向有序的方向发展。

（胡　慧）

shùnqíng cóngyù
顺情从欲（fulfilling feelings and wills）

顺从患者的意志、意愿、情绪，满足其心身的需要，以解除患者因情志意愿不遂所致病证的情志护理方法。

在护理中应注意分析患者心理上的欲望，若是要求合理且条件允许，应尽力满足，或表示理解和支持。如满足患者机体的舒适、清洁的环境、合理的营养、有效的诊疗等。对新入院的患者应热情接待，介绍医护人员、环境及有关制度，答疑解惑，主动对患者进行健康教育，满足患者的基本需求。入院后，为患者提供支持系统，积极争取患者亲属、工作单位及社会相关组织对其支持和照顾。同时，引导家属在患者面前保持良好情绪，理解体贴患者，共同创造温馨气氛，使患者心境达到最佳状态，促进患者早日康复。

（胡　慧）

tiáohé qíngzhì
调和情志（reconciliation of mood）

保持精神乐观，心境平和，随时调和情绪的变化，避免七情过激。

清静养神　采取各种措施使精神保持淡泊宁静的状态，不为七情六欲所干扰。如《素问·上古天真论》所说"恬惔虚无，真气从之，精神内守，病安从来"的境界，在日常生活中，做到精神内守，心平气和，精气才能日见充实，亦可随之健壮。神是生命活动的主宰，它统御精气，是生命存亡的根本和关键。而患病之人对于情志刺激尤为敏感，调摄精神就更为重要。因此，要树立清静为本的思想，不过分劳耗心神，乐观随和，做到静神不用，劳神有度，用神不躁。此外，减少外界对神气的不良刺激，创造清静养神的条件也非常重要。

保持乐观　乐观能促进人体生理功能，有益于健康。情志乐观，心胸宽广，性格开朗，精神愉快，可使营卫流通，气血条畅，生机旺盛，身心健康。唐代医学家孙思邈在《摄生咏》中也说："安神宜悦乐，惜气保和纯"，清代名医叶天士更认为"心胸常开阔，年岁活一百"。

在生活中通过锻炼、陶冶情操，逐渐培养乐观性格，增进身心健康。人一生中难免要遇到不如意之事，关键在于遇到这类事时，要能正确对待，妥善处理，及时解脱。如能退步思量，则能减轻烦恼，即提倡站在局外人的角度看待某一事物，怀有平常心从"围城"中解脱出来，这种自我安慰的方法对于减轻烦恼具有积极作用；或采用吐露交谈、宣泄烦恼的方法。若自己的烦恼通过退步思量还不能减轻，应及时与人吐露交谈，听取别人的劝慰，借助他人疏导宣泄心理的郁闷，达到调畅气机的效果。

平和七情　调节情绪，节制感情，防止七情过激，从而达到心理平衡的方法。《黄帝内经》指出"智生养生"要"和喜怒"。清·程国彭《医学心悟》归纳了"保生四要"，"戒嗔怒"为其中一要。说明保健养生与七情调节有关，注意精神修养、节制情感，维持心理平衡能促进健康。因此，平和各种不良情绪有利于疾病预后和健康长寿。

喜、怒为七情之首，喜贵于

调和，而怒宜于戒除。然而，过度的喜又会伤神耗气，适度的喜对人体的生理功能具有良好的促进作用。怒是致病的魁首，人借气以充身，发怒则伤气是以伤身。《素问·举痛论》中说"怒则气逆，甚则呕血及飧泄"，所以古人在养生防病中，总结了戒怒与制怒的基本方法：一是以理制情，即以理性克服情志上的冲动，使怒气不生；二是以"耐"养性，即要有豁达的胸怀，高尚的情操，良好的涵养，遇事能够忍耐而不急躁化怒。但在怒已生而又不可遏之时，应当及时发泄和吐露，以免郁遏而生疾。

忧郁、伤悲是消极情绪。忧愁太过以致气机失畅，过度悲伤，肺气郁结，甚则耗气伤津。二者会损神伤气，削弱机体抗病能力，导致病邪侵入。因此，在日常生活工作中，应注意保持开朗的性格，用乐观战胜忧伤的情绪。

思虑是七情之一。适度的思能强心健脑，对人体有益；而过度、不当的思虑，会对人体造成危害，使心神过耗而不复，脾气留中而不行，产生头昏、心慌、失眠、多梦、纳呆、腹胀等症状。《类修要诀·养生要诀》提出"少思虑以养其神"，即告诫人们思虑劳心用脑，必须有节，不可过度，以理制思，切实减少一些不必要的思虑。

惊恐对人体也有较大的危害。惊则气乱，恐则气下，惊恐可以导致心神失宁，肾气不固，而出现心慌、易惊、失眠、二便失禁，甚则心神受损，气机逆乱，气血失常，阴阳散败，心惊猝死。由此可见，惊恐是情志致病的重要因素之一，在养生防病中应当注意预防和避免。防惊杜恐的方法，一是有意识地锻炼自己，培养勇敢、坚强的性格，以预防惊恐致病；二是避免接触易导致惊恐的因素和环境，以杜绝惊恐发生。

护理人员应鼓励患者表达自己的想法、观点和感受，同时表示理解、同情和乐于倾听，使患者感到自己是安全的、被人信任的，从而增强其继续交流的信心和兴趣。护理人员还应以真诚、热情、友善的态度对待患者，尊重患者的权利和人格，引导患者发现自己的问题，鼓励患者进行自我指导、自我克服和自我改善，避免七情过激，以预防和治疗七情内伤。

（胡 慧）

wǔyīn liáofǎ

五音疗法（five elements music therapy） 结合传统阴阳五行学说与音乐医学的一种辅助治疗手段。其中五音指宫、商、角、徵、羽五个音阶。西汉·司马迁的《史记》云："故采用音乐乐者所以动荡血脉，通流精神而和正心也"，《黄帝内经》提出"天有五音，人有五脏；天有六律，人有六腑"，在中医五行系统中，五音为五行，与五脏相互对应。即角调、徵调、宫调、商调、羽调分别归属木、火、土、金、水；五脏（腑）对应五音，肝（胆）对应角调，心（小肠）对应徵调，脾（胃）对应宫调，肺（大肠）对应商调，肾（膀胱）对应羽调。五行相生相克，木克土、土克水、水克火、火克金、金克木，对应角调克宫调，宫调克羽调，羽调克徵调，徵调克商调，商调克角调。中医哲学的五行和阴阳理论强调阴阳平衡，为五行音乐疗法打下了坚实的理论基础。自唐宋时期，五行音乐就得到了广泛的应用。清乾隆年间由政府组织编写的医书《医宗金鉴》详细解释

了发五音的方法、五音的特点，以及五音治疗疾病的机制。宫、商、角、徵、羽5个音阶及以它们各自为主而谱写的调式或乐曲，不仅具有不同的物理学特征，而且能引发人不同的心理感受。

角调式音乐 角属木，主生，为春音，其声柔和舒畅，与肝胆相通。其具有调节肝胆疏泄，疏肝解郁，柔肝潜阳之功。可防治肝气郁结、胸胁胀痛、食欲不振、性欲低下、月经不调、情志不畅、烦躁易怒、失眠纳差等病症。代表音乐：《胡笳十八拍》《春江花月夜》《姑苏行》《江南丝竹乐》《春风得意》等。

徵调式音乐 徵属火，主长，为夏音，其声活泼轻快，与心与小肠相通。其具有温阳补心、补脾气、利肺气、清泄肝热之功。可防治情绪不畅、神志恍惚、胸闷气短、形寒肢冷等病症。代表音乐：《百鸟朝凤》《花好月圆》《金蛇狂舞》《喜洋洋》《紫竹调》等。

宫调式音乐 宫属土，主运化，主长夏音，其声庄重悠扬，与脾胃相通。其具有调理脾升胃降，调畅气机，健脾养胃功效。用于治疗脾胃虚弱、恶心呕吐、胃胀腹泻、食古不化、乏力消瘦、精神疲倦、失眠等病症。代表音乐：《秋湖月夜》《十面埋伏》《平湖秋月》《二泉映月》等。

商调式音乐 商属金，主收，为秋音，其声雄伟高亢，与肺与大肠相通。其具有调节肺气宣发肃降功能，有滋阴润肺、补肾柔肝之功效。可用于治疗肺气虚弱、气血亏虚、咳嗽气喘、自汗盗汗等病症。代表音乐：《阳春白雪》《高山流水》《阳关三叠》《潇湘水云》等。

羽调式音乐 羽属水，主藏，

主冬音，其声柔和哀怨，与肾和膀胱相通。其具有滋养肾气、肾精，补肝泻火之功效。可用于治疗腰酸腿软、虚火上炎、心烦、情绪不畅、头痛失眠、小便不利等病症。代表音乐：《昭君怨》《塞上曲》《梅花三弄》《梁山伯与祝英台》等。

（胡　慧）

yǐnshí hùlǐ
饮食护理（diet care）

在中医药理论指导下，根据患者病情需要，给予适宜的饮食，预防或治疗疾病的一种方法。中医学认为，合理的饮食和良好的饮食习惯是维持正常机体功能的关键之一。如《黄帝内经》强调"饮食有节""五味调和"的养生方法，以补精益气，防止早衰。对于患病之人，历代医家在治疗疾病时，除了药物调治外，更重视饮食的调养作用。《备急千金要方·食治》明确指出"食能排邪而安脏腑，悦神爽志，以资血气。若能用食平疴，释情遣疾者，可谓良工"，因此，饮食护理对养生保健和防病治病都具有重要意义。

（徐桂华）

shíwù sìxìng
食物四性（four properties of food）

食物具有的寒热温凉属性。性是指食物具有的不同属性，包括寒、凉、温、热四性，习称"四气"，加上无明显偏性作用的平性，又可称为"五性"。其中寒与凉，热与温有其共性，只是程度上有所不同，温次于热，凉次于寒。常用的 300 多种食物中，平性食物最多，温热性食物次之，寒凉性食物最少。

四性的确定：确定食物"性"的依据和药物是相似的，是从食物进入人体作用于脏腑经络以后所发生的反应按中医药理论概括出来的。一般能够减轻或消除热证的食物，属于寒性或凉性；反之，能够减轻或消除寒证的食物，属于温性或热性；寒热均不明显者属于平性。此外寒热温凉尚有阴阳属性之分，寒凉的食物属阴性，温热的食物属阳性。

（徐桂华）

shíwù wǔwèi
食物五味（five flavors of food）

食物具有的酸、苦、甘、辛、咸五种味道。中医将食物的味道归纳为酸、苦、甘、辛、咸五种，统称"五味"。另外还包括淡味和涩味，因而实际上不止五种。但是，五味是最基本的五种滋味，所以仍然称为五味。五味与五脏的生理功能有着密切的关系，对人体的作用各不相同。酸味入肝，苦味入心，甘味入脾，辛味入肺，咸味入肾。五味调和能滋养五脏，补益五脏之气，强壮身体。正如《素问·生气通天论》所说："谨和五味，骨正筋柔，气血以流，腠理以密，如是则骨气以精。谨道如法，长有天命。"

五味主要通过两种方法来确定：一是通过口尝，即用人的感觉器官辨别，它是食物真实味道的反映；二是通过长期的实践观察，不同味道的食物作用于人体，产生不同的反应和疗效来辨别。五味的作用与适应证见表1。

（徐桂华）

shíwù guījīng
食物归经（meridian and collateral of food）

食物对机体某部位选择性作用。即某些食物对某些脏腑经络的病变起着主要或特殊治疗作用。食物归经实际是指明食物治病的适用范围。

归经的确定：食物归经理论的形成是在中医基本理论指导下，以脏腑经络学说为基础，以食物食用后人体的反应为依据，经过长期实践总结出来的理论。如肺经病变常见咳嗽，用荸荠、芥菜能缓解咳嗽，说明它们归肺经。

（徐桂华）

表 1　五味的作用与适应证

味	特点	作用	适应证	举例
辛	能行、能散	发散、行气、行血	表证、气滞血瘀证	胡椒辛味，温里行气，用于腹部冷痛、腹胀等
甘	能补、能和、能缓	补益、和中、缓急	虚证、痛证	红糖甘味，补益脾胃、止痛，用于脾胃虚寒的胃痛
酸（涩）	能收、能涩	收敛、固涩	虚证多汗、泄泻、尿频、遗精	乌梅酸味，涩肠止泻，用于久泻者
苦	能泄、能燥、能坚	泻热、燥湿、坚阴	热证、湿证、气逆	苦瓜苦味，泻热，用于治疗口苦、口臭、大便干燥等胃肠燥热证
咸	能下、能软	软坚、散结、泻下	热结便秘、瘿瘤、瘰疬等	海藻咸味，软坚散结，用于消散瘿瘤
淡	能渗、能利	渗湿、利水	水肿、小便不利、湿盛等	薏苡仁淡味，渗湿利水，用于脾运失常、水湿内盛的病证

wēnxìng shíwù

温性食物 （food with function of warming）

具有温中、助阳的功效。如羊肉、鸡、鸽子、核桃、桂圆、荔枝、红糖等，常用于寒性病证的调护，热证和阴虚火旺者慎用或禁用。常用温性食物性味、功效、应用见表1。

（徐桂华）

rèxìng shíwù

热性食物 （food with function of hot）

辛温或辛热性质的食物，具有发散、行气、散寒的功效。如狗肉、桂皮、花椒、胡椒、辣椒、大蒜、白酒等，常用于各种阴寒之证。常用热性食物性味、功效、应用见表1。

（徐桂华）

hánxìng shíwù

寒性食物 （food with function of cold）

部分咸寒或甘寒的食物，具有养阴液、清虚热、泻虚火的功效。如梨、柿子、柚、柑、西瓜、桑葚、甜瓜、荠菜、黄瓜、冬瓜、苦瓜、海带、紫菜等，常用于虚热证的调护，素体阳虚者应慎用。常用寒性食物性味、功效、应用见表1。

（徐桂华）

liángxìng shíwù

凉性食物 （food with function of cool）

部分甘凉、咸凉的食物，具有养阴液、清虚热、泻虚火的功效。如甲鱼、兔肉、蚌肉、牛奶、大麦、小麦、小米、柠檬、枇杷、杧果、李子、罗汉果、萝卜、油菜、丝瓜、芹菜等，常用于虚热证的调护，素体阳虚者应慎用。常用凉性食物性味、功效、应用见表1。

（徐桂华）

píngxìng shíwù

平性食物 （food with function of neutral supplementation）

此类食物没有明显的寒、凉、温、热之偏性，其性较平和，具有补益、和中的功效。如牛肉、猪肉、鸡蛋、墨鱼、鹅、蚕蛹、蚕豆、扁豆、山药、莲肉、黑木耳、花生、胡萝卜、黄花菜等，适用于各类患者，尤其是疾病恢复期。常用平性食物性味、功效、应用见表1。

（徐桂华）

shíwù pèiwǔ

食物配伍 （compatibility of food in diet prescription）

将两种或两种以上的食物配合起来使用。除单行外，共有6种配伍关系，分别是相须、相使、相畏、相杀、相恶、相反。

一般情况下食物都可以单独食用，有时为了矫味或提高某些方面的作用，常常将不同食物搭配起来食用，即协同作用。如赤小豆配鲤鱼可增强利水作用，黄芪加薏米可加强渗湿利水的作用，鱼及蟹加苏叶可解毒去腥等。其中有些食物不宜在一起配合应用，也就是所谓配伍禁忌，即相悖相克作用。如柿子忌螃蟹，葱忌蜂蜜，鳖忌苋菜等。一般在服药期间，凡属生冷、油腻、腥臭及不易消化、刺激性食物，均应避免为宜。关于食物配伍禁忌，历代本草中都有不少记载，但古人的这些食物禁忌因经验成分比较多，应灵活分析看待，也有必要运用现代科学技术作进一步研究。

（叶 然）

biànbìng shíshí

辨病施食 （differentiating disease and applying food）

依据患者证候的虚实寒热，采用寒热温凉之食，以利于患者的康复。食物所含有的物质成分，往往对某一种或几种疾病具有特异性作用，根据不同病证具有的特定病因、病机和证候特点指导患者选择不同属性的食物，以达到配合治疗的目的。以辨病施食来指导实践，具有非常重要的意义。如消渴病患者，宜多食富含南瓜多糖的南瓜；瘿瘤病患者，宜多食富含碘元素的紫菜、海带等。

在临床实践中，辨证施食与辨病施食是提高饮食调护效果的两个重要原则，即在食物选配时，既要注意证的特殊性，又要重视病的内在实质。在病的诊断确立之后，辨明其证是正确选用食物的前提；掌握每一种食物的性能特点，有针对性地施用，是保证治疗效果的重要基础。辨证施食与辨病施食，两者相辅相成，不可顾此失彼。

（叶 然）

biànzhèng shíshí

辨证施食 （applying food according to syndrome differentiation）

根据患者疾病的证候类型指导患者选择不同属性的食物，以达到配合治疗的目的。对食物的选择既要考虑患者疾病的病证类型，又要根据食物本身的四气五味和归经等诸多因素实行辨证施食。如泄泻这一病证，证属湿热内蕴，宜食马齿苋；证属食积中焦，宜食山楂、萝卜；证属脾胃虚弱，宜食山药、大枣、芡实、薏仁等；证属肾阳虚衰，宜食羊肉、狗肉等血肉有情之品。辨证施食能调节机体的脏腑功能，平衡阴阳，促进内环境趋向平衡、稳定，是饮食调护的重要原则。

（叶 然）

yīnrén shíshí

因人施食 （individuality-concerned diet）

根据患者的性别、年龄、体质等不同，以及对病邪的抵抗力、病后恢复能力等存在的差异，指导患者选择不同属性

表 1 常用温性食物性味、功效、应用

品名	性味	功效	应用宜忌
鸡肉	甘、温	健脾补虚、益气养血	宜：体虚，气血不足，阳虚畏寒，纳呆 忌：实热证，瘤疾和疮疡等皮肤病忌公鸡肉
牛肉	甘、温	补中益气，健脾养胃	宜：脾胃虚弱，气血虚亏 忌：瘤疾和疮疡等皮肤病
羊肉	甘、温	益气补虚，温肾助阳	宜：阳虚畏寒，气血不足 忌：外感时邪，阴虚火旺，疮疡疖肿
鲫鱼	甘、温	健脾益气，利尿消肿	宜：水肿，腹水，缺乳 忌：便秘，皮肤瘙痒，痘疹
鲤鱼	甘，微温	健脾开胃，利水消肿	宜：水肿，腹水，缺乳 忌：便秘，皮肤瘙痒，痘疹
海参	甘，咸，温	养血润燥，补肾益精	宜：精血亏损，浮肿，阳痿，遗精 忌：痰湿内盛，便溏腹泻
虾	甘，温	补肾壮阳，通乳，托毒	宜：阳虚，宫寒不孕，寒性脓疡 忌：热证，各种皮肤病，易复发的瘤疾
蛇肉	甘，咸，温	祛风，活络，定惊	宜：风湿痹痛，肢体麻木
糯米	甘，温	补中益气，暖脾胃	宜：脾胃气虚，胃寒疼痛，气短多汗 忌：热证及脾不健运者
高粱	甘，温	温中健脾，涩肠止泻	宜：脾胃虚弱，便溏腹泻 忌：湿热中满腹胀者
饴糖	甘，温	益气缓急，润肺止咳	宜：虚寒腹痛，乏力纳少，肺虚咳喘 忌：湿热内郁，中满吐逆，痰热咳嗽
荔枝	甘、酸，微温	养血填精，益气补心	宜：久病体弱，呃逆，腹泻 忌：血证，素体热盛及阴虚火旺者
山楂	酸、甘，微温	消食化积，散瘀行滞	宜：食滞，泻痢，瘀血内积 忌：脾胃虚弱，龋齿
胡桃仁	甘，温	补肾温肺，润肠通便	宜：虚寒喘咳，肾虚腰痛，肠燥便秘 忌：痰热咳嗽，阴虚火旺，便溏
栗子	甘，温	健脾养胃，补肾强筋	宜：肾虚腰膝无力，脾虚泄泻，口腔溃疡 忌：痞满，疳积，食滞
杨梅	甘、酸，温	生津止渴，和胃消食	宜：伤暑口渴，腹胀，吐泻 忌：痰热
桃子	甘、酸，温	生津润肠，活血消积	宜：便秘 忌：痈肿，疮疖
杏子	甘、酸，温	润肺定喘，生津止渴	宜：咳嗽，口渴 忌：痈疖，膈上有热者
大葱	辛，温	散寒解表，通阳	宜：外感风寒，头痛鼻塞，皮肤麻木不仁 忌：狐臭者
韭菜	辛，温	温中行气，温肾	宜：呕吐呃逆，便秘，阳痿 忌：阴虚内热，胃热，目疾，疮疡
南瓜	甘，温	补中益气，除湿解毒	宜：消渴，肺痈，咳喘，腹水 忌：气滞湿阻，腹胀，纳差
生姜	辛，温	发散风寒，温中止呕、解鱼蟹毒	宜：风寒感冒，胃寒腹痛，呕吐 忌：热证，阴虚发热
小茴香	辛，温	祛寒止痛，理气和胃	宜：下腹冷痛，胃寒胀痛，呕吐 忌：阴虚火旺，胃有热者
芫荽	辛，温	发表透疹，芳香开胃	宜：麻疹不透，外感风寒，消化不良 忌：皮肤疾病
食醋	酸、苦，温	散瘀止血，解毒，消食	宜：胃酸过少，过食鱼腥，瓜果中毒 忌：胃酸过多，外感风寒，筋脉拘急
红糖	甘，温	补血，活血，散瘀	宜：虚寒腹痛，产后恶露不净 忌：糖尿病

表 1　常用热性食物性味、功效、应用

品名	性味	功效	应用宜忌
狗肉	甘、咸，热	补中益气，温肾壮阳	宜：脾肾阳虚，腰膝酸软 忌：热证，阴虚，出血性疾病，妊娠
桂皮	辛、甘	温中补阳，散寒止痛	宜：脘腹寒痛 忌：热证，阴虚内热，咽痛，妊娠
花椒	辛，热	温中散寒，止痛，杀虫	宜：虚寒腹痛，蛔虫腹痛 忌：阴虚火旺，妊娠
胡椒	辛，温	温中下气，消痰，解毒	宜：虚寒胃痛，肺寒痰多 忌：阴虚内热，血证，痔疮，妊娠
辣椒	辛，热	温中散寒，健胃消食	宜：寒凝腹痛吐泻，纳少，风寒湿痹 忌：热证，目疾，疖肿，痔疮，一切血证，妊娠
大蒜	辛，热	温中消食，解毒	宜：外感疫毒，风寒，痢疾，食欲不振 忌：阴虚火旺者慎用
白酒	辛、甘、苦，热	通脉，御寒，行药势	宜：气滞，血瘀，风寒湿痹 忌：热证，阴虚内热，血证

表 1　常用寒性食物性味、功效、应用

品名	性味	功效	应用宜忌
豇豆	甘，微寒	健脾和胃，补肾	宜：脾胃虚弱，吐泻下痢，遗精带下 忌：气滞便秘
梨	甘、酸，寒	清热生津，止咳消痰 醒酒	宜：肺热咳嗽，醉酒，热病津伤便秘 忌：脾虚便溏，寒咳，胃寒呕吐，产后
柿子	甘、涩，寒	清热润肺，止渴	宜：咯血，溃疡病出血，尿血，痔疮便血 忌：外感咳嗽，痰湿内盛。勿与蟹、酒同食
柑	甘，微寒	生津止渴，醒酒，利尿	宜：热病口渴，咳嗽多痰，便秘，醉酒
柚	甘、酸，寒	健胃消食，生津，解酒	宜：口渴，食滞，消化不良，伤酒 忌：风寒感冒，痰喘，脾胃虚寒
橙	甘、酸，微寒	宽胸止呕，解酒，利水	宜：热病呕吐，二便不利，伤酒 忌：脾阳虚者不可多食
香蕉	甘，寒	清肺润肠，解毒	宜：热病伤津，溃疡病，痔疮，习惯性便秘 忌：便溏，慢性肠炎
桑葚	甘，寒	滋阴补血，生津润肠	宜：阴血虚之眩晕、失眠、须发早白，血虚之肠燥便秘 忌：脾虚便溏
甘蔗	甘，微寒	清热和胃，生津润燥，解酒	宜：热病口渴，大便秘结，血证，伤酒，燥咳，呕吐反胃，妊娠恶阻 忌：脾虚便溏
西瓜	甘，寒	清热解暑，生津止渴	宜：中暑，高热烦渴，泌尿系感染，口舌生疮 忌：中寒湿盛者，产后
甜瓜	甘，寒	清热解暑，利尿	宜：发热口渴，燥咳，反胃呕吐 忌：腹胀，脾虚便溏，脚气病
荸荠	甘，寒	清热化痰，消积	宜：高血压，咽喉肿痛，胸腹胀热，便秘，口舌生疮，热咳，月经过多 忌：便溏，血虚
黄瓜	甘，微寒	清热利水，止渴	宜：热病烦渴，水肿 忌：脾胃虚寒
冬瓜	甘，微寒	清热解毒，利水消痰	宜：水肿胀满，小便不利，消渴，暑热 忌：脾肾阳虚，久病滑泄
苦瓜	苦，寒	清热解毒，祛暑	宜：伤暑发热，热病口渴，目赤肿痛，热痢 忌：脾胃虚寒

表1　常用寒性食物性味、功效、应用

品名	性味	功效	应用宜忌
竹笋	甘，寒	利膈下气，清热痰，寒解油腻，解酒	宜：肥胖，食滞腹胀，伤酒，麻疹初起 忌：病后，产后，易复发疾病
莲藕	甘，寒	清热生津，凉血散瘀	宜：热病烦渴，热淋，出血证，熟食可健脾 忌：寒证。脾胃虚弱者宜熟食
番茄	甘、酸，微寒	生津止渴，健胃消食	宜：热病发热，口干渴，食欲不振 忌：泌尿系结石，脾胃虚寒
海带	咸，寒	软坚散结，利水	宜：瘿瘤，瘰疬结核，水肿 忌：脾胃虚寒者不可多食
紫菜	甘、咸，寒	清热利尿，化痰软坚	宜：淋巴结核，肺脓疡，甲状腺肿大 忌：皮肤病，化脓性炎症

表1　常用凉性食物性味、功效、应用

品名	性味	功效	应用宜忌
甲鱼	甘，凉	滋阴凉血，养精填髓	宜：阴虚体弱，精气不足 忌：阳虚热证
兔肉	甘，凉	补中益气，滋阴凉血	宜：乏力，消渴，阴虚失眠 忌：素体虚寒
蚌肉	甘，凉	清热滋阴，明目	宜：阴虚目暗，痔疮，崩漏 忌：脾阳虚，妊娠
牛奶	甘，微凉	补虚生津，益肺养胃	宜：气血不足，阴虚劳损，日常进补
大麦	甘、咸，凉	和胃，消积，利水	宜：小便淋沥疼痛，消化不良 忌：哺乳妇女忌麦芽
小麦	甘，凉	养心益肾，健脾和胃	宜：失眠健忘，虚热盗汗
小米	甘，凉	和中益肾，除湿热	宜：脾胃虚热，失眠，产后
柠檬	酸，凉	生津止渴，祛暑，安胎	宜：热病口渴，中暑，妊娠恶阻，高血压 忌：风寒表证，溃疡病
枇杷	甘、酸，凉	润肺，止渴，下气	宜：热病口渴，干咳 忌：脾虚便溏
芒果	甘、酸，凉	止渴生津，消食，止咳	宜：热病口渴，干咳
李子	甘、酸，凉	疏肝解郁，生津止渴	宜：消渴引饮，阴虚发热 忌：脾胃虚弱者
罗汉果	甘，凉	清肺润肠	宜：燥咳，便秘，百日咳 忌：风寒痰湿咳嗽
萝卜	甘、辛，凉	消食下气，清热化痰，解酒	宜：食积气胀，咳嗽痰多，口渴，伤酒 忌：脾胃虚寒。忌与人参等温补药同服
油菜	辛，凉	散血，消肿	宜：劳伤吐血 忌：疮疖，目疾，狐臭，产后
丝瓜	甘，凉	清热解毒，凉血通络	宜：胸胁疼痛，乳痈，筋脉挛急 忌：脾胃虚寒
菠菜	甘，凉	养血止血，润燥止渴	宜：血虚头晕，两目干涩，便秘，痔瘘便血 忌：脾虚泄泻，泌尿系结石
芹菜	甘、苦，凉	清热凉血，平肝息风	宜：肝阳上亢，头痛头晕，烦躁失眠 忌：消化不良
茄子	甘，凉	清热，活血，通络	宜：疮疡肿毒，便秘，风湿痹证 忌：虚寒腹泻
黄花菜	甘，凉	养血平肝，利水消肿	宜：头晕，水肿，各种血证，缺乳 忌：不宜生食
豆腐	甘，凉	益气生津，清热解毒	宜：脾胃虚弱，消渴
茶叶	苦、甘，凉	清热利尿，消食	宜：小便不利，烦渴，暑热，小便短赤 忌：脾胃虚寒，便溏

表 1　常用平性食物性味、功效、应用

品名	性味	功效	应用宜忌
猪肉	甘，平	补气养血，益精填髓	宜：体质虚弱，营养不良，肌肤枯燥
鸭肉	甘、咸，平	滋阴养胃，利水消肿	宜：阴虚内热 忌：外感风寒，脾虚泄泻
鸡蛋	甘，平	滋阴养血，安神	宜：气血不足，失眠烦躁
鹅肉	甘，平	益气补虚，和胃止渴	宜：阴虚发热，胸闷 忌：湿热内蕴，高血压，疮疡
鹌鹑	甘，平	健脾益气	宜：气血不足，营养不良，食欲不振
马肉	甘、酸，平	强腰脊，健筋骨	宜：腰腿酸痛乏力，痹证 忌：腹泻，皮肤病
大豆	甘，平	健脾宽中，润燥消水	宜：诸虚劳损，便秘，消渴 忌：体虚痰盛
赤小豆	甘，平	利水消肿，解毒排脓	宜：水肿，小便不利，热毒痈疮 忌：不宜过食
黑豆	甘，平	益气止汗，利水活血	宜：水肿，多汗，肾虚腰痛，血虚目暗 忌：炒熟性温热，不易消化，不可多食
扁豆	甘，平	健脾和中，消暑化湿	宜：暑天吐泻，水肿
玉米	甘，平	和中开胃，化湿利尿	宜：腹泻，水肿，小便不利，黄疸
粳米	甘，平	健脾益胃，除烦止渴	宜：脾胃虚弱，纳呆，泄泻，乏力
红薯	甘，平	补中和血，益气生津	宜：湿热黄疸，习惯性便秘 忌：中满腹胀，胃酸过多
豆浆	甘，平	补虚润燥	宜：纳呆，阴虚燥热，皮肤粗糙
燕窝	甘，平	养阴润燥，补中益气	宜：气阴两虚，肺虚咳喘，疳积
蜂蜜	甘，平	补脾润肺，润肠通便	宜：脾虚食少，肺虚燥咳，肠燥便秘 忌：湿热痰滞，胸腹痞满，便溏泄泻
白果	甘、苦、涩，平	收敛定喘，止带	宜：喘咳，痰多，白浊带下 忌：有小毒，多食易引起中毒
橘子	甘、酸，平	开胃理气，止咳润肺	宜：食欲不振，恶心呕吐，妊娠恶阻 忌：风寒咳嗽，多食可化火生痰
葡萄	甘、酸，平	补益气血，健胃利尿	宜：痿痹，食欲不振，小便涩痛 忌：多食生内热，不宜过食
苹果	甘、酸，平	补心益气，生津和胃	宜：便秘，慢性腹泻，食欲不振
菠萝	甘、酸，平	清暑解渴，消食利尿	宜：中暑发热烦渴，消化不良 忌：过食可能过敏
芝麻	甘，平	补益肝肾，养血通便	宜：精血亏虚，须发早白，头晕，便秘 忌：脾虚便溏，腹泻
花生	甘，平	补脾润肺，养血和胃	宜：气血亏虚，脾胃失调，体弱便秘 忌：腹泻便溏。炒后性温，多食易生热
莲子	甘、涩，平	补脾固涩，养心益肾	宜：脾虚泄泻，肾虚遗精，带下，崩漏 忌：便秘，中满痞胀
山药	甘，平	健脾益气，补肺益肾	宜：脾虚便溏，肺虚咳喘，肾虚带下，消渴 忌：湿盛中满，肠胃积滞
土豆	甘，平	健脾益气	宜：食欲不振，体弱，便秘 忌：发芽、腐烂发青的有毒，应禁食
蘑菇	甘，平	健脾开胃，透疹	宜：食欲不振，久病体弱，麻疹不透 忌：注意不要误食有毒的蘑菇
香菇	甘，平	益脾气，托痘疹	宜：脾胃虚弱，神疲乏力，麻疹不透，淋巴结核 忌：食滞胃痛，肠胃湿热

表1 常用平性食物性味、功效、应用 续 表

品名	性味	功效	应用宜忌
胡萝卜	甘，平	健脾，和胃，下气	宜：脘闷气胀，便秘，小儿痘疹 忌：忌与醋同食
白菜	甘，平	清热除烦，通便利肠	宜：口干渴，大便秘结
香椿	苦，辛，平	燥湿杀虫，健脾涩肠	宜：久泻，遗精，带下，崩漏，疳积 忌：易引起旧病，有宿疾者不宜食用
木耳	甘，平	滋阴养肺，益气和血	宜：气血不调，肢体疼麻，产后崩漏血虚 忌：脾虚便溏腹泻
银耳	甘，平	润肺止咳，养胃生津	宜：气阴虚弱，咳喘，口咽干燥，月经不调 忌：风寒咳嗽

的食物，以达到配合治疗目的。故在饮食调护时应因人而异。

体胖者 体胖多痰湿，饮食宜食清淡、化痰之品，如青菜、水果等，忌食肥甘厚腻，以免助湿生痰；体胖者热量过剩，宜食用热量低的食物，如鱼虾热量低于其他肉类、禽类食物，飞禽类的热量低于家禽类的热量；畜肉中，牛羊肉的热量低于猪肉的热量；脱脂牛奶比全脂牛奶的热量低；同样是绿叶蔬菜，瓜类蔬菜的热量比根茎类蔬菜低。体瘦者多阴虚内热，宜食滋阴生津、养血补血的食物，忌食辛辣动火之品，以免伤阴。

孕产妇 在妊娠期，由于胎儿生长发育的需要，机体的阴血相对不足，而阳气偏盛，宜食性味甘平、甘凉的补益之品，如鱼肉、乳类、蔬菜、水果等，忌食辛热、温燥之物，以免助阳生火动胎气，即所谓"产前宜凉"；哺乳期由于胎儿的娩出，气血受到不同程度的损伤，机体多虚多瘀，此时宜食有营养、易消化、补而不腻之物，如小米粥、大枣、骨头汤、鸡汤、蛋类等，忌食寒凉、辛燥、酸性食物，即所谓"产后宜温"。

儿童 身体娇嫩，为稚阴稚阳之体，宜食性味平和，易于消化，又能健脾开胃的食物，而且

食物的品种宜多样化，粗细结合、荤素搭配，不可偏嗜，以免过胖或过瘦，忌食滋腻、峻补之品。

老年或大病初愈之人 脾胃功能虚弱，运化无力，宜食清淡、温热、熟软之品，忌食生冷、黏硬、不易消化之物，且因其体质虚弱，不宜大剂量强补，而应少量多次进补，防止偏补太过或因补滞邪。肠燥便秘者，宜多食含油脂的植物种仁或多纤维的菜根之品。

（叶 然）

yīndì shīshí
因 地 施 食（site-concerned diet） 根据患者所处地区的气候条件及生活习惯、人的生理活动和病变特点不同，指导患者选择不同属性的食物，以达到配合治疗目的。如云贵川湘居处山区，气候潮湿寒冷，居民易感受寒湿，故喜食辛辣之品；西北高原地区，气候寒冷干燥，居民易受寒伤燥，宜食温阳散寒、生津润燥之品；东南地区气温偏高，湿气重，宜食清淡、渗湿食物；高原地区易缺氧，可引起食欲下降或厌食，应注意烹调方法，少食多餐，餐间增加酸性水果和酸甜饮料。膳食应多清淡少油腻，避免摄入产气和含纤维素过多的食品。

（叶 然）

yīnshí shīshí
因 时 施 食（time-concerned diet） 根据阴阳消长的变化来调节人的饮食，以达到配合治疗的目的。四时季节气候的变化，对人体的生理、病理有很大影响，因此，应根据春夏秋冬四季阴阳消长的变化来调节人的饮食，以适应自然规律，保持人体阴阳平衡。

春季 春季三月，风和日暖，阳气升发，宜食清温平淡之物，如麦、枣、猪肉、花生、芝麻等，少食生冷、黏腻之物。

夏季 夏季三月，酷热难耐，应进食清淡、解渴、生津、消暑之品，如西瓜、冬瓜、绿豆汤、乌梅小豆汤、藿香茶，冰糖煎水代茶饮等。但夏季人体又有阳外阴内的生理特点，故切忌过食寒凉、厚味之品；平素阳虚体质，常服用参茸、附子之品者，也应注意节制。

秋季 秋季三月，炎暑渐消，气候干燥，饮食应以滋阴润肺为主，可适当食用一些柔润食物，如芝麻、蜂蜜、菠萝、乳品、甘蔗、糯米等，以益胃生津，尽可能少食葱、姜、辣椒等辛辣之品；进补时也应注意在平补的基础上再合以生津养液之品。

冬季 冬季三月，万物凋谢，

朔风凛冽，宜食用具有滋阴潜阳作用且热量较高的食物，如谷类、羊肉、龟鳖、木耳等，而且宜热饮热食，以保护阳气。由于冬季以养精、藏精为主，此时进补可扶正固本，有助于体内阳气生发，增强抵抗力，可有效地预防开春的时行瘟病，为来年身体健康打下较好的基础。

(叶然)

饮食平衡 yǐnshí pínghéng（diet balance）

饮食中热能和各种营养素种类齐全，数量充足，比例适当。又称平衡膳食。

种类均衡 《素问·脏气法时论》中说"五谷为养，五果为助，五畜为益，五菜为充，气味合而服之，以补精益气"，即强调了饮食合理调配的重要性。食物种类多样化并合理搭配，人体才能摄取各种必需的营养，维持气血阴阳的平衡。因此，全面的饮食，适量的营养，乃是保证生长发育和健康长寿的必要条件。

五味调和 《素问·生气通天论》中说"味过于酸，肝气以津，脾气乃绝；味过于咸，大骨气劳，短肌，心气抑；味过于甘，心气喘满，色黑，肾气不衡；味过于苦，脾气不濡，胃气乃厚；味过于辛，筋脉沮驰，精神乃央"，指出饮食五味得当，均衡进食，得以补益五脏，五味过之则伤五脏。如偏食辛辣，可使胃肠积热，在上则口腔溃疡，牙龈出血，在下则大便干燥或成痔疾；过食甘味可助湿生痰、化热，或生痈疡等病。

寒热适中 《灵枢·邪气脏腑病形》曰"形寒饮冷则伤肺"，说明饮食应冷热适宜，过食生冷不但损伤脾胃，还会影响到肺。饮食的冷热要适宜，做到寒温适中。过热的食物，易烫伤消化道，发生糜破溃疡，日积月累易致癌变；过冷的食物，易损伤脾胃阳气，发生胃痛、腹痛等病证。妇女行经期过食生冷易患月经不调、痛经、闭经等疾患。

(柏亚妹)

饮食有节 yǐnshí yǒujié（adhering to an abstemious and regular diet）

饮食要有节制和节律，不要吃的过多，饮食要有规律。

适量进食 《素问·五常政大论》曰"无使过之，伤其正也"，《灵枢·五味》曰"谷不入，半日则气衰，一日则气少矣"，均指出饮食应以适量为宜，过饥或过饱均可发生疾病。过饥则摄食不足，气血生化之源缺乏，久之则气血衰少而为病，气血不足则正气虚弱，抵抗力降低，也易引发其他病证。反之，过饱则饮食摄入过量，超过脾胃的消化、吸收能力，可致脾胃损伤、消化不良等病证。

按时进食 《尚书》所载"食哉惟时"，指出每餐进食应有较为固定的时间。每日按时进餐，可以保证消化、吸收正常地进行，脾胃活动时能够协调配合、有张有弛。

按需进食 陶弘景指出"不渴强饮则胃胀，不饥强食则脾劳"，意思是说，人若不渴而勉强饮水，会使胃部胀满，若不饿而勉强进食，则会影响脾的消化吸收，使脾胃功能受损。按需进食，指根据工作性质、心情、食欲等情况自行调整饮食。但不是绝对地"随心所欲"，也不是毫无规律地随意进食，而是于外适应变化的环境，于内适应变化的需要，使饮食活动更符合内在规律。

(柏亚妹)

饮食有洁 yǐnshí yǒujié（guaranteeing the dietary sanitation）

饮食要注意清洁，不食陈腐变质的食物，以防止疾病的发生。①饮食清洁：饮食不洁或食入有毒食物，可引起胃肠道疾病和食物中毒，导致腹痛、吐泻，甚至严重中毒，危及生命。因此，必须注意饮食卫生。东汉·张机在《金匮要略》中已明确告诫"秽饭、馁肉、臭鱼，食之皆伤人""梅多食，坏人齿""猪肉落水浮者，不可食""肉中有米点者，不可食"等。②饮食新鲜：新鲜的食物可以补充机体所需要的营养，而腐烂变质的食物不可食，否则易出现腹痛、泄泻、呕吐等中毒症状，重者可出现昏迷或死亡。当天的饮食应当天吃完，最好不要过夜，尤其夏令季节更应注意。此外，食物最好煮熟。煮熟不但能杀灭存在的细菌，而且较易消化。唐·孙思邈在《备急千金要方》中指出"勿食生菜、生米，勿饮浊酒""勿食生肉""一切肉惟须煮烂"。

(柏亚妹)

饮食清淡 yǐnshí qīngdàn（keeping delicate diet）

低油、低盐、低糖饮食且不含辛辣，口味比较清淡的饮食。①饮食宜清：指避免进食过多肉类、油腻或辛辣食物及大量饮酒，以免损伤脾胃、诱发疾病。《素问·生气通天论》说："膏粱之变，足生大疔。"说明肥甘厚味易引起痈疽疮疡等疾病。②饮食宜淡：唐·孙思邈的《备急千金要方》指出"咸则伤筋，酢则伤骨，故每学淡食"，强调饮食不宜过咸，应少吃盐。西医学证实，经常过食酒肉、油腻、煎炸、辛辣之品及饮食过咸等易导致高血压并可诱发中风和心脏病。由此看来，中国民间所流传的"粗茶淡饭延年寿"确有一定道理。

(柏亚妹)

hélǐ pēngzhì
合理烹制（reasonable cooking） ①谷物类烹制：米类淘洗次数要尽量减少，蒸饭不可去米汤，煮粥不要加碱，面粉不要加工过细、过精，少做油炸食物等。②蔬菜类烹制：一般说来，蔬菜应先洗后切，立即烹制，防止水溶性维生素的流失。蔬菜炒熟后应立即食用，如果烹调后搁置一段时间，营养素的丢失会随之加大。做菜最好的方法是急火快炒，可以减少营养素的破坏。煮菜时间不要太久，煮菜时应加锅盖，防止维生素丢失。由于维生素C、维生素B等易溶于水，煮菜时有部分营养素会转入菜汁中，因此要菜和汤一起吃。炒菜或做汤，可加适量的淀粉，对维生素C有保护作用，并能调味。能够生吃的蔬菜在洗净后可以直接食用，如西红柿、黄瓜等。③肉类烹制：肉食类食物，应烧熟煮烂，以利消化吸收。煮肉时，适当放少许食醋，则易于煮烂。炒肉时可先用淀粉或酱油拌一下，这样既保护维生素和蛋白质，而且肉质鲜嫩可口。炊具的使用，以铁锅炒菜效果最好，维生素损失较少，还可以补充铁质。

(柏亚妹)

yǐnshí jìnjì
饮食禁忌（dietary restriction） 在某些情况下食用某些食物会导致人体产生不适，甚至引起病变。又称忌口、食忌。饮食禁忌在饮食护理中也是十分重要的。临床上许多疾病难愈，或愈而复发，不少是与不注意饮食禁忌有关。

(姜荣荣)

bìngzhōng jìnjì
病中禁忌（taboo of food in disease） 在疾病过程中某些食物不宜食用，以防止加重病情。东汉·张机的《金匮要略》说"所食之味，有与病相宜，有与身为害，若得宜则益体，害则成疾"，因此，根据人的体质特点和疾病证型强调饮食宜忌非常重要，否则可能导致疾病或加重病情。例如，寒证应忌生冷瓜果等凉性食物，宜食温性食物；热证应忌辛辣等热性食物，宜食凉性食物；阳虚者忌寒凉，宜温补类食物；阴虚者忌温热，宜淡薄滋润类食物。又如"肝病忌辛，心病忌咸，脾病忌酸，肾病忌甘，肺病忌苦"，水肿病忌食盐，黄疸泄泻忌油腻，疮疖肿毒、皮肤瘙痒忌鱼虾蟹，经常头晕、失眠、性情急躁忌胡椒、辣椒、韭菜等。

(姜荣荣)

pèiwǔ jìnjì
配伍禁忌（compatibility of food in diet prescription） 两种或者两种以上食物相互配伍后产生一些毒副作用。①食物与食物配伍禁忌：由于每种食物的功效不同，因此有些食物不宜在一起配合食用。据文献记载，柿子忌螃蟹，葱忌蜂蜜，蟹鱼忌苋菜等。关于食物之间的配伍禁忌，历代文献中有不少记载，但古人的总结是以经验性为主，应辨证看待，有必要运用现代科学技术做进一步研究。②食物与药物配伍禁忌：食物和药物都有四气五味之性，因此，在功效上食物对药物有着重要的影响。有些食物可以提高药物的效力，如赤小豆配鲤鱼可增强利水作用；黄芪加薏米可加强利水渗湿的作用。有些则会降低药效或增强其毒性，如人参忌萝卜；地黄、首乌忌葱蒜；茯苓

忌醋；甘草、黄连、桔梗、乌梅忌猪肉；白术忌桃、李、大蒜；蜂蜜忌葱、黄连、桔梗；使君子忌茶等。因此在服药期间应注意饮食之宜忌。一般在服药期间，凡属生冷、油腻、腥臭及不易消化、刺激性食物，均应避免为宜。

(姜荣荣)

tāichǎn jìnjì
胎产禁忌（fetal taboos of food） 妇女产前产后因为孕育胎儿、哺乳等特殊生理情况，其饮食应有所禁忌。①产前妊娠期禁忌：由于脏腑经络之气皆注于冲脉以养胎，此时全身处于阴血偏虚、阳气偏盛的状态，因此凡辛热温燥之品不宜食用，即所谓"产前宜凉"。因为大辛大热类食物不仅能助生胎热，令子多疾，并可导致孕妇助阳动火，血行旺盛，损伤胎元，甚则迫血随胎，故孕期应避免或禁止食用。清·华秉麈的《医学心传全书》载"胎前忌热"。何时希的《珍本女科医书辑佚八种》中指出"妊娠多食辛，胎精魂不守"。如肉桂、干姜、花椒、胡椒、辣椒、芥末、胡荽、大蒜等，以及羊肉、雀肉、鳗鲡鱼等均不宜食用。此外，如有妊娠恶阻者，还应忌用油腻、腥臭及不消化之品。②产后禁忌：随着胎儿的娩出，产妇气血均有不同程度的损失，出现阴血亏虚，瘀血内停，同时体内的气血还要化生乳汁以喂养婴儿，因此产后饮食应营养丰富，易消化，可食一些活血化瘀之品，如红糖茶，禁食寒凉酸收之品。元·胡思慧的《饮膳正要》中指出："乳母忌食寒凉发病之物。"

(姜荣荣)

zhōngyī shíliáo
中医食疗（traditional Chinese medicine food therapy） 在中医

药理论指导下，利用饮食调养生命、维护健康的行为。中医食疗是中医药学的一个重要组成部分，源远流长，至少已有3000多年的历史。

远古时期的食疗　中国食疗的起源与中医药的起源是同步的。自古以来就有"药食同源""医食同源"的说法。从远古时期开始，古人为了生存，在寻找食物的过程中，发现自然界中有些食物经过口尝身受，不仅具有饱腹的作用还有治病的作用，即这些食物既可做食，又可做药。"神农尝百草"的传说就是这一内容的生动反映。又经过漫长的时间，人们逐渐将一些治疗作用明显的食物分离了出来，成为专门治病的药。因此，药物来源于食物。

随着人类社会的进步，燧人氏时期发明了钻木取火，有了火就可以"炮生为熟""以化腥臊"，结束了人们"茹毛饮血"的原始生活，采取烤生为熟的方法，烹调技术由此萌发，为食疗的形成创造了条件。

总之，食疗的萌芽是在古代原始人类寻找食物的过程中出现的。人类对火的利用，食物的煮熟，促进了它的形成。生产的发展，食物品种的增多，人们与疾病斗争经验的积累，同源的药食逐渐分化，为以后食疗的发展奠定了良好的基础。

商周秦汉时期的食疗　相传商代宰相伊尹创制汤液，善于烹饪，著有《汤液经》，他"教民五味调和，创中华割烹之术，开后世饮食之河"，在中国烹饪文化史上占有重要地位，被中国烹饪界尊为"烹调之圣""烹饪始祖"和"厨圣"。

在西周时期，据《周礼·天官》的记载，医家已有"食医""疾医""疡医""兽医"之分。其中"食医"居各类医师之首，其主要职能是"掌和王之六食、六饮、六膳、百羞、百酱、八珍之齐"，即根据帝王的身体状况调配饮食。其中"疾医""以五味、五谷、五药养其病"，五味和五谷就是用以养病的食物，至于五药，据汉代学者的解释为"草、木、虫、石、谷"，其中很多也是食物。可见，周代对饮食已十分讲究，开始摸索科学的饮食方法。食医和疾医的存在也是食疗发展的体现。此时，中医食疗已从萌芽发展至雏形。

战国时期，中国传统医学理论初步形成，关于食疗的内容已显端倪。中国现存最早的医学著作《黄帝内经》，提出"毒药攻邪，五谷为养，五果为助，五畜为益，五菜为充，气味合而服之，以补精益气"，以及"谷肉果菜，食养尽之"，既说明了用药的同时辅以食疗的重要性，又说明了各类食物应调配得当，互相取长补短，才能对身体发挥有益的作用。此外，《素问·平人气象论》曰"人以水谷为本"，《素问·生气通天论》又曰"阴之所生，本在五味，阴之五官，伤在五味。是故味过于酸，肝气以津，脾气乃绝。"阐发了食物是人体生长发育的源泉，同时指出，饮食失调亦能导致疾病。

秦汉时期的经济文化发展很快，本草学中所载药物日渐增广。秦始皇希图长生不老，永领天下，责令太医、方士去寻求长生不老之药和食物。汉武帝南征北伐，扩展版图，南方的热带植物药和北方的寒带植物药的范围在战争中都有所扩展。

公元122年前后，张骞出使西域，带回石榴、胡桃、黄瓜、苜蓿、大蒜、胡荽、西瓜、无花果等多种种子，大大增加了食物和入药的品种，促进了食疗的发展。

湖南马王堆出土的《五十二病方》一书，以大量的食物入药，收载药品247种。其中可食者共计61种，约占全部药品数的1/4。书中还谈到了饮食保健的方法，特别强调了酒和韭的延年益寿和滋补强身作用。

东汉末年，中国现存最早的药学专著《神农本草经》问世，收载药物365种，其中食物50种左右，如酸枣、橘柚、葡萄、大枣、海蛤、干姜、赤小豆、粟米、龙眼、蟹、杏仁、桃仁等，食疗方剂6首，对于一些食物的药用价值已经给予重视和肯定。

东汉杰出医家张仲景的《伤寒杂病论》中不乏食疗的有关内容，如书中提出的"猪肤汤"和"当归生姜羊肉汤"都是典型的食疗处方，至今还被临床所常用。此外，仲景首创的桂枝汤（桂枝、芍药、甘草、生姜、大枣）其中4味食物、1味药物，这一古方沿用至今。张机的《金匮要略》中"禽兽鱼虫禁忌并治"和"果实菜谷禁忌并治"两篇，专门论述了"食禁"，记载了有关饮食卫生方面的内容，如"凡肉及肝，落地着尘者，不可食也""肉中有朱点者，不可食也""果子落地、经宿、虫蚁食之者，人大忌食之"，同时仲景认为掌握饮食五味之宜忌，对于健康和防病都十分重要，指出"凡饮食滋味以养于生，食之有妨，仅能为害"。

由此可见，汉代以前是食疗的理论奠基期，对食疗学的发展具有重要影响与指导意义。

晋南北朝唐时期的食疗　晋南北朝时期，用食物防病治病的知识有明显增加。晋代葛洪所著的《肘后方》首先记载用海藻酒治瘿病以及用猪胰治消渴病。对若干由营养素缺乏所致的疾病，能用有关食物来进行治疗，如用大豆、小豆、牛奶、羊奶、鲫鱼等富含维生素 B_1 的食物组成治疗脚气病的食疗方。他还指出水肿或腹水患者应"忌盐"。此外，本书还记载了饮食禁忌的内容，如"羊肝不可合乌梅及椒食""天冬忌鲤鱼"等。

梁代陶弘景编著的《本草经集注》中首创按自然来源把果、菜、米等食物与草木、玉石并列，这种分类法为后世食疗本草和中医食疗学的形成起到了极大的促进作用。

食疗经过前代的发展，到了唐朝集其大成而出现了专篇专著。著名的医药学家孙思邈的《备急千金要方》首先将"食治"立为专篇，这是"食疗"一词的起源，云"知其所犯，以食治之，食疗不愈，然后命药"。《千金方·食治篇》分果实、菜蔬、谷木、鸟兽四门，对各种食物做了分类介绍，内容涉及食治、食养、食禁等各方面，是现存最早的食物疗法专篇。他在序中指出"夫为医者，当须先洞晓病源，知其所犯，以食治之；食疗不愈，然后命药"，把食疗作为治疗疾病的首选方法；提出把能否正确应用食疗治病作为衡量医者技术良莠的重要标准之一，曰"安身之本，必资于食……不知食宜者，不足以存生也，……食能排邪而安脏腑，悦神爽志以资气血，若能用食平疴，释情遣疾者，可谓良工，长年饵老之奇法，极养生之术也"；具体指出了五脏有病宜食用的食物还指出药疗与食疗的不同之处："药性刚烈，犹若御兵"。孙

思邈在食疗服用时间及寒温、食疗的制作方法，以及不同季节五味损益等方面，都有独到见解，对以后食疗的发展起到了积极的推动作用，并对后世有着深远的影响。

孙思邈的弟子孟诜所著的《食疗本草》，收集民间所传医家所创，加以已见，是中国第一本食疗专著。该书共 3 卷，载药物性食物 241 种，介绍颇详，并对当时的饮食方式做了归纳，如煮、粉、油、醋食、酱食等。书中对于食物药的性味、产地、鉴别、调制都做了叙述。每种之下，列有该食物组成的方剂及其治疗适应病证。书中还提出了妊娠、产妇的饮食禁忌，小儿对食品的要求及过食、久食某些食物的副作用。此外，南唐·陈士良的《食性本草》对食疗又做了较为系统的总结，为食疗的发展做出了贡献。

至此，食疗学从实践到理论已经发展成熟。

宋元明清时期的食疗 宋代用饮食治病防病已很普遍，且有进一步发展。皇家编纂的医学巨著《太平圣惠方》中，将食疗保健的作用总结为"病时治病，平时养身"，即具有食疗与食养两方面作用，并且列举了多种保健食品，如软食之粥、羹，硬食之索饼，饮料之酒、浆、茶、乳，菜肴之肝、肚，点心之灌藕等，该书所载的食疗用方和药膳类型对后代食疗影响很大。

在《太平圣惠方》的基础上，官方修订的大型方书《圣济总录》中记有食疗方 285 个，药膳类型又增加了散、饮、汁、煎、饼、面等。宋代民间的食疗书有：陈达叟著《本心斋疏食谱》，载蔬食 20 谱，别具一格；林洪著《山家

清供》，载各种食品 102 种，有荤有素，不但治病，且可赏心悦目，促进食欲。其书中所载都以食物为主，用以治病和养身，是真正的食疗学，与以前食药合用着实不同；陈直所撰《养老奉亲书》是一本老年疾病治疗保健学，内载老年食疗方剂 162 首，对老年人的食疗贡献甚大。

随着历史的发展，饮食疗法已愈来愈趋于成熟，到了元代，中医学在营养学方面有了相当大的发展。元朝饮膳太医忽思慧著《饮膳正要》，是中国第一部有名的营养学专著，它超越了食疗的旧概念，从营养的观点出发，认为病后服药不如在未病前注意营养以预防疾病，"夫安乐之道，在于保养……"。《饮膳正要》全书共 3 卷，它继承了食、养、医结合的传统，对每一种食品都同时注意它的养生和医疗效果。因此，本书所载的基本上都是保健食品。《饮膳正要》首创中国食疗菜谱。该书系统、全面地列出菜谱功效、配方、制作、服食方法、选料配方使用，这是元代以前史无前例的。如"椒羹面"用川椒 3 钱、白面 4 两做面条煮食，治胃弱呕吐不能食；"黑牛髓煎"用黑牛髓半斤、生地黄半斤、白沙蜜半斤和匀熬成膏，治肾弱、骨败伤、瘦弱无力等。该书还有一个特点是民族特色十分突出，记有西域或少数民族的食品，例如果品中的八檐仁、必思答；料物有马思答吉、咱夫兰、搠罗脱因、哈昔泥、回回青等。《饮膳正要》将中国食物本草研究从着重于"食治"推进到着重于"食补"的新阶段，可以说是中医食疗学发展史上的一块里程碑，它标志着中医食疗学的成熟和高度发展。

此外，贾铭的《饮食须知》、

吴瑞的《日用本草》、娄居中的《食治通说》、郑樵的《食鉴》等，都从不同侧面论述食疗，对中医食疗学的发展都有贡献。

明清时期食疗学进入更加全面发展的阶段，几乎所有有关本草的著作都注意到了本草和食疗学的密切关系。明代医药学家李时珍，总结了16世纪以前中国医药学知识，编撰成本草学巨著《本草纲目》，共载药1892种，增加新药347种。这部著作内容丰富，对中医食疗学的发展有着巨大的影响。其一，它提供了饮食疗法的丰富资源，仅谷、菜、果3部就有300余种，虫、介、禽、兽有400余种。其二，书中保存了不少食疗佚文，如唐·孟诜的《食疗本草》以及唐·孙思邈的《千金食治》、佚名的《延年密录》、昝殷的《食医心鉴》等，使古代宝贵的食疗资料得以流传下来。其三，收载了很多食疗方法，例如在"百病主治药"卷三、卷四部分，在"痢"病"虚寒"证下，列有秫米、丹黍米、粳米、白扁豆、糯谷、山药、大蒜、生姜、浮麦、小麦粉，还有蜀椒、胡椒、砂糖、石莲、鲤鱼、鲫鱼、龟甲、乌骨鸡、黄雌鸡、鸡卵、鸡卵黄、雉乳腐、牛乳、牛肝、羊脂、羊肾、羊肝、猪肠、猪肝等数十种食物。同时还进一步指明哪一种食物治疗哪种虚寒性下痢，甚或有的食物下注明食用方法，如煮食、做馄饨食、做羹、煮粥、烧灰、和面作饼食、加醋炖食等。另在谷、肉、果、菜、禽等各部"附方"中也有不少食疗方。

朱橚的《救荒本草》，共收载414种植物，以备荒年为食品之用，其中除138种见于旧本草书外，新增276种，大多为前人未

经记载的可食野菜，直接增广了人类利用植物的范围。卢和的《食物本草》二卷，上卷载有水、谷、菜、果4类，下卷载有禽、兽、鱼、味，他主张多吃素食蔬菜，少吃肉食，这样可疏通肠胃，益于身体。认为"五谷乃天生养人之物""诸菜皆地产阴物，所以养阴，固宜食之……蔬有疏通之义焉，食之，则肠胃宣畅无壅滞之患"，这些提倡素食的思想不仅丰富了食疗学、营养学的内涵，也大大推进了养生学的发展。

明代的食疗学除注重各种食物的医疗作用外，还很重视各种食品的制作方法及其营养价值。值得一提的是高濂的《遵生八笺》，记载了各种食物的制作方法，其中有汤类32种，粥类38种。徐春甫的《古今医统大全》中有专卷记载茶、汤、酒、醋、酱油、菜蔬、肉类、鲜果、酪酥、蜜饯诸果的制作，内容丰富。同时，汪颖的《食物本草》、宁源的《食鉴本草》、吴禄的《食品集》、孟笨的《养生要括》、钟惺伯的《饮馔服食谱》等，对研究食疗都有很大的参考价值。此外，对热性病的食疗亦有一定的重视，如吴有性所著《瘟疫论》即有"论食"一节。

清代的食疗著作甚多，其中从食物的治疗作用方面进行深入研究的论述较多，较早的著作有沈李龙的《食物本草会纂》，对于食物的疗效记述甚详，并强调饮食有节和采用食疗两者都十分重要。章穆的《调疾饮食辨》把饮食的治疗作用加以分类，记有发表方、温中方、行气方等共56种，记述较详。袁枚的《随园食单》别具风格，且注意烹调技术，还有顾仲的《养小录》，《食物秘书》等。尔后有名的食疗著作有

王士雄的《随息居饮食谱》，主张多进谷畜果蔬，以食代药，反对偏食，提倡"食忌"，该书列食物331种，分水饮、谷食调和、蔬菜、果食、毛羽、鳞介等类论述。列举的很多单方颇具效验，如白扁豆治赤白带下、芥菜润肠通便、冬瓜行水消肿、丝瓜止嗽化痰、核桃治淋排石等。另外，书中还列举了"发物"，如发热的姜、薤、羊肉、川椒、胡椒；发风的春芥、虾、蟹、鹅；助湿的枇杷、羊脂；积塞的蚌、田螺、西瓜、鲜柿；动血的慈姑、胡椒；动气的比目鱼、羊肉、春芥等，对中医食疗学的完善做出了重要的贡献。

清代温病学说的创立对热性病的食疗积有不少经验。如吴瑭（鞠通）所著《温病条辨》中的"五汁饮"应用了鲜梨汁、鲜芦根汁、鲜荸荠汁、鲜藕汁、鲜麦冬汁来治疗阴虚津涸，就是典型的食疗方。费伯雄编有《费氏食养》，即《食鉴本草》《本草饮食谱》及《食养疗法》，尤以"食养疗法"一词为费氏首先明确提出。黄云鹄的《粥谱·附广粥谱》共载药粥方200多个，成为现存的第一本药粥专著。刊行于公元1642—1644年间的《食物本草》收载内容最多，该书22卷，载食物1679种，分为水谷、菜、果、禽兽、草木、火、金、玉石、土等16部，堪称中国食物本草之最。赵学敏的《串雅内篇》及《本草纲目拾遗》也有很多食疗方面的记载。许克昌、毕法合撰的《外科证治全书》用生动的病例介绍了外科食疗的验例，如"误吞铜钱，多食荸荠，即可化坚为软，从大便出""多食胡桃自化而出""误食银，用韭菜一把，入滚水略煮，不切断，淡食之，少顷，菜

抱银呕出，或从大便出"。另外，在张锡纯的《医学衷中参西录》中也载有食治验例。

近代的食疗 中国的传统食疗作为中医学遗产内容之一，从清代末年之后又有所发展，如张若霞著《食物治病新书》，杨志一等编《食物疗病常识》等书，杨志一还主编了《食物疗病月刊》，提倡中国传统食疗方法。此外，王文斗著《家庭食物疗法》，程国树编《疾病饮食指南》，他们继承前人经验，各有阐发。

中华人民共和国成立之后，由于党和政府对中医药事业予以高度重视，以及人民生活水平的不断提高，中医食疗学有了前所未有的发展。在著作方面出版了许多专业工具书，如食养食疗及保健医疗食品类书和辞书等，大量科学普及书也相继问世。在中医教育方面，1976 年国家正式批准成立中医养生康复专业，设立"中医饮食营养学"课程，从而使传统营养学得到延续和传播。同时，食疗实践方兴未艾，不少中医单位开展了食疗的临床工作，研制了药膳。有些中医院设立了食疗科或食疗门诊，中医的传统保健食品被广泛地推广应用。不少大城市还建立了传统保健餐馆、药膳餐厅、药膳饭店等，不仅在中国，在东南亚国家和地区，以及欧美各国均有开设，中医食疗以其独特的魅力，受到国外民众的喜爱。至此，中医食疗学已经成为中医学领域中的一门独立学科。

总之，食疗在遥远的上古时期萌芽和发生，至商周已具雏形，经春秋战国、秦汉其学科理论体系基本形成，至晋唐臻于成熟，宋、金、元、明、清至近、现代各有充实和发展。回顾中医食疗悠悠 3000 余年的发展史，充满了艰辛的探索与辉煌的成就，已积累了丰富的经验，形成了较系统的理论，使食疗的应用长盛不衰，为中国民族的繁衍、昌盛，做出了不可估量的贡献，是祖国医学的重要组成部分。

（徐桂华）

shíyǎng

食养（foodhealth care） 应用食物于健康人群以达到养生目的的方法。"食养"所用材料是食物，目的是养生保健，服务对象是健康人群。

（徐桂华）

shízhì

食治（food treatment） 应用食物于患者以治疗疾病的方法。"食治"所用材料是食物，目的是治病，服务对象是患者。

（徐桂华）

yàoshàn

药膳（food medicine） 在中医药和饮食文化理论的指导下，用药物和食物相配伍，通过烹调加工，制作成的具有色、香、味、形、效的特殊食品。它所用的材料是以食物为主体，配以药物，经精心烹调而成。药膳的目的是养生与治疗，服务对象则包括健康人群和患者。

（徐桂华）

liángshílèi shíwù

粮食类食物（grain） 多为植物的种仁。中医常以"五谷"概称。现代认为"五谷"为谷物、豆类作物的总称。谷物类主要是指粳米、糯米、小麦、荞麦、粟米等。大多数性平、味甘，具有和胃健脾，扶助正气之功；少数性偏寒或偏温。豆类品种繁多，根据其营养成分的含量大致分为两大类：一类是大豆类，有黄大豆、黑大豆、青豆；另一类是杂豆类，有豌豆、蚕豆、赤小豆等。多数豆类性平、味甘，具有补益气血，利水解毒之功效。

（宋阳）

ròushílèi shíwù

肉食类食物（animal products） 凡可做副食用的大部分人工饲养牲畜动物及野生兽类动物的肉及脏器。肉食类食物可分为禽、兽两类，所谓"两足而羽谓之禽""四足而毛谓之兽"。禽是鸟类的总称，分为家禽，如鸡、鸭、鹅等；野禽，如野鸡、野鸭、麻雀等。兽也分为家畜，如猪、牛、羊等；野兽，如野猪、野兔等。

肉食类食物性能大多性温，如羊肉、狗肉；少数性质偏凉，如水牛肉。家畜的内脏，食性与其肉的食性相同或相似，如狗肉性温，内脏亦性温；唯有羊肝性凉，与羊肉有异。多数肉类具有益气养血、补脾肾的作用。家畜内脏都有补益之功，其中性温者，补阳益气；性凉者，滋阴养血。

（叶然）

guǒpǐnlèi shíwù

果品类食物（fruit） 水果和干果的统称。其中，水果是指多汁且有甜味的植物果实，如苹果、橘子、西瓜等；干果是指成熟时果皮成干燥状态的果子，如核桃、松仁、腰果等。另外，晒干了的水果也为干果，或称果干。

水果大多味甘而酸，性偏寒凉，多具有生津止渴、清热除烦、润燥化痰、利小便等功能，适用于津伤烦渴、肠燥便秘等。干果性多温和，多具有补虚、健脑、润肠通便的功能。

（姚新）

shūcàilèi shíwù

蔬菜类食物（vegetables） 可以作为副食品的草本植物的总称。"凡草菜可食者通名曰蔬"。根据蔬菜的结构性状及可食部位的不同，分为叶菜类，如小白菜、菠菜、青菜、韭菜等；根茎类，如胡萝卜、土豆、山药、葱等；瓜果类，如冬瓜、南瓜、茄子、番茄等；鲜豆类，如扁豆、毛豆、蚕豆等；花芽及食用菌类，如黄花菜、香菇、银耳、木耳等。

一般而言，多数蔬菜性质偏寒凉，如冬瓜、苦瓜、芹菜等；少数蔬菜性质偏温，如韭菜、葱、蒜等。"蔬者"疏也，蔬菜多具有通利之效，少有补益之功，常具有消食开胃、和中健脾、清热生津、通利二便之效。适用于脾胃失调、食积便秘、气机不畅之人。

(叶 然)

shuǐchǎnlèi shíwù

水产类食物 (aquatic products)

凡可以食用的大部分河、海动植物类食物。又称水产品。

水产类食物分动物和植物，其中植物类食物如紫菜、海带、海草属于蔬菜类食物，动物类水产食物包括鳞类和贝壳类。鳞类包括各种鱼类及虾、海参等；贝壳类包括蟹、龟、鳖、蚌、蛤等。

水产类食物多具有补益作用，能健脾补肾，益气养血；有的水产品还具有滋阴清热的功效，如龟、鳖等；有的水产品亦具有利水消肿的功效，如鲤鱼、鲫鱼等，常用于病后、产后、素体虚弱所致的疲乏无力及因虚所致的水肿、腹水等。由于本类食物多属发物，食用后可引起疾病复发，如疮疖痈肿、体质过敏、疥癣、湿疹、痘疹已发、皮肤病等患者不宜食用。

(叶 然)

zàoniànglèi shíwù

造酿类食物 (build wine class)

一些在加工主、辅食时经常食用的添加品。又称佐料。根据食物来源、加工方法和功效等的不同，分为：①糖料类，如冰糖、白砂糖、赤砂糖、蜂蜜等。②饮料类，如茶叶、酒、咖啡等。③调料类，如食盐、醋、酱油等。④油料类，如麻油等。⑤作料类，如生姜、葱、花椒、胡椒等。造酿类食物因种类不同，其性味、功效各异。一般而言，糖料类味甘，多有补中益气之效；饮料类味苦，有提神之功；调料类多能开胃消食，主要是使食物更加可口；油料类富含油脂，有润燥、润滑、润泽作用；作料类辛温，多能温中散寒、开胃消食。造酿类食物加入菜肴之中，主要是为了塑造食品的色、香、味、形。应根据个人身体状况，选择使用。另外，要注意把握好用量，切忌过量使用。

(叶 然)

shíliáofāng

食疗方 (dietotherapy party)

在辨证审因确定治法之后，按照组方原则，选择合适的食物，并酌定用量、确定适宜剂型而成的处方。

食疗方常见剂型主要有米饭、粥食、面食、菜肴、汤液、汤羹、饮料、鲜汁、酒剂、散剂、丸剂、蜜膏、蜜饯、糖果、饼干等。

米饭 以粳米、糯米、小米为主，或加入其他食物，如大枣、龙眼肉、山药、党参等，经蒸煮而成，如二米饭、参枣米饭等。

粥食 以粳米、糯米、小米为主，或加入其他食物，加水煮成半流质状（稀粥），如莲实粥、红枣粥。若加入的食物或者药物不宜食用或久煮，则可将其先提汁或打粉，再与米谷同煮，如甘蔗粥、肉桂粥等。

面食 以粳米、糯米、大麦、小麦、小米、玉米、大豆等谷物（或制成的米粉、面粉）为基本原料制成的食品。按形式可分为馒头、包子、饼、糕、卷、水饺、馄饨、面条等；按制作方法可分为蒸食、煮食、烙食、烤食、炸食、凉食等。

菜肴 将生、熟蔬菜，肉，禽，水产品，蛋，乳等，或适当加入中药，通过炖、蒸、炒、煮、烧、煨等方法制成色香味美的菜肴，此类食品种类繁多，如花生炖猪蹄、清炒苦瓜、当归凤爪、地黄牛肉等。

汤液 以水作为溶剂来煎煮食物而成的稀薄汤汁，如排骨汤、绿豆汤、当归生姜羊肉汤等。

汤羹 以肉、禽、海味、蛋、奶等为主体原料，或适当加入其他食物或中药，制成的稠浓汤汁，如蟹黄豆腐羹、桃胶银耳莲子羹等。

饮料 用酸甜或清香、微苦之类的食物、茶料，加清水略煎或沸水浸泡、蒸馏等法制成，供饮用或代茶饮。制饮常用的原料有植物的花、叶、果实等，如金银花、白菊花、金莲花、玫瑰花、月季花、梅花、荷花、槐花、蔷薇花、银杏花、木蝴蝶、茶叶、苏叶、薄荷叶、绞股蓝、大青叶、藿香叶、生姜、乌梅、山楂、枸杞子、麦冬、陈皮、苦瓜、决明子、甘草、大枣等。

鲜汁 多由富含汁液的植物果实、茎、叶、根块，经捣烂或压榨取得。常用的鲜汁有：西瓜汁、雪梨汁、水蜜桃汁、苹果汁、葡萄汁、橙汁、甘蔗汁、柠檬汁、枇杷汁、石榴汁、藕汁、姜汁、芹菜汁、白菜汁、菠菜汁、萝卜汁、胡萝卜汁、苦瓜汁等。鲜汁多现做现用，不宜存放。如果需要长期贮存时，应做好防腐处理。

酒剂 将食物用白酒或黄酒

冷浸或加热浸渍，制成澄明液体。还可将食物或药物与糯米共同煎煮，加酒曲经发酵制成，称为米酒（古称醴、醪）。如葡萄酒、对虾酒、桂圆醴、桑葚醪。

散剂 将食物晒干或烘干、炒脆后，研磨成细粉末，用沸水冲调成糊状。一般选用谷物、干果之类的食物，如糯米粉、核桃粉等。

丸剂 将食物打成细粉，然后用水、蜂蜜、黄酒、醋、面粉等作为赋形剂，制成的球形或类球形制剂，如黑芝麻丸、山楂丸等。

蜜膏 将食物鲜品切碎或榨汁，再继续以小火煎熬浓缩至一定稠度，加入蜂蜜或冰糖收膏，临食用时用沸水化服，如枇杷雪梨膏、桑葚蜜膏等。

蜜饯 用水果或瓜菜等，加水或药液适量煎煮，待水或药液将煮干时，加入多量蜂蜜或砂糖，以小火煮透，收汁即成，如南瓜子蜜饯、杏脯等。蜜饯味道甜美，可直接食用，也可切片作浸泡剂饮用。

糖果 以白糖、红糖、冰糖、饴糖等为主要原料，加水熬炼至较稠厚时，再掺入其他食物或中药的汁液、浸膏或粗粉，搅拌均匀，再继续熬至挑起呈丝状而不粘手为止，待冷将糖分割成块状，可嚼食或含化，如薄荷糖、止咳梨膏糖等。

饼干 用面粉、糖、油、乳品、香料、疏松剂等原料加水调和成面团，亦可加入中药的汁液、浸膏或粗粉，经过辊压成薄片，成形烘烤而成的一种疏松干制食品，便于携带，随用随取，如猴头菇饼干、黑芝麻饼干、核桃饼干等。

（徐桂华）

shíliáofāng zhìzuòfǎ
食疗方制作法（recipe of dietary therapy）

为了更好地发挥疗效，避免食物有效成分的丢失，将食物的烹饪技术、中药的炮制技术与食物新型制作工艺结合，在兼顾食疗方色、香、味、形俱佳的同时，使有效成分最大限度溶解出的食疗方制作法。

常用食疗方制作方法有炖、焗、煨、蒸、煮、熬、炒、卤、炸、烧等。

炖法 将食物原料和中药加工炮制后，同时或先后下入砂锅中，加入适量的清水，放入调料，置于武火上烧沸，撇去浮沫，再置文火上炖至烂熟的烹饪方法。炖是制作滋补食疗方最常用、最简单的一种方法。具体操作方法是：先将原料在沸水锅内焯去血污和腥膻味，然后放入炖锅内。若有不宜食用的中药，则用纱布包好或放入带孔的不锈钢调料盒中，用清水浸泡几分钟后放入锅内，再加入姜、葱、胡椒及清水适量，先用武火煮沸，撇去浮沫，再改用文火炖至熟烂。一般炖的时间为 2~3 小时。本法所制食疗方的特点是质地软烂，原汁原味，如牛肉汤、泥鳅炖豆腐、豆蔻草果炖乌鸡等。

焗法 先将食物原料和中药加工炮制后，用油焗加工，然后改用文火添汁焗至烂的烹调方法。具体操作方法：先将原料冲洗干净，切成小块，锅烧热后倒入油炼至六成熟时，下入食物，油焗之后，再加入炮制后的中药、调料、汤汁，盖紧锅盖，用文火焗熟。本法所制食疗方的特点是肉烂、汁浓、味厚，如枣杏焗鸡等。

煨法 用文火对加工炮制后的食物原料和中药进行较长时间加热的烹饪方法。操作方法有两

种：其一，是将食物原料和中药经加工炮制后，置于砂锅中，加入调料和一定量的水，慢慢地将其煨至软烂。本法所制食疗方的特点是汤汁浓稠，口味醇厚，如莲藕煨排骨。其二，是沿袭民间单方的烹制法，即将食物原料预先经过一定的处理方法后，再用阔菜叶或湿草纸包裹好，埋入刚烧过的草木灰中，利用其余热将其煨熟，这种方法时间较长，中间要添几次热灰，保持一定的温度，如川椒煨梨、黄精煨肘等。

蒸法 利用水蒸气加热的烹制方法。其特点是温度高，可超过 100℃，加热及时，利于保持原状。具体操作方法：将食物原料和中药经加工炮制后，装入碗、小盆或小砂锅内，加入调味品、汤汁或清水（有的不加入汤汁和清水，称为旱蒸），置蒸笼或蒸锅上待水沸时上笼蒸熟，火候视原料的性质而定。如蒸熟不烂的食物和中药可用武火，具有一定形状要求的则用中火徐徐蒸制，这样才能保持原状和色泽的美观。蒸制的种类：有粉蒸、包蒸、封蒸、扣蒸、清蒸及汽锅蒸 6 种。①粉蒸：将食物原料和中药加工炮制后，拌好调料，再包米粉上笼蒸制，如荷叶粉蒸鸡。②包蒸：将食物原料和中药加工炮制后，拌好调料，用菜叶或荷叶包牢上笼蒸制，如荷叶凤脯。③封蒸：将食物原料和中药加工炮制后，拌好调料，装在容器中加盖用湿棉纸封严上笼蒸制，如虫草蒸老鸭。④扣蒸：将食物原料和中药加工炮制后，拌好调料，整齐有序地排放在合适的特定容器内上笼蒸制，分明扣与暗扣两种，明扣为面形朝上排列；暗扣为面形朝下排列，蒸好后再翻扣在汤碗或盆中，如天麻鱼头。⑤清蒸：

将食物原料和中药加工炮制后放在容器内，加入调料、少许白汤或清水后上笼蒸制，如砂仁蒸鸡。⑥汽锅蒸：将食物原料和中药加工炮制后，拌好调料，放在一种特制的陶土汽锅内蒸制。此种锅的底部有一汽柱，直通锅内，蒸汽由汽柱冲入锅内的原料之中，由于上面有盖子，蒸汽一方面作为热量传递的媒介，另一方面蒸汽和原料结合的生成物又随汽水凝沉于锅中，有利于保持原汁，如虫草汽蒸鸡。

煮法 将食物原料和中药加工炮制后，一起放在多量的汤汁或清水中，先用武火煮沸，再用文火煮熟。具体操作方法：将食物原料和中药经加工炮制后，放入锅中，加入调料，注入适量的清水或汤汁，用武火煮沸后，再用文火煮至熟。煮的时间比炖法短，适用于体小质软的一类原料。本法所制食疗方的特点是口味清鲜，如豆豉猪心。

熬法 将食物原料和中药加工炮制后，放入锅中，加入清水，用武火烧沸后改用文火熬至汁稠熟烂的烹饪方法。具体操作方法：将原料用水涨发后，拣去杂质，冲洗干净，撕成小块，锅内先注入清水，再放入原料和调料，用武火烧沸后，撇净浮沫，改用文火熬至汁稠味浓即可。熬的时间比炖的时间更长，一般要在 3 小时以上，多适用于烹制含胶质量重的原料。此法所制食疗方的特点是汁稠味浓，如冰糖银耳羹。

炒法 先将不能食用的中药或不能在短时间炒制过程中释放出药性的中药提取成一定比例的汁液，然后再加入食物原料中一起炒制的烹饪方法。具体操作方法：可以先用汁液拌食物，或将汁液直接加入锅内，或成膳后勾汁

等。先烧热锅，用油滑后，再注入适量的油烧至温度适宜，下入原料后用手勺或铲子翻炒，动作要敏捷，断生即起锅。有些直接可以食用的味美色鲜的药物也可以与食物一起炒成。而芳香性的药物大多采用在临起锅时勾汁加入以保持气味芬芳。炒法一般分为 4 种，即生炒、熟炒、滑炒、干炒。①生炒：食物原料不上浆，先将食物和中药加工炮制后，投入热油锅中炒至五六成熟时，再放入配料一齐炒至八成熟，加入调味品，迅速颠翻几下，断生即好，本法所制食疗方的特点是鲜香脆嫩。②熟炒：先将食物原料加工成半生不熟或全熟后，再切成片、块，放入热油锅炒，依次加入炮制后的中药、辅料、调味品和汤汁，翻炒几下即成，本法所制食疗方的特点是鲜香入味。③滑炒：将食物原料和中药加工成丝、丁、片、条，用食盐、淀粉、蛋清等调匀上浆后，放入武火热油锅里迅速划散翻炒，兑汁投料，急火速成，本法所制食疗方的特点是滑嫩香鲜。④干炒：将食物原料和中药经刀工切制后，再调味拌渍（不用上浆），放入八成热的油锅中翻炒，待水气炒干微黄时，加入调料同炒，汁尽起锅，本法制作食疗方的特点是干香脆嫩。

卤法 将经过初加工后的食物原料，先按一定的方式与中药结合后，再放入卤汁（用肉汤、绍酒、八角、桂皮等制成的汁水）中，用中火逐步加热烹制，使其渗透卤汁，直至成熟的烹饪方法。本法所制食疗方的特点是味厚气香，如卤牛肉、陈皮鸡。

炸法 武火多油的烹饪方法。一般用油量比要炸的原料多几倍。具体操作方法：将要炸的食物和中药备好，先在锅内放大量菜油，

待油热后，将药食放入油锅内，用武火烹炸。要求武火、油热，原料下锅时要有爆炸声，掌握火候，防止过热烧焦。本法所制食疗方的特点是味香酥脆。根据食物和中药的特点分为清炸、干炸、软炸及酥炸。①清炸：将食物生料或半生熟料加酱油、绍酒、食盐、调料和药汁拌渍后，下入油锅炸的烹饪方法。一般清炸的原料都不挂糊。本法所制食疗方的特点是外脆里嫩。②干炸：将药物和食物原料加调料拌渍后，经过药粉挂糊再下入油锅中炸熟的烹调方法。本法所制食疗方的特点是内外酥透。③软炸：将无骨食物切成形状较小的块、片、条等形状，用调料、药粉调浆挂糊后，下到五六成热的温油锅里炸制的烹调方法。本法对温度很讲究，不宜过高过低，以免发生烧焦或脱浆的现象。炸时应避免粘连，炸到外表发硬时（七成至八成熟）用漏勺捞出，待油温升高后再炸 1 次。本法所制食疗方的特点是略脆鲜嫩。④酥炸：将食物原料加工（煮、蒸熟烂）后，在外挂上蛋清和药粉调糊后下油锅炸至深黄色发酥为止。本法所制食疗方的特点是香脆肥嫩。

烧法 先将食物经过煸、煎、炸的处理后，进行调味调色，然后再加入中药和汤或清水，先用武火烧滚，后用文火焖透，烧至味入、食熟、汤汁稠浓即可的烹饪方法。烹制时所加的汤或清水必须适量，且要 1 次加足，避免烧干或汁多。本法所制食疗方的特点是汁稠味鲜。

（姜荣荣）

jiěbiǎolèi shíliáofāng

解表类食疗方（dietotherapy of relieving exterior syndromes）具有发汗、解肌、透疹等作用，

用以预防或解除外感表证的食疗方。常用解表类食疗方如下。

姜糖苏叶饮 载于明·倪朱谟《本草汇言》。

组成 生姜 6g，紫苏叶 3g，红糖适量。

功效应用 发汗解表，温中止呕，温肺止咳，解鱼蟹毒。适用于感冒之风寒束表证，症见恶寒发热，头身疼痛，鼻塞，流清涕，咳痰，呕吐，泄泻，腹胀疼痛等。也可用于胃肠型感冒的辅助治疗，亦可用于鱼虾所致的轻微食物中毒。

制法食法 将生姜切成丝，与捻碎的紫苏叶和红糖一同放入瓷杯中，以沸水冲泡，温浸片刻，趁热服。

使用注意 热证者忌用。

生姜粥 载于唐·薛弘庆据兵部尚书李绛所传药方整理而成的《兵部手集方》。

组成 生姜 10g，葱白 10g，粳米 100g。

功效应用 发汗解表，温胃止呕，温肺止咳。适用于感冒之风寒束表证，症见恶寒发热，头身疼痛，胃寒呕吐，泄泻，咳嗽，咳痰稀薄色白，喜热饮等。可用于上呼吸道感染及胃肠功能紊乱的辅助治疗。亦可用于寒凝型牙痛。

制法食法 将生姜、葱白择净，切细备用。粳米淘净，放入锅中，加适量清水煮粥，粥将成时加入生姜、葱白，再煮一、二沸即成。每日 1~2 剂，连续2~3 天。

使用注意 热证者忌用。

葱豉黄酒汤 载于唐·孟诜《食疗本草》。

组成 葱 30g，淡豆豉 15g，黄酒 50g。

功效应用 解表散寒。适用于风寒束表证，症见恶寒重，发热轻，头痛，无汗，肢节酸痛，并伴有呕吐，泄泻等。可用于上呼吸道感染、乳腺炎、小儿湿疹等的辅助治疗。

制法食法 先将豆豉放砂锅内，加水 50ml，煎煮 10 分钟，再把洗净切段的葱（带须）放入，继续煎煮 5 分钟，然后加黄酒，立即出锅。1 日 2 次，每次 15ml。

使用注意 热证者忌服。

生姜红糖茶 载于清·章穆的《调疾饮食辨》（一名《饮食辩录》）。

组成 生姜 10g，红糖 30g。

功效应用 发汗解表，温中和胃。适用于感冒之风寒束表证，症见恶寒发热，脘腹冷痛，恶心，呕吐，腹胀等。可用于上呼吸道感染的辅助治疗，亦可用于缓解痛经。

制法食法 生姜洗净切丝，加入红糖，开水沏泡，趁热顿服；或将处理过的生姜、红糖、水放入锅内，搅拌均匀，煎煮 10 分钟，待冷却后饮用。服后宜卧床盖被出微汗。代茶饮，每日 2 剂。

使用注意 热证者忌服。

神仙粥 载于清·陶成熹、王承勋的《惠直堂经验方》。

组成 葱白 7 条（连根、叶），生姜 15g，白糯米 30g，米醋 75ml。

功效应用 发散风寒。适用于感冒之风寒束表证，症见头疼，恶寒发热，浑身酸痛，鼻塞流涕，咳嗽喷嚏，以及胃寒呕恶，不思饮食等。可用于上呼吸道感染的辅助治疗。

制法食法 糯米淘净，姜片切末，葱白切成 3cm 长的段。再将糯米、生姜末放进锅中，加水一同煮沸。再放进葱白段继续煮，快熟时，调入米醋稍煮即成。趁

热饮，待汗大出而愈。

使用注意 患者肚内饱胀，不思饮食者，即不用糯米，单以葱、姜煎服。热证者忌服。

薄荷糖 载于明·杨起《简便单方》。

组成 薄荷 30g，白砂糖 500g，水适量。

功效应用 疏解风热，清咽利喉。适用于感冒之风热犯表证，症见发热，微恶风，头痛，目赤，咽喉肿痛等，为治疗风热诸证的常用方。可用于流行性感冒的辅助治疗和预防，亦可用于荨麻疹等瘙痒性皮肤病的辅助治疗。

制法食法 白砂糖放入锅中，加少许水，以小火煎煮至较稠厚时，入薄荷细粉，调匀，再继续煎熬至用铲挑起即成丝状，而不粘手时，停火。将糖倒在表面涂过食用油的大搪瓷盘中，待稍冷，将糖分割成条，再分割成 5 克/块即可。每日 4~6 次，每次 1 块，含服。

使用注意 该品芳香辛散，发汗耗气，故体虚多汗者，不宜使用。多服久服，令人虚冷，阴虚火旺者不宜。

菊花粥 载于清·曹庭栋《老老恒言》中的《慈山粥谱》。

组成 菊花 10g，粳米 100g，冰糖适量。

功效应用 疏风解热，平肝健脾。适用于感冒之风热犯表证，症见发热，微恶风，面赤，咽燥，鼻塞，流黄浊涕，口干欲饮，目赤肿痛等。可用于流行性感冒的预防与治疗，亦可用于结膜炎、高血压的辅助治疗。久服美容养颜，抗老防衰。

制法食法 将菊花去蒂，晒干，研成细粉备用。将粳米洗净入锅，加水煮至粥将成时放菊花、冰糖，继续煮 10 分钟即成。每日

1 次，温服，也可作早晚餐食用。

使用注意　脾胃虚寒者慎食。

银花饮　载于清·鲍相璈的《验方新编》。

组成　银花 30g，山楂 10g，蜂蜜 250g。

功效应用　辛凉解表，清热解毒。适用于感冒之风热犯肺证，症见高热、恶寒、头胀痛、全身关节肌肉酸痛、乏力、纳呆等。可用于上呼吸道感染的辅助治疗，亦可缓解小儿感冒引起的食欲下降。

制法食法　将银花、山楂放入锅内，加水适量，置武火上烧沸，3 分钟后取药液 1 次，再加水煎煮 1 次，将两次药液合并，放入蜂蜜，搅拌均匀即成。每日 3 次，或随时饮用。

使用注意　素体阳虚或脾虚便溏者忌用。

（叶　然）

泻下类食疗方（dietotherapy of purgation）　具有浴下通便作用，用以治疗便秘或排便不畅以及其他里实积滞的食疗方。常用泻下类食疗方如下。

桃花面　载于宋徽宗时由朝廷组织人员编撰的《圣济总录》。

组成　新桃叶 75g 或干桃叶 120g 捣末，白面 250g。

功效应用　通里泻下。适用于便秘之热秘，症见大便燥结不通，小便短赤，腹内胀痛，口干口臭等。可用于习惯性便秘及黄褐斑的辅助治疗。

制法食法　上二味，水和匀，薄切，煮熟。早晚餐后食用，每次 50g。

使用注意　服后三五日内，忌食热毒炙炸之物。

郁李仁粥　载于北宋·王怀隐的《太平圣惠方》。

组成　郁李仁 15g，粳米 100g，姜汁 10ml，蜂蜜 10g。

功效应用　润肠通便，利水消肿。适用于水湿内停证，症见大便干燥秘结，小便不利，水肿腹满，四肢水肿等。可用于便秘、水肿及腹水的辅助治疗。

制法食法　将郁李仁浸泡去皮后研末备用，粳米洗净后置于锅中，加入适量清水熬煮成粥后，加入郁李仁末、姜汁、蜂蜜等调匀略煮即成。以 3~5 天为 1 疗程，每天分 2 次温热服食。

使用注意　孕妇不宜选用。郁李仁有伤阴之弊，不宜久服。内服过量会中毒。

麻仁紫苏粥　载于宋·许叔微的《普济本事方》。

组成　紫苏子 50g，火麻仁 55g，粳米 250g。

功效应用　益气养阴，润肠通便。适用于便秘之气虚秘，症见虽有便意，临厕努挣乏力，挣则汗出短气，便后疲乏，大便并不干等。可用于产后便秘或习惯性便秘的辅助治疗。

制法食法　先将紫苏子、火麻仁反复淘洗，除去泥沙，再烘干水气，打成细末，倒入约 200ml 温水，用力将其搅拌均匀，静置待粗粒下沉时，倒出上层药汁待用。粳米下锅内，掺入药汁，如药汁不够可再加清水，置于火上煎煮成粥。分 2 次服用。

使用注意　反酸、嗳气者勿食。

柏子仁粥　载于清·黄云鹄的《粥谱》。

组成　柏子仁 15g，粳米 100g，蜂蜜适量。

功效应用　润肠通便，养心安神。适用于便秘之虚秘，症见心悸，失眠健忘，盗汗，遗精等。可用于习惯性便秘的辅助治疗。

制法食法　粳米洗净，用冷水浸泡半小时，捞出，沥干水分，取锅放入冷水、粳米、拍碎的柏子仁，先武火煮沸，再改用文火熬煮至粥成，调入蜂蜜搅匀，再沸即可。每日服 2 次，2~3 天为 1 疗程。

麻仁栗子糕　载于林笃江的《食物疗法》。

组成　芝麻仁 30g，火麻仁 20g，栗子粉 30g，玉米面 50g，红糖 15g。

功效应用　补肾润肠通便。适用于便秘之气虚秘，症见腰膝酸软，小便频数，夜间多尿，遗尿，劳倦内伤，脘腹隐痛等。可用于习惯性便秘或产后便秘的辅助治疗。

制法食法　先将火麻仁打碎，与芝麻仁一起放进玉米面中拌匀，再加入栗子粉、红糖，以水和面蒸糕，做早餐食。

黄芪汤　载于清·尤在泾的《金匮翼》。

组成　黄芪 15g，陈皮 5g，火麻仁 10g，蜂蜜 100g。

功效应用　益气润肠通便。适用于便秘之气虚秘，症见大便不干结，但无力排便，便后疲乏，甚至汗出气短，神疲等。可用于产后便秘或习惯性便秘的辅助治疗。

制法食法　黄芪、陈皮、火麻仁共煎取汁，加蜂蜜，作饮料。1 日饮尽。

芝麻归杏粥　载于广州中医药大学的《中医饮食调补学》。

组成　黑芝麻 60g，杏仁 30g，粳米 90g，当归 10g，白糖 5g。

功效应用　养血润肠通便。适用于便秘之血虚秘，症见大便干结难解，面色无华，唇甲色淡，头晕，心悸，舌淡，脉细等。可用于习惯性便秘或贫血的辅助治疗。

制法食法 黑芝麻、杏仁、粳米浸水后磨成糊状煮熟，当归、白糖煎水调服。适量服用。

百合蜂蜜饮 载于广州中医药大学的《中医饮食调补学》。

组成 百合50g，蜂蜜10g，白糖10g。

功效应用 滋阴润肠通便。适用于便秘之阴虚秘，症见大便干结如羊粪，手足心热，咽干口燥，或见颧红，盗汗，低热，腰膝酸软，舌嫩红，苔少，脉细数等。可用习惯性便秘、慢性肺炎的辅助治疗。

制法食法 将百合入锅，加水煮至熟透，倒进蜂蜜、白糖调匀。常服食。

(叶然)

qīngrèlèishíliáofāng
清热类食疗方（heat-clearing dietotherapy）
具有清泄里热作用，用以治疗里热证的食疗方。常用清热类食疗方如下。

鲜李汁 载于泉州市科学技术委员会、泉州市卫生局、泉州市医学科学研究所合编的《泉州本草》。

组成 新鲜熟李子1000g。

功效应用 清热生津，滋阴润泽。适用于虚劳之肝阴不足证，症见骨蒸，五心烦热等。可用于肺炎恢复期以及肺痨、癌症等消耗性疾病的辅助治疗。

制法食法 去核，将果肉切碎，以洁净纱布绞汁或用榨汁机榨汁。每日3次，每次30ml。

使用注意 阳虚者慎用。

五汁饮 载于清·吴瑭（鞠通）的《温病条辨》。

组成 梨1000g，鲜藕500g，鲜芦根100g，鲜麦冬50g，荸荠500g。

功效应用 清热生津，养阴润燥。适用于肺胃伤津证，症见发热，口渴，吐白沫，黏滞不快，咽干，烦躁等。可用于慢性咽炎、感染性疾病康复期、放射性炎症患者的辅助治疗。

制法食法 将上述材料洗净去皮、去核、去节、切碎、取汁。代茶频饮。

使用注意 脾胃虚寒者不宜多服。

清络饮 载于清·吴瑭（鞠通）的《温病条辨》。

组成 西瓜翠衣6g，扁豆花6g，银花6g，丝瓜皮6g，荷叶6g，竹叶6g。

功效应用 清热解毒，化湿升阳。适用于夏季感冒之暑湿证，症见身热，微恶风，汗少，肢体酸重或酸痛，头昏重胀痛，口中黏腻，渴不多饮，胸闷等。可用于中暑、口腔溃疡的辅助治疗。

制法食法 将上述原料入锅中加清水400ml，武火煮沸后改文火续煮，煮取200ml，去渣取汁。每日1剂，每日2次，或代茶饮，预防暑病。

马齿苋粥 载于唐·咎殷的《食医心鉴》。

组成 鲜马齿苋60g或干马齿苋30g，粳米30g。

功效应用 清热解毒，除湿止痢。适用于湿热下注证，症见下痢赤白脓血，里急后重，小便灼热刺痛，妇女带下色黄等。可用于急慢性细菌性痢疾和肠炎的治疗和预防。

制法食法 将鲜马齿苋或干马齿苋浸泡后，煎煮取汁，去渣，加粳米煮粥。饭前服，每日2次。

使用注意 脾胃虚寒者慎食。

梨粥 载于北宋·王怀隐的《太平圣惠方》。

组成 鸭梨3个，粳米100g。

功效应用 清热除烦，止咳化痰。适用于风热犯肺证，症见咽痛，咳吐黄痰，喘息，胸痛，口渴等。可用于肺炎的辅助治疗。

制法食法 将鸭梨洗净切碎入锅，加水煮半小时，捞去梨渣。加洗净的粳米，煮至粥成。每日2次，饭前服。

使用注意 寒咳、脾虚便溏者不宜食用。脾胃功能低下、胃酸较多、糖尿病患者要注意适量进食。

雪羹汤 载于清·王子接的《绛雪园古方选注》。

组成 海蜇50g，荸荠4枚，食盐适量。

功效应用 清热化痰，润肠通便。适用于痰热郁肺证，症见咳嗽气息粗促，痰多，痰稠黄，咳吐不爽，咳时引痛，面赤，口干欲饮等。可用于肺炎、慢性阻塞性肺病、慢性支气管炎等疾病的辅助治疗。

制法食法 海蜇发好，用温水洗净，切块备用。荸荠去皮洗净，切碎。海蜇、荸荠放入锅中，加清水、食盐，武火烧沸后，再改用文火煮约15分钟即成。每日1~2次，连用5天。

使用注意 虚寒者不宜食用。

苦菜姜汁 载于李永来主编《中华食疗大全》。

组成 苦菜500g，生姜50g，黄酒适量。

功效应用 清热解毒，消痈散结。适用于热毒蕴结证，症见皮肤局部出现多个脓头，伴有发热恶寒，头痛，食欲不振。可用于皮肤感染的辅助治疗。

制法食法 苦菜洗净，切碎捣烂，用洁净纱布绞取汁液；生姜洗净切碎捣烂取汁。等量合并，每取30ml，兑黄酒10ml。每日3次，冲水饮服。渣可外敷。

丝瓜花蜜饮　载于明·兰茂的《滇南本草》。

组成　干丝瓜花 10g，蜂蜜适量。

功效应用　清热泻火，化痰止咳。适用于痰热壅肺证，症见咽痛、咳吐黄痰、喘息、胸痛、口渴等。可用于急性咽炎、肺炎的辅助治疗。

制法食法　丝瓜花放入瓷杯中，以沸水冲泡，温浸 10 分钟，再调入蜂蜜。每日 3 次，趁热顿服。

鱼腥草饮　载于明·缪希雍的《本草经疏》。

组成　鱼腥草 500g 或干品 60g。

功效应用　清热解毒，消痈排脓，利尿通淋。适用于痰热壅肺证，症见高热、胸痛、咳吐脓血、尿频尿急尿痛、皮疹红肿疼痛、有脓疱等。可用于肺炎、上呼吸道感染、慢性支气管炎、肺脓疡、肺癌、尿路感染、疮疡肿毒等疾病的辅助治疗。

制法食法　鲜鱼腥草捣汁或干品冷水浸泡半小时后，煎煮一沸，取汁。代茶频饮。

使用注意　鱼腥草含挥发性成分，不宜久煎。

桑菊薄竹饮　载于王者悦《中国药膳大辞典》。

组成　桑叶 5g，菊花 5g，苦竹叶 30g，白茅根 30g，薄荷 3g。

功效应用　清热，疏肝，解表。本品为肺、肝有热之常用饮品。适用于风热犯肺证或肝阳上亢证，症见目赤、头痛、发热、咽痛等。可用于预防和治疗感冒、高血压，亦可作为夏季防暑清凉饮料。

制法食法　上述原料洗净放入茶壶内，以沸水冲泡温浸 30 分钟。代茶频饮。

使用注意　脾胃虚寒者慎食。

（叶　然）

lìshuǐ qūshīlèi shíliáofāng
利水祛湿类食疗方（promoting urination and eliminating dampness dietotherapy）

凡有利水、除湿、利尿、消肿、退黄等作用，用于治疗水湿为患的食疗方。常用利水祛湿类食疗方如下。

薏苡仁粥　载于明·李时珍的《本草纲目》。

组成　薏苡仁、粳米各 50g。

功效应用　祛风除湿，利水消肿。适用于风寒湿痹之着痹，症见筋脉拘挛，屈伸不利，关节肌肉酸楚重着，疼痛，肿胀散漫等。可用于痛风、扁平疣的辅助治疗和预防。因薏苡仁具有抗肿瘤作用，亦可供多种恶性肿瘤患者食用。

制法食法　薏苡仁、粳米分别用清水浸泡洗净，放入锅中加水适量，先用大火烧沸后，改小火煮至熟烂稠厚即可。

使用注意　孕妇慎用。

茯苓酒　载于元·忽思慧的《饮膳正要》。

组成　茯苓 60g，白酒 500ml。

功效应用　健脾补中，利水渗湿，养心安神。适用于脾虚湿盛证，症见体弱食少，头晕，四肢沉重，乏力等。可用于失眠、心悸等病的辅助治疗。是老年人长期饮用的理想药酒。

制法食法　将茯苓加入白酒中浸泡 7 日以上。每日 2 次，每次 15ml。

赤小豆鲤鱼汤　载于唐·王焘的《外台秘要》。

组成　鲤鱼 1 条，赤小豆 100g。

功效应用　清利湿热，利尿消肿。适用于水湿泛溢证，症见

小便不利、水肿、脚气等。可用于肝硬化腹水以及慢性肾炎水肿、妊娠水肿等的辅助治疗。

制法食法　鲤鱼去鳞及内脏，洗净。将赤小豆洗净，加水浸泡半小时。起锅加清水适量，放入赤小豆、鲤鱼。先武火煮沸，改文火煮至熟烂，即可。随量食用或佐餐，分次将鱼、豆、汤吃下，连用 5~7 日。

使用注意　体形消瘦、津液枯燥者不宜多食。

五白糕　载于刘寿永的《百病中医药膳疗法》。

组成　白扁豆 50g，白莲子 50g，白茯苓 50g，白菊花 15g，白山药 50g，面粉 200g，白糖 100g。

功效应用　健脾除湿，增白润肤。适用湿热蕴脾证，症见妇女面部黄褐斑，脘腹胀闷，纳呆，口渴不欲饮，大便溏泻不爽，或大便干结，舌质红，苔黄腻，脉濡数等。可用于黄褐斑、高血压等的防治。

使用注意　将扁豆、莲子、茯苓、白山药、菊花磨成细面，与面粉调匀，加水、鲜酵母和面，令其发酵，发好后揉入白糖，上笼武火蒸 30 分钟，至熟，切块。做主食用。

麦苗汁　载于唐·孙思邈的《备急千金要方》。

组成　生小麦苗 500g。

功效应用　清热利湿退黄。适用于黄疸热重于湿证，症见发热、口干不欲饮，身目呈橘黄色，小便黄如浓茶汁，尿道有灼热感，食欲减退，脘腹胀闷，舌苔黄腻等。亦可用于肝炎、胆囊炎、高脂血症等的辅助治疗。

制法食法　将麦苗捣绞取汁。昼夜各服 1 次，每次 15ml。

（庞竞文）

wēnlǐlèi shíliáofāng

温里类食疗方（interior-warming dietotherapy）

凡有温里助阳、散寒通脉作用，能用于里寒证的食疗方。常用温里类食疗方如下。

干姜粥 载于清·尤乘辑的《寿世青编》。

组成 干姜 3g，高良姜 5g，粳米 100g。

功效应用 温中和胃，祛寒止痛。适用于寒邪客胃证，症见脘腹冷痛，得温痛减，遇寒加重，呕吐呃逆，泛吐清水，肠鸣腹泻等。可用于慢性胃炎、胃肠道溃疡等寒邪客胃者的辅助治疗。

制法食法 将干姜、高良姜洗净切片先煎去渣取汁，加入粳米文火煮烂成粥。早、晚温服，秋冬季为佳。

使用注意 急性热性病、久病阴虚内热者不宜食。

当归生姜羊肉汤 载于东汉·张机的《金匮要略》。

组成 当归 20g，羊肉 500g，生姜 30g，黄酒、食盐适量。

功效应用 温经散寒，补血养血。适用于妇女产后腹痛气血两虚证，症见产后小腹隐痛，数月不止，喜按喜揉，恶露量少，色淡红，质稀无块，面色苍白，头晕眼花，心悸怔忡等。该方还可用于病后体虚、月经失调、低血压、各种贫血、痛经等属于血虚寒痛者的辅助治疗。

制法食法 将羊肉洗净，切块；当归、生姜片洗净。把全部食材一起放入锅内，加清水适量，入黄酒，武火煮沸后，用文火炖至羊肉熟烂即可，加盐调味。每日 1 次，随量食用。

使用注意 阴虚有热，湿盛中满者不宜用。

鲢鱼肉丸汤 载于顾奎琴的《药膳汤菜》。

组成 鲢鱼肉 300g，火腿末 5g，火腿片 10g，水发香菇 1 枚，料酒、盐、味精、葱、姜、鸡油、熟猪油适量。

功效应用 温中益气，滋润补虚。适用于便秘之气阴两虚证。症见年老体弱、久病或病后气血虚衰、脾胃虚冷、营养不良而引起的皮肤粗糙干瘪，枯槁无华，四肢倦怠，头晕眼花等。可用于病后体虚、免疫功能低下者的调养。

制法食法 将鱼肉洗净斩成肉泥，加水、盐少量，放进钵中，顺同方向搅拌至无黏性时，放置 5 分钟，放入葱末、姜末、火腿末、味精、料酒、熟猪油，拌匀成茸，用手挤成核桃大小的鱼丸约 20 颗，放入锅中煮沸。将盐、味精、鸡油放大汤碗中，加进做鱼丸的原汤，再用漏勺轻轻地将鱼丸盛进汤碗。将火腿片放在鱼丸上面形成三角形，香菇用作鱼丸的原汤焯熟，放在用火腿片摆成的三角形中间，撒上葱段即成。每日 2 次，随量食用。

使用注意 素体阳亢及实热证者慎用。

姜橘椒鱼羹 载于唐·咎殷的《食医心鉴》。

组成 生姜 30g，橘皮 10g，胡椒 3g，鲜鲫鱼 1 尾（250g），食盐适量。

功效应用 温胃散寒，益气补虚。适用于胃痛之寒邪客胃证，症见胃脘疼痛，遇寒加重，得温痛减，虚弱乏力，食欲不振，消化不良等。可用于慢性胃炎、胃肠道溃疡等寒邪客胃者的调养。

制法食法 将鲜鲫鱼去鳞、鳃，剖腹去内脏，洗净。将生姜洗净，切片，与橘皮、胡椒共装入纱布袋内，包扎好后，填入鱼腹中，加水适量，用小火煨熟即成。食用时，除去鱼腹中的药袋，加食盐少许。

使用注意 素体阳亢及实热证者慎服。

丁香煮酒 载于唐·孙思邈的《千金翼方》。

组成 黄酒 50ml，丁香 2 粒。

功效应用 温中散寒，降逆止呕。本品为治疗寒性吐泻之常用方。适用于寒邪客胃证，症见脘腹冷痛，泛吐清水，手足不温等。可用于慢性胃炎，胃肠神经官能症，消化不良等寒证者的辅助治疗。

制法食法 黄酒放瓷杯中，加丁香，将瓷杯放入蒸锅中蒸炖 10 分钟。需要时热饮。

使用注意 本品辛温，热病、阴虚内热者慎用。

羊肾馄饨 载于北宋·王怀隐等的《太平圣惠方》。

组成 羊肾 50g，肉桂 3g，川椒 2g，川芎 5g，面粉 250g，酱油、精盐适量。

功效应用 温阳散寒，活血止痛。适用于寒凝血瘀证，症见痛经，小腹冷痛拒按，得热痛减，月经后期经色暗而有瘀块，面色青白，肢冷畏寒等。适用于痛经、腹痛、冻疮等寒凝血瘀者的辅助治疗。

制法食法 将肉桂、川椒、川芎研末备用。将羊肾去皮漂洗，使腰臊除净，剁成肉茸，加入药末及适量的酱油、精盐拌匀成馅。以常法做成馄饨。温热食用。

姜汁砂仁粥 载于清·曹庭栋的《养生随笔》（又称《老老恒言》）。

组成 生姜 10g，砂仁 50g，粳米 100g。

功效应用 温中健脾，降逆止呕。适用于脾胃虚寒证，症见腹胀纳少，腹满时减，腹痛喜温喜按，口泛清水，大便溏薄，四肢不温，或肢体困重，或周身水肿，小便不利，或白带量多质稀，小腹下坠，腰腹酸沉等。可用于虚寒性呕吐、腹胀、腹痛等的辅助治疗。

制法食法 将砂仁研末，生姜榨汁，粳米煮粥，米熟后加入砂仁末续煮片刻，放姜汁调匀即可。温服。

丁香姜糖 载于《摘元方》。

组成 丁香粉 5g，生姜末 30g，白糖 250g。

功效应用 温中散寒。适用于冻疮寒凝经络证，症见局部冷痛，肤色紫暗或暗红，肿胀结块，或有水湿发痒，手足清冷，可用于冻疮的预防和治疗。

制法食法 将白糖放入锅中，加水少许，以文火煎煮至较稠厚时，加姜末及丁香粉调匀；再继续煎熬至用铲挑起即成丝状而不粘手时，停火。将糖倒在涂过食油的大搪瓷盘中，稍冷切条块。

醋浸生姜饮 载于唐·咎殷的《食医心鉴》。

组成 生姜适量，醋适量，红糖适量。

功效应用 温中降逆止呕。适用于脾胃寒凝证，症见脘腹疼痛，喜温喜按，口泛清水，大便溏薄，四肢不温等。可用于慢性胃炎、胆道蛔虫、妊娠恶阻等脾胃寒凝者的辅助治疗。

制法食法 将生姜洗净，切片，以米醋浸 1 昼夜。用时取 3 片生姜，加红糖，以沸水冲泡，温浸片刻即可。代茶频饮。

姜露 载于清·赵学敏的《本草纲目拾遗》。

组成 鲜姜 500g，水适量。

功效应用 温中散寒，降逆除痰。适用于脾胃虚寒证，症见

腹胀纳少，腹满时减，腹痛喜温喜按，口泛清水，四肢不温，或肢体困重，或周身水肿，小便不利，或白带量多质稀，小腹下坠，腰腹酸沉等。可作为饮料以预防流感，亦可用于消化不良、呕吐等脾胃虚寒者的辅助治疗。

制法食法 鲜姜置于蒸馏瓶中，加水适量，依法蒸馏，取得蒸馏液 1000ml 为止。每日 3 次，每次 50ml，温饮。

（鹿竞文）

bǔxūlèi shíliáofāng

补虚类食疗方 （deficiency-nourishing dietotherapy） 凡有补益人体气、血、阴、阳等作用，用以治疗虚证及增强体质、振奋功能的食疗方。常用补虚类食疗方如下。

五味枸杞饮 载于明·张时彻的《摄生众妙方》。

组成 醋炙五味子 5g，枸杞子 10g，白糖适量。

功效应用 益气滋阴。适用于气阴不足证，症见素体虚弱，倦怠，乏力，虚汗，腰膝酸软，视力减退，须发早白等。可用于气阴不足者的养生保健。

制法食法 将五味子与枸杞子放入杯中，以沸水冲泡，温浸片刻，再调入白糖。趁热频饮，随饮随兑入沸水。

归圆杞菊酒 载于清·洪九有论定《摄生秘剖》。

组成 当归身（酒制）30g，桂圆肉 240g，枸杞子 120g，菊花 30g，白米酒 3500ml，烧酒 1500ml。

功效应用 滋精补血，益肝补肾，养心安神，悦色驻颜。适用于精血不足证，症见目暗不明，头昏头痛，面色萎黄，心悸失眠，腰膝酸软，须发早白等。可用于阴血不足者的养生保健。亦可用于美容养颜。

制法食法 将上述药装布袋悬于坛中，加入二酒，密封贮藏 1 月余即可。不拘时，随意饮用。

使用注意 湿热、痰饮者不宜服用。

燕窝粥 载于清·赵学敏撰《本草纲目拾遗》。

组成 燕窝 10g，糯米 100g，冰糖 10g。

功效应用 润肺补脾，养阴润燥，延年驻颜。适用于肺脾两虚证，症见面色不华，容颜憔悴，咳嗽痰多，咯血吐血等。可用于体质虚弱，营养不良，久痢久疟，老年咳嗽、支气管扩张、肺气肿等的辅助治疗。

制法食法 将燕窝入开水中焖泡，洗净后放碗中加水 100ml，上蒸笼 30 分钟后备用；糯米浸泡 24 小时，洗净入锅用武火煮沸，米粒煮开时加燕窝、冰糖，文火煮至烂熟即可。每日 1 次，连食 7～10 日。

使用注意 肺胃虚寒，湿痰停滞，有表邪者忌食。

春盘面 载于元·胡思慧撰《饮膳正要》。

组成 白面粉 3000g，羊肉 100g，羊肚 500g，鸡蛋 5 个，蘑菇 200g，韭黄 250g，白菜苔 500g，生姜、食盐、胡椒粉、料酒、醋各适量。

功效应用 补中益气。适用于脾胃气虚证，症见短气，懒言，肢体困倦，身体消瘦等。可用于营养不良所致消瘦、贫血等的辅助治疗。

制法食法 将羊肉、羊肚洗净，切成 2cm² 的小块。蘑菇洗净切块，白菜苔洗净切段，韭黄洗净剁碎待用。面粉用水和好，放置 15 分钟，放入韭黄、食盐，揉成面团，擀薄切成面条。将羊肉、羊肚、生姜、蘑菇置于武火上烧

熟,然后将面条放入,烧开,放食盐、料酒、醋、胡椒粉调味即成。可作正餐食用。

使用注意 实热证者慎用。

枸杞子酒 载于北宋·王怀隐等《太平圣惠方》。

组成 枸杞子200g,60度白酒300ml。

功效应用 养阴补血,益精明目,悦色驻颜。适用于肝肾虚损所致的目疾,症见目暗、目涩、迎风流泪等。可用于弱视、视网膜干燥症等眼疾的辅助治疗。亦可用于养生保健,美容养颜。

制法食法 将干枸杞子洗净,剪碎,放入细口瓶中,加白酒密封,置阴凉干燥处,每日摇1次,1周后即可饮用,边饮边添加白酒。每日晚餐前或临睡前饮用10~20ml。

使用注意 外感热邪,脾虚湿盛导致泄泻者忌服。

对虾酒 载于清·赵学敏撰《本草纲目拾遗》。

组成 新鲜大对虾1对,60度白酒250ml。

功效应用 温肾壮阳。适用于肾阳虚衰证,症见神疲乏力,精神不振,易疲劳,畏寒怕冷,四肢发凉,腰膝酸痛,腰背冷痛,筋骨痿软等。可用于性功能减退、阳痿、早泄、前列腺炎等的辅助治疗。

制法食法 大对虾置于大口瓶中,加入白酒密封浸泡1周。每日随量饮用,酒尽时,烹食对虾分顿食用。

使用注意 阴虚阳亢、哮喘患者及过敏体质者慎用。

桂圆醴 载于明·万表选集《万氏家抄方》。

组成 桂圆肉200g,60度白酒400ml。

功效应用 补心益脾,安神

养血。适用于心脾两虚证,症见体质虚弱,失眠,健忘,心悸,气短,乏力等。可用于失眠、健忘、免疫力低下等的辅助治疗。

制法食法 将桂圆肉放入细口瓶中,加白酒密封,每日振摇1次,半月后可饮用。每日2次,每次10~20ml。

使用注意 内有痰火,水湿内停者忌服。

桑葚醪 载于明·李时珍《本草纲目》。

组成 桑葚1000g,糯米500g,酒曲适量。

功效应用 养阴益气,滋补肝肾。适用于肝肾阴亏证,症见耳鸣、耳聋、视物不清、迎风流泪、腰膝酸软、关节不利、盗汗、遗精等。可用于各种痈疽肿毒、瘰疬、便秘的辅助治疗。

制法食法 将桑葚捣汁煮沸,将糯米与桑葚汁拌匀,蒸煮成糯米干饭,待冷却后加酒曲,拌匀,发酵成为酒酿。每日适量佐餐饮服。

五汁蜜膏 载于清·李文炳著《经验广集》。

组成 鸭梨1000g,白萝卜1000g,生姜250g,炼乳250g,蜂蜜250g。

功效应用 补虚润燥,温肺止咳。适用于肺阴亏耗证,症见干咳,咳声短促,痰少黏白,口干咽燥,午后潮热,手足心热,盗汗,神疲等。可用于久咳不止、肺结核等的辅助治疗。

制法食法 鸭梨、白萝卜、生姜洗净,切碎,分别取汁,将梨汁、萝卜汁放锅中,武火煮沸,改文火煎煮至浓缩如膏状时,放入姜汁、炼乳和蜂蜜拌匀,继续加热至沸,停火,待冷却装瓶备用。每日空腹时服2次,每次15ml,用温开水送服。

使用注意 糖尿病者及脾虚便溏者忌服。

(姜荣荣)

gùsèlèi shíliáofāng

固涩类食疗方（dietotherapy of astringency）

凡具有收敛固色作用,用以治疗气、血、精、津液耗散或华佗不禁之证的食疗方。常用固涩类食疗方如下。

黄芪粥 载于清·陆以湉撰《冷庐医话》。

组成 黄芪20g,粳米50g。

功效应用 补中益气,固表止汗。适用于肺卫不固证,症见自汗、盗汗,动则尤甚,恶风怕冷,气短乏力,易于感冒等,以及脾虚食少便溏等。可用于多汗症、反复呼吸道感染等病气虚者的辅助治疗。亦可用于多种病后体虚的调养。

制法食法 取黄芪20g,加水200ml,煎至100ml,去渣留汁;在药汁中加入粳米50g,水300ml,煮至米花汤稠为度,食时可加糖少许调味,早晚各服1碗,7~10天为1个疗程。

使用注意 凡感冒发热期间或阴虚火旺者不宜食用。儿童用量酌减。

黄芪蒸鸡 载于清·袁枚编《随园食单》。

组成 嫩母鸡1只（约1000g）,黄芪30g,姜葱油盐等佐料适量。

功效应用 益气养血,固表止汗。适用于气虚证,症见动则汗出,易于感冒,短气乏力,纳差便溏等,以及血虚头晕肢麻等。可用于多汗症、反复呼吸道感染等病气虚者的辅助治疗。亦可用于多种病后体虚的调养。

制法食法 母鸡切块,黄芪、姜葱等佐料用棉纱布包紧,置砂锅中,加入适量水、盐等。上蒸笼,蒸1~2小时,调味后食用。

使用注意 邪盛食滞及阳亢者慎用。

浮小麦饮 载于元·罗天益撰《卫生宝鉴》。

组成 浮小麦15~30g,大枣10g。

功效应用 固表止汗,养血安神。适用于肺卫不固证,症见自汗常作,动则益甚,恶风畏寒,气短倦怠,不耐风寒,易于感冒等,以及心神失养所致的心悸、失眠、头晕等。可用于多汗症的辅助治疗。

制法食法 取浮小麦、大枣洗净,加水适量,煎煮,去渣留汁,100ml左右。饮用时可加糖少许调味,早晚各服1次,7~10天为1个疗程,可长期服用。本方也可用炒浮小麦研细末,每次10~20g,用大枣煎汁或米汤冲服。

使用注意 儿童用量按年龄酌减。

石榴皮茶 载于唐·孟诜著《食疗本草》。

组成 石榴皮15~30g,红糖或白糖适量。

功效应用 涩肠止泻。适用于久泻、久痢之虚证,症见久泻、久痢不止,纳差乏力,身体虚弱等。可用于急、慢性肠炎,痢疾之虚寒证。

制法食法 将石榴皮入锅,适量加水煎汁,去渣加糖分次服用,每日早、中、晚空腹温热服,或小口频服。

使用注意 实热积滞忌用。儿童用量酌减。中病即止,不宜过量。

乌梅粥 载于宋徽宗时由朝廷组织人员编撰的《圣济总录》。

组成 乌梅10~15g,粳米60g,冰糖适量。

功效应用 涩肠止泻,生津止渴。适用于各种证型的慢性泄泻及痢疾,症见久泻不愈,甚者滑脱不禁、纳差、乏力等。可用于急、慢性肠炎、痢疾等病的辅助治疗。亦可用于消渴,暑热汗出、口渴多饮等症。

制法食法 将乌梅洗净,去核。粳米淘洗干净,用冷水浸泡半小时,捞出,沥干水分。锅中加入适量冷水,放入乌梅,煮沸约15分钟,去渣留汁。将粳米放入乌梅汁中,先用旺火烧沸,再改用小火煮成粥,酌加入适量冰糖调匀,即可食用。每日1次,7天为1个疗程。

使用注意 新病慎用,反酸明显者慎用。儿童用量酌减。

阿胶糯米粥 载于唐·咎殷撰《食医心鉴》。

组成 阿胶30g,糯米100g,红糖适量。

功效应用 滋阴补血,固崩安胎。适用于血虚证,症见月经过多,咳血、衄血,大便出血,面色萎黄等。可用于功能性子宫出血、先兆流产、牙龈等部位出血的辅助治疗。

制法食法 先将糯米煮粥,待粥将熟时,放入捣碎的阿胶,边煮边搅匀,稍煮1~2沸,加入红糖即可。每日分1~2次服,3~5日为1个疗程。

使用注意 脾胃虚弱者不宜多食。滋腻味重不宜久食。

糖溜白果 载于迟钝编著《民间方》。

组成 白果150g,白糖100g,淀粉30g,碱适量。

功效应用 止带缩尿,敛肺定喘。适用于多种证型的带下症,症见白带量多,淋漓不断、或黄或清,腰酸腹冷,尿频不爽等。可用于慢性宫颈炎、阴道炎、盆腔炎、内分泌功能失调等病的辅

助治疗。

制法食法 白果加水适量,碱适量,煮沸后刷去膜,去心,装入碗中,加适量水,上笼用武火蒸熟取出。在锅中加清水适量,放入白果仁、白糖,置火上煮沸,撇去浮沫,用淀粉勾芡,略煮后,倒入盘内即可食用。

使用注意 白果有毒,宜熟食,不宜过量。

山药芡实粥 载于明·龚廷贤著《寿世保元》。

组成 山药50g,芡实50g,粳米50g,油盐适量。

功效应用 除湿止带,固精止遗。适用于脾肾两虚证,症见腰膝酸软,纳差便溏,女性带下清稀,男性遗精滑泄等。可用于慢性宫颈炎、阴道炎、盆腔炎、遗精病等的辅助治疗。

制法食法 将山药去皮切块,芡实打碎,粳米洗净,同煮为粥,加油盐调味。每晚食1次。本粥平和可口,可以久食。

使用注意 湿热致带下、尿频、遗精白浊者慎食。

白果乌鸡汤 载于清·元福辑编《经验方》。

组成 乌鸡1只(约500g),干白果30g,莲子肉30g,糯米15g,油盐、胡椒少许。

功效应用 补益脾肾,固涩止带。适用于脾肾两虚证,症见腰膝酸软,带下量多,形体消瘦,面色萎黄,气短体倦等。可用于慢性宫颈炎、阴道炎、盆腔炎等病的辅助治疗。

制法食法 将乌鸡活宰,去毛、内脏,洗净;莲子肉、糯米、胡椒洗净。把去壳皮的白果仁、莲子肉、糯米、胡椒装入鸡腹腔内,封口后,放至炖盅内并加盖,隔水用文火炖2~3小时,至鸡熟烂,调味供用(可分2~3次食,

饮汤，食肉、白果等）。

使用注意 湿热证者慎食。白果有毒，不宜过量。

（姜荣荣）

lǐqìlèi shíliáofāng
理气类食疗方（dietotherapy of qi-regulating） 以行气或降气等为主要作用，用于治疗气滞和气逆病证的食疗方。常用理气类食疗方如下。

姜橘饮 载于宋·魏岘辑《魏氏家藏方》。

组成 生姜60g，橘皮30g。

功效应用 健中理气，除满消胀。适用于痞满的脾胃气滞证，症见脘腹满胀，嘈杂不舒，胸胁胀满等。也可用于消化不良、胃肠功能紊乱、急性胃炎、神经性呕吐的调治。

制法食法 水煎后代茶饮，饭前温服。

使用注意 热性病证者不宜食用。

萝卜生姜汁 载于刘继林编著《食疗本草学》。

组成 白萝卜250g，生姜30g。

功效应用 消食导滞，和胃降逆。适用于呕吐之食滞内停证，症见呕吐酸腐，脘腹胀满，嗳气厌食，吐后反快等。可用于急性胃炎、消化不良、十二指肠壅积症等的辅助治疗。

制法食法 将白萝卜、生姜洗净，分别榨汁混合即成。

使用注意 胃阴亏耗者忌食。

茉莉花露 载于清·赵学敏撰《本草纲目拾遗》。

组成 鲜茉莉花250g，水适量。

功效应用 健脾行气开郁。适用于肝郁气滞证，症见食欲不振，口臭，口黏，胸腹胀闷等症。可用于精神抑郁、心烦易怒者的辅助治疗。

制法食法 将鲜茉莉花置于蒸馏瓶中，加水蒸馏，取蒸馏液1000ml为止。

使用注意 《本草纲目拾遗》：只可点茶，不宜久服，令人脑漏。

楂核散 载于胡曼云等编著《清朝宫廷秘方》。

组成 山楂核200g。

功效应用 消食理气，通经止痛。适用于气滞血瘀证，症见经络不通之腰部酸胀，疼痛不止，或寒滞肝经引起的疝气胀痛等。可用于肉食引起的食积、疝气的辅助治疗及调护。

制法食法 将山楂核放入锅内，加热翻炒至外焦黑，待凉，研成细末，过筛，备用。

橙膏 载于清·朱彝尊撰《食宪鸿秘》。

组成 黄橙120g，白糖适量。

功效应用 宽胸理气、解酒醒神。适用于酒毒伤中，胃肠失和证，症见头晕神昏，嗳吐酸腐，恶心厌食，心烦胸闷，肢体酸软等。可用于酒精中毒、呕吐的辅助治疗。

制法食法 将黄橙用刀切开，锅内添水，把黄橙下锅煮熟，取出去核，与白糖一起捣烂，用纱布绞滤出汁，于火上烧开，然后晾凉，待凝固后切开备用。

荞麦面 载于清·王士雄撰《随息居饮食谱》。

组成 荞麦面500g，调料适量。

功效应用 开胃宽肠、下气消积、降脂降糖。适用于用肠胃积滞、噤口痢疾、慢性腹泻证，症见腹泻、下利不食或呕不能食。可用于高脂血症、动脉硬化、高血压、糖尿病的辅助治疗。

制法食法 将荞麦面加清水和面，擀成面条、面皮、糕饼等

面食均可，入沸水中煮熟或蒸熟。

使用注意 荞麦性偏凉，脾胃虚寒者慎用。

玫瑰花茶 载于清·赵学敏撰《本草纲目拾遗》。

组成 干玫瑰花瓣6~10g。

功效应用 舒肝解郁、理气止痛。适用于肝气郁结证，症见胁肋胀痛，月经不调，痛经等。可应用于胃十二指肠溃疡、神经性胃痛、乳腺小叶增生症、月经期紧张综合征等的辅助治疗。

制法食法 将花瓣放入茶盅内，用温水冲泡1~2分钟，将水倒掉，然后将沸水冲入玫瑰花内，加盖片刻。

使用注意 便秘者不适合饮用，在经期月经量过多的人不宜饮用；胃寒、腹泻、常感觉到疲倦、身体虚弱者不宜服用。

橄榄萝卜 载于清·佚名《调鼎集》。

组成 橄榄250g、萝卜500g。

功效应用 消食行气，化痰止咳。适用于脘腹痞满之食积证，症见嘈杂吞酸、脘腹胀闷，大便臭秽。可用于消化不良患者的辅助治疗。

制法食法 将橄榄与萝卜同煎汤，代茶，随意饮服。

（叶然）

lǐxuèlèi shíliáofāng
理血类食疗方（dietotherapy of blood-regulating） 凡以活血化瘀、和血止血为主要作用，以预防和治疗血瘀、出血等病证的食疗方。常用理血类食疗方如下。

益母草煮鸡蛋 载于王者悦的《中国药膳大辞典》。

组成 益母草30~60g，鸡蛋2个。

功效应用 活血调经、利水消肿、益气养血。适用于气滞血郁证，症见月经不调，崩漏，产

后恶露不止或不下等。还可用于外伤内损有瘀血者，或尿血、肾炎水肿者的辅助治疗。

制法食法 将鸡蛋、益母草加水同煮，蛋熟去壳，入药液中复煮片刻。吃蛋饮汤。每天1次，5~7天为1个疗程。

使用注意 脾胃虚弱者不宜多食。

三七蒸蛋 载于清·项天瑞汇纂《同寿录》。

组成 三七末3g，藕汁50ml，鸡蛋1个。

功效应用 补气摄血，止血化瘀。适用于气虚血瘀证，症见反复发生肌衄，久病不愈，神疲乏力，头晕目眩，面色萎黄。可用于贫血、神经衰弱、久病体弱、产后血虚等的辅助治疗。

制法食法 将鸡蛋、三七末、藕汁混匀，隔水蒸熟即可。每日1~2次，连服10天为1个疗程。

槐叶茶 载于唐·咎殷撰《食医心鉴》。

组成 嫩槐叶500g。

功效应用 凉血止血。适用于肠道湿热证，症见便血色红，大便不畅或稀溏。可用于便血、痔疮等的辅助治疗。

制法食法 嫩槐叶，开水煮熟，晒干，备用。每次取15g，适量开水浸泡，代茶饮用。

使用注意 脾胃虚寒大便不实者忌用。

山楂红糖汤 载于翁维健主编的《中医饮食营养学》。

组成 山楂10枚，红糖适量。

功效应用 活血化瘀。适用于血瘀证，症见产妇产后恶露不尽，腹痛，或经行腹痛，血色暗红，或儿枕痛。可用于产后瘀血腹痛及瘀血痛经的辅助治疗。

制法食法 山楂洗净，去核捣碎，放入锅中，加水煮约20分钟，加入红糖适量。

木耳粥 载于晋末·刘涓子撰，南齐·龚庆宣整理《刘涓子鬼遗方》。

组成 黑木耳30g，粳米100g，大枣5枚。

功效应用 养血止血，健脾益气。适用于脾胃虚寒证，症见反复便血，纳少腹胀，畏寒肢冷，神疲乏力，大便溏泻等。可用于心、脑血管疾病，如高血压、血管硬化等疾病的辅助治疗。老年人常服有延年益寿作用。

制法食法 将黑木耳用温水浸泡1小时左右，洗净备用。将粳米、大枣、泡好的木耳、冰糖适量同放入锅中，加水适量，煮至为粥。

使用注意 风寒感冒咳嗽者忌服。

(叶 然)

平肝类食疗方 (dietary remedies for smoothing liver) 凡以平降肝阳或息风止痉为主药作用，治疗肝阳上亢或肝风内动病证的食疗。常用平肝类食疗方如下。

芹菜粥 载于明·李时珍《本草纲目》。

组成 新鲜芹菜100g，粳米100g。

功效应用 平肝潜阳，清利头目。适用于肝阳上亢证，症见头昏胀痛，两侧为重，心烦易怒，口苦面红，或兼胁痛等。可用于高血压、血管性头痛、紧张性头痛等的调治。

制法食法 芹菜洗净切碎，与粳米同时放入砂锅内，加水适量，先武火，后文火，煮至米熟烂，即成。空腹食用，每日2次。

芹菜拌海带 载于温如玉等编著《疾病的食疗与验方》。

组成 芹菜100g，海带50g，食盐、香油各适量。

功效应用 平肝潜阳，清利头目。适用于眩晕肝阳上亢证，症见眩晕耳鸣，头目胀痛，口苦失眠，急躁易怒，肢麻震颤等。可用于高血压、脑动脉硬化等的调治。

制法食法 芹菜洗净切段，海带洗净切丝，然后分别在沸水中焯一下捞起，用少许食盐、香油拌匀即可食用。

饮食注意 甲亢患者不宜食用。

益寿饮 载于郑程公整理《华佗·青囊书》。

组成 罗布麻叶3g，枸杞子6g，黄精9g。

功效应用 平降肝阳，抗衰老。适用于肝肾阴虚证，症见耳鸣健忘、头晕、潮热、心悸、多梦少寐、心烦口干、手足发热、腰膝酸软。可适用于中老年人饮用，具有延缓衰老作用。

制法食法 罗布麻叶、枸杞子、黄精同时用沸水冲泡，温浸片刻。

菊花绿茶饮 载于翁维健编著《药膳食谱集锦》。

组成 菊花3g，槐花3g，绿茶3g。

功效应用 平肝清热，止痛明目。适用于肝阳上亢证，症见头痛目胀，眩晕耳鸣，心中烦热，口苦易怒，小便短黄等症。可用于肝火头痛目赤，醉酒不适患者服用。

制法食法 将菊花、槐花、绿茶同放入杯中，用沸水冲泡，密闭浸泡片刻，频饮之。

饮食注意 脾胃虚寒，大便溏薄，食少腹胀者慎用。

醋泡花生仁 载于杨永良、张正治主编的《中医食疗学》。

组成 花生仁、陈醋适量。

功效应用 平肝潜阳，清热镇惊。适用于肝阳上亢证，症见眩晕头痛，面红目赤，烦躁易怒，便秘尿黄等。可用于高血压、高血脂、动脉硬化的辅助治疗。

制法食法 花生仁用醋浸泡1周后，每晚睡前嚼7~8粒。

菊楂决明饮 载于周文泉等主编《中国药膳辨证治疗学》。

组成 菊花10g，生山楂片15g，决明子15g，冰糖适量。

功效应用 平肝潜阳。适用于肝阳上亢证，症见头痛、目眩、急躁易怒，胁肋胀痛，面红目赤等。可用于高血脂、心脑血管疾病的辅助治疗。

制法食法 将菊花、山楂、决明子同放入杯中，以沸水冲泡，密闭浸泡30分钟后加入适量冰糖。代茶频饮。

桑芽粥 载于清·曹庭栋《养生随笔》。

组成 桑叶初生嫩芽50g，粳米100g。

功效应用 平肝明目，疏风清热。适用于外感风热证或肝火上炎证，症见头晕头痛，目赤肿痛，或邪热扰肺引起的咽痛咳嗽。可应用于高血压头痛、急性传染性结膜炎、急性上呼吸道感染等疾病的辅助治疗。

制法食法 将桑芽与粳米同放入砂锅，加清水适量，煮至稠粥即可。每日1剂，分2次空腹食用。

（叶 然）

huàtán zhǐké píngchuǎnlèi shíliáofāng

化痰止咳平喘类食疗方

（dietary remedies for resolving phlegm, relieving cough and asthma） 具有化痰止咳、降气平喘等作用，用于治疗咳嗽咯痰、气逆喘哮等病证的食疗方。常用化痰止咳平喘类食疗方如下。

杏仁猪肺粥 载于清·柴裔的《食鉴本草》。

组成 苦杏仁15g，川贝3g，粳米100g，猪肺100g。

功效应用 祛痰降气，润肺平喘。适用于痰涎壅盛证，症见咳嗽气喘，痰多易咯，呼吸不畅，胸膈痞满等；亦适用于肺虚喘咳，甚或肺燥咳血等。也可用于慢性支气管炎辅助治疗和预防。

制法食法 将川贝清洗后文火煮30分钟，取汁备用。取苦杏仁去皮尖，水煮15分钟后加入粳米煮至半熟，再放入猪肺、川贝汁同熬为粥，根据个人口味添加食盐等调味剂。早晚温服，每日2次。

饮食注意 痰多清稀或者咳有泡沫痰者不宜食用。忌烟酒及辛辣、油腻肥甘食物。

枇杷叶粥 载于俞小平等主编《中国益寿食谱》。

组成 枇杷叶20g（或鲜品50g），粳米60g，冰糖少许。

功效应用 清热润肺，降气止血。适用于肺热证，症见咳嗽伴咯吐黄色脓痰；或肺燥证，症见干咳痰少、咳血、衄血等。可用于感冒、急性气管炎、大叶性肺炎的预防及辅助治疗。

制法食法 将枇杷叶布包加水煎煮30分钟，取浓汁，去渣加水入粳米煮成稀粥，待粥成时入冰糖，稍煮待溶化。早晚温服，每日2次。

饮食注意 风寒引起的咳嗽不宜食用。

双花杏蜜茶 载于谢永新等编著《百病饮食自疗》。

组成 金银花、菊花、杏仁各10g，蜂蜜30g。

功效应用 疏风散热，宣肺化痰，解毒。适用于肺痈初期，症见咳嗽胸隐痛，或咳则痛甚，

呼吸不利，口干，痰涎黏滞浓浊，恶寒发热，舌质红，苔薄黄，脉浮数等。可用于流感、急慢性扁桃体炎和牙周炎的辅助治疗和预防。

制法食法 将金银花、菊花、杏仁（捣碎）共煎成药汁，去渣取汁，贮瓶内。饮用时兑入蜂蜜，代茶频频饮之。

饮食注意 杏仁有小毒，用量不宜过大。

（叶 然）

xiāoshílèi shíliáofāng

消食类食疗方

（dietary remedies for digesting food） 凡以消化食积、健运脾胃为主要作用，用于治疗饮食积滞、宿食停留证的食疗方。常用消食类食疗方如下。

三仙消食汤 载于陈可冀等的《慈禧光绪医方选议》。

组成 焦山楂6g，焦麦芽6g，焦神曲6g，炒鸡内金6g。

功效应用 消食导滞，健脾开胃，退乳消胀。适用于食滞胃脘证，症见脘腹胀满、疼痛，食积不消，食欲不振，呕吐泄泻等。可用于各种原因引起的消化不良的辅助治疗和预防，对油腻食品所致消化道症状疗效尤佳；也可用于回乳、痢疾的辅助治疗。

制法食法 焦山楂、焦麦芽、焦神曲、炒鸡内金洗净，加入300ml水浸泡20分钟，连水一起倒入砂锅中，武火煮沸，改文火煮20分钟即可。佐餐食用。每日1~2次，每次50ml。

饮食注意 脾胃素虚者，孕妇及哺乳期的妇女不宜食用。

豆蔻馒头 载于彭铭泉的《中国药膳》。

组成 白豆蔻30g，面粉1000g，酵母50g。

功效应用 开胃健脾，理气

消胀。适用于食积气滞证，症见食欲不振、胃痛缠绵、胸腹胀满、反胃呕吐等。可用于慢性胃炎、消化性溃疡的辅助治疗和预防。

制法食法　将白豆蔻压碎成细末，面粉加酵面、温水，揉匀成团，捂约2小时，待面团发酵后，加碱水适量，撒白豆蔻粉末，用力揉面，直至碱液、药粉揉匀后，制成馒头坯子，上笼用武火蒸约15分钟。随意食。

饮食注意　阴虚血燥而无寒湿者禁食。

赤小豆内金粥　载于彭铭泉的《中国药膳》。

组成　赤小豆30g，鸡内金10g，粳米100g。

功效应用　清热利湿，健脾消积。适用于小肠湿热证，症见尿频、尿急、尿痛、尿液混浊、小腹胀满、食积不化等。也可用于湿热所致痈疮肿毒和黄疸。可用于尿道炎和尿路结石的辅助治疗和预防。

制法食法　鸡内金研末，赤小豆、粳米洗净，同煮成粥。可作早餐食用。

饮食注意　阴虚而无湿热者及小便清长者禁食。红黑豆，系广东产的相思子，是半粒红半粒黑，注意鉴别，切勿误用。

莱菔子粥　载于清·尤乘辑的《寿世青编》。

组成　莱菔子30g，粳米50g。

功效应用　消食除胀，降气化痰。主食积气滞证，症见胸闷腹胀，腹泻，下痢后重，痰壅喘咳等。可用于慢性气管炎和肺气肿的辅助治疗和预防。

制法食法　将莱菔子炒至香熟，然后研成细末；加粳米煎煮成粥时，每次调入炒莱菔子末5~7g，稍煮即可。早晚餐，温热食用。

饮食注意　气虚无食积、痰滞者不宜食用。食用期间不宜与人参同食，禁食油腻食物。

雪红汤　载于傅时摄、傅时鉴的《常见慢性病食物疗养法》。

组成　荸荠300g，山楂糕60g，白糖适量，甜青梅、花生米及糖腌桂花少许。

功效应用　开胃消食，清肝化滞。适用于肝火偏盛、饮食积滞证，症见食欲不振，脘腹胀痛，嗳腐吞酸，口苦头晕等。可用于高血压病、动脉硬化和冠心病的辅助治疗和预防。

制法食　法荸荠洗净，去衣，削皮，切成颗粒状。用小砂锅1只，将花生米、荸荠倒入，加水约1大碗。中火烧开后，加白糖一匙，再改用小火约烧10分钟。再将山楂糕也切成颗粒，倒入荸荠汤内，立即端起砂锅，加甜青梅丁、糖桂花少许，拌匀即可。当点心吃，每日1~2次，每次1小碗。

饮食注意　虚寒、血虚证不宜食用；孕妇不宜食用。

曲米粥　载于元末明初·刘基的《多能鄙事》。

组成　神曲15g，粳米50g。

功效应用　消食化积，健脾和胃。适用于饮食积滞证，症见脘腹胀满，食少纳呆，嗳腐吞酸，大便溏泄，肢软乏力等。可用于急慢性胃炎的辅助治疗和预防。

制法食法　将神曲研为细末，水煎取汁，加粳米煮为稀粥。温服，每日2次，连续3~5日。

饮食注意　凡脾阴虚、胃火盛、无食滞者不宜食用。孕妇不宜食用。

萝卜饼　载于聂宏的《中医食疗药膳学》。

组成　白萝卜、面粉各250g，瘦猪肉100g，生姜、葱白、精盐、菜油各适量。

功效应用　健胃消食，理气化痰。适用于食积气滞证，症见食欲不振，脘腹胀满，恶心呕吐，泛吐酸水，以及咳痰、喘等。可用于慢性胃炎及恶性肿瘤的辅助治疗和预防。

制法食法　将萝卜、瘦猪肉切碎，加入姜、葱、菜油和食盐等调味品适量，剁碎细做成馅。与面粉做成馅饼，烙熟。随意食用。

饮食注意　阴胜偏寒体质者、脾胃虚寒者不宜多食。

（叶　然）

yòngyào hùlǐ
用药护理（medication care）在中医药理论指导下，应用护理学知识，将方药的临床应用与护理相结合，确保方药应用的有效与安全，是方药临床应用的重要环节。中药治疗是中医治疗疾病最常用的一种方法。中医用药护理是护理工作的一项重要内容。护理人员必须掌握中药汤剂的煎煮法，以及不同剂型中药内服法、外用法和用药后的观察要点，才能为患者提供正确的、优质的用药护理。

（彭丽丽）

tāngjì jiānzhǔfǎ
汤剂煎煮法（decoction method）　根据不同药性和治疗需要配伍后，将切细、打碎或炮制过的药物加水煎煮，滤取其药液的方法。汤剂服用是中药给药最主要的途径。古代医家对煎煮法亦很重视，如明代医家李时珍指出："凡服汤药，虽品物专精，修治如法，而煎药者鲁莽造次，水火不良，火候失度，则药亦无功"，清代医家徐灵胎《医学源流论》亦云"煎药之法，最宜深讲，药之效不效，全在乎此"。因此，正确煎煮中药汤剂可充分发挥药物作用，提高疗效。

煎煮容器 ①适宜煎煮用具。煎煮容器以砂锅、瓦罐为宜。因其材质稳定，不易与药物发生化学反应，且导热均匀、热力缓和、保温性强、水分蒸发少、价格低廉，故是理想的煎药容器。此外，也可在大量制备中药汤剂时选用搪瓷锅、不锈钢锅和玻璃容器，此类容器具有抗酸耐碱的性能，但其传热、散热均较快，不利于药物有效成分的析出。②禁忌煎煮用具。忌用铜、铁、铝、锡锅等器具煎煮药物。铜、铁质容器传热快，化学性质不稳定，易氧化，在煎煮药物时能与中药中所含的鞣质、有机酸等成分发生化学反应而影响疗效，甚至对人体产生毒副作用。铝锅虽化学性质较稳定，但不耐强酸强碱，不是理想的煎药用具。

煎药用水 ①水质。煎药用水必须以水质洁净、矿物质少为原则。一般来说，除处方有特殊规定外，凡人们在生活上可作为饮用的水均可用来煎煮中药。可选用泉水、井水及自来水，但最好采用经过净化和软化的饮用水，以减少杂质混入，防止水中钙、镁等离子与药材成分发生沉淀。此外，忌用开水煎药，因植物药物外层组织细胞受热后会立即紧缩、凝固，在细胞壁上形成一层不可逆的蛋白质变性层，影响药物的析出和有效成分的利用。②水量。煎煮水量应根据药物的性质、药量、吸水程度和煎煮时间而定。一般汤剂经水煎两次，其中70%~80%的有效成分已析出，三煎、四煎中只剩下20%~30%，所以临床多采用两煎法。传统的加水方法是将药物放入药锅内，第一煎的加水量以水超过药物表面3~4cm为准，第二煎的加水量以水超过药物表面2~3cm为准。另一种加水方法是按平均每1g药加水约10ml，计算出该方总的需水量，一般第一煎加入总水量的70%，第二煎加入剩余的30%。如果煎煮花、叶、全草类等吸水性好的药物，加水量适当多一些，矿物类、贝壳类加水量应少；煎煮种子类、果实类等吸水性差的药物时，加水量可稍减。煎药时应1次将水加足，避免在煎药过程中频频加水。如确实需要加水时，应加开水，以防药液温度骤降，影响药物有效成分析出。如不慎将药煎煳，应弃去，不可加水再煎后服用。

浸泡 中药煎煮前浸泡既有利于有效成分的充分溶出，又可缩短煎煮时间，避免因煎煮时间过长，导致部分有效成分耗损、破坏过多。煎药前将药物放入砂锅内，加冷水浸泡，以药材浸透为原则。一般情况下，花、叶、草类药物浸泡20~30分钟，根、茎、种子、果实类浸泡60分钟。夏季室温高时，浸泡时间不宜过长，以免腐败变质。另外，煎药前不可用水洗药，因为某些中药成分中含有糖和苷类等易溶于水的物质；还有些中药是经过炮制的，如添加蜜、醋和酒等，若用水洗，会丧失一部分有效成分，降低药效。

煎药火候 火候指火力大小与火势急慢。大火、急火称武火；小火、慢火为文火。一般先用武火煎沸，沸后改用文火保持微沸状态，以免药汁溢出或水分蒸发迅速，有利于有效成分的溶出。如明·李时珍《本草纲目》曰："先武后文，如法服上，未有不效也。"在煎煮过程中，尽量少开锅盖，以免药物成分挥发。

煎药时间 煎煮时间主要根据药物和疾病性质而定，水沸后计算煎煮时间。一般药物第一煎为20~30分钟，第二煎10~20分钟；解表、芳香类药物，煎煮时间宜短，第一煎15~20分钟，第二煎10~15分钟；滋补类药物，煎药时间宜长，第一煎40~60分钟，第二煎30~40分钟。有效成分不宜煎出的矿物质类、骨角类、贝壳类药，也需文火久煎，使有效成分充分溶出。

榨渣取汁 煎煮好的中药要趁热榨渣取汁，以免有效成分沉淀在药渣上。如药渣不经压榨取汁就抛弃，会造成有效成分损失，尤其是一些不宜久煎的药物，药渣中有效成分所占比例更大，榨渣取汁更为必要。一般在最后一次煎煮时，趁热将药液滤出后，将药渣用双层纱布包好，绞取药渣内剩余药液，此法可增加药液成分的15%~25%。中药煎煮后所得药液，成人一般每次200~300ml，学龄期儿童100~150ml，婴幼儿50ml为宜，煎煮2~3遍将几次药液混合后分次服用。

特殊药物的煎法主要有8种。

先煎 有效成分不易煎出的药物，如龟板、鳖甲、龙骨、牡蛎、石膏、磁石、石决明等；或经久煎可以降低毒烈性质的药物，如乌头、附子，先煎60~90分钟或更长时间，舌尝无麻味，再放入其他药物同煎。

后下 有效成分因煎煮易挥发、破坏或不耐煎煮的药物，应当后下。如薄荷、沉香、藿香、佩兰、砂仁等气味芳香、含发挥油的药物，应在汤剂煎好前5~10分钟放入；其他久煎易被破坏有效成分的药物，如钩藤、大黄、鱼腥草等，宜在汤剂煎好前10~15分钟放入。

包煎 质地较轻的花粉、种子、粉末类矿物质，如蒲黄、海金沙、滑石粉、灶心土等；或含淀粉黏液质多，易糊锅或焦化的种子，如车前子、葶苈子；或药物表面有绒毛的药物，如旋覆花、砂仁、枇杷叶等，均应将药物装入纱布袋内，与其他药物同煎，可使质轻药物充分与水分接触，避免药液混浊，减少对咽喉刺激引起的咳嗽。

另煎 也称另炖，即为保证贵重药中有效成分不被其他药物吸附，应当单独煎煮 1~2 小时，其汁液兑入煎好的汤剂中服用。如人参、西洋参、鹿茸、羚羊角等。

烊化 将胶类药物加适量开水溶化，或隔水蒸化后，冲入已煎好的药液或入药液中溶化服用的方法。烊化可使胶类药物不黏附于其他药物或药罐上，以免烧焦。如阿胶、鹿角胶、龟板胶、饴糖等胶糖类药。

冲服 入水即溶化的固体药物、汁液性药物及用量较小、不宜水煎的粉末状药物，不必煎煮，用煎好的药汁冲服，如芒硝、竹沥、三七粉、琥珀粉等。

煎汤代水 某些挥发性强、体积大、用量多或与其他药物同煎时容易使药液混浊难以服用的药物，如玉米须、金钱草等可煎汤代水服用，糯稻根、灶心土等可煎汤后静置取澄清汤液服用。

泡服 又称焗服，含有挥发油且用量又少的药物，可用刚煮沸的开水浸泡 30 分钟，或用煮好的一部分药液趁热浸泡，取汁服用。如藏红花、肉桂、番泻叶、胖大海、金银花、菊花等。

机器煎药又称"中药代煎"，是当代临床上较为常用的煎药方法。根据处方将药物混合装入以特殊布料制成的煎药袋中，用冷水浸泡 30~60 分钟，加入适量的水；将水和浸泡好的中药连袋投入煎药机内，当温度和时间达到设定的标准时，中药即煎好，机器则自动停止加温。药汁可直接进入包装机，灌注于密闭塑料袋内。机器煎药在高温和高压的条件下，使有效成分更易煎出，且携带方便，贮存时间较长，每剂药中的浓度、成分分布均匀。

(彭丽丽)

zhōngyào nèifú hùlǐ
中药内服护理 (traditional Chinese medicinal internal care)
围绕口服中药的注意事项、给药时间、给药方法、服药温度、药后观察等方面提供护理措施。内服为中药最常用的给药方法，具有作用直接、见效快、剂量易于控制、给药方便的优点。中药的服药方法是否恰当，对疗效亦有一定影响，在临床应用及护理时应注意以下方面。

给药时间 需与人体时间节律同步协调，还需根据疾病部位、药物性质和功效以及病情确定给药时间。

给药时间与人体时间节律同步协调 阳药用于阳长之时，阴药用于阴长之时，升药用于升时，降药用于降时。如凡是需要借助人体阳气驱邪、采用扶正祛邪治则的疾病，在选用扶阳益气、温中散寒、活血化瘀、行气利湿、消肿散结等治法与方药时，药宜在早晨或上午服用，凭天时阳旺、人体阳气随之充盛之势，扶阳抑阴，祛病除邪；同理，凡需借助阴气祛邪的疾病，在选用清热解毒、滋阴补血、收敛固涩、重镇安神、定惊息风等治法与方药时，药宜于傍晚或午后服用。

根据疾病部位确定用药时间 约成书于秦汉时期（一说战国时期）的《神农本草经》记载："病在胸膈以上者，先食后服药；病在心腹以下者，先服药而后食；病在四肢血脉者，宜空腹而在旦；病在骨髓者，宜饱食而在夜"，即病在上焦，宜食后服；病在下焦，宜食前服。

根据药物性质和功效确定给药时间 平喘药宜在哮喘发作前 2 小时服用，截疟药宜在发作前 3~5 小时服用，安神药宜在睡前半小时服用，驱虫药宜在清晨空腹或晚上睡前服用，才能更好地发挥药效。此外，生津润燥、清热解暑类药物，可不拘时频服，健胃药于饭前服用，消导药于饭后服用。调经药可根据证候，于经前和经期服用不同的药物，如肝气郁滞的痛经患者，经前 3 天服用疏肝理气药物，使肝气条达，气血通畅；在经期服用活血理气止痛药物，可缓解痛经，有利于月经周期恢复正常。

根据病情确定给药时间 咽喉疾病宜不拘时少量频服，缓解咽部不适；呕吐者服药宜少量频服；急性病、热性病，需及时给药，可 2 小时服药 1 次，必要时采取频服法，使药效持续，防病驱邪。

给药方法 服用汤剂，一般每日 1 剂，分早晚各 1 次服用。对于儿童，可 2 日 1 剂，每日分 2~3 次服用或少量频服。危急重病患者应据病情需要，顿服或持续服药以维持药效。对于病在口咽者，宜将药物煎汤代茶，频服或随时含服。如遇昏迷患者、吞咽困难者，可用鼻饲法给药。对于呕吐患者，宜加入少量姜汁，或先服姜汁后服药，亦可采取冷服、少量频服的方法。对于作用峻烈之品或有毒性的药物，宜先服少量，逐渐增加，有效则止，慎勿过量。总之，应根据病情的需要和药性特点来决定和调整具体的给药方法。

服药温度 中药汤剂的温度或送服药物的水、酒、药汁的温度，分为温服、热服和凉服。

温服 将煎好的汤剂放温后服用，或将中成药用温开水、酒、药汁等液体送服的方法。一般中药多采用温服。中医学认为凉者属阴，阴盛损阳，脾胃之气属阳，患者脾胃之气虚弱时再进凉汤，势必更伤阳气，对病情不利。温服亦可减轻某些药物的不良反应，如服用瓜蒌、乳香、没药等对胃肠道产生刺激作用的药物，易出现恶心、呕吐等不良反应，温服后能缓解上述症状。服用时应注意，汤剂放凉后应先加热煮沸，再放温服用，不应只加热到温热不凉就服用。汤剂冷却后多种有效成分因温度降低、溶解度小而析出沉淀，如加热至沸，则已沉淀的有效成分又可溶解，放温后服用，效果基本上接近刚煎好时。同理，服药不能只服上面澄清部分，应搅拌均匀后服用。

热服 将煎好的汤剂趁热服下或将中成药用热开水送服的方法。解表药必须热服以助药力，增强发汗效果；寒证用热药，应热服，属"寒者热之"之法；真热假寒用寒药，应热服，属"寒药热服""治热以寒，温而行之"之法，以减少患者服药格拒。一般理气、活血、化瘀、补益剂均应热服，以提高临床疗效。

凉服 将煎好的汤剂放凉后服用或将中成药用凉开水送服的方法。热证用寒药应凉服，属"热者寒之"之法；真寒假热用热药，应凉服，属"热药凉服""治寒以热药，凉而行之"之法。

一般止血、收敛、清热、解毒、祛暑剂均应凉服。

服药后的观察及护理 服药后患者宜休息一段时间，以利于药物更好地吸收；同时要严密观察服药后的反应，尤其是服用有毒副作用的药物和药性峻烈的药物，更应严密观察服药后有无不良反应。

（彭丽丽）

zhōngyào wàiyòng hùlǐ

中药外用护理（traditional Chinese medicinal external care）

围绕不同剂型的外用中药，提供给药方法、注意事项、药后观察等方面的护理措施。中药外用是中药的给药方式之一。外用法是指将药物直接作用于患者体表某部位以达到治疗目的的一种治疗方法。外用中药制剂使用方法简便，可根据疾病需要选用合适剂型，敷贴或涂抹局部皮肤，主要通过皮肤、黏膜吸收发挥疗效。

药膏的用法与护理 药膏为药物细粉与饴糖、蜂蜜、植物油、凡士林、鲜药汁、酒、醋、水等赋型剂调和而成的厚糊状软膏。

适用范围 具有消瘀止痛、舒筋活血、接骨续筋、温经通络、清热解毒、拔毒生肌之功效。用于痈肿疮疡和跌打损伤所致的瘀血、肿胀、疼痛等，如太乙膏、跌打膏、麝香风湿止痛膏等。

操作及护理方法 清洁局部皮肤后，将药膏涂在大小适宜、折叠为4~6层的桑皮纸或纱布上，敷于患处后包扎，关节部位采用"8"字形或螺旋形包扎。一般2~3天换药1次。

油膏的用法与护理 油膏是将药物和油类煎熬或捣匀成膏的制剂，现称软膏。其优点是软、滑润，无板硬黏着不舒的感觉，尤其对病灶折缝处，或大面积的溃疡，使用油膏更为适宜，故现代临床常用油膏替代膏药。

适应范围 适用于肿疡、溃疡、皮肤病的糜烂结痂渗液不多者，肛门疾病等也可应用。如金黄膏、玉露膏、痔疮膏等。

操作及护理方法 将待敷药摊在大小适宜、折叠为4~6层的桑皮纸或纱布上。无创口者在患处敷药，上加盖一层极薄的棉纸，这样既可减轻对皮肤的刺激，又可加强药力渗透。敷上油膏后加以包扎，防止脱落。一般2~3天更换1次。

注意要点 凡皮肤湿烂，疮口腐化已尽，摊贴油膏应薄且勤更换，以免脓水浸淫皮肤，不易干燥。油膏用于溃疡腐肉已脱、新肉生长之时，也应摊贴薄，若过于厚涂则会影响肉芽生长，减慢疮口愈合。现代调制油膏大多应用凡士林，如对凡士林过敏，应改用植物油或动物油；若对药物过敏者，应改用他药。

掺药的用法与护理 掺药是根据病证特点，按照制方规律，将不同的药粉掺布于膏药或油膏上或直接掺布于病变部位的药物。古时称散剂，现称为粉剂。

适用范围 由于掺药处方不同，具有消肿、散毒、提脓祛腐、生肌收口、镇痛止血等不同作用，因此适用范围广。用于疮疡创面、皮肤溃烂或湿疹、口腔黏膜炎症或溃疡等。常用的有生肌散、二味拔毒散等。

操作及护理方法 清洁创面后，将药粉均匀撒布于创面上，用消毒纱布或油膏纱布覆盖，一般1~2天换药1次。也可掺布于油膏，或黏附于药线上而插入疮内。使用祛腐拔毒药物时，有时会刺激创面，引起疼痛，护理人员应告知患者，以便取得合作。

鲜药捣敷法与护理　鲜药捣敷法是一种简便的外用药物疗法，价格便宜，疗效确切，在民间有很多的治疗经验，用时可直接捣烂外敷患处或煎水洗涤患处。

适用范围　具有清热解毒、消肿止痛、收敛止血等功效，用于局部红肿热痛、创伤表面浅表出血、皮肤瘙痒、虫蛇咬伤等。常用的鲜药有蒲公英、紫花地丁、仙人掌、马齿苋、七叶一枝花、野菊花叶等。

操作及护理方法　将鲜药放入容器内捣碎直接敷于患处，也可给予固定包扎。使用时应注意洗净药物，清洁局部皮肤，防止感染。

吹药法与护理　吹药法是将药物研成极细粉末，用细竹管、鹅翎管或特殊吹药器具，将药物吹入一定部位的给药方法。

适用范围　主要用于掺药法难于达到部位的疾患，如咽喉、口腔、耳、鼻等处的炎症、溃疡等，如锡类散、西瓜霜喷剂等。

操作及护理方法　准备好药末和喷药管。吹口腔、咽喉时，嘱患者洗漱口腔后，端坐于靠背椅上，头向后仰，张口屏气，用压舌板压住舌根，手持吹药器，将适量药物均匀吹入患处。吹药完毕后，嘱患者闭口，半小时内不要饮水进食，一般每日可进行 2~4 次。向咽喉部吹药时，应注意气流压力不可过大过猛，以防药末直接吹入气管引起呛咳。对于小儿禁用玻璃管作为吹药工具，以防其咬碎损伤口腔。吹耳、鼻时，先拭净鼻腔和耳道，确定病变部位，用吹药器将药末吹至患处。

酊剂的用法与护理　酊剂是将药材用规定浓度的乙醇提取或溶解而成的澄清液体制剂。

适用范围　用于疮疡未溃及多种皮肤疾病，如消肿止痛酊等。

操作及护理方法　涂抹于患处使用。应注意凡溃疡破溃，或皮肤有糜烂者均为禁用。

（彭丽丽）

zhōngyīyòngyào bāfǎ
中医用药"八法"（the "eight methods" of traditional Chinese medicinal）

中医八法通常指汗法、吐法、下法、和法、温法、清法、补法、消法。是在辨明证候，审明病因和病机的基础上，有针对性地采用的治疗方法，临床上可单独使用，也可随病情变化互相配合。

（鹿竞文）

hànfǎ hùlǐ
汗法护理（sweat method care）

汗法亦称解表法，即通过开泄腠理，促进发汗，使表邪随汗而解的治法，分为解表、透疹、祛湿、消肿。

施护要点：表证者多有恶寒、恶风，应注意避风保暖。尤忌汗出当风，以防重感风寒而加重病情。用汗法治疗外感热病时，要求达到汗出热退、脉静身凉，以周身微汗为度，不可过汗或久用，以防汗出过多而耗伤津液。凡方中单用桂枝发汗时，要求啜热粥或温服以助药力，若与麻黄、葛根同用，则一般不需啜热粥。因药轻宜助，药重不需助，其意乃在使汗出适度。使用汗法，要注意因人、因时，因证而护。体质虚者，汗之宜缓，体质强壮，汗之可峻；暑天炎热，腠理开泄，汗之宜轻，冬季严寒，腠理致密，汗之宜重；表虚证用桂枝汤调和营卫，属于轻汗，而表实证用麻黄汤发泄郁阳，则属峻汗。对表证兼有风湿者，由于风湿互结，湿性重浊，黏滞不爽，须用数次微汗，以达祛风除湿之功效。注意不可妄汗，凡淋家、疮家、亡血家和剧烈吐下之后均禁用汗法。汗法用于表证时，忌用物理降温法，以免因冷而致汗孔闭塞，汗不易出，使邪无出路而入里化热成变证。

（鹿竞文）

tùfǎ hùlǐ
吐法护理（the care of emetic therapy）

吐法亦称涌吐法，是通过呕吐排除留在咽喉、胸膈、胃脘的痰涎、宿食和毒物等有形实邪，以达治疗目的的一种方法，包括峻吐法、缓吐法和外探法 3 种。

施护要点：吐法多用于急剧之证，收效固然迅速，但易伤胃气，一般中病即止，不可久用。虚证、妊娠、产后一般不宜使用。涌吐之剂，多属峻猛，应事先向患者交代有关事项，以取得合作。涌吐时要观察呕吐物的内容、性质、颜色、量，并做好记录。宿食停滞胃脘，应将宿食吐尽为度，吐后应控制食量。涌吐时，应将患者头偏向一侧，以防呕吐物呛入气道而致窒息。对服毒物中毒者，急用温盐汤灌服，应随灌随吐，直至毒物吐尽为止。对于服后不吐，可配合外探法。催吐之后，要注意调理胃气，糜粥自养，禁油腻、炙煿等不易消化之品。

（鹿竞文）

xiàfǎ hùlǐ
下法护理（the care of purgation therapy）

下法亦称泻下法，即通过通便、下积、泻实、逐水，以消除燥屎、积滞、实热及水饮等证的方法，分为寒下、温下、润下、逐水。

施护要点：泻下药是以攻下通便、荡涤胃肠，达到排除病邪为目的的。若应用及时，护理得当，收效甚佳。如里实热证，服用大承气汤数剂，通便2~3次后，高热渐退，谵语即止。舌润津复，达到釜底抽薪的良效。若邪虽入里而尚未成实，过早攻下，易生变证。若邪已入里成实，仍失时不下，从而使津液枯竭，使病势难以挽回。

煎服药护理：寒下药中的大承气汤应先煎方中的枳实和厚朴，大黄后下，以保其泻下之功效。小承气汤则先以武火煎煮，待沸开后再文火煮15分钟即可。两药均以凉服或温服（冬天）为宜。服药后要观察燥屎泻下的坚实度、量、腹痛减轻的情况及腹泻的次数。在服药期间应暂禁食。待燥屎泻下后再给以米汤、糜粥等养胃气之品。服药后3~5天忌食油腻、辛辣食品，以防热结再作。温下药中的温脾汤，方中的大黄先用酒洗后再与其他药同煎，取其汁饭前温服。服药后亦应观察腹部冷结疼痛减轻情况，宜取连续轻泻。服药后如腹痛渐减，肢温回缓，为病趋好转之势。润下药一般宜早、晚空腹服用。在服药期间应配合食疗以润肠通便。对习惯性便秘患者应养成定时排便习惯，也可在腹部进行按摩疗法。逐水药多用于胸水和腹水病证，服药后要注意心下痞满和腹部胀痛缓解情况。可予舟车丸每日1次，每次3~6g，清晨空腹温开水送下。服药期间应禁食食盐、酱之品，以防复发。服用含有大戟、甘遂、芫花等药物的逐水剂时，不宜与含有甘草的药物同服。

（庞竞文）

héfǎ hùlǐ

和法护理（the care of smooting therapy）

和法亦称和解法，是通过和解表里的方药，达到和解半表半里证的一种方法，分为和解少阳、调和肝脾、调理胃肠、调和胆胃4种。

施护要点：和法应用范围较广，不仅用于少阳证，也用于内伤杂病，若用之得当，疗效甚佳。若邪已入里，患者出现烦渴、谵语诸证，已非和法之列。若温病在表，未入少阳，误用和法，则变证迭生。护理上应仔细观察。少阳证服小柴胡汤后，要观察寒热轻重之偏和发作及持续时间及汗出情况。服截疟药应在疟疾发作前2~4小时，并向患者交代有关事项。肝脾不和者，应做好情志护理，以防情绪波动而加重病情，也可适当开展文体活动，以怡情悦志，使精神愉快，气机通利，有利于提高治疗效果。对胆气不舒、横逆犯胃者，应加强饮食调护，宜给清淡易消化的食物，如三仙汤、神曲茶、橘饼、陈皮糕、茯苓粥等，以健脾行气消食，忌食生冷瓜果、肥腻厚味之品。

（庞竞文）

wēnfǎ hùlǐ

温法护理（the care of warming therapy）

温法亦称温阳法，即通过扶助人体阳气，以温里祛寒、回阳救逆的一种方法，分为温里散寒、温经散寒、回阳救逆。

施护要点：本法用于寒证，根据"寒者热之"的治法，对生活起居、饮食、服药等均采用"温"之护法。温阳补气之药，要文火煎煮，取汁温服，如理中汤、参附汤等；温经祛寒之剂，需煮沸后再文火煎15~20分钟，再取汁温服，如四逆汤、当归四逆汤等；对真寒假热证，温药入口即吐者，可采用温药凉服，以防呕吐。食宜给性温的牛、羊肉及桂圆等，也可酌用桂皮、姜、葱等调味品，以助药物的温中散寒之功效，忌食生冷瓜果和凉性之食品。对阳气衰微，在使用回阳救逆法同时，要观察患者神志、面色、汗情、脉象及四肢回温情况，如服药后患者汗出，四肢转温，脉渐有力，为阳气来复，病趋好转；如汗出不止，厥冷加重，烦躁不安，脉细散无根等，为病情恶化，应及时与医生联系，并积极配合医生抢救。里寒证中服温中散寒药同时，应注意保暖。对腹痛、呕吐、泄泻较甚者，可采用艾灸中脘、关元、足三里等穴；对呕吐较剧者，可在服药前服姜汁几滴以止呕。

（庞竞文）

qīngfǎ hùlǐ

清法护理（the care of clearing therapy）

清法亦称清热法，即通过寒凉泄热的方药和措施，使邪热外泄，清除里热证的一种方法，分为清气分热、清热解毒、清热凉血、清热养阴、清脏腑热、清热除湿。

施护要点：注意寒热真假，清法必须针对实热证，对于真寒假热证，尤须仔细观察和辨明，切勿被假象所迷惑而误用清法，造成严重后果。清法用于实热证，根据"热者寒之"的护法，护理上必须采用清、寒的护理措施，如饮食、室温、衣被、服药等均宜偏凉，并注意环境安静，以利患者养息。

煎服药护理：清热之剂，药物不同，煎药方法亦应有别，如白虎汤中的生石膏应先煎；黄连解毒汤中的"三黄"和栀子应先加少量冷水浸泡后，再加水煎煮；普济消毒饮中辛凉之品，煎药时间宜短等。凡清热解毒之剂，均以取汁凉服或微温服，服药后观察病情变化。如服白虎汤后，体温渐降，汗止渴减，神清脉静，为病情好转，若高热不退，大汗不止，烦渴加剧，甚至出现神昏谵语、斑疹等，应立即通知医生。对疮疡肿毒之证，在服药过程中，应观察肿毒消长之势，若肿消热退，为病退之象；若已成脓，则应切开排脓。对势入营血者，要观察神志、出血及热极动风之兆，一旦发现，立即处理。热证患者一般脾胃运化失司，纳食不佳。饮食上应给以清淡易消化的流质或半流质，鼓励患者多饮水，还可给西瓜汁、梨汁、柑橘等生津止渴之品。

（麃竞文）

xiāofǎ hùlǐ

消法护理 （the care of dispersion therapy） 消法亦称消导法，即通过消导和散结，使积聚之邪逐渐消散的一种方法，分为化食磨积、豁痰利水。

施护要点：消导之剂，要根据其主药的气味清淡、重厚之别，采用不同的煎药法。如药味清淡，临床取其气者，煎药时间宜短；如药味重厚，取其质者，煎药时间宜长些。此类药物宜在饭后服用。中西药同服时，应注意配伍禁忌，如山楂丸与复方氢氧化铝不可同服。服药期间不宜服补益药和收敛药。消导类药物一般有泻下或导滞之功效，只作暂用，不可久服。一旦食消滞化，脾气得运，即应停药。服药期间要加强病情观察，如大便性状、次数、水饮消退之势，腹胀、腹痛及呕吐等情况。要控制食量，给清淡易消化食物。对肝郁气滞、肝胃不和之气积证，应给山楂、橘饼等理气消食之品，并配合情志护理。小儿食滞可配合捏脊疗法。

（麃竞文）

bǔfǎ hùlǐ

补法护理 （the care of dispersion therapy） 补法亦称补益法，是指补益人体阴阳气血之不足，或补益某一脏之虚损的方法，分为补气、补血、补阴、补阳。

施护要点：补益法适用于虚赢不足之证，根据"虚则补之""损者益之"的原则，护理上重在扶正。由于虚证有气、血、阴、阳之别，在用补法时适当辨明，然后进行调护。由于阳虚多寒，阴虚多热，护理上应根据阴、阳之虚不同，合理安排生活起居护理。而补益剂多质重味厚，煎药时要多放水久煎才能出汁，宜饭前服下。对阿胶、龟板、红参、白参等贵重药品应另煎或冲服。中医历来重视食补的重要性，故在药补的同时应做好饮食调护。对阳虚、气虚证者可选用牛、羊肉和桂圆、大枣等温补之品，忌生冷瓜果和凉性食品；阴虚、血燥者应选用银耳、淡菜、甲鱼等清补物，忌辛辣炙煿之品。另外虚证患者大多处在大病初愈或久病不愈等情况，由于病程长，加上疗效不甚理想，易产生急躁、悲观、忧虑等情绪，应做好开导和劝慰等工作；且虚证者卫外功能低下，很易受外邪所侵，故要做好气象护理。

（麃竞文）

zhōngcǎoyào zhòngdú yùfáng

中草药中毒预防 （prevention of Chinese herbal poisoning） 使用有毒中草药时，从药物贮存、加工炮制、配伍、剂型、给药途径、用量、使用时间长短及患者体质、年龄、证候等方面予以控制，避免中毒反应发生的措施。中草药取自天然动植物，因其温和的药性、明显的疗效，得到了广泛的应用。古人看来，是药三分毒。所以，部分药物的毒性会导致各种不良反应甚至中毒。为了确保用药安全，医生和护士必须熟练掌握中药的毒性症状及反应、掌握解救护理的方法和措施，防止发生中毒反应。

（徐秋月）

zhōngcǎoyào zhòngdú chǔlǐ

中草药中毒处理 （treatment of Chinese herbal poisoning） 识别中草药中毒的临床表现，并及时采取合理、有效的抢救治疗手段缓解中毒症状，消除或减轻脏器损害的处理方法。由于中草药中毒具有发病突然、来势猛、病情变化快等特点，所以必须尽快采用正确的诊治和护理。通过询问饮食和服药情况，大致可以确定中毒的种类和程度，并结合血、尿标本实验分析，从而可以在较短的时间内进行有效的诊治和必要的护理，使患者尽快脱离危险。

彻底清除毒物 ①用药物和清水清洗中毒部位。如发生在皮肤表面或者组织黏膜，可采用清水和具有针对性的溶剂进行清洗。如果是口服药物中毒，洗胃是避免毒物从消化道吸收最直接的方法。因为在服药后的短时间内，胃肠道中存在大部分尚未吸收的毒素，通过洗胃可以及时清除肠胃道内的毒素。②中西医结合清除毒素。对于不能利用洗胃方法的清醒患者，催吐法是较好的方法。直接对患者口腔后壁进行刺激，也可配合口服中药常山、瓜蒂等催吐剂达到呕吐目的，从而直接将毒素排出体外。如果中毒患者无法服用催吐剂类药物，可采用皮下注射5%～10%阿扑吗啡，但这种方法不适用于因中毒较深而致使惊厥或者达到高抑制状态的中毒患者。③对于可以采用口服核桃壳炭等吸附剂、沉淀剂或者保护剂的患者，为了让毒素尽快排出体外，可在催吐后再予以导泻剂。当遇到因中草药中毒使胃肠黏膜腐蚀时，可以采用食物疗法，如服用植物油、鸡蛋清、植物淀粉等，不仅让毒素快速排出体外，还能保护胃肠黏膜。④促进肾脏的排泄，达到迅速排出毒素的效果。如果患者就诊不及时，致使部分毒素已被胃肠黏膜吸收进到血液和组织，这时需加快毒素的排出，否则患者有可能会有生命危险。由于绝大部分毒素由肾脏排出，所以利用渗透性利尿剂，比如甘露醇、呋塞米等，可以改变尿液的酸碱性，让毒素快速从患者体内排出。对于残余在肠道内的毒素，则采用25%~35%的硫酸钠或者硫酸镁溶液口服、生理盐水和肥皂水灌肠等进行引导排泄。临床试验表明，硫酸镁会被肠道吸收，所以硫酸镁口服的方法不适用于因中毒产生神经中枢抑制状态的患者。

及时使用相应的解毒药 医疗上最常用的中药解毒药物有甘草、大枣、蜂蜜、防风、绿豆、大蒜、杏树皮、葱白、金银花等，但需要在专业资深的中医医师的指导下煎服或者其他方式给药。尽可能查明中毒药物的名称，然后根据中药的相杀、相畏配伍原则，使用相应的中药进行解毒。

支持疗法和对症处理 采用输液的方式达到稀释毒素的目的。无论采用支持疗法还是对症处理，根本目的是要迅速把患者体内的毒素排出体外，使患者尽快脱离危险。如果患者出现烦躁不安、惊厥等状态，可注射镇静剂，使患者暂时清醒，对于出现呼吸困难的患者，应及时补充氧气，防止患者因缺氧昏厥。

（徐秋月）

bāgāng biànzhèng shīhù

八纲辨证施护（syndrome differentiation nursing based on eight principles） 在八大证候的基础上，针对不同的证候制订相

应的调护原则，采取具体的护理措施。八纲是指表、里、寒、热、虚、实、阴、阳8种辨证的纲领。其中，阴阳可以概括其他六纲，即表、热、实证统称为阳证，里、寒、虚证统称为阴证。所以阴阳是八纲中的总纲。论疾病的类别，不外阴证、阳证两大类；论病位的深浅，不在表就在里，或半表半里；论疾病的性质，不是热证便是寒证；论邪正的盛衰，邪气盛即实证，正气虚即虚证。所以，八纲辨证是概括性的辨证纲领，适用于临床各科的辨证。

八纲辨证是指通过四诊所收集疾病的有关资料，进行综合分析，辨别疾病现阶段的病变部位的浅深，疾病性质的寒热，邪正斗争的盛衰及疾病类别，从而归纳判断表证、里证、寒证、热证、虚证、实证、阴证、阳证八大证候。

（杨 柳）

biǎozhèng hùlǐ

表证护理（nursing care of exterior syndrome） 通过辨别证候在表，明确病变部位在浅，察知病情轻，预测疾病的演变趋势，从而有助于及时采取相应的调护措施。临床辨别表证，应重点观察患者的寒热、舌象、脉象等表现。

辨证 表证是病位浅在肌肤的一类证候，是六淫、疫疠、虫毒等邪气经皮毛、口鼻侵入机体，正气（卫气）抗邪所表现轻浅证候的概括。主要见于外感疾病初期阶段，一般具有起病急、病位浅、病情较轻、病程较短、感受外邪等特点。临床常见表寒证、表热证、表虚证。

施护 包括6个方面。
病情观察 密切观察病情变化，重点监测患者寒热、汗出等

情况，定时测量并记录体温、脉搏变化，防止表证内传入里。

生活起居护理 ①保持病室环境安静，空气新鲜，温湿度适宜。②注意保暖，防止外感。随病情及气候的变化及时增减衣被；汗出后，及时用干毛巾擦干，更换汗湿衣被，并防止吹对流风，避免汗出当风及寒凉闭汗。③注意休息，病情较重者应卧床休息。待病情好转，应注意锻炼身体，以增强体质，提高抗病能力，抵御外邪入侵。④感受时行及疫疠之邪者，注意呼吸道隔离。

饮食护理 宜食清淡、易消化的半流质饮食或软食为主，不可过饱，忌肥甘厚腻、酸涩之品，以免恋邪伤正。①表寒证者，饮食宜温热，忌寒凉之品。可适当辅用生姜、葱白、香菜、胡椒等辛味发散之品，或饮生姜茶、生姜红糖水，以助于散寒祛邪。②表热证者，可适饮温开水或饮料，如鲜芦根煎汤代茶饮；亦可多食用新鲜水果蔬菜。③表虚证者，宜少食多餐，适当辅以药膳治疗，如豆豉排骨汤、党参红枣粥、姜枣蜜排骨等以调理气血。

用药护理 ①解表药煎煮方法。解表发汗之剂，属辛散轻扬之品，不宜久煎，将药加水浸透后武火快煎10~15分钟即可。②解表药服用方法。药宜温服，服药后静卧，温覆取汗，多饮开水。表寒证，趁热服，避风，盖被安卧；表热证，趁温服，盖被适中；表虚证，趁温服，药后可饮热粥、益胃气、养津液，以助药力。同时注意发汗的程度，表实证，汗之宜重；表虚证，汗之宜轻。③药后观察。注意观察药后汗出的情况，以遍身微汗为佳，过汗则伤正。如汗出热退，表解身凉，不必再进药；如汗出不彻，

寒热不退，表证未解，药力不济，续服药；如汗出过多，要停服，并根据情况及时处理，谨防年老体虚者发汗太过，导致虚脱。

对症处理 ①头痛者，可按揉合谷、太阳、风池等穴；或耳穴压豆，取脑、额、枕、神门等穴。②发热者，在服药同时可按揉曲池、大椎、合谷等穴。③咽喉肿痛者，可用鲜芦根 30～60g 煎汤代茶饮，或用冰硼散吹喉，亦可服用西瓜霜含片等。

注意事项 ①可采用温水擦浴的方法，忌冷敷和酒精擦浴，以防寒凉闭汗，腠理闭塞，邪遏于内，不得外达。②不可过汗，中病即止，不必尽剂，以防过汗伤阴。阳虚、阴虚者禁单纯发汗。

典型案例 患者，男，32岁。3 天前外出办事，遇天气骤变，淋雨后当天夜间出现恶寒，盖冬被仍怕冷，无汗，头痛，全身酸痛，鼻塞声重，时流清涕，打喷嚏，咽痒，第 2 天感觉稍有发热，咳嗽，自服感冒清热冲剂、板蓝根、双黄连口服液等。今晨起咳嗽加重，咳引胸胁疼痛，痰稀薄色白，遂就诊。现症：恶寒，轻度发热（测体温 37.5℃），咳嗽，鼻塞流清涕，咽喉痒痛，头身疼痛，口不渴，纳差。既往体健，无其他病史。否认家族病病史，否认药物、食物过敏史。查体：神清，精神可，心肺正常，腹软，舌淡，苔薄白，脉浮紧。

提出问题 ①该患者所患的是何证候类型？并试述辨证思路。②该患者存在的护理问题有哪些？如何进行护理？

证型分析 患者因突遇天气变化，寒邪客于皮毛肌表，阻遏卫气的宣发，故郁而轻微发热；卫气受遏，失于温煦肌表，故恶风寒；邪郁于经络，气血运行不畅，而致头身疼痛；表邪尚未入里，舌象可无明显变化而仅呈薄白苔；正邪相争于表，故脉见浮象；肺主皮毛，鼻为肺之窍，邪气袭肺，肺失宣肃，故出现鼻塞流涕、喷嚏、咽喉痒痛、咳嗽等。故此患者为风寒束表之证。

护理问题 ①恶寒。与外感风寒有关。②头身疼痛。与感受风寒有关。③咳嗽。与风寒束肺有关。

护理措施 包括病情观察、生活起居护理、饮食护理、用药护理、情志护理，同时可采取适宜的中医护理技术辅助治疗。

病情观察 重点观察患者体温变化情况，定时测量并记录。

生活起居护理 保持病室温湿度适宜，空气新鲜，注意保暖。

饮食护理 饮食宜温热，忌食寒凉生冷之品。给予生姜红糖水趁热饮下，可食用热粥、面片汤、鸡蛋羹等。

用药护理 汤药宜武火快煎，趁热服用。服后喝杯热饮，加盖衣被，以助发汗。期间特别注意发汗的程度，以全身微微汗出为宜，不要令其大汗淋漓。服用发汗药时禁开窗通风，以防复感，并及时用干毛巾擦干汗液，更换汗湿衣被。

情志护理 及时予以劝解、鼓励，使其安心养病，配合治疗和护理。

中医护理适宜技术 可采取耳穴压豆、穴位按摩以及拔罐法护理。

耳穴压豆：患者咳嗽，取支气管、肺、脾、神门、交感、肾上腺等穴。

穴位按摩：①点按风池、合谷、列缺、大椎、迎香、太阳等穴。②患者鼻塞，用拇指、示指指腹按揉迎香穴 20～30 次；或两手食指分别按压迎香穴上，按揉 1 分钟；或两手中指、无名指在鼻两侧（迎香穴）做快速上下推擦，每分钟 200 次左右，以通鼻窍。③患者头痛，按摩头面部穴位，如印堂、太阳、大椎、百会等穴。或用一指禅推法从印堂向上沿前额发际至头维、太阳穴，往返 3～4 遍，并配合按揉印堂、鱼腰、太阳、百会等穴；再用拿法自头顶至风池，往返 4～5 遍；最后用弹法从前发际至后发际及头两侧，往返 2～3 遍，时间约为 5 分钟。

拔罐法：前额部、四肢、背部留罐或走罐，脊柱两侧自上向下及肋间隙走罐，直至局部皮肤出现瘀点或发红，以缓解疼痛。

（杨　柳）

lǐzhèng hùlǐ

里证护理（nursing care of interior syndrome） 通过辨别证候在里，明确病变部位在深，察知病情重，预测疾病的演变趋势，从而有助于及时采取相应的调护措施。临床辨别里证，应重点观察患者寒热、舌象、脉象等表现。

辨证 里证是病变部位在内，脏腑、气血、骨髓等受邪所反映的证候，里证的病因复杂，范围极为广泛，症状繁多，涉及脏腑，涉及寒热虚实，为此所表现的证候也不同。病位属里，根据疾病的性质，一般可分为里寒证、里热证、里虚证和里实证。

施护 包括 5 个方面。

病情观察 密切观察病情变化，重点监测患者寒热、汗出等情况，定时测量并记录体温、脉搏变化。

生活起居护理 ①保持病室环境安静，空气新鲜，温湿度适宜。②里寒证者，加盖衣被，防止外感。随病情及气候的变化及时增减衣被；汗出后，及时用干毛巾擦干，更换汗湿衣被，并防止吹对流风，避免汗出当风及寒凉闭汗。③注意休息，病情较重者应卧床休息。待病情好转，应注意锻炼身体，以增强体质，提高抗病能力，抵御外邪入侵。

饮食护理 宜食清淡、易消化的半流质或软食为主，不可过饱，忌肥甘厚腻、酸涩之品，以免恋邪伤正。①里寒证者，饮食宜温热，忌生冷寒凉之品。既清淡可口，又富于营养，可适当辅用生姜、葱白、香菜、胡椒等辛味发散之品，或饮生姜茶、生姜红糖水，以助于散寒祛邪。②里热证者，可适饮温开水或饮料，如绿豆汤代茶饮以养阴清热、生津止渴；亦可多食用清补凉性食物，食用新鲜水果蔬菜。③里虚证者，又分为虚寒证和虚热证。虚寒证者饮食宜温热，忌生冷寒凉之品。虚热证者可多食鱼类、豆制类、海产类、蛋类等食品，以滋阴养血。咽干口渴欲饮者可给绿茶、绿豆汤等，以养阴清热，生津止渴。④里实证者，又分为实寒证和实热证。实寒证者可食红枣山药小米粥、薏米粥等以温肾健脾；实热证者可予番泻叶泡水等代茶饮以通腑泄热，注意饮食清淡，忌食辛热厚味。

情志护理 病程长，易产生烦躁情形，护理人员要注意精神护理，使患者安心养病。

对症处理 ①腹部冷痛便溏者，可腹部艾灸神阙、气海、关元及足三里等穴。②高热神昏者，可刮痧或针刺曲池、大椎等穴。

(杨　柳)

bànbiǎo bànlǐzhèng hùlǐ

半表半里证护理（nursing care of semi-exterior-interior syndrome）

外邪由表内传，尚未完全入于里；或里邪透表，尚未完全出表，邪正相搏于表里之间引起的一类证候的调护措施。

辨证 "半表半里证"中的表、里，不可局限于病位，其学术内涵包涵"少阳病证"，涉及"温病"范畴，是处在不同角色变换前提下，随着疾病进展而不断发生变化，反映疾病程度的证候概念。半表半里证的临床表现多为寒热往来，胸胁苦满，心烦喜呕，默默不欲食，口苦咽干，目眩，脉弦等。邪出于表与阳争，正胜则发热；邪入于里与阴争，邪胜则恶寒；邪正相争于半表半里，故见寒热往来；邪郁少阳，经气不利，则胸胁苦满；邪热扰胃，胃失和降，则见默默不欲食，喜呕；胆火扰心，则心烦，上炎则口苦，灼津则咽干，上扰清窍则头目晕眩。

施护 ①病情观察：密切观察病情变化，重点监测患者寒热、汗出等情况，定时测量并记录体温、脉搏变化，注意寒热往来的时间与周期。②生活起居护理：保持病室环境安静，空气新鲜，温湿度适宜；注意保暖，随病情及气候的变化及时增减衣被；汗出后，及时用干毛巾擦干，更换汗湿衣被，并及时补液。③饮食护理：宜食清淡、易消化的半流质或软食为主。④用药护理：首剂的服药时间应在恶寒发热发作前半小时到一个小时之间为宜，这样可使少阳之邪及时透达肌表，减轻症状，缩短发作时间。

(杨　柳)

hánzhènghùlǐ

寒证护理（nursing care of chill syndrome）

外感寒邪或过食生冷，导致阳气被遏，或内伤久病而致机体阳虚阴盛所引起的、属寒的一类证候的治疗和护理措施。

辨证 寒证指感受寒邪或机体阳虚阴盛所表现性质属寒的证候，各类寒证证候表现不尽一致，但常见的有恶寒或畏寒，冷痛喜暖，面色㿠白，口淡不渴，肢冷蜷卧，痰、涎、涕清稀，小便清长，大便稀溏，舌淡苔白而润滑，脉退或紧等。

感受寒邪，临床表现起病较急，体质壮实者，多为实寒证，即"阴胜则寒"；内伤久病，体质虚弱者，多为虚寒证，即"阳虚则寒"。寒邪袭于肌表，多为表寒证；寒邪直中脏腑，或因阳气亏虚所致者，多为里寒证。

施护 ①病情观察。注意观察患者的体温、面色、神志、肢体、二便、舌苔、脉象等表现与变化。②生活起居护理。病室宜温暖、向阳。平时注意防寒保暖，适当添加衣被。③情志护理。对病程长、病情重的患者，要注意安定其情绪，使保持心情愉快，气机调畅。④饮食护理。饮食宜温热，冬季多食羊肉、狗肉等温阳之品，可适量进补红参，忌食生冷瓜果及寒凉、油腻之品。因感受寒邪所致的表寒或里寒证，煎煮姜糖水趁热服下，膳食中可酌量加入姜、葱、胡椒等辛散之品，以助驱邪外出；虚寒证患者，可食用温补类药膳，以助阳散寒。⑤用药护理。汤药宜温热服。寒证多用辛温燥热之品，应中病即止，以免辛热之品过用伤阴，尤其是夏日病寒证，要注意"用热远热"。⑥对症处理。风寒痹证患者，关节疼痛时，应适当活动关节，并注意保暖。肢体局部可用灸法、拔罐、热熨等方法护治。虚寒性胃脘痛、呕吐、泄泻较甚者，可艾灸中脘、关元、足三里等穴。

典型案例 患者，男，43岁。几年来胃脘部疼痛反复发作，每于饮食生冷或天气变化发病，疼痛发作时以手按痛处或用热水袋热敷均可缓解。一直以来胃口不佳，日渐消瘦，最近更觉全身疲乏无力，睡眠尚可，二便正常。现症：胃脘部疼痛，食欲不振，消瘦，乏力。

既往胃病史，无其他病史。否认家族病史，否认药物、食物过敏史。查体：神清，精神可，面色苍白，体瘦，腹软，舌质淡苔薄白，脉沉细而弦。

提出问题 ①该患者目前所患的是何证候类型？并试述辨证思路？②该患者目前存在的护理问题有哪些？如何进行护理？

证型分析 患者数年来反复发作胃脘疼痛，此为病在里，且久病多虚。每因饮食生冷而发作，痛时喜按喜暖，此为虚为寒。胃虚失纳，故胃口不佳。生化无源，故消瘦、疲乏。脉沉主里，细主虚，弦主痛。苔薄白质淡，则为虚寒之象。此患者为虚寒胃痛，为里证、虚证、寒证。

护理问题 胃痛与饮食生冷、受寒有关。

护理措施 分为病情观察、生活起居护理、饮食护理、用药护理，还可应用适宜的中医护理技术进行辅助治疗。

病情观察 注意观察患者疼痛部位、性质、持续时间、伴随症状及体征，诱发因素等。

生活起居护理 ①保持病室温湿度适宜，叮嘱患者根据季节气候的变化及时增加衣被，注意胃脘部保暖，避免着凉再次发病。②急性发作期应卧床休息，待病情恢复，可练习八段锦，并督促其饭后散步，坚持锻炼，增强体质。

饮食护理 饮食宜温热，以软、烂，易消化，富有营养，少食多餐为原则。平素应注意饮食卫生，勿暴饮暴食，勿饥饱无常，忌食生冷寒凉、辛辣、油腻之品。日常可多饮用桂圆汤、姜糖红茶、红枣茶、良姜粥等温中散寒之品。疼痛发作时，宜食清淡且富有营养的流质或半流质食物，如牛奶、藕粉、红枣米粥、面片汤、鸡蛋羹等；恢复期可进食软饭或发面食物。

用药护理 嘱咐患者汤药宜偏热服用，并坚持按时服药。

中医护理适宜技术 ①热熨法。疼痛发作时，可用热水袋置于胃脘部；或将热熨袋加热后熨痛处；或用小茴香、食盐、葱白炒热后，用布包裹熨痛处。②针刺及灸法。可针刺内关、章门、中脘、脾俞、肾俞、胃俞、足三里等穴；或用艾条灸中脘、神阙、内关、足三里等穴。③自我按摩法。右手掌放于右下腹，左手掌重叠于右手背上，从右下腹起，顺时针在全腹反复环摩，100~200次，手法要快而轻柔，使局部有较强的温热感。亦可用拇指按揉中脘、气海、足三里、内关等穴，每穴各2分钟。

(杨 柳)

rèzhèng hùlǐ

热证护理 (nursing care of heat syndrome)

外感热邪，或寒邪入里化热，或七情内郁化火，或因饮食不节，积蓄为热，或房室劳伤，劫夺阴精，或久病伤阴，阴虚内热所致机体阳盛、阴虚所引起的、属热的一类证候的调护措施。对热证患者的看护和管理。

辨证 热证是指感受热邪或机体阳盛、阴虚所表现性质属热的证候。各类热证的证候表现也不尽一致，但常见的有发热，恶热喜冷，口渴喜冷，面红目赤，烦躁不宁，痰、涕黄稠，吐血、

衄血，小便短赤，大便干结，舌红苔黄而干燥少津，脉数等。

病势急而形体壮者，多为实热证，即"阳胜则热"；内伤久病，阴亏阳亢者，多为虚热证，即"阴虚则热"。风热之邪袭于肌表，多为表热证；热邪盛于脏腑，或阴液亏虚所致者，多为里热证。

施护 包括病情观察、生活起居护理、情志护理、饮食护理、用药护理、对症处理。

病情观察 严密观察病情变化，如发热、出汗、神志、食欲、二便、斑疹、出血、舌脉等，并详细记录体温、脉搏、呼吸、血压。

生活起居护理 ①病室应保持整洁，空气新鲜，温湿度适宜，夏天要有降温设备，如风扇、空调等。②对感受时邪疫病患者，要做好消毒隔离工作，严格控制探访人员。③对高热神昏的危重患者，按危重病护理常规护理。

情志护理 热证患者情绪易于激动，护理人员在护理时应态度和蔼，细心照护，以安定患者情绪，使其安心配合治疗。

饮食护理 饮食宜新鲜清淡，忌食辛辣刺激动火之品。鼓励患者多饮水，如烦热口渴者，多饮清凉饮料或多食瓜果蔬菜以辅助清热生津。

用药护理 宜凉服或微温服。清热药多寒凉，中病即止，不可过服、久服。其煎煮之法视药物的不同而有别，如白虎汤中的生石膏要先煎，然后再加入其他药。

对症处理 高热者：降温法，可用冰袋冷敷头部和腹股沟等部位；或用中药煎汤擦浴，可选用荆芥水、石膏水等；或用温水擦浴、冰水灌肠等方法。降温过程中要密切观察体温下降情况和病情变化，防止因体温骤降而发生

虚脱。针刺大椎、合谷、曲池、风池等穴，或用三棱针点刺十宣穴放血以泄热降温。刮痧法，可在患者两胁部、夹脊部、肘窝、腘窝等部位进行刮痧。药物降温，选用柴胡、金银花、黄芩、大青叶等中药，煎汤饮；或按医嘱肌内注射中药制剂，如柴胡注射液、黄芩注射液等；或服用中成药，如紫雪丹、牛黄清心丸等。中药灌肠法，根据病情亦可给予中药煎汤灌肠通便，以降温退热。

高热神昏者，可服用安宫牛黄丸或紫雪丹等，以清热开窍。

热毒内盛，腑气不通者，可口服大黄浸泡液，以通腑泻便。

热邪迫血妄行者，若少量出血症状，可用云南白药、三七粉或白及粉，以温开水冲服。

咽喉肿痛、口腔糜烂者，可用锡类散、冰硼散、养阴生肌散吹喉。

典型案例　患者，男，25岁。发热1周，体温39.5℃，咳嗽，头痛，咳痰不利，曾服止咳糖浆、复方甘草合剂、喷托维林等，发热咳嗽未见好转。今晨起咳嗽剧烈，咳吐脓血数口，黏稠且臭，继而痰中带血，胸胁作痛，心烦口渴喜冷饮，大便偏干，小便少、色黄。现症：发热，咳嗽，咳吐脓血，头痛。既往体健，无其他内科疾病史。否认家族病史，否认药物、食物过敏史。查体：神清，精神尚可，面红目赤，咽红。胸片检查结果：肺纹理增粗；舌苔黄腻，舌质干红，脉弦滑而数。

提出问题　①该患者所患的是何证候类型？并试述辨证思路。②该患者存在的护理问题有哪些？如何进行护理？

证型分析　患者因阳热偏盛而发热，故恶热喜冷；火性炎上，

故见面红目赤、咽红；热扰心神，则烦躁不宁；阳热煎熬津液，则痰黏稠；火热之邪灼伤血络，迫血妄行，则咯血、痰中带血；热伤津液，则小便短赤；津伤则引水自解，故口渴喜冷饮；肠热津亏、传导失司，则大便干燥；舌红苔黄、脉滑数为阳热亢盛的表现，苔干燥少津是热盛阴伤的表现。此患者为热证、实证。

护理问题　①发热。与热邪亢盛有关。②咯血。与热邪灼伤肺络有关。③咳嗽。与热邪袭肺有关。

护理措施　①病情观察。严密监测患者体温变化，定时测量并记录。同时观察患者咳嗽、咯血情况。②生活起居护理。保持室内凉爽，空气流通，但避免对流风。热势高时，应卧床休息。③饮食护理。饮食宜清淡易消化，忌辛辣刺激之品，如可食米粥、面片汤等。鼓励患者多饮水、清凉饮料或绿豆汤、西瓜汁等。④用药护理。药宜凉服，督促患者按时按量服用。⑤情志护理。患者年轻气盛，由于高热不退、咯血，影响学业，心烦不宁，致休息不好，护理时给予耐心劝解，讲清药物起效需要时间，让其配合治疗和护理，以尽快康复。⑥中医护理适宜技术。物理降温：给予冰袋冷敷头部和腹股沟等部位；亦采用温水擦浴。30分钟后复测体温，以观效果，降温过程中密切观察体温下降情况和病情变化，防止因体温骤降而发生虚脱。穴位按摩：按揉大椎、合谷、曲池、风池等穴以泄热降温。刮痧法：在患者两胁部、夹脊部、肘窝、腘窝等部位进行刮痧。药物降温：遵医嘱肌内注射柴胡注射液等中药制剂。

（杨　柳）

xūzhèng hùlǐ
虚证护理（nursing care of deficiency symptom syndrome）　对机体脏腑功能衰退，阴阳、气血津液等亏虚所引起的属虚弱的一类证候的调护措施。

辨证　虚证是指人体阴阳、气血、津液、精髓等正气亏虚，而邪气不著，表现为不足、松弛、衰退特征的各种证候。各种虚证的表现极不一致，很难用几个症状全面概括。临床一般是久病、势缓者多虚证，耗损过多者多虚证，体质素弱者多虚证。

虚证形成的原因，有先天不足和后天失调两个方面，但以后天失调为主。如饮食失调，后天之本不固，或七情劳倦，内伤脏腑气血，或房事过度，耗伤肾精元气等，均可形成虚证。根据气血阴阳虚损程度不同，虚证又可分为气虚、血虚、阴虚、阳虚4种主要证候。

施护　①病情观察。观察患者神色、形态、汗出、腹痛喜按与否、二便及舌脉的变化，认真辨别其证候属性，施以护理。②生活起居。静卧修养，避免疲劳；恢复期适当锻炼，增强体质，防止感冒。平素注意起居有常，适应四时气候变化，做到"春夏养阳，秋冬养阴"。③情志护理。患者素体虚弱，病程绵长，情绪难免低落，护理时态度要亲切，鼓励其积极配合治疗，多与人交流，保持开朗乐观的心境，促进疾病康复。④饮食护理。加强营养，根据气血阴阳虚损程度不同，给予相应的调护。气虚者，宜食用益气之品，如人参、黄芪、党参、大枣、白扁豆等；血虚者，宜食用羊肉、猪肝、牛肉等血肉有情之品；阴虚者，饮食宜清补，可选甲鱼、乌贼、鸭肉、百合、

银耳、枸杞等食品，忌辛辣、油炸、煎炒等温燥动火伤阴之品；阳虚者，宜多食温热之品，如狗肉、桂圆、大枣、羊肉等，忌食生冷瓜果。⑤用药护理。汤药多为补益剂，宜久煎、浓煎温热服用，可少量多次空腹服用，或饭前半小时到1小时服用。煎煮时，人参、西洋参应另煎，阿胶宜烊化。同时叮嘱患者坚持服药。⑥对症处理。虚寒证腹痛可予热水袋热敷，或灸关元、气海、足三里等穴；因脾虚导致的腹胀可用小茴香温熨腹部，或灸中脘、足三里、天枢等穴；五更泄泻者，可予吴茱萸15g、五味子60g同炒研末，每日晨服6g，米汤送下。

典型案例 患者，女，60岁，事业单位职工，已退休。主诉咳嗽日久，全身无力，没有精神，容易倦怠，平时不愿与人多交谈，动辄气喘汗出。近半月来，咳痰偶或带血，午后潮热烦躁，夜间醒来有汗出，食欲不振，纳少，小便可，大便干，遂就诊。现症：咳嗽，咳痰偶有带血，午后潮热，自汗盗汗，神疲纳少，五心烦热。既往体弱，易感冒、咳嗽；无其他内科疾病史。否认家族病史，否认药物、食物过敏史。查体：形体消瘦，神志清醒，面色无华，两颧红赤，气短声低，舌质嫩红少苔，脉细弱而数。

提出问题 ①该患者目前所患的是何证候类型？并试述辨证思路。②该患者目前存在的护理问题有哪些？如何进行护理？

证型分析 患者素体虚弱，元气不足，脏腑功能减退，故出现神疲乏力，少气懒言，语声低微；卫气虚弱，不能顾护肌表，故自汗；久病阴液亏损，阴不制阳，失去濡养滋润作用，故颧红、潮热盗汗，五心烦热；阴虚则阳

偏亢，故大便干，舌红少苔，脉细数。此为气阴两虚证。

护理问题 ①乏力。与元气不足有关。②咳嗽。与肺阴亏虚有关。③自汗、盗汗。与气虚、阴液亏损有关。

护理措施 ①病情观察。观察患者咳嗽、咳痰及痰中是否带血等情况；观察汗出情况。②生活起居护理。注意休息，起居有规律，劳逸结合，适当散步，随时更换汗湿衣被，防止外感。③饮食护理。宜适量食用益气滋阴之品，如党参、黄芪、大枣、甲鱼、百合、银耳、枸杞等。辅以牛奶、山药、鸡蛋、肉类、海参等以补益精血，忌辛辣、油炸、煎炒等温燥动火伤阴之品。④用药护理。药宜久煎，饭前温服，且长期服用。注意观察用药后效果。⑤情志护理。多陪伴聊天，看看电视、报纸，听听广播、笑话，消除烦躁情绪，以免气郁化火而伤阴。⑥中医护理适宜技术。耳穴压豆：取肾上腺、内分泌、肾、肺等穴，以扶助正气；咳嗽时，取支气管、肺、脾、神门、交感、肾上腺等穴。体育锻炼：每日根据身体情况选做八段锦。

（杨柳）

shízhèng hùlǐ

实证护理（nursing care of sthenic syndrome）

对感受外邪或由于体内脏腑功能失调、阴阳气血失衡，导致体内积聚出现部分病理产物所引起的、属有余、结实、强盛的一类证候的调护措施。

辨证 实证是指人体感受外邪，或疾病过程中阴阳气血失调，体内病理产物蓄积，以邪气盛、正气不虚为基本病理，表现为有余、亢盛、停聚特征的各种证候。由于实邪的性质和所在部位的不

同，实证的临床表现亦极不一致，很难以几个症状作为实证的代表。临床一般是新起、暴病多实证，病情急剧者多实证，体质壮实者多实证。

施护 ①病情观察。密切观察病情变化，如生命体征、神志、面色、疼痛的性质、汗出、口渴、二便及舌脉等情况。辨其虚实的真假，以防出现危症。②生活起居。病室清洁、安静，通风良好，温湿度适宜，患者宜卧床休息，烦躁者慎防坠床。③情志护理。避免情志刺激，安定情绪，保持心平气和，密切配合治疗。④饮食护理。饮食应有节，宜清淡易消化，可予流食、半流质饮食、软食等，忌辛辣刺激之品。腹痛患者，暂缓进食。⑤用药护理。遵"实则泻之"的理论，采取各种泻下的方法，泻实祛邪，服药应及时，加强服药后观察。攻下药，宜凉服，以助泻热之功；攻下药沉降下行，宜清晨空服，使药达病所，易于奏效。⑥对症处理。实寒腹痛者，可行隔姜灸神阙穴，按摩足三里、中脘等穴，亦可用沉香、元胡粉各1.5g吞服，还可用热水袋或炒盐热熨腹部。便秘患者，应注意让其养成定时排便的习惯，可指导其清晨或睡前按顺时针方向做腹部按摩，以促进肠蠕动。患者宜食富含粗纤维的食物，可于清晨空腹饮淡盐水或蜂蜜水。

（杨柳）

yīnzhèng hùlǐ

阴证护理（nursing care of yin syndrome）

对体内阳气虚衰、阴偏盛，脏腑器官功能低下，机体反应衰减而形成里证、寒证、虚证均属阴证范围，凡符合一般属性阴的一类证候的调护措施。

辨证 阴证即符合抑制、沉

静、衰退、晦暗等"阴"的一般属性的证候，是体内阳气虚衰，或寒邪凝滞的证候，其病属寒、属虚，机体反应多呈衰退的表现。阴证常以虚寒证为代表。临床表现常包括精神萎靡，面色苍白，形寒肢冷，气短声低，倦怠乏力，口淡不渴，大便稀溏，小便清长，舌淡胖嫩，脉迟弱等。其中，精神萎靡、乏力、气短声低是虚证的表现；形寒肢冷、口淡不渴、大便稀溏、小便清长是里寒证的表现；舌淡胖嫩，脉迟弱为虚寒的舌脉。

施护　阴证的护理措施见里证护理、虚证护理、寒证护理。

（杨　柳）

wángyīnzhèng hùlǐ

亡阴证护理（nursing care of yin depletion syndrome）　对体内体液大量耗损、阴液严重匮乏而欲竭所表现出亡阴的一类危重证候的治疗和护理措施。

辨证　亡阴证是指人体阴液严重耗损而欲竭，以汗出如油、身热烦渴、面赤唇焦、脉数疾为主要表现的危重证候。临床表现常包括汗热味咸而黏，如珠如油，身灼肢温，虚烦躁扰，恶热，口渴欲饮，皮肤皱瘪，小便极少，面色赤，唇舌干燥，脉细数无力等。

阴液耗竭，真阴外脱，故见汗出；阴虚则热，故汗出而黏，身灼肢温，口渴欲饮等一系列虚热之象；阴液大量脱失，阳气无所依附而浮越，故躁扰不安；唇舌干燥、脉细数无力为阴亏有热之象。亡阴所涉及的脏腑，常与心、肝、肾等有关，临床一般不再逐一区分。亡阴若救治不及，势必阳气亦随之而衰亡。

施护　治宜滋阴增液，或养津固气。

（杨　柳）

yángzhènghùlǐ

阳证护理（nursing care of yang syndrome）　体内热邪炽盛或阳气亢盛所引起的一类证候的调护措施。

辨证　阳证即符合兴奋、躁动、亢进、明亮等"阳"的一般属性的证候，是体内热邪炽盛，或阳气亢盛的证候，其病属热、属实，机体反应多呈亢盛的表现。不同的疾病阳证证候表现各有侧重，其特征性表现主要有身热面赤，精神烦躁，渴喜冷饮，呼吸气粗，小便短赤涩痛，大便秘结，舌红绛，苔黄燥，脉洪大或滑实。其中，身热面赤、烦躁、渴喜冷饮为热证的表现；呼吸气粗、小便短赤、大便秘结是实证的表现；舌红绛、苔黄燥、脉洪大、滑实均为实热之证。

施护　阳证的护理措施见表证护理、里证护理、虚证护理、实证护理、寒证护理、热证护理。

（杨　柳）

wángyángzhèng hùlǐ

亡阳证护理（nursing care of yang depletion syndrome）　人体阳气极度衰微而欲脱的危重证候的调护措施。

辨证　亡阳证是指人体阳气极度衰微而欲脱，以冷汗、肢厥、面白、脉微等为主要表现的危重证候。临床表现常包括面色苍白或青紫，神情淡漠，冷汗淋漓、汗质稀淡，肌肤不温，手足厥冷，呼吸气微，舌淡而润，脉微欲绝等。临床所见的亡阳证，一般是指心肾阳气虚脱。由于阴阳互根之理，故阳气衰微欲脱，可使阴液亦消亡。可因阳虚进一步发展，或因阴寒之邪过盛而致阳气暴伤，或因大汗、亡血、失精等致阴血消亡而阳随阴脱，或因外伤、剧毒、痰瘀阻窍而使阳气暴脱。阳气亡脱，津随阳泄，则大汗淋漓；阳衰则寒，故见面色苍白或青紫，手足厥冷，肌肤不温，神情淡漠，舌淡而润等一系列虚寒之象；虚阳外越，故见脉微欲绝。

施护　治宜回阳固脱。

（杨　柳）

zàngfǔ biànzhèng shīhù

脏腑辨证施护（syndrome differentiation nursing of zang-fu organ）　在认识脏腑生理功能、病理特点的基础上，将四诊所收集的症状、体征及有关病情资料进行综合分析，从而判断疾病所在脏腑部位及其病性，并制定病情观察、生活起居、饮食、用药、情志和对症处理等方面的调护措施。脏腑辨证施护是整个辨证施护体系中最重要的组成部分之一，主要包括心与小肠病辨证施护；肺与大肠病辨证施护；脾与胃病辨证施护；肝与胆病辨证施护；肾与膀胱病辨证施护。

（陈　华）

xīnbìng biànzhèng shīhù

心病辨证施护（syndrome differentiation nursing of heart disease）　根据心病的不同证型和主要症状，制定病情观察、生活起居、饮食、用药、情志和对症处理等方面的调护措施。

辨证　心居胸中，横膈之上，两肺之间，外有心包护卫，内有孔窍相通，为五脏六腑之大主。心开窍于舌，在体合脉，其华在面，与小肠相表里。心主血脉，具有推动血液在脉道中运行不息，以濡养脏腑、组织、官窍的作用；心主神明，为人体精神和意识思维活动的中枢，是生命活动的主宰。

心的病变主要反映在主血脉和主神明功能的失常，常见症状为心悸，心痛，心烦，失眠，健忘，精神错乱，神志昏迷等。

心病证候有虚实之分。虚证多见心血虚证、心阴虚证、心气虚证、心阳虚证及心阳暴脱证等；实证多见心火亢盛证、心脉痹阻证、痰蒙心神证、痰火扰神证、瘀阻脑络证等。

施护 包括病情观察、生活起居护理、饮食护理、用药护理、情志护理、对症护理几个方面。

病情观察 ①观察心率、心律、脉搏的变化情况，必要时予心电监护。②胸痛者，观察胸痛的部位、性质、程度、持续时间及有无胸闷憋气等情况。③注意观察神志、面色、睡眠、二便、舌苔、脉象等，及时发现异常情况，尽早处理。

生活起居护理 ①保持环境安静：避免噪声或突发巨响，以免诱发心悸等。②避免过度劳累：重者应卧床休息，以减少气血耗伤，待病情稳定，可适当活动，如散步、打太极拳、做保健操等，以增强体质。③避免外邪侵袭：根据天气变化，做好防护。如春秋季节，阴阳转换之时，冷暖无常，早晚应注意增加衣物，冬季则注意保暖，夏季要注意防暑等，避免由于感受外邪而诱发疾病。④养成按时起卧的习惯：不宜过劳或过逸。⑤保持大便通畅：避免大便努责，以防诱发胸痛等。

饮食护理 饮食宜清淡、易消化、富营养，忌肥甘、辛辣、煎炸、咖啡、浓茶等刺激性食物。饮食应定时定量，避免过饱过饥。①心阴或心血不足者，宜食补益心脾之品，如红枣、桂圆等，忌食动火劫阴之品。②心气不足者，宜食补益心气之品，如人参、党参、桂圆等。亦可长期饮用三花茶（人参花、三七花、代代花各5g，代茶饮用），以益气生津、活血通络。③心阳不足者，宜食温热助阳之品，如羊肉、狗肉、胡桃肉等。可食用当归生姜羊肉汤，以滋补气血，温阳宣痹。④痰火内盛者，宜食清热化痰之品，如枇杷、荸荠等。⑤心火炽盛者，宜食清热泻火之品，如苦瓜、莲子心、绿豆等。

用药护理 嘱患者按时服药，注意观察用药后的效果及毒副作用。失眠者若用安神药，宜睡前30分钟服用。

情志护理 心系疾病与情志关系密切。应注意调摄患者情志，避免情绪过激和外界不良刺激，及时解除紧张、恐惧、焦虑等情绪状态。

对症护理 ①心痛者，可针刺或指压内关、神门、心俞、合谷等穴，或取心、神门、肾上腺等穴进行耳穴贴压。寒凝血脉或虚证者，可灸内关、膻中、心俞及厥阴俞等穴。②失眠者，可耳穴埋籽，取神门、心、皮质下、交感、肝、脾等穴。亦可按揉百会、太阳、神庭、内关、神门等穴。③口舌生疮者，可用银花甘草液或黄柏水漱口，局部用冰硼散或养阴生肌散喷涂。牙龈出血、红肿者，可用黄芩、五倍子或地骨皮等煎水清洁口腔。

（陈 华）

xiǎochángbìng biànzhèng shīhù

小肠病辨证施护 （syndrome differentiation nursing of small intestine disease） 根据小肠病的不同证型和主要症状，制定病情观察、生活起居、饮食和对症处理等方面的调护措施。

辨证 小肠具有受盛化物和泌别清浊的功能。小肠病变主要反映在泌别清浊功能及气机的失常，常见症状为腹胀，腹痛，肠鸣，腹泻或小便赤涩疼痛，小便混浊等。小肠病常见证候有小肠虚寒证、小肠实热证。

施护 ①病情观察。观察大、小便的次数、色、质、量的变化，并详细记录。一旦发现异常，及时留取标本送检。②生活起居护理。保持环境安静，温湿度适宜。小肠虚寒者室内温度宜偏高，注意腹部保暖，小肠实热者室内温度宜偏低。③饮食护理。饮食宜清淡、易消化、富营养，忌辛辣、肥甘、厚味之品。小肠虚寒者忌生冷食物，小肠实热者可多饮淡绿茶。④对症护理。小肠虚寒者，可用暖脐膏敷脐；还可艾灸关元穴。

（陈 华）

fèibìng biànzhèng shīhù

肺病辨证施护 （syndrome differentiation nursing of lung disease） 根据肺病的不同证型和主要症状，制定病情观察、生活起居、饮食、用药、情志和对症处理等方面的调护措施。

辨证 肺居胸中，居五脏六腑之最高位，故有"华盖"之说。上连气道，与喉相通，开窍于鼻，外合皮毛，与大肠相表里。肺主气、司呼吸，吐故纳新，生成宗气，灌注心脉，助心行血；肺又主宣发肃降，通调水道，输布津液，为水之上源。

肺的病变主要反映在呼吸功能障碍、宣发肃降功能失调、输布津液失职及卫外功能不固等方面，常见症状为咳嗽、气喘、咳痰、胸闷胸痛、咽喉疼痛、声音嘶哑、喷嚏、鼻塞、流涕、水肿等，其中以咳、痰、喘为特征表现。

肺病证候有虚、实之分。虚证有肺气虚证、肺阴虚证；实证有风寒犯肺证、风热犯肺证、燥邪犯肺证、肺热炽盛证、痰热壅肺证、寒痰阻肺证等。

施护　包括病情观察、生活起居护理、饮食护理、用药护理、情志护理、对症护理几个方面。

病情观察　①注意观察咳嗽、气喘发作的时间、节律、性质、声音及诱发因素和缓解方法。②注意观察痰的颜色、性质、量、气味，必要时正确留取标本，及时送检。③注意观察咯血的色、质、量及有无先兆。量多者应注意观察面色、神志、呼吸、脉象等情况的变化。④注意观察有无发热、胸闷、胸痛等情况发生。

生活起居护理　①起居有常，慎避风寒。随季节气候变化，及时增减衣物。汗出过多者，及时用干毛巾擦干，更换潮湿衣被，并避风寒，以防复感外邪。②空气新鲜，环境适宜。正确通风换气，保持室内空气新鲜。调整温湿度，温度保持在 18～22℃，湿度保持在 50%～60%。阳虚或感受寒邪者，室内温度宜偏高；阴虚或感受热邪者，室内温度宜偏低；感受燥邪者，室内湿度宜偏高；感受湿邪者，室内湿度宜偏低。③加强锻炼，增强体质。根据病情，选择适宜的运动方式，以增强肺卫的御邪能力。④肺痨（肺结核）有传染性者，应做好呼吸道隔离工作。

饮食护理　饮食宜清淡、易消化，禁食辛辣、油腻、煎炸之品，禁烟戒酒。①肺气虚者，宜食补养肺气之品，如牛奶、牛肉、黄芪、山药、禽蛋、猪肺等，亦可常食大枣、花生、扁豆等以健脾益胃，培土生金。②肺阴虚者，宜食滋阴之品，如梨、枇杷、麦冬、银耳、百合、甲鱼等。③风寒犯肺者，宜食疏风散寒止咳之品，如生姜、橘皮、葱白等，忌食生冷水果及冰冷饮料。④风热犯肺者，宜食疏风清热之品，如

金银花、菊花、薄荷、桑叶等，忌食辛辣、滋腻及刺激性食物。⑤燥邪犯肺者，宜食润燥止咳之品，如梨、蜂蜜、荸荠、藕等，亦可饮用秋梨膏或五汁饮。⑥痰湿阻肺者，宜食燥湿化痰之品，如橘、薏苡仁、陈皮等，忌食辛辣、烟酒、油腻、糯甜等助湿生痰之物。⑦肺热炽盛者，多饮水、果汁及清凉饮料，宜食清肺生津之品，如鱼腥草或用鲜芦根煎水代茶饮用，忌食辛辣温热之品。

用药护理　①肺病患者服用中药汤液后不宜立即饮水。②风寒犯肺者中药汤液宜热服，服后应加盖衣、被取汗，汗后及时擦干，并更换汗湿的衣被，避风寒，以免汗出当风。风热犯肺者，中药汤液一般可温服。

情志护理　注意调摄情志，避免刺激，情绪宜保持愉快平和。对于病程日久，缠绵难愈，或咳喘、胸闷所致痛苦焦虑者，宜采取安慰、暗示、转移注意力等方法，以减轻其病痛。

对症护理　①鼻塞不通者，可用拇指和食指指腹按摩迎香穴 2～3 分钟，以宣通鼻窍。②咽喉肿痛者，可取扁桃体、咽喉、气管等穴进行耳穴贴压。急性者耳尖放血。③咳嗽者，可用刮痧法先刮背部督脉及足太阳膀胱经，从肺俞刮至脾俞，每侧刮 20～30 次；其次刮前臂肺经循行区域，从尺泽刮至太渊穴，刮 20～30 次。刮痧完毕后，在大椎、风门、肺俞、天突、膻中等穴位留罐 5～10 分钟。

（陈　华）

dàchángbìng biànzhèng shīhù

大肠病辨证施护（syndrome differentiation nursing of large intestine disease）　根据大肠病的不同证型和主要症状，制定病

情观察、生活起居、饮食和对症处理等方面的调护措施。

辨证　大肠具有传化糟粕和主津的功能。大肠病变主要反映在传导功能失常，常见症状为便秘、泄泻等。大肠病常见证候有大肠虚寒证、肠燥津亏证、大肠实热证、大肠湿热证等。

施护　①病情观察。观察患者腹痛、腹泻情况以及大便的性状、次数、颜色及气味。②生活起居护理。保持环境安静，温湿度适宜。大肠湿热，泻下黄臭粪水者，应及时清除排泄物，并注意肛周皮肤护理。便秘者应纠正忍便的不良行为，重建正常的排便习惯。定时排便，一般以早餐后为最佳，排便时应注意力集中，严禁久蹲及用力排便。③饮食护理。饮食宜清淡、易消化、富于营养，忌生冷、辛辣、油腻之品。肠燥津亏者，多饮水，宜食生津润肠通便之品，如菠菜、芝麻、果仁等；大肠湿热者，多饮水，宜食清热利湿之品，如马齿苋、生大蒜、绿豆等。

对症处理　①腹部冷痛者，可艾灸天枢、神阙、关元等穴。②便秘者，可进行顺时针摩腹以促进肠蠕动；还可取大肠、小肠、直肠等穴进行耳穴贴压。

（陈　华）

gānbìng biànzhèng shīhù

肝病辨证施护（syndrome differentiation nursing of liver disease）　根据肝病的不同证型和主要症状，制定病情观察、生活起居、饮食、用药、情志和对症处理等方面的调护措施。

辨证　肝居右胁下，与胆相表里。肝开窍于目，在体合筋，其华在爪。其经脉绕阴器，循少腹，布胁肋，络胆，系目，交颠顶。肝主疏泄，其性升发，喜条

达恶抑郁，调畅气机，调节精神情志；肝又主藏血。

肝的病变主要反映在肝主疏泄和藏血的功能失常，常见症状为精神抑郁、烦躁、胸胁、少腹胀痛，头晕目眩，肢体震颤，手足抽搐，视物模糊，月经不调，阴部症状等。

肝病证候有虚、实和虚实夹杂之分。虚证多见肝血虚证、肝阴虚证；实证多见肝郁气滞证、肝火炽盛证、肝经湿热证、寒滞肝脉证等；虚实夹杂证多见肝阳上亢证、肝风内动证。

施护 包括病情观察、生活起居护理、饮食护理、用药护理、情志护理、对症护理几个方面。

病情观察 ①观察患者眩晕、头痛、抽搐等诱发因素、持续时间、程度、性质及伴随症状等。②观察患者有无头晕、肢体麻木、语言不利、口角歪斜等中风先兆症状。③严密观察神志、面色等变化，定期监测血压，如出现异常，及时报告医生。

生活起居护理 ①环境应安静整洁，室内光线柔和，温湿度适宜。寒滞肝脉患者多喜暖，室内温度宜偏高；肝阳上亢、肝火炽盛患者多喜凉爽，故室内温度宜适当偏低。②保证患者充足的休息和睡眠。眩晕患者应卧床休息，变换体位时，动作宜缓慢，病情缓解后，指导其做适当的运动。

饮食护理 饮食宜清淡、易消化，慎食油腻食物，忌辛辣刺激及动火之品，戒烟酒。郁怒之时不宜进食，以免气食交阻。同时注意养护脾胃，饮食宜定时定量，软烂适度，多食红枣、山药、莲子、薏苡仁等健脾益气之品。①肝血虚者，宜多食补益肝血之品，如动物肝脏、红枣、酸枣仁

等。②肝气郁结者，宜多食疏肝理气之品，如佛手、金橘、玫瑰花等。③肝火炽盛者，宜多食清泻肝火之品，如芹菜、荠菜、菊花、绿茶、罗布麻等。亦可用决明子煎汤代茶饮，以清肝明目。为防止木火刑金，还应多食百合、梨等滋养肺阴之品。忌食羊肉、狗肉等生热动火之品。④肝阳上亢者，宜食清肝之品，如芹菜、菊花等，亦可饮用栀子茶（茶叶30g，栀子30g；加水适量，煎汤取汁，每日1剂，上下午分服）。⑤肝风内动者，宜多食平肝潜阳息风之品，如菊花、牡蛎等。热极生风者，可多食清热息风之品，如蚌肉、绿豆等；血虚生风及阴虚动风者，宜多食滋阴养血息风之品，如甲鱼、鸡蛋、红枣莲子粥、枸杞菊花粥等。⑥寒滞肝脉者，宜多食温经散寒之品，如小茴香、茴香菜、荔枝核等。忌食生冷寒凉之品。

用药护理 ①滋阴养血补肝的汤剂宜文火久煎，空腹时服用。②注意正确煎煮中药，如重镇息风方药中常用龙骨、牡蛎、羚羊角等质地坚硬之药物，应采取先煎的方法。③皮肤或外阴瘙痒，阴囊湿疹者，可用苦参、马齿苋等煎汤外洗，或龙胆泻肝汤内服、外洗。

情志护理 ①肝为刚脏，性喜舒畅条达，忌抑郁恼怒，故情志护理尤为重要。应尽量避免外界不良刺激，保持心情舒畅，精神愉快，少生气动怒，以免诱发或加重病情。②肝阳上亢者，应注意调摄情志，谨防暴怒而诱发中风。

对症护理 ①情志抑郁者，可用拇指指腹按揉太冲、行间、期门、章门、肝俞等穴位；还可敲打下肢两侧的肝经和胆经，以

加强疏肝解郁的作用；亦可用刮痧板在下肢肝经和胆经循行区域刮拭。②头晕胀痛者，可进行头部按摩，按揉睛明、印堂、百会、率谷、风池、太阳等穴。③寒滞肝脉者，可在神阙穴处行温和灸或隔姜灸，或局部用热水袋热敷，或用粗盐 500～1000g 加 2～3 片附子炒热装入布袋进行腹部热熨。

（陈 华）

胆病辨证施护 （syndrome differentiation nursing of gallbladder disease） 根据胆病的证型和主要症状，制定病情观察、生活起居、饮食和对症处理等方面的调护措施。

辨证 胆具有贮藏和排泄胆汁，以及主决断的功能。胆的病变主要反映在贮藏和排泄胆汁功能的失常，常见症状为胆怯易惊、惊悸不宁、口苦、黄疸等。胆病常见证候有胆郁痰扰证。

施护 ①病情观察。观察黄疸色泽变化，注意区别阴黄和阳黄，正确判断病情进退。②生活起居护理。环境应安静整洁，室内光线柔和，温湿度适宜。保证患者充足的休息和睡眠。③饮食护理。饮食宜清淡、易消化，多饮水，慎食油腻食物，忌辛辣刺激及动火之品，戒烟酒。可用玉米须煎水代茶饮以清肝利胆。④对症处理。黄疸者，可取肝、胆、脾、胃等穴进行耳穴贴压；还可用灸法，阳黄者灸胆俞、阴陵泉、太冲、内庭等穴，阴黄者灸胆俞、脾俞、阴陵泉、三阴交等穴。

（陈 华）

脾病辨证施护 （syndrome differentiation nursing of spleen disease） 根据脾病的不同证型和主要症状，制定病情观察、生

活起居、饮食、用药、情志和对症处理等方面的调护措施。

辨证 脾位于中焦,与胃相表里。脾在体合肉,主四肢,开窍于口,其华在唇。脾主运化水谷、津液,输布精微;脾又主升清、统血,喜燥恶湿。脾的病变主要为运化、升清、统血功能的失常,常见症状为腹胀,便溏,食欲不振,浮肿,内脏下垂,出血等。脾病证候有虚、实之分。虚证多见脾气虚证、脾虚气陷证、脾阳虚证、脾不统血证等;实证多见寒湿困脾证、湿热蕴脾证等。

施护 包括病情观察、生活起居护理、饮食护理、用药护理、情志护理、对症护理几个方面。

病情观察 ①注意观察患者进食、腹胀、腹痛、二便及舌苔、脉象等情况。②对于脾不统血所致的各种出血,要注意观察出血的部位、色、质、量,患者神志、面色、舌脉变化及出血先兆等。

生活起居护理 ①病室环境安静整洁,温湿度适宜,起居有节,劳逸适度。②脾气虚、脾虚气陷患者应注意休息,避免劳累,以免耗气而加重病情。③脾阳虚怕冷者,应尽量安排在向阳温暖房间;湿热蕴脾者,病室环境宜干燥凉爽;寒湿困脾者,环境宜干燥温暖,并注意保暖,可用热水袋等取暖。

饮食护理 饮食宜清淡、软、烂、温、易消化,宜少食多餐,定时定量,避免暴饮暴食。根据病情注意营养搭配及饮食宜忌,辨证施食。①脾气虚者,宜多食健脾益气之品,如黄芪、瘦肉、鸡蛋、牛奶、山药、红枣等。忌食油腻、生冷、硬固等食物。②湿热蕴脾者,宜进食清热化湿之品,如赤小豆、冬瓜、薏苡仁等。忌食辛辣、肥甘厚腻之品及

酒类,以免助湿生热。③寒湿困脾者,宜食用健脾化湿之品,如生姜、小茴香、茯苓、陈皮、扁豆、山药、炒薏苡仁等;饮食宜温热,平素菜肴中可适当加入生姜、生大蒜、胡椒、花椒等温热之品,忌食油腻及生冷瓜果。泄泻严重者,应适当增加饮水量,可饮热果汁或姜糖水。④因脾不统血而致血虚者,宜食用养血生血之品,如红枣、瘦肉、动物肝脏和骨髓等。忌烟酒、辛辣、煎炸之品,以免伤阴耗血。

用药护理 ①中药汤液宜温服,服后静养。呕吐轻者,汤药可浓煎,采取少量多次频服的方法。腹痛、吐血、呕吐严重者,应暂停服用汤液,待呕血已止,须服药者,药液温度不宜过高,以免引起再次出血。②注意服药的时间和方法。一般消导药宜饭后服用。

情志护理 中医学认为"思伤脾",要及时了解患者的心理状态,对于思虑过度者,应告诫患者注意培养开朗的性格,以减轻情志因素对疾病的影响。

对症护理 ①呕吐者,可取胃、交感、神门、贲门、食道等穴进行耳穴贴压。肝气犯胃者配肝穴,外邪犯胃者配肺穴,饮食停滞者配脾穴。②虚证泄泻者,可选中脘、足三里、关元、神阙、脾俞等穴行艾灸疗法。

(陈 华)

wèibìng biànzhèng shīhù

胃病辨证施护（syndrome differentiation nursing of stomach disease)

根据胃病的不同证型和主要症状,制定病情观察、生活起居、饮食、用药、情志和对症处理等方面的调护措施。

辨证 胃具有受纳和腐熟水谷,以及主通降的功能。胃的病

变主要反映在受纳和腐熟水谷功能以及通降功能的失常,常见症状为胃脘胀满或疼痛、嗳气、恶心、呕吐、呃逆等。胃病证候有虚实之分。虚证多见胃气虚证、胃阳虚证、胃阴虚证,实证多见寒滞胃脘证、胃热炽盛证、食滞胃脘证。

施护 包括病情观察、生活起居护理、饮食护理、用药护理、情志护理、对症护理几个方面。

病情观察 ①注意观察患者进食、呕吐、腹胀、腹痛、二便及舌苔、脉象等情况。②对于胃痛患者,应注意观察疼痛发生的部位、性质、诱因、持续时间、缓解方式等。③对于胃出血患者,应着重观察出血的量、色、质等,关注面色、神志、汗出及脉搏的变化。同时注意观察出血先兆。

生活起居护理 ①病室环境安静整洁,温湿度适宜,起居有节,劳逸适度。②寒滞胃脘者,应注意胃部保暖,可穿背心以护胃。

饮食护理 饮食宜清淡、软、烂、温、易消化,宜少食多餐,定时定量,避免暴饮暴食。①胃阴虚者,宜食滋阴生津润燥之物,如甲鱼、银耳、梨、甘蔗等。忌辛辣、煎炸等伤阴耗津之品。②食滞胃脘者,应严格控制饮食入量,少食多餐,必要时暂禁食,待症状缓解后,可进食清淡、易消化的流食、半流食,逐渐过渡到普食;可适当食用山楂、萝卜、陈皮等理气消食之物。忌食壅滞气机,难于消化之品。③寒滞胃脘者,宜多食温热之品,如生姜、高良姜、胡椒、花椒、桂圆、红糖、大枣等。忌食生冷寒凉之品。④胃热炽盛者,宜食清热泻火之品,如苦瓜、西瓜、芹菜、豆腐等,饮食温度宜偏凉。忌烟酒及

辛辣刺激之品。

用药护理 ①中药汤液宜温服,服后静养。呕吐轻者汤药可浓煎,采取少量多次频服的方法。腹痛、吐血、呕吐严重者应暂停服用汤液,待呕血已止,须服药者,药液温度不宜过高,以免引起再次出血。②注意服药的时间和方法。一般健胃药宜饭前服用;消导药宜饭后服用;止酸药宜饭前服用;通便药宜空腹或半空腹服用。

对症护理 ①呕吐者,可取胃、交感、神门、贲门、食道等穴进行耳穴贴压。肝气犯胃者配肝穴,外邪犯胃者配肺穴,饮食停滞者配脾穴。②虚证泄泻者,可选中脘、足三里、关元、神阙、脾俞等穴行艾灸治疗。③久痢气虚致脱肛者,可选百会、长强、大肠俞等穴行艾灸治疗。

(陈 华)

shènbìng biànzhèng shīhù

肾病辨证施护 (syndrome differentiation nursing of kidney disease) 根据肾病的不同证型和主要症状,制定病情观察、生活起居、饮食、用药、情志和对症处理等方面的调护措施。

辨证 肾居腰中,左右各一。肾在体为骨,开窍于耳及二阴,其华在发。肾主藏精,主生长、发育与生殖,主骨生髓充脑,又兼主水,主纳气。肾内藏元阴寄元阳,为脏腑阴阳之根本,故称肾为"先天之本""水火之宅"。肾的病变主要为藏精功能,生长、发育、生殖功能,以及水液代谢功能的失常,常见症状为腰膝酸软或痛,眩晕耳鸣,发育迟缓,智力低下,发白早脱,牙齿动摇,男子阳痿遗精、精少不育,女子经少经闭、不孕,以及水肿,二便异常,呼多吸少等。肾病多虚证,临床多见肾阳虚证、肾阴虚证、肾精不足证、肾气不固证、肾虚水泛证、肾不纳气证等。

施护 包括病情观察、生活起居护理、饮食护理、用药护理、情志护理、对症护理几个方面。

病情观察 ①注意观察患者耳鸣耳聋、腰痛、水肿、二便等情况变化。②注意观察患者面色、体温、脉搏、呼吸、血压及舌苔、脉象等情况的变化。

生活起居护理 ①肾病者,正气多亏虚且易感外邪,故环境应温度适宜,整洁安静。肾阳虚者,室内温度宜偏高,随季节气候变化增减衣物,以防外感;肾阴虚者,室内温度宜偏低,湿度宜偏高。②注意休息,避免劳累,节制房事。③水肿者,注意皮肤的护理,谨防皮肤破损,预防压疮发生。

饮食护理 饮食以清淡易消化、低盐富营养为原则,忌腥膻发物及辛辣刺激之品。①肾阳虚者,宜多食温补肾阳之品,如狗肉、虾、韭菜、核桃等,亦可食用狗肉粥、芡实煮老鸭、羊肉虾米汤等。忌食生冷寒凉之品。②肾虚水泛者,宜多食温阳化水之品,如生姜、大蒜、川椒等。忌恣食寒凉之品。③肾阴虚者,宜食滋阴益肾之品,如甲鱼、鸭肉、枸杞、山药等,亦可食用淮山药枸杞粥、枸杞炖兔肉等填补肾精。忌辛燥之物。④肾精不足者,宜多食益精填髓之品,如乌骨鸡、动物肾脏及芝麻等。

用药护理 补肾药宜文火久煎,饭前空腹温服。

情志护理 肾病患者病程长,多有焦虑、抑郁等不良情绪,应多关心开导患者,做好心理疏导,及时解除忧虑,避免焦虑、惊恐等不良情志刺激。耐心解释病情,帮助其树立战胜疾病的信心,积极配合治疗,尽快恢复健康。

对症护理 腰痛实证者,可用刮痧法先刮背部督脉和膀胱经循行区域,再刮华佗夹脊穴,最后刮下肢膀胱经和胆经的循行区域。也可取肾俞、命门、膀胱俞、环跳、委中、承山等穴行拔罐治疗。虚证者,可取肾俞、命门、脾俞、足三里等穴行艾灸治疗。

(陈 华)

pángguāngbìng biànzhèng shīhù

膀胱病辨证施护 (syndrome differentiation nursing of bladder disease) 根据膀胱病的不同证型和主要症状,制定病情观察、生活起居、饮食、用药和对症处理等方面的调护措施。

辨证 膀胱病多见湿热证,至于膀胱虚证多责之于肾虚。临床表现常包括尿频尿急,尿道灼痛,小便黄赤、短少混浊,或尿血,或尿有砂石,甚或尿血,或伴有发热,口渴,腰痛,舌红,苔黄腻,脉滑数。

膀胱具有贮存和排泄尿液的功能。膀胱的病变主要反映在贮存和排泄尿液功能的失常,常见症状为小便频急涩痛,尿闭及遗尿,小便失禁等。膀胱病常见证候有膀胱湿热证。

施护 ①病情观察。观察小便的次数、量、色、质等情况。②生活起居护理。注意个人卫生,保持会阴部清洁。如发热者应卧床休息,避免劳累,并每天用温开水清洗局部;不宜穿紧身衣裤,内裤应以宽松、棉质为佳,并勤更换。③饮食护理。饮食宜清淡、富营养,多饮水,多食新鲜水果及蔬菜。忌烟酒及辛辣之物。④用药护理。膀胱湿热者,服用清热利尿汤剂时,药液量亦偏大,需频频服用,以加强利尿通淋之效，且宜偏凉服用，服后卧床休息，以助药效。⑤对症处理。排尿困难者，可用取嚏或探吐法，开上以通下，亦称提壶揭盖法；还可在中极穴处行热熨疗法、穴位按摩或艾灸疗法。

（陈华）

wèi qì yíng xuè biànzhèng shīhù

卫气营血辨证施护（syndrome differentiation nursing of wei-qi-ying-xue）

将外感温热病发展过程中不同病证所反映的证候分为卫分证、气分证、营分证、血分证四类证候，并制定病情观察、生活起居、饮食、用药、情志和对症处理等方面的调护措施。卫气营血辨证施护主要包括卫分证护理、气分证护理、营分证护理、血分证护理。

（姜荣荣）

wèifēnzhèng hùlǐ

卫分证护理（nursing care of wei-fen symptom complex）

根据卫分证的不同证型和主要症状，制定病情观察、生活起居、饮食、用药、情志和对症处理等方面的调护措施。

辨证　卫分证是温热病邪侵袭肌表，卫气功能失常所表现的证候。常见于外感温热病的初期，病变部位多在皮毛及肺，属八纲辨证之表证范畴。由于温热病邪有风热、暑热、湿热、燥热等不同类型，故临床多见风热卫分证、暑热卫分证、湿热卫分证、燥热卫分证。

施护　①病情观察。密切观察和记录患者体温变化情况；观察患者服药后汗出的情况，若无汗或少汗，热不退，应继续服药，并稍加衣被，啜热饮料，以助汗出；观察患者咳嗽的性质，咳痰的色、质、量。观察有无鼻塞，流涕的性质、颜色及量，口渴程度，咽喉是否疼痛，舌质和脉象等。②生活起居护理。保持病室整洁、安静、温湿度适宜；随季节气候变化增减衣被，以防受寒。发热时，衣被不宜过厚；室内空气每日进行消毒，做好呼吸道隔离的措施。③饮食护理。饮食宜清淡，以半流质饮食、软饭为宜。鼓励患者多饮水，或进清凉饮料。可食新鲜蔬菜、水果。忌食辛辣油腻硬固之品，忌烟酒。服发汗解表药后，禁食生冷、酸涩之物。④用药护理。解表发汗汤剂宜热服，药后多饮热开水，卧床盖被以助汗出，避免直接吹风，以防复感外邪；服药后观察用药效果和反应，并做好记录。⑤情志护理。避免情志刺激，可采取安慰、诱导等方法，使其保持情绪稳定平和，积极配合治疗；耐心为患者解释病情，使其树立信心，消除顾虑，配合治疗。⑥对症护理。高热者，可用刮痧法降温，亦可配合针刺法退热，常用的穴位有大椎、曲池、合谷等。患者虽见高热也不宜采用冷敷。头痛时，可进行穴位按摩，如按揉百会、四神聪、印堂、鱼腰、太阳穴等。局部外搽清凉油。

（姜荣荣）

qìfēnzhèng hùlǐ

气分证护理（nursing care of qi-fen symptom complex）

根据气分证的不同证型和主要症状，制定病情观察、生活起居、饮食、用药、情志和对症处理等方面的调护措施。

辨证　气分证是指温热病邪内入脏腑，正盛邪实，正邪剧争，阳热亢盛的里热证。多由于卫分证不解，邪热内传于里，或温热之邪直入气分而形成。以发热不恶寒、舌红苔黄、脉数为特征。由于邪入气分所犯脏腑部位不同，故临床所反映的证候类型亦很多。常见的有热壅于肺证、热扰胸膈证、热盛阳明证、热郁于胆证和热迫大肠证。

施护　包括病情观察、生活起居护理、饮食护理、用药护理、情志护理、对症护理几个方面。

病情观察　①注意观察患者的体温变化，每2~4小时测体温1次，并观察寒热、咳嗽、咳痰、痰色、舌苔、脉象的变化。②观察患者的神志、汗出、口渴、面色、食欲、胸痛、胁痛、腹痛、二便等变化。③使用物理或药物降温后，应观察降温效果，防止降温过快而导致虚脱。④持续高热并咳出腥臭脓血浊痰者，要注意有无并发肺痈、悬饮等可能，及时报告医生。⑤若出现神昏谵语、惊厥、斑疹隐隐或出血等危象，怀疑营血分证，应立即报告医生并抢救。

生活起居护理　①病室应温湿度适宜，空气清新，但患者不宜直接吹风。病室内光线柔和，避免强光刺激。保持病室及周围环境安静，避免噪声干扰而影响患者休息。②患者发热期间要卧床休息，待热退神清、体力恢复后，可适当进行锻炼，以促进康复。③咳嗽严重者应卧床休息；痰多者取侧卧位，且经常变换体位，易于将痰排出，必要时协助翻身拍背。④哮喘发作时应卧床休息，取半卧位或端坐位，哮喘缓解后可适当下床活动。⑤汗多者应及时擦干，勤换衣服，保持皮肤清洁。⑥保持口腔清洁，常用淡盐水或银花甘草液漱口。

饮食护理　①饮食以清淡、细软、易消化为宜，宜食高热量、高蛋白、高维生素食物，多吃蔬菜、水果。忌食煎炸、油腻、辛辣之品及烟酒。②因风热、燥邪犯肺而咳嗽者，宜食清咽润肺化痰之品。③外感高热者，多饮温开水，以助汗出。忌生冷。④鼓励患者多饮水及果汁饮料，亦可选用芦根汤、淡盐水等以养阴增液。

用药护理 ①壮热、病情危重患者，中药汤剂应大量顿服。②汤剂一般宜凉服。

情志护理 ①高热患者极易出现烦躁情绪，若体温多日不降又会产生悲观等情绪，故应加强情志疏导，避免患者受到不良情绪的影响。应鼓励患者倾诉不适感，消除患者紧张、恐惧情绪，保持精神愉快。②对久咳不愈或肝火犯肺咳嗽的患者，应做好情志护理，避免精神刺激。

对症护理 ①高热者，可适当运用冷敷、中药煎汤灌肠或中药液擦浴等方法降温；或针刺大椎、曲池、合谷、风池等穴降温；或取十宣穴点刺放血；或刮拭背部、夹脊穴、两胁、肘窝、腘窝等处。②高热、烦渴甚、喜饮者，可给予凉开水、梨汁、萝卜汁、甘蔗汁、西瓜汁、绿豆汤及新鲜水果等。③咳痰困难者，轻拍背部，助痰排出，也可同时用川贝粉1.5g或蛇胆陈皮散0.3~0.6g，加竹沥水20ml调服。喉间痰鸣无力咳出者，必要时可用吸痰器及时吸出，以防窒息。④胸痛、肺部病灶难以吸收者，可在局部外贴红宝膏、拔火罐或理疗，有助于病灶较快吸收。⑤大便秘结者，可遵医嘱给服大黄粉导泻，或番泻叶代茶饮。

（姜荣荣）

yíngfènzhèng hùlǐ

营分证护理（nursing care of ying-fen symptom complex）

根据营分证的不同证型和主要症状，制定病情观察、生活起居、饮食、用药、情志和对症处理等方面的调护措施。

辨证 营分证是温热病邪犯于营分，邪热灼伤营阴，心神被扰所表现的证候，是温热病发展过程中较为深重的阶段。其病变部位在心与心包。营是血中之气，为血之前身，行于脉中，内通于心，故营分证以营阴受损、心神被扰为主要病变特点。营分证多由气分不解而内传，或由卫气逆传而直入营分，亦有发病而即见营分证者。营分介于气分和血分之间，病变由营转气，表示病情好转，而由营入血，则表示病情加重。

施护 包括病情观察、生活起居护理、饮食护理、用药护理、情志护理、对症护理几个方面。

病情观察 ①观察神志、瞳孔及汗出的变化，如神昏躁动者，及时使用床挡，以免发生坠床。②密切观察生命体征的变化，如呼吸深大或浅数，或体温骤升骤降，或血压过高过低，均为危重症状，应高度重视。③密切观察呕吐、痰涎、抽搐等症状的变化，以判断是否出现危象。④观察皮肤斑疹出现的情况，疹出的部位、色泽、大小等，如斑疹现而突隐或转紫黑色，则提示病情转入危重。⑤观察二便情况，注意尿量和大便的色、质、量以及次数，如有可疑，及时留取大便标本做潜血试验。⑥观察其他不适反应，如下腹骤发剧痛，拒按，腹壁紧张，大便下血，伴面色苍白、血压下降、肢冷汗出、脉细数等，提示有肠出血、肠穿孔的可能，应立即报告医生，并做好输血准备。

生活起居护理 ①病室温湿度适宜，空气清新，光线柔和。保持病室及周围环境安静，避免噪声干扰，从而影响患者休息。备齐抢救药品和器械，以备急用。②神昏患者应取平卧位，头偏向一侧，保持呼吸道通畅，对呕吐或痰多者，应及时清除呕吐物或痰液，以防阻塞呼吸道而引起窒息。③对神昏躁动有义齿者，取下义齿，必要时实施保护性约束。④具有传染性者，应做好消毒、隔离措施。⑤做好口腔和皮肤护理。

饮食护理 ①一般适宜高营养、易消化的食物，可大量喂服新鲜果汁，以西瓜汁、橘汁为宜。②神昏、吞咽困难者应给予鼻饲，以保证足够的营养和水分。

用药护理 ①中药汤剂宜少量多次频服。②神昏者可遵医嘱鼻饲给药。

情志护理 ①向患者讲解与疾病有关的知识，消除患者顾虑，以增强患者信心，使患者安心养病。②鼓励患者表达自己的感受，认真倾听患者的诉说，对患者紧张、恐惧情绪表示理解，并设法减少或消除导致患者紧张、恐惧的因素。③创造轻松和谐的气氛，操作时应从容、镇定、细致、耐心，给患者安全感。④指导患者使用放松技术，如缓慢的深呼吸、全身肌肉放松、听音乐等。⑤对高热心烦焦虑者，做好家属工作，多关心患者，使其配合治疗和护理。

对症护理 ①抽搐。患者抽搐发作时，应将其平卧，头偏向一侧，松解颈扣，保持呼吸道通畅，遵医嘱给予吸氧。神昏者，应加床挡以防患者坠床，将用纱布包裹的压舌板自患者臼齿处放入口腔内，防止咬伤舌体。②痰黏难咳。可给予雾化吸入，促使痰液排出，必要时吸痰；出现气道阻塞时，应做好气管插管或气管切开准备工作，及时协助医师进行抢救。

（姜荣荣）

xuèfènzhèng hùlǐ
血分证护理（nursing care of xue-fen symptom complex）
根据血分证的不同证型和主要症状，制定病情观察、生活起居、饮食、用药、情志和对症处理等方面的调护措施。

辨证　血分证是邪热入血，导致动血、动风、耗阴为主要病理变化的一类证候类型。血分证是卫气营血传变的最后阶段，也是温热病发展过程中最为深重的阶段，属外感热病的里证范畴。病变主要累及心、肝、肾三脏。心主血而肝藏血，故邪热入于血分，势必影响心、肝二脏；而邪热久羁，亦耗伤真阴，病及肾脏。所以，血分证的临床表现以耗血、动血、阴伤、动风为主要特征。临床上血分证可分为血分实热和血分虚热。

施护　包括6个方面。

病情观察　①注意观察患者神志、斑疹、面色、肢体、舌脉等情况。必要时，记录液体出入量，填写危重症护理记录单。②密切监测体温、脉搏、呼吸、血压及心电图的变化，并做好记录。如出现面色苍白、大汗淋漓、血压下降，应及时报告医生并配合抢救。③观察出血的部位、色、质、量及出血的诱因和时间。④观察患者咯血情况，如患者自觉有血液阻塞喉部时，应鼓励患者轻轻咳出，防止窒息。

生活起居护理　①室内温湿度适宜，环境安静，空气清新，避免噪声和烟尘的刺激，减少陪客和探视者。②注意口腔清洁，晨起、饭后、睡前用生理盐水漱口，或遵医嘱给予中药液漱口。

③大出血患者应卧床休息，避免活动；咯血或吐血患者应取头低脚高位，头偏向一侧，保持呼吸道通畅；便血患者，保持大便通畅，做好肛周护理。④神昏躁动者，床边应设护栏，以防坠床。

饮食护理　①饮食宜清淡、富有营养且易于消化。忌食辛辣、烟酒、煎炸之品。②大量吐血患者应暂时禁食，血止后酌情给予流质或无渣半流质饮食。③实热之迫血妄行者，宜予以清热、凉血、止血之品。

用药护理　汤液宜偏凉服，以防助热动血。吐血患者给药要耐心，可少量多次喂服。

情志护理　①安慰患者，消除其紧张、恐惧心理，保持平静心态，配合治疗。②避免情志刺激，以防加重病情。

对症护理　①鼻衄。遵医嘱用蘸有云南白药的干棉球、吸收性明胶海绵或三七粉纱条等填塞出血鼻腔，压迫止血。②咯血。大量咯血，突然中断，自觉胸闷，呼吸急促，唇甲青紫，为窒息现象，应立即将患者置头低脚高位，叩击后背，使血块咳出，必要时用吸痰器吸出，以保持呼吸道通畅。③吐血。对于吐血患者，应将其头偏向一侧，取头低脚高位，防止血液流入呼吸道引起窒息，吐后给予淡盐水漱口。④热厥。神昏热厥患者，遵医嘱鼻饲灌注醒脑急救中药或予以针刺治疗。⑤抽搐。惊厥抽搐患者，上下白齿之间需塞入以纱布包裹的压舌板，以防舌体被咬伤。

（姜荣荣）

zhōngyī tǐzhì tiáohù
中医体质调护（traditional Chinese medicine constitution adjustment and care）
以人的体质为认知对象，从体质状态及不

同体质分类的特性，把握其健康或疾病的整体要素和个体差异，制定防治及护理原则，选择相应的治疗、预防、养生、护理方法，从而进行"因人制宜"的干预措施。

中医对体质的认识由来已久，体质禀受于先天，得养于后天，贯穿于人的整个生命过程中。辨体质状态，包括辨体质的强弱胖瘦、年龄长幼、南北居处、奉养优劣等，其中又包含人的肤色、形态、举止、饮食习惯、性格、心理以及对季节气候地域变化适应性等；辨体质分类，主要是对阴虚之体、阳虚之体、气虚之体、痰湿之体等不同体质的区别，或补其阴，或温其阳，或益其气，或利其湿等，以恢复其阴阳平衡，实即治本之意。重视对体质的研究，有助于从整体上把握个体的生命特征，分析疾病的发生、发展和演变规律，从而制定个体化诊疗、护理和养生方案，对疾病的预防、诊断、治疗和护理均有重要意义。

（徒文静）

zhōngyī tǐzhì
中医体质（traditional Chinese medicine constitution）
人体生命过程中，在先天禀赋和后天获得的基础上所形成的形态结构、生理功能和心理状态方面综合的、相对稳定的固有特质。中医体质是人类在生长、发育过程中所形成的与自然、社会环境相适应的人体个性特征。体质在生理上具有遗传性、稳定性、差异性、趋同性、可变性、可调性的特点。一个人现有体质往往是先天禀赋和后天生活方式、生活环境等诸多因素综合作用的结果。

体质的生理特点：①先天遗传性。《灵枢·天年》曰"愿闻人之始生……以母为基，以父为楯"，指出父母之精是个体生命形成的基础，人的外表形态、脏腑功能、精神状态等个体特征带有先天禀赋的明显印迹。遗传因素决定着体质的早期形成和发展趋势，是维持体质特征相对稳定的一个重要因素。②相对稳定性。在遗传因素、年龄因素、性别因素的影响下，个体体质均表现出相对的稳定性。先天遗传因素所形成的体质，是人一生体质的基础，决定了个体体质相对的稳定性。但由于后天因素的影响，使得体质的这种稳定性只是相对的。体质随个体发育阶段的不同，不断进行着演变，但在某个年龄段，如幼年时期、青年时期、中年时期、老年时期等，个体的体质状态是相对稳定的，不会发生骤然的改变。③个体差异性。体质的形成是由先天和后天因素决定的，由于先天禀赋的不同及后天因素的复杂性，形成了个体体质区别于他人的特殊性与差异性。即使同一个体在生命的不同阶段，随着其年龄的增长及生活环境、饮食习惯、文化水平的改变，体质也在发生着改变，形成不同年龄阶段的个体体质差异性。④群体趋同性。虽然个体之间的体质具有明显的差异性，但处于同一年龄阶段、同一社会背景、同一生活地区的人群，由于生活起居或饮食习惯相近，往往存在相似的体质特征，这种群体趋同性会导致对某些疾病的易感。在临床中，对群体体质的辨别可作为群体预防和治疗调护的依据。⑤动态可变性。个体体质在相对稳定的前提下，受后天诸多因素影响会发生改变，如生活环境、饮食营养、起居锻炼、精神因素、疾病因素等，都会引起个体体质的改变，有时还

会产生兼夹体质，如平和体质的健康人群，在不注意体质调护的影响下，会逐渐变成各类偏颇体质；血瘀体质的亚健康人群，往往会兼夹气郁体质。⑥后天可调性。由于体质动态可变性，可以通过调养手段与措施，使偏颇体质得到改善与调整。体质调护有治未病、既病防变与病后防复的作用。未病者，可针对体质类型进行预防调护，如建立良好的生活方式、服用适宜的药食、培养乐观情绪等防止疾病的发生；已发病者，在治疗的基础上，可针对体质类型进行辅助调护，防止疾病的加重；病愈者，可针对现有体质类型进行饮食指导、生活起居指导，可防止疾病的再次复发。

（徒文静）

xiǎoér tǐzhì
小儿体质（children's constitution）　小儿在先天禀赋和后天各种外在因素及自身调节的基础上形成的阴阳消长的特殊状态。小儿体质特点可以概括为脏腑娇嫩，形气未充，生机旺盛，发育迅速；容易发病，传变迅速，脏气清灵，易于康复。"脏腑娇嫩，形气未充"指小儿时期身体各系统和器官的形态、生理功能都处在不断发展成熟的过程中，对外界环境适应能力较差，容易受到外界的干扰和破坏，后世医家简称为"稚阴稚阳"。"生机旺盛，发育迅速"指小儿在身体结构、生理功能等各方面，随着年龄的增长不断地成熟完善，而且年龄越小，生长发育速度越快。古代医家把小儿这种体质特点概括为"纯阳之体"。"容易发病"指小儿脏腑娇嫩、形气未充，加之小儿冷暖不能自调，乳食不知自节，因此容易外感邪气、内伤饮食而发病。此外，小儿"肺常不足""脾常

不足""肾常虚""心常有余""肝常有余"，导致小儿容易发病。"传变迅速"指小儿为"稚阴稚阳"之体，一旦发病，病情很容易发生各种变化，表现为"易虚易实""易寒易热"的不同体质。"脏气清灵"指小儿生机旺盛，发育迅速，充满活力，再生和修复能力较强，且少有七情六欲干扰，病因单纯，内伤五劳之病较少，对药物治疗反应灵敏，故大都病程短，恢复快，即使病情比较严重，只要治疗及时、护理得宜，病情较成人好转得快。

（徒文静）

qīngnián tǐzhì
青年体质（youth's constitution）　青年时期个体身体及性功能发育完全成熟，身高与体重相对稳定，表现为气血阴阳旺盛的特殊状态。《灵枢・天年》中指出："二十岁，血气始盛，肌肉方长，故好趋。三十岁，五脏大定，肌肉坚固，血脉盛满，故好步"。通过"好趋"和"好步"形象地概括出青年时期气血渐盛，肾气渐旺，机体逐渐发育成熟以至壮盛，而表现出的生机勃勃、肌肉强劲及躯体健壮善动的生理特点。此期机体抵抗力强，不易患病，即使患病多为实证，不易传变，经恰当治疗与护理，能够很快痊愈。

（徒文静）

zhōngnián tǐzhì
中年体质（middle-aged constitution）　中年时期体质由鼎盛转向衰弱，表现为肾气衰，阳明脉衰，精血暗耗，元气损伤的特殊状态。《灵枢・天年》中指出："四十岁，五脏六腑、十二经脉皆大盛以平定，腠理始疏，荣华颓落，发颇斑白，平盛不摇，故好坐"。通过"好坐"形象地概括

出中年时期气血渐衰，肾气渐亏，机体逐渐由壮盛转向衰弱，表现为肌肤腠理开始疏松，面部色泽出现改变，头发斑白，形体出现不愿活动的生理特点。同时，人到中年面临着来自社会和家庭的压力，容易出现紧张、焦虑、恐慌等不良情绪，若起居无常、劳逸失度、调养失当，都会使人体抵抗力下降，外邪容易侵入，引发疾病，影响健康，导致体质改变。明·张介宾在《景岳全书·传忠录》中提出："人于中年左右，当大为修理一番，则再振根基，尚余强半。"因此，中年时期更应加强调护，重振根基，对保持健康、减少疾病、延缓衰老具有重要的意义。

(徒文静)

gēngniánqī tǐzhì

更年期体质 (climacteric con-stitution) 人体从中年向老年这一过渡时期，由于内外因素的共同影响，全身各个系统的功能和结构开始呈现进行性衰退的特殊状态。更年期体质亦是体质状态的特殊转折点。女性在此阶段由于肾气渐衰，冲任亏虚，精血不足，天癸生成逐渐减少，甚至耗竭，生殖能力也随之下降，甚至消失，人的形体亦会随之衰老。《素问·上古天真论》所云："七七，任脉虚，太冲脉少，天癸竭，地道不通，故形坏而无子也。"更年期女性往往会出现诸多不适，如潮热汗出、头痛、头晕耳鸣、心悸、心烦、失眠健忘、急躁易怒、月经紊乱、绝经等。男性更年期的体质特点是脏腑功能逐渐衰退，以肾气渐衰为主并涉及他脏。《素问·上古天真论》云："（男子）六八，阳气衰竭于上，面焦，发鬓斑白；七八，肝气衰，筋不能动。"由于个体之间的差异，更年期表现各异，有的人无明显症状，有的人会出现严重症状，如抑郁寡欢、烦躁易怒、失眠健忘、多梦、五心烦热、体力下降、眩晕耳鸣、性欲下降、阳痿早泄等，在临床上可根据具体症状进行辨体施护，有助于顺利度过更年期。

(徒文静)

lǎonián tǐzhì

老年体质 (older body constitu-tion) 老年时期以脏腑功能衰退，肾精亏虚，气血运行不畅为基本特点的特殊状态。《灵枢·天年》中指出："六十岁，心气始衰，苦忧悲，血气懈惰，故好卧。七十岁，脾气虚，皮肤枯。八十岁，肺气衰，魄离，故言善误。九十岁，肾气焦，四脏经脉空虚。百岁，五脏皆虚，神气皆去，形骸独居而终矣。"通过"好卧""言善误"等形象地概括出老年时期气血衰弱，肾气亏损，机体衰弱，表现为皮肤枯槁、脾气虚、肺气衰、魄离等生理特点。此外，与其他年龄相比，老年人多为偏颇体质，且很少有单一体质，往往以一种体质为主，同时兼杂其他体质。

(徒文静)

nǚxìng tǐzhì

女性体质 (female constitution) 女性以血为本，阴柔之体的特殊状态。由于女性有经、带、孕、产、乳等特殊的生理过程，且性格柔和，敏感，细腻，多见肝血不足，肝气郁结，故女性情志疾病、内分泌疾病、生殖系统疾病明显高于男性。女性偏颇体质多见阴虚体质或阴阳两虚体质。

(徒文静)

nánxìng tǐzhì

男性体质 (male constitution) 男性以肾为先天，以精气为本，乃阳刚之体的特殊状态。男性一般体格高大、强壮有力，声音粗犷洪亮，性格多刚毅，果断，勇敢。男子之病，多伤精耗气，男性养生贵在宁神节欲，保养肾精。男性偏颇体质多见阳虚或气虚体质。

(徒文静)

zhōngyī tǐzhì bìnglǐ

中医体质病理 (physical pathology of traditional Chinese medicine) 从中医体质的角度研究疾病的发生、发展、转归及预后，有助于全面认识疾病，实现个体化诊疗和护理。中医学认为疾病的发生、发展、变化是病邪作用于机体引起损害与正气抗损害之间的矛盾斗争过程。体质从一定程度上反映了机体正气的盛衰情况，是影响疾病发生、发展和转归的根本原因。

人体从健康状态进入病理状态即指发病。中医学认为，导致疾病发生的外在条件是外邪的侵犯，内在的原因是正气的不足。正气的盛衰在疾病的发生、发展过程中起着主导的作用。个体的体质特征从一定程度上反映了机体正气的盛衰，体质状况影响着疾病的发生、发展和转归。体质的特征决定了个体对不同致病因素的易感性、感邪后能否发病及发病后的倾向性。

(徒文静)

pínghézhì hùlǐ

平和质护理 (care of balanced constitution) 针对平和质者采用针对性的调护方法。

平和质常见表现：面色红润，皮肤滑润，头发稠密有光泽，目光有神，鼻色明润，嗅觉通利，唇红齿白，耐受寒热，精力充沛，不易疲劳，睡眠良好，胃纳佳，二便正常，舌色淡红，苔薄白，脉和缓有力。

平和质体质特点：①形成原因。先天禀赋充足，后天调养得当。②总体特征。机体阴阳气血调和，以精力充沛、体态适中、面色红润为主要特征。③形体特征。体形匀称健壮。④心理特征。性格随和开朗。⑤发病倾向。平素患病较少。⑥环境适应能力。对自然环境和社会环境适应能力强。⑦无常见兼夹体质。

调护方法：应持之以恒地保持良好的生活起居、饮食、精神调摄以及运动习惯。

（徒文静）

气虚质护理 qìxūzhì hùlǐ（care of qi deficiency constitution）

针对气虚质者采用针对性的调护方法。

气虚质常见表现：平素气短懒言，语音低弱，精神不振，疲劳易汗，偶有低热，舌淡红，舌边齿痕，脉弱。

气虚质体质特点：①形成原因。先天禀赋不足，后天失于调养所致，如父母孕育时体弱、胎儿早产、后天喂养不当、偏食、厌食，或好逸恶劳、熬夜发怒、手淫纵欲、久病年老等原因而形成。②总体特征。元气不足，脏腑功能减退，以疲乏、气短、自汗等气虚证为主要特征。③形体特征：肌肉松软不实。④心理特征。性格内向，不喜冒险。⑤发病倾向。易患感冒、内脏下垂等病；病后康复缓慢。⑥环境适应能力。不耐风、寒、暑、湿。⑦常见兼夹体质。血瘀体质、阳虚体质、痰湿体质。

调护方法：①调护原则。培补元气，补气健脾。②生活起居调护。气虚质者卫阳不足，易于感受外邪，应注意保暖，防止劳汗当风、外邪侵袭。劳则气耗，尤当注意不可过于劳作，以免更伤正气。③饮食调护。宜食益气健脾的食物，如粳米、白扁豆、山药、大枣、桂圆、芡实等；少食耗气的食物，如槟榔、空心菜、生萝卜等。推荐食疗方：黄芪童子鸡，童子鸡1只，生黄芪15g，姜、葱适量加水炖煮，可益气补虚；山药粥，山药30g，粳米180g煮粥，可补中益气、益肺固精。④精神调摄。气虚质者多性格内向，情绪不稳定，胆小而不喜欢冒险。思则气结，过思伤脾；悲则气消，悲忧伤肺，所以气虚质者不宜过思过悲。应多参加有益的社会活动，多与别人交谈沟通，培养豁达乐观的生活态度。不可过度劳神，避免过度紧张，保持稳定平和心态。⑤中医护理技术。灸法，取手太阴肺经、足太阴脾经和足少阴肾经腧穴，如太渊、关元、气海、百会、膻中、足三里、肺俞、脾俞、肾俞等艾灸，以补肺调气、健脾益气、温肾纳气。⑥运动保健。气虚质者要避免大负荷的剧烈活动，运动中忌用猛力或做长久憋气的动作。宜进行柔缓的运动，如太极拳、八段锦、散步、慢跑、健步走等，还可练"六字诀"中的"吹"字功。锻炼要注意"形劳而不倦"，宜采用低强度多次数的运动方式，循序渐进，持之以恒。

（徒文静）

阳虚质护理 yángxūzhì hùlǐ（care of yang deficiency constitution）

针对阳虚质者采用针对性的调护方法。

阳虚质常见表现：平素畏寒肢冷，手足不温，喜热饮食，精神不振，舌淡胖嫩，舌边齿痕，脉沉迟。

阳虚质体质特点：①形成原因。多由先天不足，病后或产后虚弱，年老虚衰，过度劳累，过服寒凉，暴饮暴食，长期输液等原因而形成。②总体特征。阳气不足，脏腑功能减退或衰弱，以产热不足、畏寒怕冷、手足不温等虚寒证为主要特征。③形体特征。肌肉松软不实。④心理特征。性格沉静、内向。⑤发病倾向。易患痰饮、肿胀、泄泻、不孕、痛经等病；感邪易从寒化，易感风、寒、湿邪。⑥环境适应能力。耐夏不耐冬。⑦常见兼夹体质。血瘀体质、气虚体质。

调护方法：①调护原则。补肾温阳、益火之源。②生活起居调护。阳虚质者耐春夏不耐秋冬，秋冬季节适当暖衣温食以养护阳气，尤其要注意腰部和下肢保暖，每天以热水泡脚为宜。夏季暑热多汗，易导致阳气外泄，要尽量避免强力劳作和大汗，也不可恣意贪凉饮冷。多在阳光充足的情况下适当进行户外活动，尽量避免在阴暗潮湿寒冷的环境中长期工作和生活。③饮食调护。宜进食甘温益气的食物，如牛羊狗肉、葱、姜、蒜、花椒、鳝鱼、韭菜、辣椒、胡椒等；少食生冷寒凉食物，如黄瓜、藕、梨、西瓜等。推荐食疗方：当归生姜羊肉汤，生姜30g，当归20g，羊肉500g加水清炖，可温中补血，祛寒止痛；韭菜炒胡桃仁，胡桃仁50g，韭菜200g清炒，可补肾助阳，强健筋骨。④精神调摄。阳虚质者性格多沉静、内向，常常情绪不佳，应多与人交流，主动调整自己的情绪；要善于自我排遣或向人倾诉，消除不良情绪。平时可多听一些激扬、高亢、豪迈的音乐以调动情绪。⑤中医护理技术。灸法：取肾俞、关元、气海、腰阳关、百会、足三里、命门、涌泉等穴艾灸以温经散寒，升发阳气。

穴位按摩：按揉气海、足三里、涌泉等穴以补肾助阳。⑥运动保健。阳虚质者应以振奋、提升阳气的锻炼方法为主。可练习五禽戏中的虎戏、中国传统体育中的一些功法、适当的短距离跑和跳跃运动如跳绳等，运动量不宜过大，尤其注意不可大量出汗。

（徒文静）

yīnxūzhì hùlǐ
阴虚质护理（care of yin deficiency constitution）　针对阴虚质者采用针对性的调护方法。

阴虚质常见表现：手足心热，口燥咽干，鼻目干涩，五心烦热，易怒眠差，喜冷饮，大便干燥，小便短黄，舌红少津或少苔，脉细数。

阴虚质体质特点：①形成原因。多由先天不足，后天失养，五志过极，房事不节，过服温燥，长期熬夜等原因而形成。②总体特征。精血津液等阴液物质亏少，机体滋润、濡养功能减退，以口燥咽干、手足心热等虚热证为主要特征。③形体特征。体形偏瘦。④心理特征。性情急躁，外向好动，活泼。⑤发病倾向。易患虚劳、遗精、不寐等病；感邪易从热化。⑥环境适应能力。耐冬不耐夏；不耐暑、热、燥。⑦常见兼夹体质。血瘀体质、气虚体质。

调护方法：①调护原则。滋补肾阴、壮水制火。②生活起居调护。起居有常，居住环境宜安静。保证充足睡眠时间，熬夜、剧烈运动、在高温酷暑的环境中工作生活等均会加重阴虚倾向，应尽量避免。③饮食调护。阴虚质者可以多吃甘凉滋润的食物，比如黑大豆、黑芝麻、蚌肉、兔肉、鸭肉、百合、燕窝、银耳、甲鱼、牡蛎肉、甘蔗等。少吃羊肉、狗肉、辣椒、葱、蒜等性温燥烈之品。推荐食疗方：莲子百合煲瘦肉，莲子（去心）20g、百合20g、猪瘦肉100g，加水同煲，可清心润肺，益气安神。④精神调摄。阴虚质者外向好动，活泼，性情较急躁，容易发火，常常心烦易怒。平时宜克制情绪，遇事冷静，安神定志，舒缓情志，学会正确对待喜与忧、苦与乐、顺与逆，保持稳定的心态。可以练书法、下棋以怡情悦性，或外出旅游，寄情山水，陶冶情操。平时可多听一些曲调舒缓、轻柔、抒情的音乐。⑤中医护理技术。穴位按摩，按揉三阴交、照海、太溪等穴以滋阴降火；耳穴埋籽法，取肝、肾二穴。⑥运动保健。阴虚质者适合做中小强度的间断性锻炼，可选择太极拳、太极剑、八段锦等动静结合的传统健身项目，也可习练"六字诀"中的"嘘"字功。锻炼时要控制出汗量，及时补充水分。阴虚质者多皮肤干燥，可定期游泳以滋润肌肤，减少皮肤瘙痒，但不宜桑拿。注意不宜进行剧烈运动，避免大强度、大运动量的锻炼形式，避免在炎热的夏天或闷热的环境中运动。

（徒文静）

tánshīzhì hùlǐ
痰湿质护理（care of phlegm-dampness constitution）　针对痰湿质者采用针对性的调护方法。

痰湿质常见表现：面部油腻，汗多痰多，时有胸闷，口黏腻或甜，喜食肥甘，苔腻，脉滑。

痰湿质体质特点：①形成原因。多由先天遗传，起居失常，七情内伤，饮食偏嗜，进食过快，缺乏运动等原因而形成。②总体特征。机体水液代谢障碍，痰湿凝聚，以形体肥胖、腹部肥满、口黏苔腻等痰湿证为主要特征。③形体特征。体形肥胖，腹部肥满。④心理特征。性格偏温和，稳重，善于忍耐。⑤发病倾向。易患消渴、中风、胸痹等病。⑥环境适应能力。不适应潮湿环境。⑦常见兼夹体质。气郁体质、血瘀体质。

调护方法：①调护原则。健脾化湿、化痰泄浊。②生活起居调护。居住环境宜干燥不宜潮湿，衣着应注意透气散湿，多进行户外活动，可常晒太阳或日光浴，但在湿冷的气候条件下，应减少户外活动，避免受寒淋雨。③饮食调护。饮食以清淡为原则，宜食具有健脾、化痰、祛湿功效的食物，如薏米、菌类、紫菜、竹笋、冬瓜、萝卜、金橘等；少吃肥肉、甜腻及油腻的食物。推荐食疗方：薏米山药冬瓜汤，山药50g、薏米30g、冬瓜150g慢炖，可健脾、益气、利湿；赤豆鲤鱼汤，鲤鱼1尾（约800g）、赤小豆50g、陈皮10g、辣椒6g、草果6g填入鱼腹，加适量料酒、生姜、葱段、胡椒、食盐清蒸，可健脾除湿化痰。④精神调摄。痰湿质者性格温和，处事稳重，为人恭谦，多善于忍耐。遇事当保持心境平和，及时消除不良情绪。平时多培养业余爱好。⑤中医护理技术。穴位按摩，取太渊、丰隆、中府、列缺、三阴交、肺俞、阴陵泉等穴。⑥运动保健。痰湿质者一般体重较重，耐热的能力差，要尽量避免在炎热和潮湿的环境中锻炼。运动负荷、强度较高时，应注意运动节奏，循序渐进，保障人身安全，适宜散步、慢跑、游泳、武术、舞蹈、球类运动等规律的有氧运动，结合合理的饮食习惯，控制体重。

（徒文静）

shīrèzhì hùlǐ
湿热质护理 （care of dampness-heat constitution）
针对湿热质者采用针对性的调护方法。

湿热质常见表现：面垢油光，易生痤疮，口干、口苦、口臭，身重困倦，大便黏滞不畅或燥结，小便短黄，男性易阴囊潮湿，女性易带下量多色黄，舌质偏红，苔黄腻，脉滑数。

湿热质体质特点：①形成原因。多由先天不足，长期居住潮热环境，长期饮酒，喜食肥甘，滋补不当等原因而形成。②总体特征。机体外感湿邪或内生湿浊，蕴而化热，以面垢油光、口苦、苔黄腻等湿热证为主要特征。③形体特征。体形中等或偏瘦。④心理特征。急躁易怒。⑤发病倾向。易患疮疖、黄疸、热淋、口疮等病。⑥环境适应能力。对湿热交蒸气候难适应。⑦常见兼夹体质。阴虚体质、阳虚体质。

调护方法：①调护原则。分消湿浊、清泄伏火。②生活起居调护。居住环境宜干燥，通风，避免潮湿低洼之地。保证睡眠充足有规律，避免长期熬夜或过度疲劳。注意个人卫生，预防皮肤病变。保持二便通畅，防止湿热郁聚，戒烟酒。③饮食调护。饮食清淡，宜食甘寒、甘平、清利湿热的食物，如薏苡仁、莲子、茯苓、红小豆、绿豆、冬瓜等；少吃胡桃仁、鹅肉、羊肉、狗肉、鳝鱼、香菜、辣椒、花椒、酒、饴糖、胡椒、花椒等甘酸滋腻之品及火锅、煎炸、烧烤等辛温助热的食物。推荐食疗方：薏米绿豆粥：薏米30g、绿豆30g、大米50g煮粥，可清利湿热。绿豆藕：莲藕1节，绿豆50g，加清水炖熟，可清热解毒，明目止渴。④精神调摄。湿热质者多急躁易怒。要多参加各种活动，多听轻松音乐，克制过激的情绪。合理安排自己的工作、学习和生活，培养广泛的兴趣爱好。⑤中医护理技术。穴位按摩，取足太阴脾经、足厥阴肝经穴位为主，可按揉肺俞、膈俞、脾俞、肾俞、三阴交、太溪、阴陵泉、足三里、中脘等穴；掌摩法，掌心搓热，用后掌（劳宫穴）摩腹。⑥运动保健。适宜运动量大、强度高的锻炼，如中长跑、各种球类运动、武术、爬山、健身力量练习、六字诀中的"呼""嘻"字功等。

（徒文静）

xuèyūzhì hùlǐ
血瘀质护理 （care of blood stasis constitution）
针对血瘀质者采用针对性的调护方法。

血瘀质常见表现：肤色晦暗，色素沉着，容易出现瘀斑，包块或出血，口唇暗淡，舌紫黯或有瘀点，舌下络脉曲张或紫黯，脉涩。

血瘀质体质特点：①形成原因。多由先天不足，后天外伤，忧郁气滞等原因而形成。②总体特征。机体血行不畅，瘀血内阻，以肤色晦暗、舌质紫黯等血瘀证为主要特征。③形体特征。胖瘦均见。④心理特征。急躁易怒，心烦健忘。⑤发病倾向。易患癥瘕，痛证，血证，中风，胸痹，高血压，静脉曲张等。⑥环境适应能力。不耐风寒。⑦常见兼夹体质。气郁体质、湿热体质。

调护方法：①调护原则。活血祛瘀、疏经通络。②生活起居调护。避免寒冷刺激。日常生活中注意动静结合，不可贪图安逸，防止气血郁滞。③饮食调护。宜食活血、散结、行气、疏肝解郁之品，如金橘、山楂、醋、玫瑰花、绿茶、红糖等；少吃肥肉等滋腻之品。推荐食疗方：黑豆川芎粥，川芎10g、生山楂15g、黑豆25g、粳米50g加适量红糖煎煮，可活血祛瘀，行气止痛；山楂红糖汤，山楂10枚加清水煮约20分钟，调以红糖进食，可活血散瘀。④精神调摄。血瘀质者常心烦、急躁、健忘，或忧郁、苦闷、多疑。应保持心情愉快、乐观，及时消除不良情绪，防止郁闷不乐而致气机不畅、血行受阻。可多听一些抒情柔缓的音乐来调节情绪。⑤中医护理技术。刺络拔罐法：前期可行刺络拔罐，取足厥阴肝经腧穴及背俞穴，如血海、膈俞、心俞、气海、膻中、肝俞、合谷、太冲、阿是穴。刮痧法：取足太阳膀胱经。穴位按摩：按揉血海、内关。⑥运动保健。有规律地坚持运动，促进气血运行，如易筋经、散步、慢跑、保健功、导引、太极拳、太极剑、五禽戏、徒手健身操及各种舞蹈等。不宜进行大强度、大负荷的体育锻炼。血瘀质的人在运动时要特别注意自己的感觉，如有下列情况之一，应当停止运动，到医院进行检查：胸闷或绞痛，呼吸困难；恶心、眩晕、头痛；特别疲劳；四肢剧痛；足关节、膝关节、髋关节等疼痛；两腿无力，行走困难；脉搏显著加快。

（徒文静）

qìyùzhì hùlǐ
气郁质护理 （care of qi stagnation constitution）
针对气郁质者采用针对性的调护方法。

气郁质常见表现：神情抑郁，情志不舒，情感脆弱，烦闷不乐，舌淡红，苔薄白，脉弦。

气郁质体质特点：①形成原因。多由先天遗传、精神刺激、忧郁思虑、更年期等原因而形成。②总体特征。机体气机郁滞，以神情抑郁、忧虑脆弱等气郁证为主要特征。③形体特征：体形偏瘦。④心理特征。性格内向不稳定，忧郁脆弱，敏感多虑。⑤发病倾向。易患脏躁、梅核气、百合病、郁证等。⑥环境适应能力。对精神刺激适应能力较差；不适应阴雨天气。⑦常见兼夹体质。血瘀体质、痰湿体质、湿热体质。

调护方法：①调护原则。疏肝行气、开郁散结。②生活起居调护。居住环境宜安静、宽敞、明亮，温湿度适宜，防止嘈杂的环境影响心情。衣着、鞋袜不宜约束过紧，应宽松、透气性好，防止气血运行不畅。③饮食调护。宜食行气、解郁、消食、醒神之品，如香菜、葱蒜、萝卜、洋葱、黄花菜、海带、海藻、金橘、山楂、玫瑰花等；睡前避免饮茶、咖啡等提神醒脑的饮料。推荐食疗方：橘皮粥，粳米100g煮粥将成时，加入橘皮20g（研细末）后再煮10分钟即成，可理气运脾；菊花鸡肝汤，银耳15g、菊花10g、茉莉花6g、鸡肝100g加水煮熟，可疏肝清热、健脾宁心。④精神调摄。气郁质者性格内向不稳定，忧郁脆弱，敏感多疑，经常发脾气、心慌、叹息，甚至脾气古怪，对精神刺激适应能力差，不适应阴雨天。"喜则胜忧"，要主动寻找快乐，常看喜剧、励志剧，常听轻松的音乐、相声，多参加有益的社会活动，培养开朗、豁达的性格。⑤中医护理技术。循经敲打，取足厥阴肝经。⑥运动保健。增加户外活动，多参加群体性的体育运动项目，可坚持较大负荷的运动锻炼，如跑步、登山、打球等，有鼓动气血疏发肝气、促进食欲、改善睡眠的作用。有意识学习某一项技术性体育项目，定时进行练习，从提高技术水平上体会体育锻炼的

乐趣，如练太极拳、五禽戏、瑜伽、武术等。体娱游戏如下棋、打牌等，具有娱情怡志，促进人际交流，分散注意力，消除焦虑状态的作用。气郁质者气机运行不畅，可练习"六字诀"中的"嘘"字功，以舒畅肝气。还可以进行摩面、叩齿、甩手动作以及打坐放松训练等。

（徒文静）

tèbǐngzhì hùlǐ
特禀质护理（care of inherited special constitution） 针对特禀质者采用针对性的调护方法。

特禀质常见表现：过敏体质者常见哮喘、风团、咽痒、鼻塞、喷嚏等；患遗传性疾病者有先天性、家族性等特征；患胎传性疾病者具有母体影响胎儿个体生长发育及相关疾病的特征。

特禀质体质特点：①形成原因。多由遗传疾病、先天疾病、胎传疾病等原因而形成。②总体特征。先天失养和遗传因素导致，以生理缺陷、变态反应、遗传性疾病等为主要特征。③形体特征。无特殊或有生理缺陷。④心理特征。随禀质不同情况各异，多数人因常担心发病，而长期敏感、多疑、焦虑、抑郁。⑤发病倾向。过敏体质者易患哮喘、荨麻疹、花粉症及药物过敏等；遗传性疾病如血友病、先天愚型等；胎传性疾病如五迟（立迟、行迟、发迟、齿迟、语迟）、五软（头软、项软、手足软、肌肉软、口软）、解颅、胎惊、胎痫等。⑥环境适应能力：适应能力差，易引发宿疾。⑦常见兼夹体质。随禀质不同，可兼夹各类体质。

调护方法：①调护原则。过敏体质，益气固表。②生活起居调护。起居有常，保持充足的睡眠。生活环境中避免过敏原的刺

激，常接触的物品如枕头、棉被、床垫、地毯、窗帘、衣橱等易附有尘螨，可引起过敏，应常清洗、日晒。春季室外花粉较多或处于陌生的环境时，应注意减少户外活动，避免接触各种致敏的动植物，可适当服用预防性药物。不宜养宠物，以免对动物皮毛过敏。在季节更替之时要及时增减衣被，增强机体对环境的适应能力。③饮食调护。饮食宜清淡、均衡、粗细搭配适当、荤素配伍合理。宜食益气固表的食物，少食辣椒、浓茶、咖啡、牛肉、鲤鱼、虾、蟹、荞麦（含致敏物质荞麦荧光素）、蚕豆、白扁豆等辛辣、腥膻发物及含致敏物质的食品。推荐食疗方：固表粥，乌梅15g、黄芪20g、防风10g、冬瓜皮30g、当归12g慢煎成浓汁，加入粳米100g煮粥，可养血消风，扶正固表。④精神调摄。特禀质者应合理安排作息时间，正确处理工作、学习和生活的关系，避免情绪紧张。⑤中医护理技术。穴位按摩，点按足三里；灸法，取足三里、关元、神阙、肾俞等穴位进行艾灸；循经敲打，取足少阴肾经。⑥运动保健。特禀质的形成与先天禀赋有关，可练"六字诀"中的"吹"字功，以培补肾精肾气。同时可选择有针对性的运动锻炼项目，逐渐改善体质。但过敏体质者要避免春天或季节交替时长时间在野外锻炼，以防止过敏性疾病发作。

（徒文静）

nǚxìng jīngqī hùlǐ
女性经期护理（care during menstruation phase） 妇女在月经期间，血海由满而溢，子门正开，血室空虚，邪气容易入侵；同时气血失调，情绪易于波动，整个机体抵抗力下降，若调摄不

当即可引起疾病的特殊状态。

护理方法：①保持清洁。月经期血室空虚，邪毒容易感染和侵袭胞中，必须保持外阴清洁，防止疾病发生。月经带、月经垫要清洁，或日光消毒。禁止性交、盆浴和游泳，可以湿擦阴部，保持卫生。②避免过劳。经期出血体力下降，过度劳累则伤肾，且又耗气动血，可致月经过多、经期延长，甚至崩漏。因此，经期要避免重体力劳动和剧烈体育运动。③避免寒凉。经期机体抵抗力下降，若感受寒凉或寒湿之邪，则气血凝滞，可致月经后期、月经过少或痛经。因此，经期不宜当风感寒、冒雨涉水、冷水洗脚或冷水浴。④饮食有节。经期饮食不节，若嗜食辛辣助阳之品，或过度饮酒，则热迫血行，致月经过多、月经不调等；若过食寒凉，寒凝血滞，可致痛经、月经过少。故经期要注意饮食调摄，宜食清淡而富于营养的食品。⑤调和情志。经期阴血下注，气偏有余，情绪容易波动，若被情志伤害可出现月经过多、痛经、闭经等，所以要防止情志损伤，注意化解矛盾，疏通思想，保持心情舒畅。

（徒文静）

女性孕期护理

nǚxìng yùnqī hùlǐ

女性孕期护理（care during gestation period） 女性妊娠后，由于生理上的特殊变化，胚胎初结，根基浅薄；血感不足，气易偏盛，机体自身易出现阴阳平衡失调；同时抵抗力下降又易感受外邪，凡此种种，调理失宜，便可导致妊娠疾病发生的特殊状态。

护理方法：①劳逸结合。适当的劳动和休息，以便气血流畅。孕期不宜过持重物，或攀高涉险，以免伤胎。睡眠要充分，又不宜过于贪睡，以免气滞。衣服宜宽大些，腹部和乳房不宜紧束。②调节饮食。饮食宜选清淡平和、富于营养且易消化的食品，保持脾胃调和，大便通畅。孕期勿令过饥过饱，不宜过食寒凉，以免损伤脾胃。妊娠后期，饮食不宜过咸，以预防子肿、子满。③慎戒房事。孕期必须慎房事，尤其是孕早期3个月和孕晚期2个月，应避免房事，以防导致胎动不安、堕胎、早产及感染邪毒。④用药宜慎。孕期禁用剧毒、破气、破血、通利之类的药品。中医学早已列有妊娠忌服药，并编有歌诀，虽然有"有故无殒，亦无殒也"之说，但用药仍应审慎用之。已证实很多药物（包括西药）有致畸作用，特别是孕早期（10周内）应禁用有毒药物（包括有致畸作用的西药），以保证胎儿健康发育。⑤注意胎教。孕妇的精神状况对胎儿发育有很大影响，因此孕妇要调节情志，心情舒畅，言行端正，以感化教育胎儿，使其智能健康发育。⑥定期检查。定期产前检查是孕期保健的重要措施。首先应及时发现并确定早孕，确定妊娠后应对孕期保健给予指导：避免药物、感冒等伤害，注意饮食、生活、起居的调节，孕7个月后指导乳头护理、乳头内陷纠正方法。检查发现异常情况，应予及时纠正，以防难产。

（徒文静）

女性产后护理

nǚxìng chǎnhòu hùlǐ

女性产后护理（female postpartum care） 女性产褥期多虚多瘀血的特殊状态。产褥期是指产妇从胎盘娩出至除乳腺外全身各器官恢复或接近正常未孕状态所需的时间，一般为6~8周。多虚多瘀是产后生理特征及发病基础。主要病因有气血两虚、瘀血内停、外感邪气、饮食劳倦等。产后病的治护应本着"勿拘于产后，亦勿忘于产后"的原则，结合病情进行辨证治护。临证时应注意补虚与祛邪的关系。即产后多虚应以大补气血为主，但需防滞邪、助邪之弊；产后多瘀，当以活血化瘀之法，然又须佐以养血，使祛邪而不伤正，化瘀而不伤血。同时，调理饮食起居，畅情志，禁房事，护理好外阴及乳房，及时修复治疗产伤，预防邪毒内侵。

产后恶露护理 包括6个方面的调护内容。

病情观察 观察患者恶露的量、色、质、味等情况，必要时嘱患者保留经垫以根据恶露的性状辨别寒热虚实；观察患者的面色、神情、汗出、二便、腹痛、体温、脉象、舌象等，如出现下腹痛剧、发热，以及阴道流出物增多、臭秽等，则应及时报告医生，协助医生诊断。若患者出现阴道大量出血，面色苍白，头晕眼花，心慌气短等，应及时报告医生，并做好输液、输血、急救及手术前的准备工作。

生活起居护理 病室环境要保持整洁、舒适、安静，注意保持空气流通。气虚者，病室宜温暖、向阳，患者需多卧床休息，切忌劳累耗气，以免加重病情；血热者，室温宜偏凉，空气湿润，注意通风，但不可直接吹风；血瘀者，病室宜温暖，患者要避免寒邪侵袭，以免加重血瘀之证。根据气候变化增减衣被，患者产后易汗出过多，故需及时更换湿衣。气虚及血瘀者注意保暖，避免受寒；血热者衣被不宜过厚。指导患者每日清洁会阴，勤换内裤及经垫，每日以温水或以1：5000高锰酸钾溶液坐浴或清洗阴部。

饮食护理 饮食宜营养丰富，易消化，可食用高蛋白、适量维生素及含铁丰富的食物，以利机体恢复。尽量避免辛辣、油腻之品，尽量避免饮用酒、浓茶或咖啡等。辨证施食：①气虚者，宜多摄入益气健脾的食品，如瘦肉汤、鱼汤、鸡汤、八宝粥、参芪大枣粥等；平时可适当炖服人参、太子参、山药、黄芪等益气之品；忌过饱，忌过食肥甘厚味，以防"饮食自倍，肠胃乃伤"；若脾胃运化功能欠佳者，不宜过用滋腻之品，可酌加陈皮、砂仁等理气开胃之品以助脾胃运化。②血热者，可食清热凉血之品，如绿豆、雪梨、西瓜、冬瓜、荷叶、荸荠、白菜、茄子、甘蔗、藕等；忌食辛辣、煎炸、油腻之品。血瘀者，宜食活血化瘀之品以辅助药效，如山楂红糖饮、田七炖鸡、当归鸽子汤、玫瑰花茶、益母草蛋汤、桃仁炖墨鱼等；忌生冷饮食。

情志护理 及时与家属共同做好患者的情志护理。针对患者担忧的问题，护理人员应该鼓励患者倾诉并耐心倾听，多与患者交流，及时向患者解释病情，充分理解患者，尽可能给予帮助和心理支持。

用药护理 按医嘱准确给药，观察药后效果和反应。补虚方药宜饭前空腹温服，清热凉血方药宜饭后偏凉服，活血化瘀方药宜饭后温服。

中医护理技术的运用 ①艾灸：气虚者，可用艾条灸脾俞、胃俞、气海、关元、足三里等穴；血瘀者，可灸血海、三阴交、归来、子宫等穴，每穴每次灸10~15分钟。②穴位按摩：气虚者，可按揉脾俞、肾俞、关元、气海、足三里等；血热者，可按揉合谷、曲池、外关、血海、三阴交等；血瘀者，可按揉血海、子宫、归来等穴，每穴每次按揉5~10分钟。

产后缺乳护理 包括6个方面的护理内容。

病情观察 注意观察患者乳汁的量、色、质，乳房疼痛程度、性质、乳房软硬度及乳汁下行是否通畅。注意观察患者乳房及乳头的情况。观察乳房有无硬结或红肿热痛等，用手轻按乳房以感觉乳房的质地，观察是否有乳汁郁积的情况；观察是否有乳头伸展性不好、扁平或内陷，如有异常应及时纠正。

生活起居护理 保持室内温暖、光线充足、空气清新，每日开窗通风，但要注意避免直接吹在产妇身上。产妇应保持充足的休息与睡眠。产后应早期下床活动，做适量运动，以利气血和调通畅，如做产后操或散步等。采用正确的哺乳方法：尽早开始哺乳，分娩后30分钟内将婴儿放在母亲胸前，让新生儿吸吮双侧乳头；按需哺乳；早产儿、低体重儿因需要住院治疗而与母亲分开时间较长时，指导产妇挤出多余的乳汁；每次哺乳应让婴儿吸空一侧乳房后再吸另一侧乳房；常用毛巾和清水擦洗乳头，可定时将分泌的乳汁涂抹在乳头上，以防止哺乳时乳头疼痛和干裂。

饮食护理 加强产后营养，尤其应多吃富含蛋白质的食物和新鲜蔬菜，宜多饮营养丰富的汤水。注意保护脾胃功能，忌食酸涩、辛辣、油炸、肥甘厚味及生冷黏腻之品。辨证施食：①气血虚弱者，宜食猪蹄、乌鸡、鸡蛋、大枣、桂圆、羊肉、鳝鱼、鲫鱼、刀豆、乳鸽、板栗等，宜多饮鱼汤、骨头汤或鸡汤等，煮汤时可配黄芪、党参、茯苓、当归、白芍、路路通等以补气养血通乳。②肝郁气滞者，宜食玫瑰花、月季花、丝瓜、佛手、合欢花、萝卜等，可用猪前蹄或鲫鱼炖当归、漏芦、穿山甲、王不留行、柴胡、通草等以疏肝理气下乳；忌食辛辣刺激之品以免助热化火。③痰浊阻滞者，宜清淡饮食，宜食萝卜、木耳、豆腐、冬瓜、番茄、山楂等消食健脾之品，可用瘦肉炖白术、砂仁、茯苓、陈皮、党参、路路通、漏芦等以健脾化痰通乳；不可过食肥腻之品。

情志护理 情志护理应从产前开始。应让孕妇做好母乳喂养的心理准备，树立信心，相信自己的乳汁能够满足婴儿需要。正确认识哺乳对婴儿的意义，排除哺乳影响体形美的想法，不要轻信不利于母乳喂养的传言。

用药护理 虚证方药宜饭前空腹温服，实证方药宜饭后温服。理气中药多芳香之品，故汤剂不宜久煎；补益中药可文火久煎。服药期间，如出现其他不适，应及时就诊，调整治疗方案。

中医护理技术的运用 ①穴位按摩。气血亏虚者先用补法按揉少泽、足三里、膻中、乳根穴，再按摩乳房部；肝郁气滞者先用泻法按揉少泽、内关、太冲、乳根、膻中，再按摩乳房部。②艾灸。用艾条温和灸膻中、乳根等穴，气血虚弱者加气海、关元、足三里，肝郁气滞者加太冲、少泽，痰浊阻滞者加丰隆，每穴每次灸5~10分钟。

(徒文静)

zhōngyī hùlǐ shìyí jìshù

中医护理适宜技术 （appropriate techniques of traditional Chinese medicine nursing） 以中医基础理论为指导，将中医传

统治疗方法应用于护理工作中，具有独特疗效的护理技能操作。这些技术具有使用器械简单、操作方便、适应范围广泛、见效快、费用低廉、容易掌握、易于普及和推广等优点，是中医护理学的重要组成部分，并在临床护理工作中发挥着较大的作用。

(杨　敏)

pífūzhēnfǎ

皮肤针法（skin acupuncture）

以多支短针固定在针柄头端浅刺人体一定部位（穴位）的操作方法。以多针浅刺，刺皮不伤肉，如拔毛状为特点。

皮肤针法的叩刺部位包括：①循经叩刺。沿着与疾病有关的经脉循行路线进行叩刺。常用于项、背、腰骶部的督脉和足太阳膀胱经，也用于四肢肘、膝以下的三阴经、三阳经。②穴位叩刺。选取与疾病相关的穴位进行叩刺。主要用于背俞穴、夹脊穴、某些特定穴和阳性反应点。③局部叩刺。在病变局部进行叩刺。主要包括发病部位、压痛点、感觉异常区域等。

皮肤针法有 3 种不同的刺激强度，分别是弱刺激、中刺激、强刺激。①弱刺激。用较轻的腕力叩刺，局部皮肤略见潮红，患者稍有疼痛感觉。适用于年老体弱、小儿、虚证患者，以及头面、五官及肌肉浅薄处。②中刺激。叩刺的腕力介于弱、强刺激之间，局部皮肤明显潮红，微渗血，患者有疼痛感。适用于治疗一般疾病，以及除肌肉浅薄处外的多数部位。③强刺激。用较重的腕力叩刺，局部皮肤明显潮红、出血，患者有明显疼痛感觉。多用于年轻体壮和实证患者，以及背、肩、腰、臀部等肌肉丰厚部位。

皮肤针法的适应证包括：①头痛、失眠、高血压、冠心病、中风后遗症等。②急性扁桃体炎、感冒、咳嗽、慢性胃肠疾病、便秘等。③近视、视神经萎缩等。④腰痛、肌肉麻木、痛经、牛皮癣、斑秃等。

皮肤针法的禁忌证包括：①贫血、低血糖、有血液病或出血倾向者及有肝肾或心脏严重疾患者。②局部皮肤溃疡、破损处不宜使用本法。③孕妇、年老体弱者慎用。

(杨　敏)

fàngxiě liáofǎ

放血疗法（bloodletting therapy）

用三棱针、粗毫针或小尖刀等刺破络脉，通过放出少量血液，使里蕴热毒随血外泄，具有清热解毒、消肿止痛、祛风止痒、开窍泄热、通经活络、镇吐止泻等作用，从而达到防病治病目的的一种操作方法。放学疗法是针刺方法的一种，即《黄帝内经》中的刺络法。

放血疗法包括点刺法、散刺法和刺络法。①点刺法：用三棱针快速刺入腧穴放出少量血液或挤出少量黏液的方法。点刺前，可在拟刺部位或其周围用推、揉、挤、捻等方法，使局部充血，再常规消毒。点刺时，押手固定点刺部位，刺手持针，对准所刺部位快速刺入退出，然后轻轻挤压针孔周围，使出血少许，再以无菌干棉签按压针孔。此法多用于指、趾末端和头面、耳部，如十宣、十二井穴、印堂、攒竹、耳尖等穴。②散刺法：又称豹纹刺或围刺，是用三棱针在病变局部及其周围进行多点点刺的方法。施术时，根据病变部位大小，常规消毒后，由病变外缘环形向中心点刺 10～20 针。此多用于局部瘀血、血肿或顽癣等。③刺络法：

用三棱针刺入浅表血络（静脉），放出适量血液的方法。操作前，先用止血带结扎在拟刺部位上端（近心端），常规消毒后，押手拇指压在被刺部位下端，刺手持三棱针对准被刺部位的静脉向心斜刺，刺入 2～3mm，立即出针，放出适量血液后，松开止血带。此法多用于曲泽、委中等穴，治疗急性吐泻、中暑、发热等。

放血疗法的适应证：①内科疾患，肺炎、感冒、哮喘、高热、中暑、头痛、脑血管意外等。②外科疾患，外伤、脉管炎、疖肿、荨麻疹等。③妇科疾患，痛经、更年期综合征等。④儿科疾患，热惊风、小儿腹泻、营养不良等。⑤眼科疾患，急性结膜炎、角膜炎等。

放血疗法的禁忌证：①同毫针法的禁忌证。②静脉曲张、血管瘤、较重的贫血或低血压、伴有出血性疾病的患者。③素体虚弱、气血两亏者，如孕妇、产妇、年老体虚及贫血者应慎用。

(杨　敏)

xuéwèi zhùshè

穴位注射（acupoint injection）

根据病证的不同，将一定剂量的药液注入相应穴位，利用针刺的刺激作用和药物的药理作用对穴位渗透刺激，发挥综合效应的治疗方法。又称水针疗法，是针刺法与肌内注射法相结合的一种操作方法。这种疗法具有改善局部血运、利于组织修复的作用，以达防病治病的目的。

穴位注射所用的针具通常可用 1、2、5ml 的一次性注射器，若肌肉肥厚部位可使用 10、20ml 注射器。针头可选用 5～7 号长针头，一般以 5 号长针头最常用。凡可供肌内注射的注射剂均可穴位注射用。中药注射液，如复方当归注射液、丹参注射液、柴胡注射液、川芎嗪注射液、鱼腥草注射液、清开灵注射液等；西药注射液，如维生素 B_1、维生素 B_2、维生素 C、硫酸阿托品、泼尼松、盐酸普鲁卡因、利血平等。一次穴位注射的用药总量须小于该药一次的常规肌内注射用量。具体注射剂量取决于注射部位、药物性质及浓度。肌肉丰满处用量可较大；关节腔、神经根等处用量宜小。一般耳穴每穴注射 0.1~0.2ml，头面部 0.1~0.5ml，四肢部 1~2ml，胸背部 0.5~1.0ml，腰臀部 2~5ml。另外，刺激性较小的药物用量可较大，如 5%~10% 葡萄糖溶液每次可注射 10~20ml；而刺激性较大的药物和特异性药物（如激素、阿托品等）一般用量较小，每次用量多为常规量的 1/10~1/3；中药注射液穴位注射常规量为 1~4ml。

穴位注射的适应证包括：①头痛、心痛、胃痛、关节痛、腰腿痛等。②咳嗽、支气管哮喘、腹泻、脑血管意外后遗症等。③高热、小儿麻痹后遗症、慢性鼻炎、斑秃、子宫脱垂、中风后遗症等。

穴位注射的禁忌证包括：①有出血倾向以及高度水肿者。②皮肤有感染、瘢痕或有肿瘤的部位，孕妇的下腹部、腰骶部等。③疲乏、饥饿或精神高度紧张者。

（杨　敏）

jiǔfǎ

灸法（moxibustion）

以艾绒或其他物质为灸材，通过烧灼、温熨或熏烤人体体表的一定部位，借用灸火的热力和/或药物的作用，达到防治疾病和保健目的的一种操作方法。

分类　施灸的材料很多，如灯心草、桑枝等，但因艾叶气味芳香，辛温味苦，容易燃烧，火力温和，所以以艾叶制成的艾绒为首选的施灸材料，临床应用也最为广泛。根据艾灸法的施灸用物不同，分为艾炷灸、艾条灸、温针灸、温灸器灸。①艾炷灸：用手工或器具将艾绒制作成小圆锥形，称作艾炷。每燃 1 个艾炷，称灸 1 壮。将艾炷放在穴位上施灸称艾炷灸。艾炷灸可分为直接灸和间接灸。②艾条灸：以艾绒为主要成分卷成的圆柱形长条即为艾条。根据内含药物的有无，分为药艾条和清艾条。按操作方法不同，分为悬灸、实按灸两种。③温针灸：是针刺与艾灸相结合的一种方法，适用于既需要针刺留针，又需施灸的疾病。针刺得气后，将针留在适当的深度，在针柄上穿置一段长 1~3cm 的艾条施灸，或在针尾上搓捏少许艾绒点燃施灸，直待燃尽，除去灰烬。每穴每次可施灸 3~5 壮，施灸完毕再将针取出。此法是一种简而易行的针灸并用的方法，艾绒燃烧的热力可通过针身传入体内，使其发挥针和灸的作用，达到治疗的目的。此法适用于痹证、痿证等。④温灸器灸：温灸器是一种专门用于施灸的器具，用温灸器施灸的方法称温灸器灸。临床常用的有灸盒灸、灸架灸、灸筒灸。

操作　施灸的顺序一般是先上后下，先阳后阴，艾炷先小后大，壮数先少后多。先灸上部、背腰部，后灸下部、胸腹部；先灸头身部，后灸四肢。如遇特殊情况也应灵活变通，应因人因证而宜，不可拘执不变。如脱肛的灸治，可先灸长强以收肛，后灸百会以举陷。

灸法在治疗过程中产生补泻效应，因此必须根据患者病情辨证施治，合理选穴，按照治疗需要选择适宜的施灸材料，并通过补泻操作来保证补泻效应的产生。一般而言，虚证可以用灸的补法，实证可用灸的泻法。

灸量是指施灸治疗对机体刺激的程度，取决于灸炷的大小、壮数的多少及施灸疗程等因素。施灸的剂量与疗程应根据患者的体质、年龄、性别、施灸部位、病情等多方面决定。一般每次施灸时间 10~40 分钟，5~15 次为 1 个疗程，瘢痕灸 1 次间隔 6~10 天。凡体质强壮者，肌肉丰满处，灸量可大；久病、体弱、年老和小儿患者，皮薄或多筋骨处，灸量宜小。急性病疗程较短，有时只需灸治 1~2 次；慢性病疗程长，可灸数月至 1 年以上。

主治作用　包括：①温经散寒。治疗风寒湿痹和寒邪所致胃脘痛、腹痛、泄泻、痢疾等。②消瘀散结。常用于气血凝滞所致的乳痈初起、瘰疬、瘿瘤等。③扶阳固脱。常用于虚寒证、寒厥证、虚脱证和中气不足、阳气下陷而引起的遗尿、脱肛、阴挺、崩漏、带下等。④引热外行。常用于某些热性病，如疔肿、带状疱疹、丹毒、甲沟炎等。⑤防病保健。无病时施灸有防病保健。

禁忌证　包括：①实热证、阴虚发热、邪热内炽者禁灸或慎用。②中暑、高血压危象、肺结核晚期大量咯血者等。③颜面部、心前区、五官、大血管、关节、肌腱处等部位不可瘢痕灸；乳头、外生殖器及孕妇的小腹部、腰骶部不宜施灸。④一般空腹、过饱、过饥、醉酒、大渴、大惊、大恐、大怒、极度疲劳、对灸法恐惧者，应慎灸。

（谢　薇）

bāguànfǎ

拔罐法（cupping therapy） 以罐为工具，利用燃烧、抽吸、蒸汽等方法排去罐内空气形成负压，罐吸附于腧穴或体表的一定部位，使局部皮肤充血、瘀血，达到防治疾病目的的一种疗法。又称角法、吸筒法。

罐吸附方法 有火吸法、吸水法、抽气吸法等，其中火吸法最为常用。①火吸法：是利用点火燃烧的方法驱除罐内空气，形成负压，以吸附于体表的方法。常用的有投火法、贴棉法、闪火法、架火法和滴酒法。临床护理中应根据病情和吸拔部位选择吸附方法。②吸水（药）法：煮锅内加水，若为吸药法则放入适量的中药，煮沸后将完好无损的竹罐数个投入锅内煮5~10分钟，用长镊子将罐夹出（罐口朝下），甩去罐中水珠，迅速将折叠的湿冷毛巾紧扣罐口（降低温度，以免烫伤），趁热急速将罐扣按在应拔的部位上，留罐10~20分钟。③抽气吸法：使用底部有橡皮活塞的特制罐具，操作时先以罐口贴附于治疗部位（穴位）皮肤，再用吸引器或注射器从罐底活塞处抽成负压，使罐吸着。该法吸附力较强，并可随时调节负压大小。

分类 包括单纯罐手法和结合拔罐方法。

单纯罐手法 单独使用拔罐进行操作的方法。常用的有闪罐法、留罐法和走罐法等。

闪罐法 将罐吸拔在应拔部位后随即取下，反复操作至皮肤潮红为止。多用于痿证、皮肤麻木、疼痛、病位游走不定或功能减退的虚弱病证、中风后遗症等。

留罐法 将罐吸拔在应拔部位后留置一段时间（10~15分钟）的拔罐方法，一般疾病均可应用。留罐法可分为单罐法和多罐法。①单罐法即只使用1个罐具，应用于病变范围较小或压痛点明显处，使用过程中根据病变或压痛部位的范围大小，选用适当口径的罐具。②多罐法是按病变部位、解剖形态等情况，酌情吸拔多个罐具，应用于病变范围比较广泛的疾病。当多个罐体吸附于某条经络或特定部位上（如某一条肌束），又称排罐法。留罐使用过程中应注意，在拔多个罐时，宜按照由上往下的顺序，先拔上面部位，后拔下面部位。罐的大小要根据部位、病情进行选择：罐大、吸拔力强的应适当减少留罐的时间；肌肤薄处，留罐时间不宜过长，以免损伤皮肤。

走罐法 又称拉罐、推罐、行罐、移罐，是指在罐被吸住后，用手握住罐体在皮肤上反复推拉移位，以扩大施术面积的拔罐方法，用于面积较大、肌肉丰厚的部位，如腰背、大腿等。使用过程中应注意，在所吸拔部位的皮肤或罐口上应先涂凡士林或按摩乳，罐口必须十分光滑，以免拉伤皮肤，故以玻璃罐最好。

提按罐法 用手提起吸附肌表的罐体，随即按下复原，力量逐渐加大，以罐体不脱离肌表为度，反复20~30次。此法使罐体内吸附肌肤上下振动，增加功效，常用于腹部，胃肠不适、疳积、泄泻、痛经等有较好效果。

摇罐法 用手握着吸附肌表的留置罐体进行上下、左右摇动，一个部位20~30次，其动作均匀、有节奏进行。此法对局部的反复牵拉，可增加刺激量，提高疗效。

转罐法 用手握住罐体，慢慢地使罐体向左或向右旋转90°~180°，1个左右转动为1次，反复10~20次。转罐法扭转程度较大，可造成更大的牵动，比摇动要强烈，可放松局部肌肉组织，促进气血流动，增强治疗效果。多用于软组织操作，如腰肌劳损等无菌性炎症所致的局部疼痛。

发疱罐法 使拔罐吸附部位出现水疱现象的一种手法。吸附部位出现水疱，一方面，可通过增加罐内负压、延长吸附时间来实现；另一方面，湿盛或感冒等患者拔罐时亦可自行出现水疱。此法的水疱患者并无明显痛苦，一般不必挑破，1~2天后可自行吸收。

结合拔罐方法 拔罐疗法与其他治疗方法配合使用，以达到增加疗效的一种复合治疗方法。常用的结合拔罐法有针刺拔罐、刺血（刺络）拔罐等。①针刺拔罐，包括留针罐、出针罐，在拔罐前后配合针刺疗法。留针罐是先在一定部位施行针刺，得气后留针，再以针刺为中心，拔上火罐，留罐5~10分钟。出针罐是针刺得气后，再持续快速行针（强刺激）10~20秒，然后出针，不按压针刺点，立即拔罐于其上。如果与药罐结合，则称为"针药罐"。针刺拔罐对于重症及病情复杂的患者尤为适用，具有针刺与拔罐的双重作用。②刺血（刺络）拔罐。用三棱针、粗毫针或注射器针头，按刺血法刺破小血管，然后拔上火罐，可以加强刺血法的效果。适用于各种急慢性软组织损伤、神经性皮炎、皮肤瘙痒、丹毒、神经衰弱、胃肠神经官能症等。另外还有刮痧拔罐、按摩拔罐等。

起罐方法 起罐时用一手轻握罐具向一侧倾斜，另一手食指或拇指按住罐口的皮肤，使罐口与皮肤之间形成空隙，空气进入罐内则罐自起。不可硬拉或旋转罐具，以免损伤皮肤。拔多个罐时，应按顺序先上后下起罐，以防发生头昏脑涨、恶心呕吐等不良反应。起罐后用纱布轻轻擦去罐斑处皮肤上的小水珠，瘙痒者切不可抓破皮肤。治疗疮疡时，应预先在罐口周围填以脱脂棉或纱布，以免起罐时脓血污染衣物，起罐后擦净脓血，适当处理伤口。

适应证 包括：①伤风感冒、头痛、面瘫、咳嗽、哮喘、消化不良、泄泻、月经不调、痛经等。②颈肩腰腿痛、关节痛、软组织损伤、目赤肿痛、睑腺炎、丹毒、疮疡初起未溃等外科病。

禁忌证 包括：①心衰、呼吸衰竭、肾衰、肺结核活动期等病情严重者。②凝血机制障碍、有自发性出血倾向或损伤后出血不止者，如血友病、过敏性紫癜、白血病等。③重度神经质、全身抽搐痉挛、狂躁不安、不合作者。④皮肤肿瘤（肿块）部、皮肤溃烂部、外伤骨折、静脉曲张、体表大血管处、皮肤丧失弹性处、皮肤严重过敏或皮肤患有疥疮等传染性疾病者，相应病变部位不宜拔罐。⑤妇女经期，妊娠期妇女的腹部、腰骶部及乳部。⑥五官及前后二阴。⑦醉酒、过饥、过饱、过渴、过劳者，慎用拔罐。

（谢 薇）

ěrxué tiēyāfǎ

耳穴贴压法 （auricular point sticking）

用代替耳针的药丸、药籽、谷类或其他物品置于胶布上，贴于耳郭上的穴位或反应点，用手指按压刺激，通过经络传导，达到防治疾病目的的一种操作方法。

选穴原则 包括：①按相应部位取穴。当机体患病时，在耳郭的相应部位上有一定的敏感点，它便是本病的首选穴位。如胃病取"胃"穴，妇女经带病取"内分泌"穴，眼病取"眼"穴等。②按辨证取穴。根据中医基础理论辨证选用相关的耳穴。如脱发取"肾"，皮肤病取"肺""大肠"穴，眼痛取"肝"穴等。③按经络学说取穴。根据经络的循行部位取穴。如坐骨神经痛（后支），其部位属足太阳膀胱经的循行部位，即取耳穴的"膀胱"穴治疗；又如臂之外侧痛，其部位属少阳三焦经的循行部位，取耳穴"三焦"穴治疗；再如偏头痛，其部位属足少阳胆经的循行部位，故取"胰胆"穴来治疗。④按现代医学理论取穴。耳穴中一些穴名是根据现代医学理论命名的，如"交感""肾上腺""内分泌"等，这些穴的功能基本上与现代医学理论一致，故在选穴时应考虑到用其功能。如炎性疾病取"肾上腺"穴，是应用它的"四抗"作用之一的抗炎症功能；如糖尿病可取"内分泌"穴。⑤按临床经验取穴。从临床实践中发现有些耳穴对某些疾病具有特异的治疗作用，如"外生殖器"穴可治疗腰腿痛，"神门"穴可治疗痛证。对于耳穴的确定，应根据病情的需要和上述五点取穴原则，全面考虑合理组穴，先选定主穴，然后再定配穴。提倡少而精，一般 2~5 个穴位为宜，主穴 2~3 个，配穴 1~2 个。

耳穴探查法 常用的有 3 种，分别为观察法、按压法、电阻测定法。①观察法。拇指、示指将耳轮向后上方拉，充分暴露耳郭，在自然光线下，用肉眼或借助放大镜，从上至下，全面观察耳郭有无脱屑、水疱、丘疹、充血、硬结、疣赘、色素沉着等变形、变色点，这些均是阳性反应点，一般出现以上阳性反应点的相应脏腑器官往往患有不同程度的疾病，通常也有较明显压痛、电阻较低。②按压法。先根据患者病情，选取耳穴，然后用前端圆滑的金属探捧或火柴头等进行探压。探压时压力要均匀，从穴区周围向中间按压。当压迫到敏感点时，患者会出现皱眉、眨眼、呼痛或躲闪等反应。少数患者的耳郭上一时测不到压痛点，可先按摩一下该区域，再行测定。③电阻测定法。以特制的电子仪器测定耳穴皮肤电阻的变化。根据与疾病有关的耳穴电阻较低、与疾病无关的耳穴电阻较高的原理，可用各种耳穴探测仪进行探测，通过指示灯、音响、仪表反映出来。

适应证 包括：①疼痛性疾病，如各种扭挫伤、头痛、神经痛等。②炎性疾病及传染病，如急慢性结肠炎、牙周炎、咽喉炎等。③功能紊乱性疾病，如胃肠神经官能症、心律不齐、高血压、神经衰弱等。④过敏及变态反应性疾病，如哮喘、过敏性鼻炎、荨麻疹等。⑤内分泌代谢紊乱性疾病，如糖尿病、围绝经期综合征等。⑥其他内科、外科、妇科、儿科、五官科等疾病，亦可用于预防感冒、晕车、晕船及预防和处理输血、输液反应。

禁忌证 包括：①严重器质性疾病者慎用。②耳郭如有明显炎症或病变，包括冻疮破溃、感染、溃疡及湿疹等，不宜采用本法。③有习惯性流产史的孕妇不宜采用。妇女妊娠期也应慎用，尤其不宜用于子宫、卵巢、内分泌、肾等穴。

（杨 柳）

xuéwèi ànmó

穴位按摩 （acupressure）

在中医基本理论指导下，运用术者

的手或肢体的其他部位，抑或借助器具实施一定的手法，作用于人体体表的特定部位，通过局部或穴位刺激，可疏通经络，调动机体抗病能力，从而达到防病治病、保健强身目的的一种操作技术。

根据患者的病情，在病变局部和腧穴上采用不同手法进行按摩，手法要求持久、有力、均匀、柔和、深透，频率、压力、摆动幅度均匀，动作灵活。常规操作疗程要求一般每日 1 次，每次 10~30 分钟，7~10 次为 1 个疗程。每个疗程间隔 3~5 天。

穴位按摩适用于内科、外科、妇科、儿科、骨伤科、五官科、康复科等各科的多种病证，此外还可用于健康、亚健康状态，亦有减肥、美容及保健作用。

穴位按摩的禁忌证包括：①急性脊柱损伤、各种骨折、骨质疏松、骨结核。②严重心、脑、肺、肾疾病，急性传染病，有出血倾向者，出血性疾病。③手法部位有皮肤损伤、皮肤感染性疾病、瘢痕等，妇女月经期，孕妇腰、腹等部位。④精神病、不能合作者；年老体衰、过饥过饱者，剧烈运动后。

(杨 柳)

guāshā liáofǎ

刮痧疗法 (scraping therapy)

在中医理论指导下，借用边缘钝滑的器具，在人体体表的特定部位实施相应的手法，进行有规律的刮拭，从而达到防治疾病目的的一种外治疗法。

器具 刮痧器具主要用的是刮痧板，其次是瓷匙、铜钱或分币、圆口杯等。刮痧板根据材质不同，分为牛角刮痧板、玉石刮痧板、砭石刮痧板、铜砭刮痧板等，其中最为常用的是牛角刮痧板；根据形状来分，刮痧板有鱼形、长方形、三角形、齿梳形等。通常刮痧板是由厚、薄两侧边及棱角、凹曲面组成。治疗多用薄面，保健多用厚面，关节附近和需要点按用棱角，手指、足趾、脊柱等部位用凹曲面。为了减少刮痧时的阻力，避免皮肤擦伤和增强疗效，在刮拭时用刮痧器具蘸润滑油或活血剂。如水（凉开水，发热患者宜用温开水）、油（麻油、香油、菜籽油、豆油等）、刮痧活血剂（红花、白芷、麝香、穿山甲、血竭，提炼浓缩成活血润滑剂）、液状石蜡等。一般用右手持握刮痧板，拇指放在刮痧板的一侧，食指和中指或其余四指全部放在刮痧板的另一侧进行刮拭。

刮拭方向 包括：①直线刮法。应用刮痧板的两侧边缘，利用腕力下压在体表并向同一方向直线刮拭，且要有一定长度。这种手法适用于身体较平坦部位的经脉和穴位，如背部、胸腹部和四肢部。②弧线刮法。刮拭方向呈弧线形，操作时刮痧板多循肌肉走行或骨骼结构特点而定，如胸部肋间隙、颈项两侧、肩关节前后和膝关节周围多用此法。③正刮法。常规从上到下、从内到外，单方向刮拭，不宜来回刮动。全身刮拭时以头部、颈部、背部、胸部、腹部、上肢、下肢为顺序，刮好一部位（经络），再刮另一部位（经络）。④逆刮法。刮痧方向与常规的由内向外、由上向下方向相反，即由下向上或由外向内进行刮拭。多用于下肢静脉曲张、下肢浮肿或按常规方向刮痧效果不理想的部位。逆刮法操作宜轻柔和缓，从近心端部位开始逆刮，逐渐延长至远心端，其目的是促进静脉血液回流、减轻水肿或疼痛。

刮拭角度 刮痧板与刮拭方向一般保持 45°~90° 进行刮拭。刮拭程度一般每个部位刮拭 20~30 次，以出痧痕或痧斑为宜，不出痧或出痧少者，不可强求，以患者感到舒适为原则。每次刮拭时间以 20~25 分钟为宜。痧痕或痧斑 5~7 天消退后可再次刮拭或在其他部位刮拭。通常连续 4~5 次为 1 个疗程，间隔 10~14 天再进行下一疗程。

分类 根据刮拭力度、速度及刮痧板与体表接触的部位，可分为以下几种。

根据刮拭力度分类 ①轻刮法。刮拭皮肤面积大、速度慢或者刮拭力量小。一般患者无疼痛或者其他不适感觉，多适用于妇儿、年老体弱者及面部的保健刮拭。②重刮法。刮拭皮肤面积小、速度快或刮拭力量较大，以能承受为度。多适用于年轻力壮、体质较强者或背部脊柱两侧、下肢及骨关节软组织较丰满处的刮拭。

根据刮拭速度分类 ①快刮法。刮拭的次数每分钟 30 次以上，力量有轻重之别。力量大、快速刮，多用于体质强壮者，主要刮拭背部、下肢或其他明显疼痛的部位；力量小、快速刮，多用于体质虚弱或全身保健者，主要刮拭胸腹部、腰背部、下肢等部位，以舒适为度。②慢刮法。刮拭的次数每分钟 30 次以内，力量也有轻重之别。力量大、速度慢，多用于体质强壮的患者，主要刮拭腹部、关节部位和一些明显疼痛的部位；力量小、速度慢，多用于体质虚弱或面部保健者，主要刮拭腰背部正中、胸部、下肢内侧等部位，以不感觉疼痛为度。

根据刮痧板与体表接触的部位分类 ①摩擦法。将刮板的边、角或面与皮肤直接紧贴或隔衣、布，进行有规律的旋转移动或直线往返移动的刮拭，使皮肤产生热感为度并向深部渗透，其左右移动力量大于垂直向下的压按用力。操作时动作轻柔、移动均匀、可快可慢，多用于麻木、发凉或绵绵隐痛部位，如肩胛内侧、腰部和腹部。②梳刮法。使用刮痧梳子从前额发际及双侧太阳穴处向后发际做有规律的单方向梳头，力量适中，一般逐渐加力，常用于头痛、疲劳、失眠等。③点压法。多用于对穴位或痛点的点压，常与腧穴按摩法配合使用。使用该法时，用刮痧板的角与皮肤呈90°，力量逐渐加重，以耐受为度，保持数秒钟后快速抬起，重复操作 5～10 次。操作时将肩、肘、腕的力量集中于刮痧板角，施术既要有弹力又要坚实。此法是一种较强的刺激手法，多用于实证。适用于肌肉丰满、刮痧力量不能深达或不宜直接刮拭的部位及骨骼关节凹陷处，如环跳、委中、犊鼻、水沟穴及背部脊柱棘突之间等。④按揉法。用刮痧板在皮肤经络穴位做点压按揉，向下有一定压力，点下后做往复来回或顺逆旋转的手法，操作时刮痧板紧贴皮肤，频率较慢，50～100 次/分钟。常用于足三里、内关、太冲、涌泉、太阳穴等穴位。⑤角刮法。使用角形刮痧板或让刮痧板的棱角接触皮肤，与体表成45°，自上而下或由里向外刮拭。此法适宜于四肢关节、脊柱两侧、骨骼之间的穴位，如风池、内关、合谷、中府等穴位。⑥边刮法。最常用的一种刮痧方法。将刮痧板的两侧长条棱边或厚边或薄边与皮肤接触成45°进行刮拭。该法适宜于面积较大部位，如腹、背和下肢等部位的刮拭。

补泻手法选择 根据辨证结果，正确采用补泻手法，可以提高刮痧的治疗效果。补泻手法取决于刮拭力量的轻重、速度的急缓、时间的长短、循经的顺逆等。①补法。按压力度小，速度慢，刺激时间较长，顺着经脉运行方向刮拭，出痧点数量少，刮痧后加温灸法等为补法。多适用于年老、体弱、久病、重病的虚证患者。②泻法。按压力度大，速度快，刺激时间较短，逆着经脉运行方向刮拭，出痧点数量多，刮痧后加拔罐法等为泻法。多适用于年轻体壮、新病、急病的实证患者。③平补平泻法。平补平泻法介于补法与泻法之间。有 3 种方法：刮拭按压力度大，刮拭速度慢；刮拭按压力度小，刮拭速度快；刮拭按压力度中等，刮拭速度适中。常用于日常保健、虚实不明显或虚实夹杂患者的治疗。

适应证 刮痧疗法适用于颈肩痛、腰腿痛、头痛、感冒、咳嗽、失眠、便秘等及夏秋季节发生的各种急性疾病，如中暑、霍乱、痢疾等，同时还具有保健、美容功效。

禁忌证 包括：①凡危重病证，如急性传染病、严重心脏病、肾功能衰竭、肝硬化腹水、全身重度浮肿等。②有出血倾向的疾病，如白血病、血小板减少症、过敏性紫癜、血友病等。③传染性皮肤病、皮肤高度过敏、新发生骨折部位、外科手术后瘢痕、皮下有不明原因包块、大血管显现处等。④女性月经期，孕妇的下腹部、腰骶部，妇女的乳头；小儿囟门未合者头部。⑤体形过于消瘦、过度疲劳、过饥过饱者。

（楚 鑫）

xūnxǐfǎ

熏洗法（Chinese herbal fumigation） 将根据辨证选用的中药煎煮后，先用其蒸汽熏疗，待温后再用其药液淋洗、浸浴全身或局部患处，以达到疏风散寒、温经通络、祛风除湿、清热解毒、杀虫止痒、协调脏腑功能的一种操作方法。熏蒸时温度以 50～70℃ 为宜，浸泡时温度以 38～41℃ 为宜。

分类及应用 ①肢体熏洗法。主要适用于肢体关节、肌肉的疾病。将药液倒入盆中并置于橡胶单上，将患肢架于盆上，用浴巾围盖住患肢及盆，使药液蒸汽熏蒸患肢。待药液温度适宜时，嘱患者将患肢放入药液中浸泡约 10 分钟。②眼部熏洗法。主要适用于外眼疾患。将煎好的药液倒入治疗碗，盖上带孔的多层纱布，患者取端坐姿势，头部向前倾，将患眼贴至带孔的纱布上熏疗。待药液温度适宜时，用镊子夹取纱布蘸药液淋洗眼部，稍凉即换，每次 15～30 分钟。③坐浴法。主要适用于肛肠疾患、妇科外阴疾患、男性外阴疾患等。将煎好的中药液倒入盆内，放在坐浴架上。患者暴露臀部，坐在坐浴架上熏蒸。待药液温度适宜时，让患者将臀部坐于盆内浸泡，当药液偏凉时，应及时添加热药液。每次熏洗 20～30 分钟。④全身熏洗法。主要适用于内科疾病、广泛性皮肤病、慢性疲劳综合征、亚健康人群等。将煎好的中药液 500～1500ml 倒入盆内，加适量开水。盆内放活动支架或小木凳，高出水面约 10cm。患者入盆，坐在活动架上或小木凳上，用布单或毯子从上面盖住，勿使热气外泄，露出头面部，借药物蒸汽进行熏疗。待药液温度适宜时，让患者将躯体及四肢浸泡于药液中，当药液温度继续下降时，应添加热水，使药液温度始终保持 38～41℃，熏洗时间不宜超过 40 分钟，以免患者疲劳。

适应证 ①内科疾患。感冒、咳嗽、哮喘、肺痈、中风、头痛、腹胀、便秘、淋证等。②外科疾患。疮疡、痈疽、乳痈、丹毒、软组织损伤、脱疽、烧伤后遗症等。③妇科疾患。闭经、痛经、阴部瘙痒、外阴溃疡、带下病、外阴白斑、阴肿、阴疮、宫颈糜烂、盆腔炎、子宫脱垂、会阴部手术等。④儿科疾患。湿疹、腹泻、痄腮、麻疹、遗尿、小儿麻痹症等。⑤骨科疾患。筋骨疼痛、跌打损伤、关节肿痛、骨折恢复期等。⑥五官科疾患。睑缘炎、巩膜炎、泪囊炎、鼻衄、鼻窦炎、唇炎、耳疮等。⑦皮肤科疾患。皮肤疮疡、银屑病、湿疹、手足癣、瘙痒症等。⑧肛肠科疾患。痔疮、肛裂、肛周脓肿、痔切除或瘘管手术后等。⑨美肤美容。痤疮、头疮、斑秃、增白悦颜、祛斑等。⑩其他。瘫痪、痿证、痹证、慢性疲劳综合征、亚健康人群等。

禁忌证 ①昏迷、急性传染性疾病、恶性肿瘤、严重心脏病、重症高血压、呼吸困难及有出血倾向者。②眼部肿瘤、眼出血、急性结膜炎等不宜用眼部熏洗法。③有大范围感染性病灶并已化脓破溃者。④妇女月经期和妊娠期禁用坐浴。⑤大汗、饥饿、饱食及过度疲劳者。

(杨 敏)

fūtiēfǎ

敷贴法（sticking therapy） 将新鲜中药切碎、捣烂，或将中药研成细末，加适量赋形剂调成糊状后，敷布于患处或经穴部位，

通过刺激穴位，激发经气，达到通经活络、清热解毒、活血化瘀、消肿止痛、行气消痞、扶正强身等作用的一种操作方法。又称外敷疗法。

赋形剂可根据病情的性质与阶段的不同，分别采用蜜、饴糖、酒、醋、植物油、凡士林、葱汁、姜汁、蒜汁、菊花汁、银花露、丝瓜汁等。以蜂蜜或饴糖调制者，作用持久，与皮肤有良好的亲和力，能保持敷药的黏性和湿润度；用酒调制者，有助行药力、温经散寒之功；以醋调制者，有散瘀解毒、收敛止痛之功；以植物油或凡士林调制者，有润滑肌肤之功；以葱汁、姜汁、蒜汁调制者，有辛香散邪之功；以菊花汁、银花露、丝瓜汁调制者，有清热解毒之功。

敷贴法的适应证如下：①外科。疖、痈、疽、疔疮、跌打损伤、流注、烫伤、肠痈等。②内科。哮喘、肺痈、高血压、面瘫、头痛等。③儿科。高热、百日咳、咳嗽、腮腺炎等。④妇科。痛经、乳腺增生、慢性盆腔炎等。⑤五官科。鼻炎、近视、急性扁桃体炎等。

敷贴法的禁忌证：①患者眼部、唇部、皮肤破溃处慎用。②孕妇的脐部、腹部、腰骶部及某些敏感穴位，如合谷、三阴交等处慎用。③对所敷药物过敏者。

(杨 敏)

shīfūfǎ

湿敷法（wet dressing method） 将敷料用中药煎汤或其他溶媒浸泡，根据治疗需要选择常温或加热，将敷料敷于患处，以达到疏通腠理、清热解毒、消肿止痛等目的的一种操作方法。又称溻渍法。

湿敷法的适应证：①软组织

损伤、骨折愈合后肢体功能障碍。②肩、颈、腰、腿痛，膝关节痛，类风湿性关节炎，强直性脊柱炎等。③皮损渗出液较多或脓性分泌物较多的皮肤炎症。

湿敷法的禁忌证：①大疱性皮肤病及表皮剥脱者。②疮疡脓肿迅速扩散者。③对温度不敏感者。

(杨 敏)

rèyùnfǎ

热熨法（hot pressing） 将水、药物或其他物品加热后，在人体局部或一定穴位适时来回移动或回旋运转，利用热力、药物和运动手法的综合作用，达到温经通络、活血行气、散热止痛、祛瘀消肿等作用的一种操作方法。常用热熨法有药熨法、坎离砂法、葱熨法、盐熨法、大豆熨法及热砖熨法等。

热熨法的适应证：①脾胃虚寒引起的胃脘疼痛、腹冷泄泻、寒性呕吐等。②跌打损伤等引起的局部瘀血、肿痛等。③扭伤引起的腰背不适、行动不便等。④风湿痹证引起的关节冷痛、麻木、沉重、酸胀等。⑤癃闭、痉证、痿证等。

热熨法的禁忌证：①各种实热证或麻醉未清醒者。②疼痛原因不明者。③急性软组织损伤，有恶性肿瘤、金属移植物等部位。④腹部包块性质不明及孕妇腹部。⑤身体大血管处，皮肤有破损处及病变部位感觉障碍者。

(杨 敏)

zhōngyào huànyàofǎ

中药换药法（Chinese herbal dressing change method） 对疮疡、跌打损伤、蛇虫咬伤、烫伤、烧伤、痔瘘等病证的创面进行清洗、掺药、包扎和更换的一种操作方法。通过中药换药，可观察

伤口变化，保持伤口引流通畅，并控制局部感染，从而达到清洁伤口、清热解毒、提脓祛腐、生肌收口、镇痛止痒并促进创面愈合的作用。

掺药分类 外用中药掺于药膏或油膏上，或直接掺布于病变部位的粉剂谓之掺药。临床常用掺药分为以下几类：①消散药。适用于肿疡初起，而肿势局限尚未成脓者。如阳毒内消散、阴毒内消散、红灵丹、丁桂散、桂麝散、黑退消等。②提脓祛腐药。适用于溃疡初期，脓栓未落，腐肉未脱；或脓水不净，新肉未生之际。如升丹、九一丹、八二丹、七三丹、五五丹、黑虎丹等。③腐蚀平胬药。适用于肿疡脓成未溃时；或痔疮、瘰疬、赘疣、息肉等；或疮疡破溃以后，疮口太小；或疮口僵硬；或胬肉突出；或腐肉不脱等妨碍收口时。如白降丹、枯痔散、枯矾粉、平胬丹等。④生肌收口药。适用于腐肉已脱，脓水将尽时。如生肌散、八宝丹、生肌白玉膏、生肌玉红膏等。⑤止血药。适用于溃疡或创伤出血者。如桃花散、圣金刀散、云南白药、三七粉等。⑥清热收涩药。适用于皮肤糜烂、渗液不多的疮面。如青黛散等。

常见伤口处理要点 常见伤口有缝合伤口、肉芽组织创面、脓腔伤口，其处理要点如下。

缝合伤口处理 缝合伤口分为无感染的缝合切口和有引流物的缝合切口，其处理要点如下。

无感染的缝合切口根据患者年龄、切口部位、局部血液循环和张力大小决定拆线时间并更换敷料。拆线时先用 0.5% 碘伏棉球由内向外将伤口、线结和周围 5~6cm 皮肤消毒 2 次，待干。检查切口是否牢固愈合，再拆线。

用无菌镊子夹起缝线结上的线头，使埋入皮肤内的缝线露出少许，以剪刀尖贴近皮肤剪断结头下端的缝线，向切口的方向轻轻抽出线头，勿向反方向拉，以免伤口裂开，再用 0.5% 碘伏棉球消毒切口，盖好敷料用胶布固定。拆线后如发现切口愈合不良，可用蝶形胶布牵拉，在火焰上消毒后将伤口两侧拉拢、固定。腹部切口宜加腹带包扎，并避免用力增加腹压，以防伤口裂开。

有引流物的缝合切口如发现外层敷料被渗血、渗液所湿透，应及时更换。引流物一般在手术后 24~48 小时取出，放置过久易影响伤口愈合。若患者主诉伤口疼痛或 3~4 天后发热，应考虑伤口是否感染。手术后 2~3 天，针眼处发现有红肿，是组织对缝线的反应，可用 75% 酒精湿敷或红外线照射，使炎症消散；若针眼处有小脓疱，应提前拆去此针缝线，通过换药，使之愈合。如局部红肿范围大，压痛明显，出现波动感，应切开伤口引流，按脓腔伤口处理。

肉芽组织创面处理 ①正常伤口。颜色鲜红，坚实，呈颗粒状，分布均匀，分泌物少。换药时用无刺激性油膏或凡士林纱布覆盖。②生长过快。高出边缘，影响愈合。换药时用剪刀修平，或用 10%~20% 硝酸银溶液烧灼。③水肿。颜色淡红，触之不出血，表面光滑而晶亮。换药时用 3%~5% 氯化钠溶液湿敷。④坏死。创面脓液较多，有臭味。换药时宜湿敷。⑤慢性溃疡。创面长期不愈合，质硬，色灰暗，不易出血，创缘新生上皮不明显。先去除病因，切除溃疡后，形成新鲜创面，再植皮。

脓腔伤口处理 脓肿切开引

流次日可不换药，以免出血，以后根据脓液的多少决定每日换药的次数。揭除脓腔伤口敷料时，如发现敷料干燥，而将脓腔内引流物松动或排除时，即有大量脓液流出，说明引流不畅；如外层敷料潮湿，而且脓腔内积脓较少，日益变浅变小，肉芽生长快，说明引流通畅。如创面较浅，脓液较多，可用 0.02% 呋喃西林湿敷；如脓腔较深，可用生理盐水、10% 黄柏水或 0.5% 碘伏溶液灌洗；伤口脓液经久不减，应考虑是否有异物，用刮匙搔刮；如手术切口感染，切口内线结必须去净；如因伤口小、脓腔大而影响引流时，应及时扩大伤口，保持通畅；如已形成瘘管或窦道，应及时切开或切除；如腹壁伤口长期不愈而脓腔出现粪臭或见粪便样物，应及时报告医师，检查是否发生肠瘘；安放引流物到脓腔，必须将脓液吸净或拭净后放入脓腔底，再往上提少许，如创口较小，可用探针帮助送入，但不可堵塞太紧。

适应证 包括外科、皮肤、肛肠等各科疾病，如疮疡、乳痈、跌打损伤、蛇虫咬伤、烫伤、烧伤、脓疱疮、痔瘘等。

禁忌证 药物严重过敏者。

（杨　敏）

zhōngyào chāoshēng wùhuà xīrùfǎ

中药超声雾化吸入法

（Chinese herbal ultrasonic atomizing inhalation） 利用超声波使中药药液雾化，通过吸入作用，使药物直达呼吸道病灶局部的一种操作方法。作用原理为超声波在液体中有空化作用，可破坏液体表面张力，使液体雾化。经雾化的药液微粒很小，直径在 5μm 以下，能直接吸入终末细支气管和肺泡。

中药雾化吸入的适应证：

①急慢性支气管炎、咽喉炎、鼻窦炎、肺炎、中风痰涎壅盛等病证。②呼吸道分泌物黏稠，胸部手术前后预防呼吸道感染。③配合人工呼吸做呼吸道湿化或间歇雾化吸入药物。

中药雾化吸入的禁忌证为严重缺氧、呼吸衰竭患者。

（谢 薇）

zhōngyào bǎoliú guànchángfǎ

中药保留灌肠法（Chinese herbal retention enema）

将中药药液通过肛管从肛门灌入直肠至结肠，使药液保留在肠道内，通过肠黏膜吸收达到治疗疾病的一种操作方法。临床上常用的中药保留灌肠法有直肠注入法和直肠滴注法两种。

适应证：①慢性结肠炎、慢性痢疾、肠道寄生虫病、便秘、发热、慢性肾功能衰竭等。②带下病、慢性盆腔炎、盆腔包块等。③肠道检查准备、腹部手术后等。

禁忌证：①严重的痔疮、大便失禁、严重腹泻、急腹症、消化道出血患者禁用。②肛门、直肠、结肠等术后伤口未愈合患者禁用。③女性经期、孕期、产褥期禁用。④气虚、阴虚、极度衰弱、脱水者禁用。

（谢 薇）

zhōngyào lízǐ dǎorùfǎ

中药离子导入法（Chinese herbal iontophoresis）

利用电学原理使中药离子通过皮肤或穴位导入人体以达到治疗疾病目的的一种操作方法。

适应证：①风寒湿痹、关节肿痛、腰背痛、颈肩痛、骨质增生等。②神经痛、神经麻痹、自主神经功能紊乱等。③功能性子宫出血、盆腔炎等。④中耳炎、角膜混浊、角膜斑翳等。

禁忌证：①高热、妊娠、出血疾患、活动性结核、严重心功能不全患者。②治疗部位有金属异物或带有心脏起搏器患者。③对电刺激不能耐受者，皮肤感觉迟钝或障碍者。

（楚 鑫）

làliáofǎ

蜡疗法（mud wax therapy）

将医用蜡加热熔化后涂抹或贴敷于患处，或将患部浸入熔化后的蜡液中，利用熔化后的蜡作为热导体，使患处局部组织受热，从而达到活血化瘀、温通经络、祛湿除寒的一种操作方法。蜡疗具有温热作用、机械压迫作用、化学作用及松解润滑作用，可广泛用于内科、外科、神经科和妇科等。

分类　①蜡饼法。将适量的石蜡加热熔化后倒入瓷盘，厚度2～3cm，当蜡层表面温度降至45～50℃，冷却成饼后，用刀分离，切成适当块状放置于患处。询问患者温度是否适宜，能耐受后再用绷带或胶布固定，外包塑料布与棉垫保温，30～60分钟后取下。②刷蜡法。将熔化的石蜡冷却至55～60℃，用无菌毛刷蘸取蜡液快速、均匀地涂于患处，在涂抹第一层蜡液时，要尽量做到厚薄均匀，面积大些，以形成保护膜。此后再可涂抹温度稍高一些的石蜡液。经过反复涂刷，使治疗部位形成厚度达1cm的蜡膜，最后以保温物品（如棉垫）包裹。③浸蜡法。将熔化的石蜡冷却至55～60℃，在患部先涂薄层蜡液，待冷却形成保护膜后再将患部反复迅速浸蘸蜡液，直至蜡膜厚达1cm成为手套或袜套样，最后将患部持续浸于蜡液中（形成较厚蜡层时开始计算浸入蜡液的时间），10分钟左右脱去蜡膜。本法常用于治疗手足疾患。④蜡

袋法。将熔化后的石蜡装入耐热的塑料袋内，蜡液应占袋装容积的1/3左右，排出空气封口。待蜡袋表面温度达治疗所需之时，即可贴敷于患处。

适应证　①软组织疾患。各种软组织挫伤、扭伤、挤压伤等。②关节疾患。关节强直或挛缩、慢性非特异性关节炎、肩周炎、腱鞘炎、滑囊炎等。③外伤或手术后遗症。瘢痕、粘连、浸润或愈合不良的伤口或慢性溃疡等。④周围神经疾病。神经外伤及其后遗症、神经性皮炎、周围性面神经麻痹、三叉神经痛、带状疱疹后遗神经痛等。⑤肌病。肌炎、肌萎缩及皮肤肌肉硬化症等。⑥消化系统疾患。胃脘痛、腹痛、虚寒泄泻、胃肠神经官能症、胃炎、慢性胆囊炎等。⑦妇科疾患。慢性盆腔炎、痛经、月经不调、不孕症等。

禁忌证　①心肾功能衰竭、恶性肿瘤、结核病、脑动脉硬化、急性化脓性炎症、高热、有出血倾向及出血性疾病患者。②严重水肿部位、温热感觉障碍、局部皮肤有创面或溃疡者。③体质虚弱者及婴幼儿。

（楚 鑫）

zhōngyī línchuáng hùlǐ

中医临床护理（clinical nursing of traditional Chinese medicine）

用中医理论阐述临床各专科病证的病因病机及其辨治规律，并采用整体观念的理念、辨证施护的方法、传统的护理技术对患者进行的针对性护理。

内容　中医临床护理，主要介绍内科、外科、妇产科、儿科等专科病证的护理，护理内容包括病情观察、生活起居护理、饮食护理、用药护理、情志护理、对症处理等方面。

病情观察 以整体观念为指导思想，灵活运用望、闻、问、切诊察手段，观察患者生命体征、神志、面色、食欲、苔脉等主要症状，判断患者脏腑的虚实、气血的盛衰、病情进退，明确诊断。同时注意围绕各科病证的特征性表现，知常察变。

生活起居护理 主要包括起居、病室、劳逸、体位、基础护理等方面的辨证调节。应做到顺应四时调阴阳，起居有常适劳逸，环境适宜避外邪，基础护理重舒适。加强健康宣教，促进患者的自我卫生管理。

饮食护理 强调审证求因，辨证施食，三因制宜，做到饮食有节、种类多样、五味调和、寒温得宜、清淡洁净、合理烹制。食物有四性五味之分，病证有寒热虚实之辨、阴阳表里之别，故应根据患者的病证类型及证候特点，指导其选择适宜的食物或食疗方，注意饮食宜忌，以配合治疗，促进病愈。

用药护理 包括煎法、服法和药后观察。从煎药容器的选择、加水量的多少、煎药火候和煎煮时间的控制、特殊煎法等方面规范煎药过程；煎药后，根据病证性质和药物特性，遵医嘱，择时准确给药，选择合适的服法并注意服药温度；服药后，应加强疗效观察，及时汇报，并调整护理措施。

情志护理 以诚挚体贴、因人施护、避免刺激为原则，合理选择说理开导、释疑解惑、移情易性、顺情从欲、以情制情、发泄解郁等方法，使患者保持心志平和。"善医者，必先医其心，而后医其身"，故临床工作中应帮助患者解除负性情绪，减少不良情志刺激，帮助其树立病愈信心。

对症处理 采用中医适宜技术解决患者比较突出的护理问题，如发热、不寐、便秘、发疹、小儿夜惊等。内、外、儿科病证护理常用刮痧、艾灸、拔罐、耳穴贴压、热熨、熏洗、推拿、中药外敷、中药灌肠等技术；妇科除采用上述传统技术外，还常用会阴冲洗、阴道灌洗、阴道纳药等方法减轻患者痛苦。

特点 中医临床护理以中医理论为基础，运用临证思维，遵循中医护治原则，阐述内科、外科、妇产科、儿科等各专科病证的中医护理，包括各病证在病情观察、生活起居、饮食、用药、情志等方面的具体内容和要求，体现整体观念和辨证施护。

临证思维慎始如终 临证思维贯穿于中医临床护理的全过程，体现护理人员的全部思维过程，故临证方法的训练和掌握十分必要，必须缜密推理、慎始如终。中医临床护理思维过程为：护理评估（四诊合参）→确定主症、主诉→询问本次发作的兼症→询问最初病因及本次发作诱因→以往的检查、诊断、治疗及效果→护理体检→辨病分析→辨证分析→总结证候特点，确定证型→护治原则及方药→提出护理问题→拟定护理措施→辨证施护→健康教育→护理评价。护理评估强调四诊合参，但儿科护理更强调望诊。辨证分析包括病位、病机、病性、病理变化、预后转归等，应做到言之有理，理必有据。病位分析在表、里、脏、腑、经、络、气、血等；病机分析脏腑功能失常、气血失调、阴阳失衡、冲任损伤等；病性分析寒热、虚实、标本主次等；病理变化分析寒热转化、虚实转化等。

辨证方法灵活多样 内科、

儿科病证常用脏腑辨证、三焦辨证和六经辨证。外科病证常用阴阳辨证、部位辨证、经络辨证、局部辨证。妇产科病证常用脏腑辨证和气血辨证，但由于女性有经、带、胎、产、杂等诸病，故除需辨全身症状外，必须结合上述临床特点进行辨证。临床可结合西医学相关检查结果进行辨病辨证，并根据辨证的结果，急则护标，缓则护本，或标本同护，三因制宜。

脏腑辨证 以虚实寒热的参合更迭为关键，首先明确脏腑病机，由浅入深，分辨临床各种病证的不同证候，分清病情主次、病性虚实、病机转化，从而运用理、法、方、药、术，为实施辨证施护提供依据。脏腑协调，维持气机升降出入，反之，则影响气机，引起气病，进而由气及血，故分析气血病机，可深入探讨脏腑病理变化，指导中医临床护理实践。

三焦辨证 为外感温病的辨证纲领，体现了湿热邪气所在部位及传变规律，即上焦→中焦→下焦，向纵深发展，如清·吴瑭（鞠通）《温病条辨》曰"凡病温热，始于上焦，在于太阴，肺病逆传，则为心包；上焦病不治，则传中焦，脾与胃也；中焦病不治，则传下焦，肝与肾也，始于上焦，终于下焦"。但临床实践表明，湿热病多表现为湿热之邪弥漫三焦或滞留于其中一两个部位，故现代医家多强调以三焦辨证作为湿热病的辨证方法。

六经辨证 将各种外感病的临床表现，综合划分为太阳、阳明、少阳、太阴、少阴、厥阴6种不同的类型，其临床意义有二：一是对风寒外感病发展不同阶段、六经不同证候的概括；二是阐明风寒邪气所在部位与转化及其发展变化的一般规律，即太阳病→阳明病→少阳病→太阴病→少阴病→厥阴病，病情由表及里、由浅入深。

阴阳辨证 一切外科病证的辨证总纲。不仅要从全身症状分析，也要准确认识局部表现，深入分析，掌握阴阳消长转化。

部位辨证 外科病证的发生部位，不外乎上部（头面、颈项、上肢）、中部（胸腹、腰背）和下部（臀腿、胫足）。部位辨证正是按外科病证发生的部位进行辨证，其既与内科三焦辨证相联系，又具有鲜明的外科特点，故又称"外科三焦辨证"。

局部辨证 局部病变是外科病证共有的特点，是患者就诊时最突出的表现，也是外科治疗和护理中必须解决的，故局部辨证是概括局部病变的病位深浅、病性及邪正相争的状态，主要对肿、痛、脓、痒、酸楚、麻木、溃疡等局部症状进行辨证。

经络辨证 由于外科病证都有"经络阻塞"这一共同病机，经络在生理情况下运行气血，在病理状态下传导邪毒，故经络辨证是判断所属经络寒热、虚实及其与体表、脏腑的联系，从而指导临床治疗和护理。

各科护理同中存异 临床各科病证护理均可从病情观察、生活起居、饮食、用药、情志等方面进行，以调整阴阳、调畅气血，但内、外、妇、儿科各有特色。内科病证一般分为外感热病和内伤杂病两大类，外感热病根据感受邪气的性质，分为伤寒与温病，内伤杂病根据脏腑、经络、气血津液的变化，分为肺病病证、心脑病证、脾胃病证、肝胆病证、肾膀胱病证、气血津液病证和肢

体经络病证。内科病证的发生取决于邪正盛衰和邪正相争的结果，其发病形式与演变转归，亦受体质、情志、病邪性质等诸多因素的影响，故护理上重在扶助正气，调整脏腑功能，增强体质，祛除邪气。外科病证都有"经络阻塞"这一共同病机，故护理重在疏通经络，调畅气血，解除六腑梗阻。妇科、儿科护理应首先正确认识女性生殖生理和小儿生理病理特点，以预防为主，定期体检、患病早治，加强调护。女性生殖生理包括月经、带下、妊娠、产育和哺乳，上述活动有赖于天癸、脏腑、气血、经络（冲、任、督、带、十二正经）的作用，主要通过胞宫完成。故妇科病证的护理注重脏腑、气血、冲任的整体调摄，兼顾胞中、阴户、阴道等局部调护。小儿出生以后，脏腑娇嫩，形气未充，正如清·吴瑭（鞠通）《温病条辨·解儿难》中所言"稚阳未充，稚阴未长"，即所谓"稚阴稚阳"之体，又如北宋·钱乙《小儿药证直诀》所言"五脏六腑，成而未全，全而未壮"，其中尤以肺、脾、肾三脏突出。因此，小儿调护应从补肺、健脾、强肾入手。又因小儿病证极易传变，病情变化较成人更为迅速且错综复杂，故加强病情观察，及时掌握其寒热虚实变化显得尤为重要。

（徐桂华）

nèikē bìngzhèng hùlǐ

内科病证护理 （nursing of internal diseases and syndromes）

用中医理论阐述内科所属病证的病因病机及其辨治规律，并采用辨证施护的方法对患者进行的针对性护理。

中医内科范围很广，常见病证包括肺病病证、心脑病证、脾

胃病证、肝胆病证、肾膀胱病证、气血津液病证和肢体经络病证。常见肺病病证如感冒、咳嗽、哮病、喘证，常见心脑病证如不寐、胸痹、眩晕、中风，常见脾胃病证如胃痛、呕吐、泄泻、便秘，常见肝胆病证如黄疸、鼓胀，常见肾膀胱病证如水肿、淋证、癃闭，常见气血津液病证如郁证、消渴，常见肢体经络病证如头痛、痹证。

（徐桂华）

gǎnmào hùlǐ

感冒护理 （nursing of common cold）

围绕感冒患者的护理问题，从病情观察、生活起居、饮食、用药、情志和对症处理等方面进行的调护。感冒是因感受触冒风邪所致的常见外感病证，临床以鼻塞、流涕、喷嚏、咳嗽、头痛、恶寒、发热、全身不适等为主要特征。

发病特点 感冒一年四季均可发生，但以冬春季节多见。病情有轻重之分，轻者多为感受当令之气，一般5~7日可愈，称为伤风、冒风或冒寒；重者是感受非时之邪，一般难以自愈，称为重伤风。如感受时行疫毒，具有较强的传染性，在一个时期内广泛流行，以感冒临床表现为特征者，称为时行感冒。体质虚弱之人，易受外邪，导致感冒反复发作，称为体虚感冒，又称虚体感冒或虚人感冒。

讨论范围 凡普通感冒（伤风）、流行性感冒（时行感冒）及上呼吸道感染等，以鼻塞、流涕、喷嚏、咳嗽、头痛、恶寒、发热、全身不适为主要表现者。

病因病机 感冒之病因主要是感受六淫之邪，或非时之邪，或时行疫毒，在人体正气虚弱之时易发。其中六淫之邪，以风邪

为主因，兼夹热邪、暑邪、湿邪、燥邪等。感冒的病位主要在肺卫，其病理性质多为表实证，总的病机为邪犯肺卫、卫表不和。本病病位多轻浅，病程短而易愈，少有传变，重症可内舍于心。

辨证要点　①辨风寒感冒与风热感冒。主要根据恶寒发热程度、流涕、汗出、口渴情况、舌苔、脉象等进行辨证。冬季阳虚体质者每易感邪，症见恶寒重，发热轻，鼻流清涕，无汗，口不渴，苔薄白，脉浮紧等，多为风寒袭表，可辨为风寒感冒；春季阴虚体质者多发，症见发热重，恶寒轻或不恶寒，鼻流黄涕，有汗，口渴，舌边尖红，苔薄黄，脉浮数等，多为风热犯表，可辨为风热感冒。②辨表实与表虚。主要根据病情轻重、病程长短、有无诱因、体质强弱等进行辨证。若形体壮实，邪实、症实，病情较轻，病程较短，无慢性病，多有寒温失调、过度疲劳等诱因，青壮年常见，多属外邪侵袭肺卫，可辨为感冒之表实证；若形体虚

弱，病情轻重不一，病程较长，多有慢性病，稍有不慎即可诱发，老年或体质虚弱之人常见，多为正气不足，肺卫功能失常，证候特点为虚实夹杂，寒热错综，可辨为体虚感冒。体虚感冒又多见气虚感冒和阴虚感冒，在感冒诸症的基础上若兼有恶寒甚，倦怠无力，气短懒言，身痛无汗，咳痰无力，脉浮等症，可辨为气虚感冒；若兼有身微热，手足发热，心烦口干，少汗，舌红，少苔，脉细数等症，可辨为阴虚感冒。

护治原则　以解表达邪为原则。护治应因势利导，遵循"其在皮者，汗而发之"的原则。解表时一般忌用补敛之品，以免留邪。如寒热性质不显，可用辛平之品；表寒里热者，当解表清里，宣肺泄热。时行感冒症状重者，当清热解毒。

证治分类　见表1。

辨证施护　包括病情观察、生活起居护理、饮食护理、用药护理、情志护理、对症处理及健康教育几个方面。

病情观察　①观察恶寒、发热、汗出、头身疼痛以及舌苔、脉象的情况，以辨别感冒的证候。②定时测量体温，做好记录。③观察鼻塞、流涕的情况。如鼻涕由稀变稠，由白变黄，为寒郁化热的表现。④观察心律、心率、脉象等变化。若出现心悸、胸闷等症状，应及时就医，以防发生邪热逆传心包等变证。⑤辨证观察。体虚感冒者应加强观察发病次数、病程、体质特征等，避免诱因。

生活起居护理　①保持室内空气新鲜流通，环境安静，光线柔和，天气炎热时室温不宜低于20℃。②注意休息，减少外出，避免劳累，根据气候变化及时增减衣被，以防复感外邪，体虚者尤应注意。③保持床单元清洁干燥，汗出较多时，宜用温水毛巾或干毛巾擦干，更换衣被，避免直接当风，防止受凉复感。④保持口腔清洁，可用淡盐水或金银花煎水漱口，每日2次。⑤高热者，温水擦浴，擦拭腋窝、腘窝、

表1　感冒的常见证型及辨证治疗

证型	临床表现	治法	方药
风寒束表	恶寒重，发热轻，无汗，鼻塞声重，时流清涕，头痛肢节酸痛，咽痒咳嗽，痰稀薄色白，口不渴或渴喜热饮，舌质淡润，苔薄白，脉浮或浮紧	辛温解表	主方：荆防败毒散或荆防达表汤 常用药物：荆芥、防风、生姜、柴胡、薄荷、川芎、桔梗、枳壳、茯苓、甘草、羌活等
风热犯表	发热重，恶寒轻，或微恶风，汗出不畅，鼻塞，流黄浊涕，面赤目胀，头胀痛，咳嗽，痰黏色黄，咽干，口渴欲饮或咽喉红肿疼痛，舌边尖红，苔薄白微黄，脉浮数	辛凉解表	主方：银翘散、葱豉桔梗汤 常用药物：金银花、连翘、豆豉、薄荷、竹叶、桔梗、甘草、芦根、牛蒡子、荆芥、葱白、山栀等
暑湿伤表	身热，微恶风，肢体困重或疼痛，头昏重胀痛，咳嗽痰黏，鼻流浊涕，伴胸闷脘痞，心烦，少汗，口渴不多饮，或口中黏腻泛恶，小便短赤，便溏，舌苔薄黄而腻，脉濡数	清暑祛湿	主方：新加香薷饮 常用药物：金银花、连翘、香薷、厚朴、扁豆等
气虚感冒	经常感冒，反复不愈。恶寒较甚，发热，无汗，咳嗽，咳痰无力，身楚倦怠，舌苔淡白，脉浮无力	益气解表	主方：参苏饮或玉屏风散 常用药物：党参、甘草、茯苓、苏叶、葛根、前胡、半夏、枳壳、桔梗、黄芪、白术、防风等
阴虚感冒	身热，微恶风寒，少汗，五心烦热，头昏，口干，干咳少痰，舌红少苔，脉细数	滋阴解表	主方：葳蕤汤 常用药物：玉竹、甘草、大枣、豆豉、薄荷、葱白、桔梗、白薇等

腹股沟等大动脉循行处，使腠理微开以散热。禁用冷敷、冰敷，以防毛孔闭塞，汗不得出。降温30分钟后观察体温变化，防止因体温骤降而发生虚脱。年老体弱者尤为注意。⑥指导擤鼻涕的正确方法。擤鼻涕时，应按住一侧鼻孔，轻轻擤出，不可同时按住两侧鼻孔及用力过猛，防止发生耳咽部、鼻窦部的并发症。难以擤出时，可将鼻腔分泌物倒吸至咽喉部由口吐出。⑦辨证起居。风寒束表、气虚感冒者，病室宜偏温，注意防寒保暖；风热犯表、阴虚感冒者，病室宜偏凉爽，忌直接吹风；暑湿伤表者，避免湿热环境；时行感冒者，应注意呼吸道隔离，室内每日消毒1~2次，出现心慌、胸闷等症时，遵医嘱吸氧，氧流量4~6L/min。

饮食护理 ①以清淡、富营养、易消化为原则。宜食高热量流质、半流质或软食，如鱼汤、肉末菜粥、蒸鸡蛋等，忌滋腻、生冷、刺激之品，如肥肉、糕点、冷饮、烟酒、茶等。②鼓励患者多饮水。③辨证施食。风寒束表者，饮食宜热，以辛温散寒之品为宜，可适当食用葱、姜、蒜、胡椒等，可饮生姜红糖茶，或生姜葱白饮（取生姜3~5片、连须葱白3~7个、红糖适量煎汤），或食防风粥，取防风10~15g，葱白2根，生姜3片，粳米50~100g，采用提汁法煮粥），趁热服用，盖被取汗，日服数次；风热犯表者，饮食稍偏凉，以清热生津之品为宜，如蔬菜、瓜果、清凉饮料等，可饮桑叶菊花茶、薄荷茶，或竹叶粥，忌辛辣炙煿之品，口渴较甚者，可用鲜芦根煎汤代茶频饮；暑湿伤表者，以祛暑化湿之品为宜，如用藿香、佩兰煎水代茶频饮，或西瓜汁、银花茶、乌梅绿豆汤、芦根荷叶粥等，忌肥甘厚味之品；气虚感冒者，饮食重在扶正，以益气健脾之品为宜，如山药、黄芪、党参、白扁豆等，可食山药粥、黄芪大枣粥、人参大枣茶等；阴虚感冒者，以滋阴、清热、解表之品为宜，如玉竹、银耳、百合、葱白、薄荷等，忌燥热伤阴之品。

用药护理 ①汤药宜武火快煎。②服药后应注意观察汗出及体温变化，以遍身微汗、热退、脉静、身凉为佳，中病即止，不必尽剂，以防过汗伤阴；忌服收涩生冷之品，以免有碍解表发汗。③辨证施药。风寒束表、气虚感冒者，汤药宜趁热服下，多饮热水或热稀粥以助药力，服后可稍加衣被取汗；风热犯表者，汤药宜温服，银翘散煎煮时间以煮沸后6分钟为宜，频服，高热者应遵医嘱给予退热药，如清开灵40ml加入250ml的5%葡萄糖液中静滴；暑湿伤表者，头晕、胸闷时，遵医嘱口服0.1~0.2g人丹，或2~5ml十滴水，或藿香正气液，以缓解症状；阴虚感冒者，汤药宜浓煎，少量频服，早晚温服。

情志护理 ①可采用运动移情法，鼓励患者适当参加锻炼，如打太极拳、散步、打羽毛球等，以增强体质。②体虚感冒者，病情反复，应多予安慰和鼓励，采用说理开导法，多和患者沟通，讲解本病诱因，情志与健康的关系，使其保持情绪稳定，积极配合治疗和护理。③采用五行音乐疗法，气虚感冒者，可指导其选择《晚霞钟鼓》《江河水》等商调乐曲，或《春江花月夜》《月儿高》等宫调乐曲，以补益肺气；阴虚感冒者则可选择《秋风清露》等商调曲目，或《二泉映月》《汉宫秋月》等羽调乐曲，以滋养肺肾之阴。

对症处理 常见症状包括恶寒、发热、鼻塞、体虚反复感冒等。

恶寒处理 包括拔罐、艾灸、刮痧等。

拔罐：多适合风寒束表者。①穴位。大椎、风门、肺俞穴。②方法。闪火法拔罐，留罐10~15分钟；或用药罐法，留罐5~10分钟；或行平衡火罐法，先在督脉和膀胱经背部循行线闪火法拔罐，再行揉罐、走罐，每经均上下往返推罐3~5次，受寒较重者可抖罐，最后留罐5分钟。

艾灸：多适合风寒束表、气虚感冒者。①穴位。大椎、风门、肺俞穴。②方法。温和灸，每穴每次3~5分钟，每日1~2次；或行隔姜灸，每穴灸3壮，每日1~2次；或用雷火灸，每天1次；亦可用督灸（大椎—阳穴），连灸3壮，每次灸40~60分钟。③辨证施灸。气虚感冒者，加脾俞、肾俞、关元、气海穴。

刮痧：多适合风寒束表、风热犯表、暑湿伤表、阴虚感冒者。①刮拭部位。背部督脉循行线（大椎—至阳穴）、背部膀胱经循行线（大杼—膈俞穴，附分—膈关穴），肺经（云门—少商穴），大椎、肺俞穴。②刮拭方法。经脉直线刮拭，尽量拉长，穴位点压按揉，均以出痧为度；督脉用平补平泻法，其余经脉用泻法，从上到下、从内向外刮拭。③辨证刮痧。风寒束表者加风门穴；风热犯表者加尺泽、列缺穴；暑湿伤表者加下肢脾经循行线（阴陵泉—隐白穴），加脾俞、阴陵泉、尺泽穴；阴虚感冒者加膏肓、太溪穴。

发热处理 包括刮痧、中药擦浴等。

刮痧：多适合风热犯表、暑湿伤表者。①刮拭部位。背部督脉循行线（大椎—至阳穴）、背部膀胱经循行线（大杼—膈俞穴，附分—膈关穴）、大椎、风池、尺泽、曲池、列缺穴。②刮拭方法。经脉直线刮拭，尽量拉长，穴位点压按揉，均以出痧为度；督脉用平补平泻法，其余经脉用泻法，从上到下、从内向外刮拭。③辨证刮痧。暑湿伤表者加下肢脾经循行线（阴陵泉—隐白穴），加脾俞、阴陵泉穴。

中药擦浴：多适合风寒束表、风热犯表者。①药物。风寒束表者，用薄荷、荆芥穗各20g，防风15g；风热犯表者，用银花30g、连翘20g、黄芩15g；暑湿伤表者，用银花30g、连翘20g、黄芩15g、藿香和佩兰各10g；煎汤。②方法。药液48~50℃，擦拭顺序为双侧颈、肩、上臂外侧、前臂外侧、手背、双侧胸、腋窝、上臂内侧、肘窝、前臂内侧、手心、颈下肩部、臀部、髋部、下肢外侧、足背、腹股沟、下肢内侧、内踝、臀下沟、下肢后侧、腘窝、足跟，重复擦3遍，擦拭全程不超过20分钟，以微汗热退为佳。

鼻塞处理　包括穴位按摩、中药熏蒸、艾灸、湿敷、穴位贴敷等。

穴位按摩：多用于风寒束表、风热犯表、体虚感冒者。①穴位。迎香、印堂、素髎、肺俞穴。②方法。双手指推搓面部，用手指逆时针方向按揉各穴50下，每日3~5次。③辨证按摩。风寒束表者，加风门穴；风热犯表者，加尺泽、曲池穴；体虚感冒者，加足三里穴。

中药熏蒸：多用于风寒束表、风热犯肺、体虚感冒者。①药物。桂枝、薄荷各10g，煎汤。②方法。药液加入中药气雾治疗仪，以43℃中药气雾进行熏鼻治疗，每次10分钟，每日1~2次。

艾灸：多用于风寒束表、体虚感冒者。①穴位。迎香、印堂、素髎、肺俞穴。②方法。温和灸，每穴每次3~5分钟，每日1~2次。

湿敷法：多用于风热犯表者。①药物。薄荷、苏叶各10g煎汤。②方法。用毛巾浸药液敷于鼻额部，敷10分钟。

穴位贴敷：多用于体虚感冒者。①药物。鼻炎康片4片。②方法。药片研碎，食醋调成膏状，每晚睡前贴敷涌泉穴，每晚1次，次日晨起除去。

体虚反复感冒处理　包括穴位贴敷、艾灸、耳穴疗法、穴位按摩等。

穴位贴敷：多用于气虚感冒者。①穴位。大椎、肺俞、天突、膻中、中府、肾俞穴。②主要药物。白芥子、细辛、延胡索、甘遂、肉桂等。③方法。于三伏天的初伏、中伏、末伏第1天或第2天，或者于三九天的一九、二九、三九的第1天或第2天进行贴敷，每次贴敷4~6小时。

艾灸：多用于气虚感冒者。①穴位。足三里、悬钟、外关、气海、关元、脾俞穴。②方法。春夏季节在足三里、悬钟穴进行瘢痕灸，每穴灸1~2壮，每年灸1~2次；或单用外关穴进行麦粒灸，灸至穴处皮肤潮红，轻Ⅰ度烧伤为度，最后一壮保留艾灰，创可贴外敷灸处；或在各穴行温和灸，每穴每次3~5分钟，每日1~2次。

耳穴疗法：①耳穴。内分泌、耳尖、风溪、肺、肾穴。②方法。耳尖放血，其余耳穴贴压王不留

行籽或磁珠，每日不拘时按压，垂直按压或向耳轮方向按压，以耐受为度，3~5天更换1次。③辨证贴压。气虚者加三焦、脾穴，阴虚者加缘中穴。

穴位按摩：①穴位。百会、劳宫、涌泉、神阙、足三里穴。②方法。以玉屏风膏（取玉屏风散，先以75%酒精浸泡24小时，再用凡士林调成膏状，微火加热至色变微黄，冷却后用）为介质，按揉各穴，每穴2分钟，每日早晚膏摩1次。③辨证按摩。气虚者加气海穴，阴虚者加照海、太溪、膏肓穴。

健康教育　①冬春之季尤其注意防寒保暖，盛夏不可贪凉露宿，避免淋雨。根据气候的变化及时增减衣被。锻炼身体，增强体质，以御外邪。平时要经常参加户外体育运动。易感冒者，坚持每天按摩迎香穴，可用贯众、板蓝根、生甘草煎服以防病。疫毒盛行时，尽量少去人口密集的公共场所，防止交叉感染。②感冒期间应适当休息，尽快恢复体力，慎起居，适寒温，节饮食，遵医嘱用药。③恢复期注意加强营养，以扶助正气，防复感。

（王秋琴）

késou hùlǐ

咳嗽护理（nursing of cough）

围绕咳嗽患者的护理问题，从病情观察、生活起居、饮食、用药、情志和对症处理等方面进行的调护。咳嗽是指由外感或内伤而导致肺失宣降，肺气上逆作声，或咳吐痰液的一种病证。有声无痰为咳，有痰无声为嗽，有痰有声为咳嗽，一般多为痰、声并见，难以截然分开，故统称咳嗽。咳嗽既是肺系多种疾病的一个症状，又是独立的病证。

讨论范围　凡急慢性支气管

炎、支气管扩张、肺炎、肺间质纤维化等，以咳嗽为主要表现者，或其他疾病如肺胀肿、肺结核等兼见咳嗽者，均可参考本证的辨证施护。

病因病机 咳嗽之病因有外感六淫和内邪干肺两大类，外感咳嗽常因风寒、风热和燥邪等所致；内伤咳嗽分为他脏及肺和肺脏自病两端。本病病位在肺，与肝、脾、肾关系密切。基本病机为邪气犯肺，肺失宣降，肺气上逆。病理因素主要为痰与火。外感咳嗽多属邪实，内伤咳嗽多为正虚与邪实并见。一般而言，外感咳嗽，其病尚浅而易治；内伤咳嗽多为久病，常反复发作，病程长，治疗难取速效，日久迁延，有痰饮、咳喘之变。

辨证要点 ①辨外感内伤：主要根据病势、病程、兼症等进行辨证。若起病急，病程短，常伴恶寒、发热、头痛等肺卫症状，多为外感咳嗽；若起病缓，病程长，因情志不遂，或饮食肥甘、生冷，或劳累受凉而加重，常反复发作，身无表证，多为内伤咳嗽。②辨证候虚实：主要根据咳嗽的声音、节律、时间以及痰液特点进行辨证。若咳嗽时作，咳声嘶哑，声重，咳而急剧，白天多于夜间，或咽痒则咳作，痰白而稀薄，或痰黄而稠，病势急而病程短，多由外感风寒、风热或风燥引起，多属实证；若咳嗽连声重浊，痰浊或黄，咳痰有热腥味或腥臭味，痰出咳减，早晨咳甚，阵发加剧，久病，多属痰湿或痰热为患，多为邪实正虚，虚实夹杂；若咳声轻微短促，痰少质黏难咯，或夹血丝，午后、黄昏咳甚，或夜间有单声咳嗽，多为阴虚肺燥，多属正虚，或虚中夹实；若夜间咳嗽较剧烈，持续

不已，少气，或伴气喘，痰白清稀透明，呈泡沫样，病势缓而病程长，属久咳致喘的虚寒证。

护治原则 护治咳嗽应分清邪正盛衰和证候虚实。外感咳嗽，以祛邪利肺为主，忌敛涩留邪。内伤咳嗽，标实为主者，当祛邪止咳；本虚为主者，当扶正补虚；虚实夹杂者，当酌情兼顾，防宣散伤正。咳嗽主脏在肺，除直接护治肺脏外，应注意肝、脾、肾等整体调节，忌见咳止咳。

证治分类 见表1。

辨证施护 包括病情观察、生活起居护理、饮食护理、用药护理、情志护理、对症处理及健康教育几个方面。

病情观察 ①观察咳嗽的时间、节律、性质、声音以及加重因素。②观察并记录痰液的色、质、量、味及咳出情况等。必要时正确留取清晨漱口后咳出的第一口痰，及时送检。③观察体温、呼吸等生命体征变化，若出现高热不退、呼吸困难、咳痰腥臭、咳血或脓血相间，或出现胸闷喘憋、胸胁引痛、头晕头痛、尿量减少，或出现体温骤降、四肢不温、心慌、悸动不安、汗出、嗜睡等情况，应立即汇报医生，配合抢救。④辨证观察：风燥伤肺、肺阴亏耗者，需观察咽喉、口渴情况，肝火犯肺者需观察有无胸痛以及情绪变化。

生活起居护理 ①保持病室洁净、空气新鲜，定时开窗通风，温度18~22℃，湿度50%~60%，并根据病情辨证调节。避免烟尘、花粉、异味刺激，禁止吸烟。②根据气候变化适当增减衣服，忌直接当风，防复感。盗汗者，及时擦干汗液，更换湿衣被。及时清理痰液，如有痰杯则需每天消毒。③注意休息，避免劳累。

若病情许可，可适当散步、练习呼吸操、太极拳等。④痰多者，教会患者有效咳痰，即先漱口或饮少量水湿润咽部，深吸一口气，屏气1~2秒，再用力咳嗽，将深部的痰咳出；可进行胸部叩击，在肺野进行，从肺下叶开始，避开乳房、心脏、骨突处，叩击力度以不感到疼痛为宜，手法以发出空而深的拍击音为度，每次15~20分钟，叩击时可用单层薄布保护，避开钮扣或拉链，防止皮肤发红或破损。痰黏难咳时，协助患者取半卧位，定时翻身，或用空心掌自下而上、由外向内轻叩背部；严重咳痰不畅，有窒息危险时，予以吸痰或气管切开；病重痰多者宜侧卧，定时更换体位；年老体弱排痰无力者，若痰液已在咽部，可用吸引器引出。⑤辨证起居：风寒袭肺者，病室宜温暖；风燥伤肺者，干咳剧烈时，取坐位或半卧位，舌尖抵上颚，或少量饮水润喉，以减轻咳嗽；痰热郁肺者，加强口腔护理，可用温水或20%一枝黄花液或银花甘草液漱口，每日3~4次。

饮食护理 ①以清淡、易消化、富营养、理肺止咳为原则。忌肥甘厚味、辛辣刺激、粗糙之品，戒烟酒。②辨证施食：风寒袭肺者，以疏风散寒、宣肺止咳为原则，饮食宜温热，可选择辛温之品如葱白、生姜、苏叶、大蒜等，亦可服姜糖苏叶饮（生姜6g，苏叶3g，红糖适量）、杏仁奶（杏仁21枚，牛奶250g，白糖适量）；风热犯肺者，以疏风清热、宣肺止咳为原则，宜味苦、辛，性凉之品，如淡豆豉、菊花、金银花、枇杷、川贝、竹沥水等，亦可多食新鲜蔬果，干咳作呛、痰少质黏难咯者多饮水，可食川贝蒸梨，或雪梨膏1匙加川贝1.5g，

表 1　咳嗽的常见证型及辨证治疗

证型		临床表现	治法	方药
外感咳嗽	风寒袭肺	咳嗽声重有力，咽痒气急，咳痰稀薄色白，常伴鼻塞，流清涕，头痛，肢体酸楚，或见恶寒发热，无汗等表证，舌苔薄白，脉浮或浮紧	疏风散寒，宣肺止咳	主方：三拗汤合止嗽散 常用药物：麻黄、杏仁、甘草、荆芥、桔梗、白前、紫菀、百部、苏叶等
	风热犯肺	咳嗽频剧，声重气粗或咳声嘶哑，喉燥咽痛，痰黏色白或黄稠，咯吐不爽，常伴鼻流黄涕，口微渴，头痛汗出，肢楚，或有发热，恶风等表证，舌质红，苔薄黄，脉浮数或浮滑	疏风清热，宣肺止咳	主方：桑菊饮 常用药物：桑叶、菊花、薄荷、桔梗、杏仁、甘草、连翘、鲜芦根等
	风燥伤肺	干咳，连声作呛，无痰，或痰少而黏难咯，或痰中夹有血丝，伴咽干喉痒，唇鼻干燥，口干，初起或伴鼻塞，头痛，身热等症，舌质干红而少津，苔薄白或薄黄，脉浮数	疏风清肺，润燥止咳	主方：桑杏汤或杏苏散 常用药物：桑叶、豆豉、杏仁、象贝母、南沙参、梨皮、苦桔梗、连翘、山栀子等
内伤咳嗽	痰湿蕴肺	咳嗽反复发作，咳声重浊，痰多易咯，黏腻或稠厚成块或稀薄，色白或带灰色，晨间或食后咳痰甚，进肥甘食物加重，因痰而嗽，痰出咳平，伴胸闷，脘痞，呕恶，纳差，腹胀，乏力，大便时溏，舌苔白腻，脉濡滑	健脾燥湿，化痰止咳	主方：二陈汤合三子养亲汤 常用药物：半夏、茯苓、陈皮、甘草、白芥子、苏子、莱菔子、苍术、厚朴等
	痰热郁肺	咳嗽气粗，或喉中有痰声，痰多质黏或稠黄，咯吐不爽，或有热腥味，或咳吐血痰，伴胸胁胀满，咳时引痛，面赤，或有身热，口干而黏欲饮，舌质红，苔薄黄腻，脉滑数	清热化痰，肃肺止咳	主方：清金化痰汤 常用药物：桑白皮、黄芩、山栀、知母、桔梗、贝母、瓜蒌、茯苓、甘草、橘红、麦冬等
	肝火犯肺	气逆咳嗽阵作，咳时面红目赤，烦热咽干，咳引胸痛，可随情绪波动增减，常感痰滞咽喉，量少质黏难咳，或痰如絮条，口干口苦，胸胁胀痛，舌红或舌边红，苔薄黄少津，脉弦数	清肺泻肝，顺气降火	主方：黄芩泻白散合黛蛤散 常用药物：桑白皮、地骨皮、黄芩、甘草、青黛、海蛤壳、天花粉等
	肺阴亏耗	干咳，咳声短促，痰少黏白，或痰中夹血丝，或声音逐渐嘶哑，伴口干咽燥，或午后潮热，颧红，手足心热，夜寐盗汗，神疲乏力，日渐消瘦，舌红少苔，脉细数	养阴清热，润肺止咳	主方：沙参麦冬汤 常用药物：沙参、麦冬、天花粉、玉竹、百合、桑叶、扁豆、甘草、川贝、知母等

开水调服，或金银花、枇杷叶适量，泡水代茶；风燥伤肺者，以疏风润燥为原则，宜辛、甘之品，如苏叶、桑叶、银耳、梨、洋槐蜜等，可频饮甘蔗汁、酸梅汤、五汁蜜饮（白萝卜汁、鸭梨汁、生姜汁、炼乳、蜂蜜调匀）等；痰湿蕴肺者，以健脾燥湿、化痰止咳为原则，宜淡味、芳香之品，如赤小豆、炒薏仁、茯苓、白扁豆、山药、砂仁、豆蔻等，可常以生姜莱菔汁、陈皮水代茶饮，以理气化痰；痰热郁肺者，以清热化痰为原则，宜寒凉之品，如丝瓜、冬瓜、梨、荸荠、海蜇等，可多食梨汁、海带汤、雪羹汤

（海蜇 50g，荸荠 4 枚）等；肝火犯肺者，以清肺泻肝为原则，可食芹菜、菊花、绿豆、芹菜汁、菊花茶等；肺阴亏耗者，以养阴、清热、润肺为原则，可食银耳、百合、麦冬、甲鱼、雪梨汁、枇杷汁、甘蔗汁、百合莲子粥、天门冬粥等，恢复期宜食鸡汤、猪肉、牛奶等以助正气。

用药护理　①祛痰止咳口服药宜空腹服，服药后避免立即饮水，并观察咳嗽、咳痰情况。②咳嗽剧烈时可即刻给药，如杏苏止咳露、止咳合剂等。③多数祛痰药对黏膜有刺激性，有消化道溃疡者慎用。④若痰中带血，

可遵医嘱给予三七粉或白芨粉冲服，或用白茅根、藕节水、鲜芦根煎汤送服，以凉血止血。⑤辨证施药：外感咳嗽，汤药武火快煎，风寒袭肺者宜热服，风热犯肺者宜温服，风燥伤肺者，桑杏汤宜偏凉服，杏苏散宜偏温服，服药后注意休息，观察汗出和体温情况，以微汗、热退、脉静、身凉为佳，及时擦干汗液，忌汗出当风；痰热郁肺者，汤药宜偏凉服；肺阴亏耗者，汤药宜少量多次频服。

情志护理　①病程较长者，应予以安慰和鼓励，消除思想顾虑，增强康复信心，可聆听《喜

洋洋》《花好月圆》《紫竹调》等徵调乐曲。②肝火犯肺者，应劝慰患者戒怒，可采用以情制情法，适当播放悲情影视剧，或聆听《阳春白雪》《小胡笳》《双声恨》等商调乐曲，或《碧叶烟云》等角调乐曲，使患者心境平和。

对症处理　常见症状主要是咳嗽咳痰，常用处理包括刮痧、穴位贴敷、拔罐、艾灸、耳穴贴压、中药超声雾化吸入。

刮痧　多适合实证咳嗽者。①刮拭部位：背部督脉循行线（大椎—至阳穴），背部膀胱经第一侧线（大杼—肺俞穴），前臂肺经循行线（天府—少商穴），肺俞、中府穴。②刮拭方法：经脉直线刮拭，尽量拉长，穴位点压按揉，均以出痧为度；督脉用平补平泻法，其余经脉用泻法刮拭。③辨证刮痧：风寒袭肺者加风门、大杼穴；风热犯肺者加手臂大肠经循行线（肩髃—商阳穴），加大椎、尺泽、列缺、合谷穴；痰湿蕴肺者加下肢脾经循行线（阴陵泉—隐白穴），加脾俞、丰隆、阴陵泉、天突穴；痰热郁肺者加手臂大肠经循行线（肩髃—商阳穴）和下肢脾经循行线（阴陵泉—隐白穴），加脾俞、阴陵泉、大椎、尺泽、天突穴；肝火犯肺者加手臂大肠经循行线（肩髃—商阳穴）和下肢肝经循行线（膝关—大敦穴），加肝俞、太冲、行间、大椎、膻中穴。④若用铜砭刮痧法，则首先刮拭大椎、大杼、膏肓、神堂穴，其余刮拭经脉、穴位以及辨证选经取穴同上，以刮透为度。

穴位贴敷　多适合寒痰伏肺或肺虚者。①穴位：肺俞、天突、膻中、大椎、膏肓、丰隆、脾俞穴。②主要药物：白芥子、苏子、莱菔子、贝母、款冬、桑白皮、白前、沉香、甘草等。③方法：于三伏天的初伏、中伏、末伏第1天或第2天贴敷，每次贴敷4~6小时，共贴敷3次。

拔罐　多适合风寒袭肺、风热犯肺、痰湿蕴肺而咳嗽者。①穴位：肺俞、天突、云门、府穴。②方法：闪火法拔罐，留罐10~15分钟；若是药物竹罐，则留罐5~10分钟；亦可行平衡火罐法，最后留罐5分钟。③辨证拔罐：风寒者，加风门、大杼穴；风热者，加风门、大椎穴；痰湿者，加脾俞、丰隆、阴陵泉穴。

艾灸　多适合风寒袭肺或痰湿蕴肺而咳嗽者。①穴位：肺俞、天突、大椎穴。②方法：温和灸，每穴3~5分钟，每天1次；或隔姜灸，每穴灸3壮，每天早晚各1次；或雷火灸，每天1次；也可进行督灸（大椎至至阳穴），连灸3壮，每次灸40~60分钟。③辨证施灸：风寒者加风门穴；痰湿者加脾俞、足三里、丰隆穴。

耳穴贴压　①耳穴：肺、气管、支气管、三焦。②方法：每日不拘时按压，对按或向耳轮方向按压，以耐受为度，每4~5天更换1次。③辨证贴压：痰湿蕴肺、痰热郁肺者，加脾、大肠穴；风热犯肺者，加大肠穴，耳尖放血，胸痛者加胸、乳房穴；肺阴亏耗者，加内分泌穴。

中药超声雾化吸入　适合痰黏难咯者。①药物：金银花、桔梗、远志各30g。②方法：煎水，雾化吸入，每次10~15分钟。

健康教育　①平时注意气候变化，防寒保暖，防外感。②发病期间，保持室内洁净、空气新鲜。注意口腔清洁，被褥轻软，衣服宽大合身。饮食有节，富营养，忌辛辣香燥肥甘之品，戒烟限酒。③缓解期加强锻炼，如散步、呼吸操、太极拳、游泳等。对于虚寒体质、慢性支气管炎等患者，提倡冬病夏治与扶正固本。

（王秋琴）

xiàobìng hùlǐ

哮病护理（nursing of asthma）

围绕哮病患者的护理问题，从病情观察、生活起居、饮食、用药、情志和对症处理等方面进行的调护。哮病是一种发作性的痰鸣气喘病证，发作时以喉中哮鸣有声，呼吸气促困难，甚则喘息不能平卧为主要表现。

发病特点　本病常突然发作，迅速缓解，多见于冬春季节，也有常年反复发作者。

讨论范围　凡支气管哮喘、喘息性支气管炎、嗜酸性细胞增多症或其他急性肺部过敏性疾病等，以痰鸣气喘为主要表现者，均可参考本证辨证施护。

病因病机　哮病的病因主要是外邪侵袭、饮食不当、体虚久病等，亦可因情志失调、劳累过度等诱发。病位主要在肺，与脾、肾相关，病理因素以痰为主，病机特点为痰阻气闭。病理性质属邪实正虚，发作期以邪实为主；缓解期以正虚为主；大发作期正虚与邪实并存。因体质的差异，感邪的不同，发作期又有寒哮、热哮、寒包热哮、风痰哮之分。若哮病反复发作，则可从实转虚，表现为肺、脾、肾等脏腑虚弱之候。严重者甚至发生"喘脱"危候。此外，如哮病长期不愈，反复发作，可导致肺胀重症。

辨证要点　①发作期辨寒、热、风邪的偏盛。主要根据哮鸣、痰液和呼吸的特点进行辨证。本病发作时，因痰壅肺气，以邪实为主，故多见呼气困难，而自觉呼出为快。若病因于寒，症见喉中哮鸣有声，痰清稀而多泡沫，多为痰从寒化，属寒痰为患，可辨为寒哮；若病因于热，症见喉中哮鸣如吼，气粗息涌，面赤，痰黏稠厚，咯吐不利，多为痰从热化，属痰热为患，可辨为热哮；若病情反复，时发时止，发时喉中哮鸣有声，呼吸急促，不能平卧，止时有如常人，多为宿痰遇风邪引触而发病。②缓解期辨肺、脾、肾病位的主次。主要根据痰液、呼吸、舌苔和脉象进行辨证。若见气短声低，喉中时有轻度哮鸣，咳痰清稀色白，自汗怕风，舌淡苔白，脉细弱，每因气候变化而诱发，常易感冒，多为肺失宣降，气不布津，可辨为肺虚；

若见痰多而质黏，短气息促，倦怠无力，食少便溏，或食油腻易腹泻，舌淡苔白腻或白滑，脉细软，每因饮食不当而引发，多为脾失运化，津停液聚成痰，可辨为脾虚；若见气短不足以息，心慌，动则尤甚，吸气不利，痰吐起沫，腰酸腿软，脑转耳鸣，不耐劳累，舌淡苔白质胖嫩，脉象沉细，多为阳虚水泛，无以蒸化水液，可辨为肾虚。

护治原则 以"发时治标，平时治本"为基本原则。发作时当攻邪治标，祛痰利气；不发时应扶正固本，阳气虚者应予温补，阴虚者则予滋养，根据病位不同

分别采用补肺、健脾、益肾等法；病深日久，正虚邪实者，攻邪与扶正兼顾。若发生喘脱危候，当急予扶正救脱。

证治分类 见表1。

辨证施护 包括病情观察、生活起居护理、饮食护理、用药护理、情志护理、对症处理及健康教育几个方面。

病情观察 ①观察痰液的色、质、量，咳痰的难易程度，以判断其证候的不同。②观察哮病发作持续时间及缺氧状况，注意面色、呼吸频率和节律、口唇及四肢末梢的发绀程度。哮病严重发作常在晚饭后至次晨10点，故应

表1 哮病的常见证型及辨证治疗

证型		临床表现	治法	方药
发作期	寒哮	喉中哮鸣如水鸡声，呼吸急促，胸膈满闷，咳不甚，痰少咯吐不爽，色白而多泡沫，口不渴或渴喜热饮，形寒怕冷，天冷或受寒易发，面色青晦，舌苔白滑，脉弦紧或浮紧	温肺散寒，化痰平喘	主方：射干麻黄汤或小青龙汤 常用药物：射干、麻黄、干姜、细辛、半夏、紫菀、款冬、大枣、甘草、苏子、杏仁、白前等
	热哮	喉中哮鸣如吼，喘而气粗息涌，咳呛阵作，胸膈烦闷，咳痰色黄或白，黏浊稠厚，咯吐不利，口苦，口渴喜饮，汗出，面赤，或有身热，舌质红，苔黄腻，脉滑数或弦滑	清热宣肺，化痰定喘	主方：定喘汤 常用药物：麻黄、黄芩、桑白皮、杏仁、半夏、款冬花、白果、竹沥、射干、甘草等
	寒包热哮	喉中哮鸣有声，喘咳，胸闷，咳痰不爽，痰黏色黄，或黄白相兼，发热，烦躁，恶寒，无汗，身痛，舌边尖红，苔白腻或黄，脉浮数	解表散寒，清热化痰	主方：小青龙加石膏汤 常用药物：麻黄、石膏、厚朴、杏仁、生姜、半夏、甘草、大枣等
	风痰哮	喉中痰涎壅盛，声如拽锯，喘急胸闷，但坐不得卧，痰黏难咳，或为白色泡沫痰，舌苔厚浊，脉滑实。起病多急，发病前自觉鼻、咽、眼、耳发痒，喷嚏，鼻塞，流涕，胸闷	祛风涤痰，降气平喘	主方：三子养亲汤 常用药物：白芥子、紫苏子、莱菔子、杏仁、厚朴、半夏、陈皮、茯苓、麻黄、地龙、僵蚕等
缓解期	肺虚	平素自汗，怕风，常易感冒。气短声低，咳痰清稀色白，喉中常闻痰鸣，面色㿠白，每因气候变化而诱发，发前喷嚏频作，鼻塞流清涕，舌淡，苔薄白，脉细弱或虚大	补肺固卫	主方：玉屏风散 常用药物：黄芪、白术、防风、桂枝、白芍、附子、生姜、大枣、浮小麦等
	脾虚	平素痰多，呈泡沫状，食少脘痞，气短难息，少气懒言，每因饮食不当或劳累而引发。面色萎黄，倦怠乏力，畏寒肢冷，便溏，或食油腻易腹泻，或泛吐清水，或少腹坠胀，甚则脱肛。舌质淡，苔薄腻或白滑，脉细软	健脾化痰	主方：六君子汤 常用药物：党参、白术、茯苓、甘草、陈皮、半夏、桂枝、附子、干姜等
	肾虚	平素短气息促，动则为甚，吸气不利，不耐劳累，腰膝酸软。或伴畏寒肢冷，面色苍白，自汗，或颧红，烦热，汗出粘手，脑转耳鸣。舌淡苔白，质胖嫩，或舌红少苔，脉沉细或细数	补肾摄纳	主方：金匮肾气丸或七味都气丸 常用药物：肉桂、附子、补骨脂、仙灵脾、鹿角片、熟地、山萸肉、山药、茯苓、丹皮、泽泻、五味子、当归、冬虫夏草、紫石英等

加强巡视，找出患者的发病规律，以便及时处理。③观察先兆症状及病情变化。哮病发作持续24小时以上，出现胸部憋闷如窒、汗出肢冷、面青唇紫、烦躁不安或神昏嗜睡、脉大无根等"喘脱"危候，立即汇报医生，做好气管插管或气管切开的准备，或使用呼吸机辅助呼吸。④了解患者生活习惯、职业及工作环境，发病前接触史，寻找病因及诱因。

生活起居护理　①病室保持干净、安静、安全，空气清新，注意气候变化，防外感，避免接触花粉、动物皮毛、油漆、毛毯等致敏物及烟尘、异味、有害气体。②发作时绝对卧床休息，取半卧位或端坐位，烦躁时，可加床栏，防跌仆损伤；缓解期适当锻炼，可选太极拳、内养功、散步或慢跑、呼吸操等，增强体质。③保持呼吸道通畅，及时清除口鼻腔分泌物，发作时予吸氧，氧流量2～4L/min，可配合面罩给氧；缓解后可适当下床活动；哮病持续不解，予持续低流量吸氧，氧流量1～2L/min。凡见咳痰不利、神情恍惚、烦躁或嗜睡者，多为痰热蒙闭心窍之兆，应立即吸痰，予氧气吸入。④保持口腔清洁，每日漱口，病重者每日2次口腔内擦拭，口唇干裂者可用温开水湿润双唇。使用激素类气雾剂吸入时，注意观察口腔内是否有真菌发生，并在吸入后立即漱口。⑤保持皮肤清洁、干燥，汗出较多时，用干软毛巾或温水毛巾擦拭，及时更换汗湿衣被。⑥辨证起居：寒哮或肺虚者，病室宜偏温，注意防寒保暖，遇寒发作或加重者，尤应注意背部保暖；热哮者，病室宜凉爽通风，忌直接当风，发热时，定时测量体温，可用菊花、薄荷等泡水漱口；脾虚者，鼓励患者翻身，经常拍背；肾虚者，起居有常，节制房事，气短喘促发绀时，予低流量间歇吸氧。

饮食护理　①以清淡、富营养、少量多餐为原则。宜食化痰之品，如白萝卜、丝瓜等，忌辛辣刺激，如辣椒、咖啡等。禁烟酒。禁食过敏食物（俗称"发物"），如水产品中的带鱼、黄鱼、蚶子、蛤蜊、鲤鱼、鲢鱼、螃蟹、虾等；禽畜类中的猪头肉、公鸡、鸡头、羊肉、狗肉、驴肉、马肉、鸡蛋白等；蔬菜中的韭菜、芹菜、笋或笋干、金针菜、花生、芝麻、秋茄子等；调味品中的葱、蒜、椒、甜酒酿；水果中的木瓜；奶及奶制品等。②辨证施食。寒哮者，以温热散寒之品为宜，如豆豉、葱白、生姜，忌食生冷、油腻之品，可选干姜茯苓粥（干姜5g，茯苓15g，甘草3g，粳米100g，先将干姜、茯苓、甘草切成碎渣，加1000ml冷水中浸泡30分钟，用小火煎熬30分钟，离火冷却后，取药汁煮粥）或杏苏莱菔粥（甜杏仁10g，紫苏子10g，莱菔子10g，紫苏叶6g，大米100g，将甜杏仁、紫苏子、莱菔子热水浸泡约10分钟，再去皮碾碎，加入冷水1000ml浸泡30分钟，与大米共煮粥，布包苏叶后下，适当调味），日服1～2次；热哮者，以清热化痰之品为宜，如梨、荸荠、枇杷、川贝等，可选牛肺萝卜汤（牛肺1具，白萝卜300g，山药30g，生姜10g，葱10g）或丝瓜藤液（剪断丝瓜藤，用干净容器收集其断面流出液，或以小丝瓜数条切断放砂锅内煮烂，取浓汁），日服1～2次，每次1小碗或1小杯；风痰哮者，以祛风化痰之品为宜，如苏叶、防风、白萝卜、荸荠等；肺虚者，以益气补肺之品为宜，如猪肺、黄芪、灵芝等，平时可服党参红枣汤（党参50g，红枣50g，薏苡仁60g，冰糖30g），日服1～2次；脾虚者，饮食宜软、烂、易消化，以健脾、益气、化痰之品为宜，如山药、红枣、薏苡仁、莲肉、白萝卜、冬瓜、橘皮等，平时可服柚子肉炖鸡（去皮留肉柚子1个，雄鸡500g）、山药半夏粥（生山药30g，半夏30g，半夏先煮约30分钟，取汁，山药研末，共煮10分钟）、参芪粥等；肾虚者，以补肾纳气之品为宜，如核桃、黑木耳、桑葚、紫河车等，平时可食黄精虫草粥（黄精15g，冬虫夏草10g，瘦猪肉50g，小米100g）、紫河车瘦肉粥等。

用药护理　①发作期，将汤剂的两煎药汁混匀后分成4份，日服3次，夜间加服1次，服药前将药汁放文火上炖热。②发有定时者，可在发作前1～2小时服药，以控制发作或减轻症状。一旦发现有鼻喉作痒、喷嚏、咳嗽等先兆症状时，立即遵医嘱给药以防止发作。③严重发作时，正确使用吸入气雾剂，使用时先呼气，然后将吸入器喷嘴放入口中，双唇含住，经口缓慢深吸气，同时按压驱动装置，吸至气道后屏气5～10秒，再缓慢呼气，再次吸入应等待至少1分钟后，再吸入药液，最好间隔3～5分钟。④加强药后观察，服用含有麻黄的汤药后，注意患者心率、血压的变化及汗出情况。⑤辨证施药：寒哮者，汤药宜热服，可用僵蚕5条，浸姜汁，晒干，瓦上焙脆，和入细茶适量，共研末，开水送服，以温肺化痰平喘；热哮者，汤药宜温服或凉服，药后观察哮喘发作程度和痰色的改善情况；脾虚者，汤药宜空腹服；肺虚肾虚者，汤药宜空腹温服，可用淡盐水送服。

情志护理 ①发作期患者多表现为惊恐万分，应多关心、安慰患者及家属，积极寻找诱因，解除其思想负担。②因病情反复，患者易产生悲观、失望情绪，故应多关心、多安慰，鼓励患者培养乐观、豁达、宽容的心理素质，积极配合治疗及护理，平时可选择聆听《月光奏鸣曲》《十面埋伏》等宫调乐曲，或《荷花映日》《紫竹调》《喜洋洋》等徵调乐曲。

对症处理 常见症状主要是气喘，其处理包括艾灸、穴位贴敷、穴位按摩、拔罐、刮痧。

艾灸 多用于寒哮和虚证者。①穴位：定喘、肺俞、天突、风门、膻中穴。②方法：温和灸或隔姜灸，每穴灸 3~5 分钟，每日 2~3 次。哮病发作时，可艾炷灸少商穴，3~5 壮；缓解期亦可独取大椎穴，每日上午 9 点开始行温和灸，灸 1 小时，以提高抵抗力。③辨证施灸：寒哮者，加大椎穴；肺虚者，加气海穴；脾虚者，加神阙穴；肾虚者，加命门、肾俞穴。

穴位贴敷 多用于寒哮和虚证者。①穴位：肺俞、天突、膻中、膏肓、风门、定喘穴。②药物：白芥子、延胡索各 20g，甘遂、细辛各 10g，共为末，加麝香 0.6g，和匀，姜汁调敷。③方法：于夏季三伏天共贴敷 3 次，每次贴敷 4~6 小时。④辨证贴敷：寒哮者，加大椎穴；肺虚者，加气海穴；脾虚者，加脾俞、神阙穴；肾虚者，加命门、肾俞穴，或用补骨脂研细末，每次取 10g，以生姜调为膏状，敷于双侧涌泉穴，每日 1 次。

穴位按摩 适合哮病的多种证候。①穴位：肺俞、天突、定喘、风门、膻中穴。②方法：指揉法，每日 2 次，每次 60~100 下。③辨证按摩：寒哮者，加大椎、风池穴；热哮者，加曲池、合谷、尺泽穴；风痰哮者，加肝俞、脾俞、阴陵泉、三阴交；脾虚者，加脾俞、关元、气海穴；肾虚者，加命门、肾俞、涌泉穴。

拔罐 多用于寒哮、寒包热哮、风痰哮者。①穴位：肺俞、大椎、天突、定喘、风门、膻中穴。②方法：闪火法拔罐，留罐 10~15 分钟。③辨证拔罐：寒哮者，加大椎、风池穴；寒包热哮者，加大椎、风池、曲池、合谷、尺泽穴；风痰哮者，加肝俞、脾俞、阴陵泉、三阴交穴。

刮痧 多用于寒哮、热哮、寒包热哮和风痰哮。①刮拭部位：背部督脉循行线（大椎—至阳穴），背部膀胱经第一侧线（大杼—膈俞穴），任脉（天突—膻中穴），点刮中府、定喘、尺泽穴。②方法：经脉直线刮拭，尽量拉长，穴位点压按揉，均以出痧为度；督脉用平补平泻法，其余经脉用泻法刮拭，以出痧为度。③辨证刮痧：风痰哮之痰多者加刮胃经足三里至丰隆穴；寒哮加刮前臂肺经循行线（天府—少商穴）；热哮者加刮曲池、合谷、尺泽穴；寒包热哮者，加大椎、风池、曲池、合谷、尺泽穴；风痰哮者，加肝俞、脾俞、阴陵泉、三阴交穴。

健康教育 ①避免诱因，减少发作。注意气候变化，防寒保暖，预防感冒；居室保持干净、安全，避免接触刺激性气体、工业有机尘、动物皮毛等，加强劳动防护；时值花粉飞扬之季，减少户外活动；戒烟酒；多休息，节制房事。②发作期，掌握自身发病的症状、发作规律、先兆症状、用药情况及药后反应。饮食宜清淡、富营养，少食多餐。调摄情志，努力培养乐观、豁达、宽容的心理素质。掌握常用支气管舒张剂的用法和用量，随身携带吸入气雾剂。③缓解期，根据个人体质及病情，选择呼吸操、太极拳、内养功、散步或慢跑等方法，适当锻炼，循序渐进，不宜剧烈运动。饮食有节，加强营养，宜多食萝卜、丝瓜、薏苡仁、柑橘等以化痰利湿，忌油腻、过冷、过热、过饱，禁食发物。

（王秋琴）

chuǎnzhèng hùlǐ

喘证护理（nursing of dyspnea） 围绕喘证患者的护理问题，从病情观察、生活起居、饮食、用药、情志和对症处理等方面进行的调护。喘证是以呼吸困难、短促急迫，甚则张口抬肩，鼻翼煽动，不能平卧为主要表现的病证。喘即气喘、喘息，其症状轻重不一，轻者表现为呼吸困难，不能平卧；重者稍动则喘息不已，甚则张口抬肩，鼻翼煽动；严重者可发生喘脱危象，表现为喘促持续不解，烦躁不安，面青唇紫，肢冷，汗出如珠，脉浮大无根。

讨论范围 凡喘息型支气管炎、肺部感染、肺气肿、肺源性心脏病、心源性哮喘、肺结核、矽肺以及癔病等，以呼吸困难为主要表现者，均可参考喘证的辨证施护。

病因病机 喘证的发生多与外邪侵袭、饮食不当、情志失调、久病劳欲等因素有关，病位主要在肺、肾两脏，与脾、肝有密切关系。主要病机为邪犯于肺，肺气上逆。病理性质主要有虚实两方面。实喘在肺，为外邪、痰浊、肝郁气逆等，邪壅肺气，宣降不利；虚喘责之于肺、肾两脏，因精气不足，气阴亏耗而致肺肾出纳失常，重点在肾，且以气虚为主。病情错杂者，可虚实夹杂并见。在病情发展的不同阶段，虚实之间有所侧重，或可互相转化。喘证严重时不但肺肾俱虚，在孤阳欲脱之时，病及于心，出现喘脱之证。一般而论，实喘治疗较易，预后较佳；虚喘每因体虚易感外邪，诱致反复发作，往往喘甚而致汗脱，故较难治愈，一般预后较差。

辨证要点 ①辨虚实：主要根据呼吸的气息和声音、脉象及病势缓急等进行辨证。若出现呼吸深长有余，呼出为快，气粗声高，脉数有力，伴痰鸣咳嗽，多为实喘，为外邪侵袭所致邪壅肺气、肺气上逆或饮食不当所致痰湿内生、上扰于肺所致；若出现呼吸短促难续，深吸为快，气怯声低，少有痰鸣咳嗽，脉象微弱，病势徐缓，时轻时重，遇劳则甚，多为虚喘，为情志失调、久病劳欲所致气机升降失常或肺肾出纳失常所致。若邪实正虚、体虚感邪、失治误治等，则会出现虚中有实，实中有虚，虚实夹杂的情况。②辨外感内伤：实喘当辨外感内伤。主要根据起病缓急、病程长短及有无表证等进行辨证。若出现起病急，病程短，伴有表证者，多为外邪侵袭所致邪壅肺气、肺气上逆，可辨为外感；若出现起病缓，病程久，反复发作，无表证者，多为饮食不当所致痰湿内生、上扰于肺或情志失调、久病劳欲所致气机升降失常、肺肾出纳失常，可辨为内伤。③辨病变脏腑：虚喘当辨病变脏腑。主要根据喘息特点、加重因素及伴随症状等进行辨证。若出现劳作后气短不足以息，喘息较轻，

伴有面色㿠白，自汗，易感冒者，多为肺虚气弱，气失所主，可辨为肺虚；若出现静息时亦有气喘，动则更甚，伴有面色苍白，形寒肢冷，腰膝酸软者，多为久病肺虚及肾，气失摄纳，可辨为肾虚；若出现心气、心阳衰弱时，喘息持续不已，伴有发绀，心悸，浮肿，颈脉怒张，脉结代者，多为肺气欲绝，肾阳虚衰，摄纳无权，可辨为喘脱。

护治原则 护治喘证应分清邪正虚实。实喘重点在肺，当以祛邪利气为主，区别寒、热、痰、气之不同，采用温宣、清肃、化痰、降气等法；虚喘护治在肺、肾，以肾为主，以培补摄纳为主。对于虚实夹杂，上实下虚、寒热并见者，又当分清主次，权衡标本，灵活处理。喘脱者当以扶阳固脱，镇摄肾气为主。此外，喘证多由其他急、慢性疾病发展而来，所以积极治疗原发病是阻断病势发展，提高治疗效果的关键，不能见喘治喘。

证治分类 见表1。

辨证施护 包括病情观察、生活起居护理、饮食护理、用药护理、情志护理、对症处理及健康教育几个方面。

病情观察 ①观察呼吸的频率、节律、深度、呼气与吸气的时间比例等。②观察面色、唇甲发绀程度、气喘发作时间和诱因。如患者出现喘息鼻煽，胸高气促，张口抬肩，汗出肢冷，面色青紫，脉洪大无根为喘脱危象，应及时报告医生。③观察生命体征、神志、出汗、尿量等，发热患者需注意观察热势变化。喘脱患者每15~20分钟巡视1次，认真记录。④伴有剧烈咳嗽者，密切观察咳痰的声音，痰的性状、颜色，以及痰液的气味，咳吐的难易程度

等并做好护理记录。

生活起居护理 ①保持病室环境清洁、空气新鲜，避免吸入污浊空气或刺激性气体，禁止吸烟，严格探视。②卧床休息，安置舒适体位，喘息较重者取半卧位或端坐位，并持续低流量给氧，氧流量为1~2L/min，以减轻呼吸困难的症状，必要的功能检查可在床边完成。③不宜疲劳及过量运动，症状缓解后，方可下床适当活动。④轻拍患者背部，并指导其掌握有效咳嗽、咳痰、深呼吸的方法。⑤若痰液黏稠时可频饮温开水，可湿化痰液。在心肾功能正常的情况下，每日饮水1500ml以上，必要时遵医嘱行雾化吸入，痰液黏稠无力咳出者可行机械吸痰。⑥保持口腔卫生，每日清洁口腔2次，有助于预防口腔感染、增进食欲。⑦辨证起居：风寒袭肺者，室温宜略高，平时注意随气候增减衣物，适寒温，避外邪，切忌吹对流风，尤其是做好胸背部保暖，以免寒邪入侵，加重病情；水饮凌心肺者，病室宜温暖，不得平卧，应采取半卧位；肺气虚耗者，间歇吸氧，做呼吸操、打太极拳，以调节呼吸功能；肾虚不纳者，宜劳逸结合，节制房事，以免肾水亏虚，水火不济，加重病情。

饮食护理 ①饮食有节，以清淡、富营养为原则，宜食化痰之品如冬瓜、陈皮、橘子、苦瓜、绿豆等。忌海腥发物、辛辣煎炸、膏粱厚味之品。②辨证施食：风寒袭肺者，宜食温肺散寒之品，如生姜、葱白、豆豉等，忌生冷瓜果；表寒里热者，多饮温开水，宜食宣肺之品，如白菊花、银耳、莲子、薏苡仁，可用鲜芦根45g煎煮40分钟后去渣，取芦根水加入大米30g煮成粥食用；痰热郁

表1 喘证的常见证型及辨证治疗

证型		临床表现	治法	方药
实喘	风寒袭肺	喘息，呼吸气促，胸部胀闷，咳嗽，痰多色白而稀薄，兼有头身疼痛，喉痒鼻塞，无汗，恶寒，或伴发热，口不渴，舌苔薄白而滑，脉浮紧	祛风散寒，宣肺平喘	主方：麻黄汤 常用药物：麻黄、杏仁、桂枝、炙甘草、半夏、陈皮、前胡、苏子等
	表寒里热	喘咳上气，呼吸急促，胸胀或痛，息粗，鼻煽，咳而不爽，咳痰色黄而质稠，烦闷，身痛，有汗或无汗，口渴，舌质红，舌苔薄白或薄黄，脉浮数或滑	外散风寒，兼清里热	主方：麻杏石甘汤 常用药物：麻黄、杏仁、石膏、炙甘草、黄芩、桑白皮、半夏、葶苈子、射干等
	痰热郁肺	喘咳气涌，胸部闷胀，痰稠黏色黄，不易咳出，或夹血色，或目睛胀突，胸中烦热，身热，有汗，口渴喜冷饮，面红，咽干，小便赤涩，大便秘结，舌质红，舌苔黄或腻，脉滑数	清热化痰，宣肺平喘	主方：桑白皮汤 常用药物：桑白皮、黄芩、黄连、栀子、杏仁、贝母、半夏、苏子等
	痰浊阻肺	喘而胸中满闷，甚则胸盈仰息，痰多色白黏腻，咯吐不利，纳呆呕恶，口黏不渴，困倦，舌质淡，苔色白厚腻，脉滑	燥湿化痰，降气平喘	主方：二陈汤合三子养亲汤 常用药物：法半夏、陈皮、茯苓、甘草、苏子、白芥子、莱菔子等
	肺气郁痹	每遇情志刺激诱发喘咳，起病突然，呼吸短促，息粗气憋，胸闷胸痛，咽中不适，如有异物感，或失眠心悸，平素忧思抑郁，舌质正常或质红，舌苔薄白，脉弦	行气开郁，降逆平喘	主方：五磨饮子 常用药物：木香、沉香、槟榔、枳实、乌药、苏子、合欢花、远志、代赭石等
	水凌心肺	咳喘气逆，胸满不能平卧，咳痰稀薄而色白，心悸，面目肢体浮肿，怯寒肢冷，小便量少，或面色晦暗，唇甲青紫，舌淡胖，或胖黯，或有瘀斑、瘀点，苔白滑，脉沉细	温阳利水，泻壅平喘	主方：真武汤合葶苈大枣泻肺汤 常用药物：茯苓、芍药、生姜、附子、白术、葶苈、大枣等
虚喘	肺气虚耗	喘促短气，动则加重，言语无力，气怯声低，喉有鼾声，咳声低弱，咯吐稀痰，自汗，畏风，易感冒，痰少质黏，烦热而渴，咽喉不利，面红，或兼食少，食后腹胀不舒，便溏或食后即便，肌肉瘦削，舌质淡红或有苔剥，脉细弱或细数	补肺益气，敛肺定喘	主方：补肺汤合玉屏风散 常用药物：人参、黄芪、甘草、熟地、五味子、紫菀、桑白皮、白术、防风等
	肾虚不纳	喘促日久，气息短促，呼多吸少，动则喘甚，气不得续，形瘦神疲，甚则喘而遗尿，尿后余沥，面红烦躁，口咽干燥，汗出，肢冷，跗肿，舌淡苔薄，脉细无力	温补肾阳，固本纳气	主方：金匮肾气丸合参蛤散 常用药物：人桂枝、附子、熟地、山萸肉、山药、茯苓、丹皮、泽泻、人参、蛤蚧等
	喘脱	喘逆剧甚，张口抬肩，鼻翼煽动，端坐不能平卧，稍动则喘剧欲绝，心慌动悸，烦躁不安，肢体厥冷，面青唇紫，汗出如珠，舌淡无华，或干瘦枯萎，少苔或无苔，脉浮大无根，或见歇止，或模糊不清	扶阳固脱，镇摄肾气	主方：参附汤合黑锡丹 常用药物：人参、附子、黑锡、生硫黄、川楝子、葫芦巴、木香、肉豆蔻、补骨脂、沉香、小茴香、阳起石、肉桂等

肺者，宜食清热化痰之品，如荸荠、丝瓜、白萝卜等，可饮梨汁、荸荠汁；痰浊阻肺者，宜食化痰降气之品，如梨、枇杷、百合，可食用橘皮杏仁饮，忌过甜、过凉之品；肺气郁痹者，宜食行气解郁之品，可用木蝴蝶、厚朴花各3g泡水代茶饮，忌食滋腻滞气或有补气作用之品，如豆类、番薯等，以免加重病情；水凌心肺者，宜食温阳化饮之品，如新鲜的胎盘或紫河车等，亦可配合利水消肿之品，如赤小豆，同时，应限制钠盐和水的摄入，忌饱餐；肺气虚耗者，宜食补肺健脾之品，如党参、沙参、黄芪、山药等，可用山药60g、薏苡仁60g加入大米煮粥食用；肾虚不纳者，宜食补益肾精之品，如核桃、芝麻、猪腰、甲鱼等，饮食宜低盐；喘脱者，待病情稳定后应加强饮食调护，宜食用高热量、高维生素、高蛋白之品，如禽类汤、牛奶、蔬菜汁等，或直接用营养素配制要素饮食。

用药护理　①汤药一般宜温服。服药后注意观察胸闷、气促、咳痰等症状是否改善。②慎用镇静剂，喘促剧烈时，可遵医嘱使用气雾剂。③辨证施药：表寒里热者，药后以微汗为佳，并注意观察患者的缺氧情况、呼吸的深度和频率；肺气郁痹者，所用药物多属芳香走窜之品，不宜久煎，中病即止，平常可服逍遥丸；痰热郁肺者，可遵医嘱予二陈丸、半夏止咳糖浆，以化痰降气平喘，如出现痰稠难咳，可用鲜竹沥水送服川贝粉3g，以清热化痰。

情志护理 ①本病缠绵难愈，患者精神负担较重，常易出现焦虑、抑郁等情绪，应鼓励家属常陪伴，给予患者情感支持，增强其治疗疾病的信心。肺气郁痹者，每遇情志刺激容易诱发喘咳，故尤须重视情志护理，平时应加强开导、鼓励患者吐露真情，向患者解释本病的成因，指导患者将内心思虑的焦点转移分散，如参加适量的社会、体育活动，增加业余爱好，或聆听具有怡情悦志、疏肝解郁的音乐，如《光明行》《春天来了》《雨打芭蕉》等。喘脱者，应及时稳定患者情绪，缓解其畏惧恐慌的心理。

对症处理 喘证的主要症状为胸闷喘促，其对症处理包括耳穴贴压、穴位按摩、艾灸、拔罐等。

耳穴贴压 ①耳穴：取平喘、肺、肾上腺、交感等穴。②方法：每日不定时按压，对按或向耳轮方向按压，以耐受为度，每3~5天更换1次。

穴位按摩 多适合风寒袭肺或痰热郁肺而胸闷喘促者。①穴位：膻中、列缺、肺俞等穴。②方法：根据患者的症状、发病部位、年龄及耐受性，选用适宜的手法和刺激强度。每穴位1分钟，每日1次，每次10~15分钟，

10次为1疗程。③辨证按摩：实喘者取膻中、列缺、肺俞、天泽、定喘、天突等穴；风寒者加风门；痰热者加丰隆；虚喘者取膏肓、肺俞、气海、肾俞、足三里、太渊、太溪等穴。

艾灸 多适合风寒袭肺或肺气虚耗而胸闷喘促者。①部位：手臂大肠经循行线（肩髃—商阳穴），胸腹任脉循行线（会阴—承浆穴），背部膀胱经第一线（大杼—肺俞穴），背部督脉循行线（大椎—至阳穴）。②方法：温和灸，每穴3~5分钟，每天1次；或隔姜灸，每穴灸3壮，每天早晚各1次；或雷火灸，每天1次；也可进行督灸（大椎—腰俞穴），连灸3壮，每次灸40~60分钟。③辨证施灸：实喘者取定喘、膻中、肺俞、大椎、合谷等穴；虚喘日久、反复发作者加肾俞、命门、足三里等穴。

拔罐 多适合风寒袭肺、痰湿蕴肺而胸闷喘促者。①穴位：定喘、风门、肺俞穴。②方法：闪火法拔罐，留罐10~15分钟；若是药物竹罐，则留罐5~10分钟；亦可直接留罐，每次10~15分钟。③辨证拔罐：风寒者取大椎、肺俞穴；痰浊者取足三里、中脘、内关等穴；肾虚者取气海、命门、肾俞等穴。

健康教育 ①起居有常，增强体质，防外感。②喘证发作时，遵医嘱使用急救气雾剂，并教会患者正确使用的方法。③及时治疗上呼吸道感染等疾病，防止喘病的发作。④恢复期指导患者进行呼吸肌功能锻炼，改善肺功能。

(王秋琴)

xīnjì hùlǐ

心悸护理 (nursing of palpitation) 围绕心悸患者的护理问题，从病情观察、生活起居、饮食、用药、情志和对症处理等方面进行的全方位调护。心悸是以患者自觉心中悸动，惊惕不安，甚则不能自主为主要表现的病证。

发病特点 心悸每因情志波动或劳累过度而发作，常伴胸闷、气短、失眠、健忘、眩晕、耳鸣等症。心悸一般多呈阵发性，根据病情轻重的不同，分为惊悸和怔忡。惊悸病情较轻，怔忡病情较重，可呈持续性。

讨论范围 凡各种原因引起的心律失常，如心动过速、心动过缓、期前收缩、心房颤动或扑动、房室传导阻滞、病态窦房结综合征、预激综合征及心功能不全、心肌炎、神经官能症等，以心悸为主要临床表现者，均可参考本证的辨证施护。

病因病机 心悸的病因主要有体虚劳倦、饮食不当、情志内伤、感受外邪、药物损伤。病位主要在心，与脾、肾、肺、肝四脏密切相关。病机为气血阴阳亏虚，心失所养，或邪扰心神，心神不宁。心悸的病理性质主要有虚实两方面，虚实之间可以相互夹杂或转化，临床多见本虚标实、虚实夹杂之证，其本为气血不足，阴阳亏损，其标是气滞、血瘀、痰火、水饮。心悸仅为偶发、阵发者，一般易治，或不药而解；反复发作或长时间持续发作者，较为难治。

辨证要点 ①辨虚实：心悸证候特点多为虚实相兼，故首先应当辨虚实，虚指脏腑气血阴阳的亏虚，实指水饮、瘀血、痰火上扰。若见心悸、气短、乏力、失眠、健忘、头晕，甚则肢冷汗出等，多为思虑劳神太过，或先天不足，脏气虚弱，久病伤正导致心气血阴阳亏虚，心失所养，可辨为虚证；若见心烦、心痛、唇

甲青紫、便秘、神昏、谵语等，多为气滞、痰浊、瘀血、水饮等，致心火亢盛、心脉痹阻，痰蒙心神、痰火扰神，可辨为心悸之实证。其次，当分清虚实之程度，在正虚方面，即一脏虚损者轻，多脏虚损者重。在邪实方面，一般来说，单见一种者轻，多种夹杂者重。临床以虚实夹杂者为多，但总属虚多实少。②辨脉象变化：脉搏的节律异常为本病的特异征象，故辨脉象可以帮助判定心悸的寒热虚实属性。一般认为，数脉主热，迟脉主寒；脉有力为实，无力为虚。阳盛则促，阴盛则结。数滑有力为痰火，涩脉多提示瘀血，迟而无力为虚寒，结脉多提示气血凝滞，代脉常见元气虚衰、脏气衰微。若脉虽数、促而沉细、微细，伴有面浮肢肿，动则气短，形寒肢冷，舌淡者，为虚寒之象。其中凡久病体虚而脉象弦滑搏指

者为逆，病情重笃而脉象散乱模糊者为病危之象。③辨病情轻重：从引起心悸的病因、发作的频率、病程的长短及伴随症状区分心悸病情的轻重。如因惊恐而发，时发时止，伴有痰热内扰，胆气不舒者较轻；心悸频发，病程已久，脏气虚损，痰瘀阻滞心脉者较重。即惊悸较轻，怔忡较重，发作急骤，伴有亡阳者多危重。

护治原则　心悸的治疗应分虚实，虚证以补益气血，调理阴阳为原则，配合应用养心安神之品，促进脏腑功能的恢复。实证以祛火、化痰、涤饮、化瘀之法，并配合应用重镇安神之品。临床上心悸表现为虚实夹杂时，当根据虚实之多少，攻补兼施，或以攻邪为主，或以扶正为主。心悸仅为偶发、阵发者，应当加强护理，从生活起居、饮食、情志等方面调护，可不药而解；反复发

作或持续不缓解者较为难治。若病情继续发展，见阴阳俱损，心阳暴脱等危重证候时要及时抢救。

证治分类　见表1。

辨证施护　包括病情观察、生活起居护理、饮食护理、用药护理、情志护理、对症处理及健康教育几个方面。

病情观察　①密切观察心慌、心跳的程度，询问患者的自觉感受。②观察心悸发作的诱因与情志、饮食、体力活动等关系。③观察心率、心律、血压、脉象等变化，必要时给予心电监护。④观察心电图的变化，辨别常见异常心电图图形，为判断病情提供依据。若心率持续在每分钟120次以上或40次以下或频发期前收缩，应及时报告医生，予以处理。⑤警惕患者出现呼吸不畅、面色苍白、四肢厥冷、血压下降等心阳暴脱的变证，配合做好急救工

表1　心悸的常见证型及辨证治疗

证型	临床表现	治法	方药
心虚胆怯	心悸不宁，善惊易恐，恶闻声响，坐卧不安，失眠多梦或易惊醒，食少纳呆，舌质淡红，苔薄白，脉细略数或细弦	镇惊定志，养心安神	主方：安神定志丸 常用药物：龙齿、朱砂、茯苓、茯神、琥珀、磁石、远志、石菖蒲、人参等
心脾两虚	心悸气短，少寐多梦，健忘，头晕目眩，神疲乏力，面色无华，纳呆食少，舌淡红，苔薄白，脉细弱	补血养心，益气安神	主方：归脾汤 常用药物：当归、龙眼肉、炙黄芪、人参、白术、炙甘草、茯神、远志、酸枣仁、木香等
阴虚火旺	心悸易惊，心烦不寐，眩晕耳鸣，急躁易怒，五心烦热，潮热盗汗，口燥咽干，腰膝酸软，舌红少津，苔少或舌质光红无苔，脉细数	滋阴清火，养心安神	主方：天王补心丹合朱砂安神丸 常用药物：生地黄、玄参、麦冬、天冬、黄连、丹参、人参、五味子、朱砂等
心阳不振	心悸不安，胸闷气短，动则尤甚，面色苍白，形寒肢冷，舌质淡，苔白，脉虚弱或沉细无力	温补心阳，安神定悸	主方：桂枝甘草龙骨牡蛎汤合参附汤 常用药物：桂枝、炮附子、人参、黄芪、煅龙骨、枸杞、炙甘草、生龙齿、生牡蛎等
水饮凌心	心悸，胸闷痞满，下肢浮肿，纳呆食少，渴不欲饮，伴恶心呕吐，眩晕，小便不利，甚则喘促，不得平卧，舌淡胖，苔白滑，脉弦滑或细滑	振奋心阳，化气行水	主方：苓桂术甘汤 常用药物：茯苓、桂枝、炙甘草、白术等
心血瘀阻	心悸不安，胸闷、心痛时作，痛如针刺，唇甲发绀，舌质紫黯，或有瘀斑、瘀点，脉涩或结或代	活血化瘀，理气通络	主方：桃仁红花煎 常用药物：桃仁、红花、丹参、赤芍、川芎、延胡索、香附、生地、当归等
痰火扰心	心悸时发时止，烦躁易惊，胸闷，脘腹胀满，失眠多梦，食少纳呆，口苦口干，大便秘结，小便短赤，舌红，苔黄腻，脉弦滑	清热化痰，宁心安神	主方：黄连温胆汤 常用药物：陈皮、半夏、茯苓、枳实、胆南星、黄连、甘草等

作。⑥辨证观察：水饮凌心者注意观察水肿、尿量的变化。

生活起居护理 ①病室环境安静，避免一切噪声，工作人员做到说话轻、操作轻，减少对患者的不良刺激。②空气新鲜，温湿度适宜，注意四时气候变化，防寒保暖，以免外邪侵袭诱发或加重心悸。③起居有节，劳逸适度。心悸发作时宜卧床休息，减少探视，重症者应绝对卧床，待症状好转后，逐渐恢复体力活动。④对年老体弱、长期卧床、活动无耐力的患者，注意皮肤护理，预防压疮。⑤保证睡眠质量，养成良好的睡眠习惯，睡前尽量放松身心，可以听轻松舒缓的音乐或用温水泡脚，不宜看刺激性书刊及影视。⑥保持大便通畅，养成规律的排便习惯，切忌努责，可协助患者进行腹部按摩，必要时遵医嘱予缓泻剂。⑦心慌气急者给予吸氧，氧流量为 2~4L/min。⑧辨证起居：心脾两虚者，病室宜阳光充足，注意随气候变化增减衣服，以防伤及心气；阴虚火旺者，室温宜偏低，通风，凉爽，睡眠时光线宜暗，薄衣薄被，慎房事，以防肾水亏耗，水不济火，加重心悸；心阳不振者，病室宜阳光充足，防寒保暖，预防感冒；水饮凌心者，病室宜温暖，若患者心悸喘咳，胸闷，不得平卧，应采取半卧位。

饮食护理 ①饮食宜低盐、低脂，进食营养丰富而易消化吸收的食物，忌过饱，忌烈酒、浓茶、咖啡、可乐等刺激性饮品。②伴有水肿者，应限制水和钠盐的摄入。③辨证施食：心阳不振者，饮食宜温热服，以温补心阳之品为宜，如羊肉、狗肉等，宜加桂皮、葱、生姜、大蒜等调味，忌过食生冷之品；心脾两虚者，

以补益气血之品为宜，如鸡肉、鸽肉、红枣、山药等，以及含铁丰富的食物；阴虚火旺者，以滋阴降火、清心安神之品为宜，如梨、百合、小麦、鸭肉等，忌辛辣炙煿之品；心虚胆怯者，以镇静定志、养心安神之品为宜，可用酸枣仁 5g，加白糖研末，于睡前调服，以镇静安眠，调养精神；心血瘀阻者，以活血化瘀之品为宜，如玫瑰花、山楂、红糖等；痰火扰心者，忌食膏粱厚味，煎炸炙煿之品，可用化痰泻火之品，如苦瓜、莲子芯等泡茶，或选用荸荠、甘蔗等；水饮凌心者，应限制钠盐和水的摄入，宜温阳化饮之品，如新鲜的胎盘或紫河车等，亦可配合一些利水消肿之品，如鲤鱼赤小豆汤。

用药护理 ①严格按照医嘱的剂量、时间和方法给药，注意观察药物的不良反应。②严格控制输液的量和滴速，可选用输液泵控制速度。观察输液反应。③使用附子或服用洋地黄类药物，应注意观察患者有无心率缓慢、胃纳减退、恶心、色觉异常、心慌不适等中毒症状，服用前测心率低于每分钟 60 次时应停药。④伴有水肿者，使用利尿剂时，要准确记录出入量。⑤心悸频作者，指导患者随身携带急救药物，以备急用。⑥辨证施药：心阳不振者中药汤剂应趁热服，补益药宜早晚温服，利水药需浓煎，宜空腹或饭前服用，活血化瘀类中成药宜饭后服用，安神药宜睡前服用；阴虚火旺者，中药汤剂宜浓煎，少量频服，睡前凉服，服药期间忌饮浓茶、咖啡。

情志护理 心悸常因情志刺激诱发，故应注重情志护理。对患者加强说理、劝解、安慰、鼓励，多和患者沟通，使其保持心

情愉快，精神乐观，情绪稳定。指导患者心理疏导之法，如移情法、音乐法，或通过谈心释放情绪。如音乐疗法中，可根据心悸的虚实情况进行辨证选乐，实证者可选用《塞上曲》《二泉映月》《秋思》《雁落平沙》等，虚证者，可选用《喜洋洋》《步步高》《金水河》《假日的海滩》等。对心虚胆怯、痰火扰心及阴虚火旺等引起的心悸，应避免惊恐刺激及忧思恼怒等。

对症处理 主要症状是心悸，其处理包括穴位按摩、耳穴贴压、穴位贴敷、中药足浴。

穴位按摩 多适合心虚胆怯、心脾两虚、阴虚火旺、心血瘀阻等证候。①穴位：神门、内关、心俞、郄门穴。②方法：轻轻按压，指力以穴位产生热、麻、胀、酸、痛为宜，每次每穴按压 2~3 分钟，每日 1~2 次。③辨证按摩：心虚胆怯者，加胆俞、巨阙穴；心脾两虚者，加脾俞、足三里穴；阴虚火旺者，加厥阴俞、肾俞、太溪穴；心血瘀阻者，加膻中穴。

耳穴贴压 多适合心虚胆怯、心脾两虚、阴虚火旺等证候。①耳穴：心、交感、神门、皮质下。②方法：每次选取 2~3 穴，每日不拘时按压数次，对按或向耳轮方向按压，每次 1~2 分钟，3~5 日更换 1 次。③辨证取穴：心虚胆怯者加胰胆、心脾两虚者加脾、阴虚火旺者加肾。

穴位贴敷 ①穴位：内关、心俞、关元、气海、膻中等穴。②主要药物：白芥子、细辛、甘遂、延胡、干姜等。③方法：将中药制成大小合适的药饼，每次贴敷 4~6 小时，以个人皮肤耐受为度，每 1~3 天更换 1 次，共贴敷 3~4 次。

中药足浴 ①药物：党参、黄芪、炙甘草、桂枝、川牛膝、半夏、丹参、乳香、没药、瓜蒌、细辛、白胡椒等。②方法：将药物煎汤，睡前足浴，药液浸没足踝，足浴温度在38~43℃，每次20~30分钟，每天1次，2周1个疗程。

健康教育 ①避免诱发因素，告知患者及家属过劳、情绪激动、饱餐、寒冷刺激等都是诱因，注意尽量避免。②合理膳食。多食清淡、易消化、低脂、富含纤维素、营养丰富的食品，如茯苓饼、玉米等，避免辛辣刺激的食物，如咖啡、浓茶等，避免饱餐。③指导患者养成每天定时排便习惯，排便时勿过于用力屏气，保持排便通畅。④做好病情自我指导。教会患者监测脉搏、心率的方法，以利于自我监测病情。若出现心悸频发且重，伴有胸闷、心痛，尿量减少，下肢浮肿，短时间内体重增加较快，呼吸气短或喘促等症状，应及时就诊；教会家属对反复心悸，出现心阳暴脱、厥脱等危候的救护方法；说明坚持服药的重要性，告知患者药物可能出现的情况，注意有无毒性反应。⑤指导患者合理安排休息与活动，不宜晚睡，睡前不宜过度兴奋。注意选择适量有度的保健锻炼，如散步、打太极拳等，以调息、调心、调身。⑥指导患者平心静志，避免七情过激和外界不良刺激。消除患者的紧张心理，树立战胜疾病的信心和勇气，以利于疾病的好转或康复。

（严姝霞）

xiōngbì hùlǐ

胸痹护理（nursing of chest apoplexy） 围绕胸痹患者的护理问题，从病情观察、生活起居、饮食、用药、情志和对症处理等方面进行的全方位调护。胸痹是由邪痹心络，气血不畅所致，以膻中和左胸膺部发作性憋闷、疼痛，甚则心痛彻背，短气，喘息不得卧等为主要临床表现的病证。

发病特点 胸痹轻者仅感胸闷如窒，呼吸欠畅；重者则有胸痛；严重者心痛彻背、背痛彻心，或发展为真心痛。胸痹多在中年以后发生，男性多于女性，如治疗及时得当，病情可缓解，如反复发作，失治或调理不当，病情则较为深重。

讨论范围 西医学中的冠状动脉粥样硬化性心脏病（心绞痛、心肌梗死）、心包炎、病毒性心肌炎、心肌病、慢性阻塞性肺气肿等，出现胸闷、胸痛、短气、喘息不得卧等症状者，均可参考本证的辨证施护。

病因病机 胸痹之病因主要与年老体虚、饮食不当、情志失调、寒邪内侵等因素有关。病位在心，与肺、脾、肾有密切关系。主要病机为心脉痹阻。病理性质分虚实两个方面，总属本虚标实之证。虚为气虚、血虚、阴伤、阳衰；实为血瘀、寒凝、痰浊、气滞。发作期以标实为主，缓解期以本虚为主。若治疗调理及时得当，可获较长时间稳定的缓解；如反复发作，则病情较为顽固。病情进一步发展，可见心胸突然剧痛，持续不解，四肢厥冷，自汗淋漓等真心痛的危重证候，若能及时、正确抢救，可转危为安，如不及时发现、正确处理，可致猝死。

辨证要点 ①辨标本虚实。胸痹属本虚标实证。本虚者应辨气、血、阴、阳之不同。心气不足者，表现为胸中闷痛，常因劳累诱发，伴心悸、乏力、气短，舌淡胖或有齿痕，脉沉细或结代；心阳不振者，表现为胸闷气短，畏寒肢冷，神疲乏力，面色㿠白，自汗，舌质淡胖，脉沉细或沉迟；血虚者，表现为心悸怔忡，失眠多梦，面色无华，脉细或涩；气阴两虚者胸中隐痛，时作时止，缠绵不休，动则多发，伴口干，舌质红，少苔，脉沉细而促；若出现精神萎靡，表情淡漠，面色苍白，大汗淋漓，四肢厥冷，舌质黯淡，脉微欲绝，则为阳气欲脱之危象。标实者应辨气滞、血瘀、痰浊、寒凝的不同。气滞表现为胸闷重而痛轻，胸胁胀满，善太息，苔薄白，脉弦；血瘀表现为胸中刺痛，多在夜间发作，痛有定处，面色晦暗，口唇爪甲青紫，舌紫黯或有瘀斑、瘀点，脉结代或涩；痰浊表现为胸中窒闷疼痛，肢体沉重，唾吐痰涎，面色萎黄或浮肿，苔白腻或黄腻，脉弦滑或弦数；寒凝表现为胸痛如绞，遇寒发作或加剧，伴四肢逆冷，面色青白，舌质淡，苔薄白，脉细。②辨病势顺逆。疼痛持续时间短者为轻症；疼痛持续时间长，反复发作，甚至数小时不得缓解者为重症或危象。疼痛遇劳而发，休息或服药后得减为顺证，服药后不能缓解为危候。一般疼痛发作次数与病情轻重程度成正比，但亦有发作次数不多而病情较重者，尤其是在安静或睡眠时发作者病情较重。

护治原则 以"先护其标，后护其本"为原则，必要时根据标本虚实的主次，兼顾同护。本虚宜补，权衡心之气血阴阳之不足，肺、肝、脾、肾等脏之亏虚，予补心气、温心阳，滋阴益肾，纠正脏腑之偏衰；祛邪护标，针对气滞、血瘀、寒凝、痰浊的不同，常予以疏理气机、活血化瘀、辛温通阳、泄浊化痰等，尤重活血通络、理气化痰之法。

证治分类 见表1。

辨证施护 包括病情观察、生活起居护理、饮食护理、用药护理、情志护理、对症处理及健康教育几个方面。

病情观察 ①密切观察胸痛的部位、性质、程度、持续时间、发作情况及诱发因素等，以辨别病情的轻重以及实证和虚证。②观察患者心率、心律、血压、面色、呼吸等变化及有无颈静脉怒张情况。③观察患者心电图、心电监护变化，应注意 ST 段、Q 波的变化，发现问题时，立即报告医生，配合处理。④观察患者24 小时的出入量，发现尿量减少，配合医生处理。

生活起居护理 ①保持病室环境安静，避免噪声刺激或突然的撞击声。②卧床休息，需协助日常生活，避免不必要的翻动，

限制探视，防止情绪激动；老年体弱患者可协助其翻身拍背，以助排痰。③吸氧及时，一般宜持续吸入。若患者胸痛剧烈、心慌、气短、唇紫、手足冷，可能为真心痛之征，需立即给予吸入高流量的氧气，氧流量以 4~6L/min 为宜，并及时报告医生，做好抢救准备，同时密切观察血压、脉象、面色、肢温变化，配合抢救，做好记录。④辨证起居：阴寒凝滞者，病室宜温暖向阳，室内温度宜偏高，注意保暖御寒，随气候变化调整衣被厚薄，预防感冒；心血瘀阻者，病室宜阳光充足，发作期患者应绝对卧床休息，若病情稳定，第 2 周可在床上活动四肢，第 3 周后待病情稳定，可在室内缓步走动，以流通气血，利于减少发作；痰浊闭阻者，病室宜通风，定时开窗，保持空气流通，不宜潮湿；气阴两虚者，

发病时宜绝对卧床休息，以减少气血耗损，平时以休息为主，在体力允许的情况下，可适当运动，活动量以不引起胸闷、胸痛发作为度；阳气虚衰者，病室宜向阳，室温偏高，保持安静，空气流通。嘱患者注意防寒保暖，随气候变化调整衣被厚薄，以防寒邪侵袭。

饮食护理 ①饮食以清淡为原则，给予低盐、低脂、低胆固醇、高纤维素、易消化的食物。②饮食宜规律，平素多食蔬菜瓜果，少量多餐，忌饱餐，勿食辛辣刺激、膏粱厚味之品，戒烟，不饮浓茶、咖啡。③辨证施食：心血瘀阻者，宜食活血化瘀通络之品，如薤白、大蒜、山楂、玫瑰等，可少量饮米酒以助活血化瘀之功；寒凝心脉者，宜食辛温散寒之品，如生姜红糖茶等，亦可在饮食中佐以葱、椒等调味，忌生冷食物；气滞心胸者，宜多

表 1　胸痹的常见证型及辨证治疗

证型	临床表现	治法	方药
心血瘀阻	心胸刺痛，痛有定处，入夜加重，甚则心痛彻背，背痛彻心，或痛引肩背，伴有胸闷憋气，舌质紫黯，有瘀点、瘀斑，苔薄白，脉弦涩	活血化瘀，通脉止痛	主方：血府逐瘀汤 常用药物：当归、赤药、川芎、红花、柴胡、丹参、三七粉、降香等
气滞心胸	心胸满闷，胀痛阵发，时有太息，忧思郁怒时诱发或加重，伴胃脘部胀满，得嗳气或矢气则舒，苔薄白或薄腻，脉弦细	疏肝理气，活血通络	主方：柴胡疏肝散 常用药物：柴胡、陈皮、川芎、香附、枳壳、芍药、甘草
痰浊闭阻	胸闷如窒，闷重而痛轻，痛引肩背，痰多气短，肢体沉重，阴雨天诱发或加重，伴倦怠乏力，少气懒言，纳呆便溏，舌体胖大，边有齿痕，苔厚腻或白滑，脉滑	通阳泄浊，豁痰宣痹	主方：瓜蒌薤白半夏汤加减 常用药物：薤白、桂枝、瓜蒌、半夏、菖蒲、川朴、枳实、竹茹、胆星、郁金
寒凝心脉	胸痛如绞，猝然发作，痛彻肩背，胸闷气短，喘息不宁，骤感风寒则诱发或加重，伴形寒肢冷，面色苍白，舌质淡，苔薄白，脉沉紧或沉细	辛温散寒，宣通心阳	主方：瓜蒌薤白白酒汤 常用药物：瓜蒌、薤白、桂枝、干姜、白酒、橘皮、细辛、附子等
气阴两虚	心胸隐痛，时作时止，动则益甚，心悸心烦，神疲乏力，头晕气短，声息低微，面色㿠白，舌质胖嫩，边有齿痕，苔薄白，脉虚细缓或结代	益气养阴，活血通脉	主方：生脉散合人参养荣汤加减 常用药物：人参、黄芪、麦冬、地黄、当归、白芍、远志、五味子等
心肾阴虚	心痛憋闷，心悸盗汗，心烦失眠，腰膝酸软，头晕耳鸣，口干便秘，舌红少津，苔少，脉细数或促代	滋阴清火，养心和络	主方：左归饮 常用药物：熟地、山萸肉、枸杞子、山药、茯苓、麦冬、当归、丹参、川芎等
阳虚虚衰	胸闷痛而气短，遇寒或劳累则诱发或加重，心悸汗出，神倦乏力，畏寒肢冷，水肿，面色㿠白，舌质淡胖，边有齿痕，苔白或腻，脉沉细迟	温补阳气，振奋心阳	主方：参附汤合右归饮 常用药物：人参、附子、肉桂、茯苓、白术、山萸肉、杜仲、枸杞、白芍等

食疏肝理气之品，如佛手、香橼等泡茶饮；痰浊闭阻者宜多食化痰之品，如海蜇、荸荠、枇杷等；气阴两虚者，宜食益气养阴之品，如山药百合粥等；心肾阴虚者，宜食滋养心肾之品，如百合绿豆汤、枸杞茶等；心肾阳虚者，宜食温补心肾之品，如羊肉、狗肉、核桃等。

用药护理 ①中药汤剂一般宜温服。②胸痹发作时遵医嘱给予硝酸甘油或速效救心丸舌下含服，或选用芳香温通的药物，如冠心苏合丸等。③注意观察药后反应，包括药物起效的时间、疼痛缓解的程度、心律、心率、血压、脉象等变化。若症状未缓解，应及时通知医生，采取必要的措施。④辨证施药：寒凝心脉者，中药汤剂热服，心肾阳虚者，中药汤剂宜浓煎，少量多次，热服。痰浊闭阻者，可予以鲜竹沥水化痰。

情志护理 ①胸痛发作时，要陪伴安抚患者，适当采取转移法、诱导法，放松心情，切忌忧思恼怒，积极配合治疗，避免情绪紧张。②平时注意保持心情舒畅，不宜观看恐怖、兴奋、紧张、刺激的影视节目或书报，不宜过度交谈，以免引起情绪波动。

对症处理 胸痹的症状主要是胸闷、胸痛，其处理包括艾灸、耳穴贴压、穴位敷贴等。

艾灸 多适合阴寒凝滞、阳气虚衰者。①穴位：心俞、厥阴俞、膻中、内关为主。②方法：施灸时将艾条的一端点燃，对准应灸穴位，在距皮肤2～3cm处，进行熏烤，使患者局部有温热感而无灼痛为宜。一般每处灸5～10分钟，至皮肤出现红晕为度。每日1次，28天为1个疗程。

耳穴贴压 ①穴位：取心、神门、交感、内分泌、肾等。②方法：穴位贴压，每穴留置2～3日，嘱患者每日自行按揉50～100次，以有痛感为度，两耳交替进行，10次为1个疗程。

穴位敷贴 ①穴位：内关、心俞、神阙、膻中为主穴。②药物：没药15g、丹参15g、羌活15g、郁金10g、乳香10g、肉桂6g、附子3g、瓜蒌6g、细辛3g。③方法：以上药物碾成粉末，使用时以黄酒调成药糊，制成1.0cm×1.0cm大小的贴剂，每穴1贴，1次/天，每次敷贴4～6小时，以7天为1个疗程，连续干预2个疗程。

健康教育 ①居室安静、通风、温湿度适宜。起居有节，避风寒，保持充足的睡眠。注意劳逸适度，动而有节，控制体重，增强机体抗病能力。②饮食应清淡少盐，少食肥甘厚腻。少量多餐，忌暴饮暴食，多吃水果蔬菜，戒烟酒。保持大便通畅，切忌努责。③重视情志调摄，平素要保持愉快平和的心理状态，避免喜怒忧思过度。④积极治疗高血压、糖尿病、高脂血症等疾患。指导患者按医嘱服药，自我监测药物副作用，定期进行心电图、血糖、血脂检查。⑤常备芳香温通药物，若猝发胸中大痛及时服药，保持镇静，平卧休息。如服用药物不得缓解，应及时到医院诊治。

（严姝霞）

búmèi hùlǐ

不寐护理（nursing of insomnia）　围绕不寐患者的护理问题，从病情观察、生活起居、饮食、用药、情志和对症处理等方面进行的全方位调护。不寐又称失眠，是指因阳盛阴衰、阴阳失调导致经常不能获得正常睡眠为特征的病证。

发病特点 不寐主要表现为睡眠时间、深度的不足，不能消除疲劳及恢复体力与精力。轻者入睡困难，或寐而不酣，寐而易醒，或时寐时醒，或醒后不能再寐；重者彻夜不寐。不寐好发于中老年人，但有年轻化趋向。虽不属危重病证，但严重影响患者的正常工作、生活、学习和身心健康，并能加重或诱发心悸、胸痹、眩晕、头痛、中风等病证。

讨论范围 西医学中的神经官能症、更年期综合征、慢性消化不良、贫血、动脉粥样硬化等，以失眠为主要临床表现时，可参照本证的辨证施护。

病因病机 不寐之病因主要与情志失调、饮食不节、劳逸失调、病后体虚等因素有关。其病位主要在心，与肝、脾、肾关系密切。病机总属阳盛阴衰，阴阳失交。一为阴虚不能纳阳，一为阳盛不得入于阴。病理性质有虚实之分，肝郁化火、痰热扰心，致神不安宅者为实证；心脾两虚、气血不足或心胆气虚、心肾不交，致心神失养，神不安宁者为虚证，但不寐久病可表现为虚实兼夹或为瘀血所致。不寐的预后，因病情不一而异。病程短、病情单纯者，治疗收效较快；病程较长、病情复杂者，治疗难以速效。

辨证要点 ①辨虚实：不寐虚证，多因阴血不足，心失所养，阴阳失调，虚火扰神，心神不宁所致。临床表现为不寐，兼有体质瘦弱，面色无华，神疲懒言，心悸健忘，多属心脾两虚证；如心烦不寐，兼见心悸，五心烦热，颧红、潮热，多属阴虚火旺证；如入睡后容易惊醒，平时善惊，多属心胆气虚证。实证多因肝郁化火，肝火扰心或湿食生痰，痰热内扰，扰动心神，心神不安所致。临床表现为心烦易怒，不寐多梦，兼见口苦咽干，便秘溲赤，为肝火扰心证；如不寐，头重，痰多胸闷，为痰热扰心证。②辨病位：不寐的发生，主要与心、脾、肝、肾等脏腑相关。郁怒伤肝，肝郁化火，扰动心神，多见急躁易怒而不寐，病位主要在肝与心；宿食停滞，痰湿化火，痰热上扰，多见胸闷痰多，脘闷，苔腻而不寐，病位主要在脾与胃；阴虚火旺，心肾不交，虚热扰神，多见心烦心悸，头晕健忘而不寐，病位主要在心与肾；脾虚不运，心失所养，多见面色无华，神疲倦怠而不寐，病位在心与脾；心虚胆怯，心胆气虚，多见心烦易惊，多梦而不寐，病位在心与胆。

护治原则 以补虚泻实，调整脏腑气血阴阳为原则。实证泻其有余，如疏肝解郁，降火涤痰，消导和中。虚证补其不足，如益气养血，健脾、补肝、益肾。实证日久，气血耗伤，亦可转为虚证，虚实夹杂者，治宜攻补兼施。配合安神定志，分别选用养血安神、镇惊安神、清心安神等具体治法，并注意配合情志护理，以消除紧张焦虑，保持精神舒畅。

证治分类 见表1。

辨证施护 包括病情观察、生活起居护理、饮食护理、用药护理、情志护理、对症处理及健康教育几个方面。

病情观察 ①观察患者睡眠的状况。如睡眠习惯、睡眠型态和失眠时间起始和终点，是间断性发作，还是持续性，以助辨病。②注意观察患者是否饮用咖啡、浓茶等刺激性饮料，设法消除诱因。③观察护理与治疗效果，及时调整护理计划，采取相应的护理措施。

生活起居护理 ①病室环境宜保持空气清新、安静，光线应柔和稍暗，避免强光刺激和噪声，禁止吸烟。②床铺软硬适度、平整、清洁，枕头高度适宜，放置以舒适为佳，避免颈部悬空而感不适。③生活有规律，督促患者按时就寝，指导患者睡前排除杂念，睡前不宜过分用脑，先睡心后睡眼，或播放轻音乐、催眠曲等诱导入睡。切忌睡前看书谈话或集中思考某一问题，少看情节刺激性的文章和电视节目。④指导患者选用菊花、决明子、蚕沙、夜交藤等药物，装入枕芯中制成药枕，达到安神解郁之功效。⑤辨证起居：阴虚火旺者，注意休息，节制房事，戒怒除忧；痰热扰心、肝火扰心者，衣被不宜过厚，汗出后及时更换，保证干爽舒适；心脾两虚者，注意劳逸结合，鼓励患者多参加体力劳动和体育锻炼，如太极拳、八段锦、五禽戏等，避免思虑过度，睡前不宜多看书、多思考。

饮食护理 ①饮食宜清淡、易消化，多食调和阴阳气血之品，如百合、莲子、银耳、酸枣仁等，忌烟酒、辛辣和肥甘厚味之品。②晚餐不宜过饥或过饱，睡前忌饮浓茶、咖啡等兴奋性的饮料。③辨证施食：肝火扰心者，以清肝泻火为原则，可选择苦寒之品，如苦瓜、黄花菜、芹菜等，或予夏枯草、菊花、桑叶泡水代茶饮，

表1 不寐的常见证型及辨证治疗

证型	临床表现	治法	方药
心脾两虚	入睡困难，多梦易醒，心悸健忘，伴头晕目眩，神疲倦怠，食少纳呆，腹胀便溏，面色少华，舌质淡，苔薄白，脉细弱	补益心脾，养血安神	主方：归脾汤 常用药物：人参、白术、黄芪、甘草、远志、酸枣仁、茯神、龙眼肉等
心胆气虚	虚烦不寐，心悸多梦，易于惊醒，伴心虚胆怯，终日惕惕，形体消瘦，倦怠乏力，面色㿠白，气短自汗，舌质淡，苔薄白，脉弦细	益气镇惊，安神定志	主方：安神定志丸合酸枣仁汤 常用药物：人参、茯苓、茯神、远志、龙齿、石菖蒲、酸枣仁、知母等
心肾不交	心烦不寐，入睡困难，心悸多梦，伴头晕耳鸣，腰膝酸软，潮热盗汗，五心烦热，咽干口燥，男子遗精，女子月经不调，舌质红，苔少或无苔，脉细数	滋阴降火，交通心肾	主方：黄连阿胶汤 常用药物：黄连、黄芩、芍药、阿胶、鸡子黄等
肝火扰心	不寐多梦，重则彻夜不眠，急躁易怒，伴胸胁胀痛，头晕头胀，目赤耳鸣，口苦而干，口渴欲饮，不思饮食，便秘溲赤，舌质红，苔黄或黄燥，脉弦数	疏肝泻火，镇心安神	主方：龙胆泻肝汤 常用药物：龙胆草、黄芩、栀子、木通、车前子、柴胡、当归、茯神、龙骨、牡蛎、生地、泽泻、甘草等
痰热扰心	心烦不寐，甚则彻夜不眠，胸闷脘痞，伴头重目眩，呕恶嗳气，口苦，痰多，便秘，舌质红，苔黄腻，脉滑数	清热化痰，和中安神	主方：黄连温胆汤 常用药物：半夏、陈皮、竹茹、茯苓、枳实、黄连、琥珀粉、丹参、远志、神曲、甘草、大枣等

可解郁降火，忌食辛辣、煎煿粘腻之品；痰热内扰者以清热化痰为原则，饮食勿过饱，宜常食海带、鲜竹笋等，消化不良时可予山楂丸、果丹皮等帮助消化；阴虚火旺者，以滋阴降火为原则，宜多食新鲜蔬菜、水果，如银耳、百合、甲鱼、海参等，忌辛温香燥、易耗津伤液之品；心脾两虚者，以健脾养心、益气生血为原则，宜多食莲子、山药、龙眼肉、黄芪粥和党参粥或酸枣泡水等；心胆气虚者，以益气安神定志为原则，宜多食甘味之品，如莲子粥、黄芪粥、红枣等。

用药护理 ①服药时间。安神汤药宜睡前 30 ~ 60 分钟服用，以利于睡眠。如因其他并发病而用麻黄、附子和肉桂等温热助阳药时，应在上午服用，以免因阳亢而影响睡眠。②注意药物的配伍禁忌和不良反应。安神药中有酸枣仁、五味子等酸味药时，要避免同时服用碱性药；西药中鲁米娜、巴比妥等尽可能不要连续服用，以免成瘾。③年老、肝肾功能差的患者要注意慎用含朱砂的中药，巴比妥类药物。④辨证施药：痰热内扰者，汤药宜少量多次分服，以防呕吐，或服药时口嚼生姜少许；心脾两虚者，汤药宜空腹温服，或睡前服。因食滞胃脘而不得安卧者，遵医嘱可给予消食导滞药，或以探吐法，使其吐出胃中积滞食物；咳嗽者可酌情给予镇咳治疗。

情志护理 ①重视精神调摄对改善睡眠的重要性，尽量让患者怡情悦志，保持心情舒畅，以放松的、顺其自然的心态对待睡眠，避免过度紧张、兴奋、焦虑、抑郁、惊恐、恼怒等不良刺激，做到喜怒有节。②睡前避免情绪过度激动、兴奋，情绪不宁者，

做好情志疏导及心理安慰，解除其烦恼，使患者心绪平静后安然入睡。③教会患者一些简单的排除杂念、精神集中的办法，如安静坐下，身体放松，全程用鼻腔深呼吸并留意呼吸的感觉，凝视某个点 2 分钟左右直到眼睛疲劳后闭上，使患者在心绪平静后能安然入睡。④鼓励患者平时进行自我情志调节，做到喜怒有节"每临大事，必有静气"，即以豁达乐观平和的态度为人处世，正确对待失眠。⑤辨证施乐。运用中医五音疗法使患者畅开心结，调理情志，如心脾两虚、心胆气虚者，可选择《春江花月夜》《喜相逢》等乐曲以通调血脉，从而促进睡眠；痰热内扰者，可选《梅花三弄》等乐曲，使患者静心宁神；阴虚火旺者，可选《梁祝》等舒缓的乐曲，以清心降火。

对症处理 常见症状为夜寐不安，其处理包括穴位贴敷、耳穴贴压、穴位按摩等。

穴位贴敷 多适合肝火扰心、痰热内扰、阴虚火旺者。①穴位：涌泉、印堂、太阳。②方法：采用吴茱萸膏敷贴涌泉穴，将吴茱萸 20g 研末，用米醋调成糊状，敷两足心（涌泉穴），盖以纱布固定，每晚 1 次，次日早晨取下，3 天为 1 个疗程。

耳穴贴压 ①穴位：取神门、皮质下、交感、心等穴。②方法：用王不留行籽行耳穴贴压，每天自行对捏贴压处，每天睡前按揉 3 ~ 5 分钟，以患者感酸、麻、胀、痛、热感为度，每 3 天换 1 次，双耳交替进行，10 天为 1 个疗程。③辨证选穴：肝火扰心者加肝，痰热扰心者加胃，心肾不交者加肾，心脾两虚者加脾，心胆气虚者加胆。

穴位按摩 ①穴位：三阴交、

百会、安眠等穴。②方法：睡前给予患者头部按摩，循经按摩督脉、心经，点按三阴交、百会、安眠等穴，每天 1 次，或每日睡前双手交替按摩涌泉穴 60 ~ 100 次。

健康教育 ①注重精神调摄，克服焦虑、紧张、抑郁、恐惧、愤怒、兴奋等不良情绪，保持平和心态；适当参加社交活动，保持愉悦心情。②居家环境应保持静谧、舒适。养成合理作息、规律睡眠的习惯，睡前尽量放松，避免从事紧张、兴奋的活动，睡前可用温水或中药煎汤足浴。③饮食有节，晚餐不宜过饱，忌浓茶、咖啡、醇酒。指导患者辨证选食，如山药莲子粥、红枣莲子粥、银耳羹等。④病后要注意调养，劳逸结合，适当从事体力劳动和体育运动，增强体质。病情许可时，睡前可适当散步。脑力劳动者，应坚持每日适当进行体育锻炼。⑤告知患者长期服用安眠药的副作用，减少对安眠药的依赖。

（严姝霞）

xuànyūn hùlǐ

眩晕护理（nursing of dizziness） 围绕眩晕患者的护理问题，从病情观察、生活起居、饮食、用药、情志和对症处理等方面进行的全方位护理。眩晕是以自觉头晕眼花，视物旋转动摇为临床特征的一类病证。眩为目眩，即视物昏花，模糊不清，或眼前发黑；晕为头晕，即感觉自身或周围景物旋转不定。两者常同时并见，故统称为"眩晕"。

发病特点 男女老幼皆可发病，多见于中老年人，亦可发于青年人，一般呈阵发性发作，慢性起病，逐渐加重，或反复发作。长期精神紧张而缺少体力活动，

有家族史、过度肥胖、饮食中食盐含量高和大量吸烟者，患病率偏高。

讨论范围 凡良性位置性眩晕、后循环缺血、高血压病、梅尼埃综合征及贫血等以眩晕为主要临床表现者，均属本病证的讨论范围，可参考本证的辨证施护。

病因病机 眩晕之病因主要与情志失调、饮食不节、年老体虚、劳倦肾亏、跌仆损伤等因素有关。其病位在头窍，与肝、脾、肾关系密切。眩晕病理性质分为虚实两方面，虚者为肝肾阴虚、肝风内动，气血亏虚、清窍失养，肾精亏虚、髓海失充；实证多由痰浊阻遏，升降失常，或痰火气逆，上犯清窍，临床以虚证居多，各个证候之间可相互兼夹或转化。风、火、痰、瘀是导致眩晕的常见病理因素。一般病情较轻者，预后良好；若病久不愈，发作频繁，病情较重者，应加强临床治疗和观察，以防中风。

辨证要点 ①辨脏腑：主要根据症状特点等进行辨证。若眩晕兼见头胀痛，面红目赤等，多为肝郁化火，肝阴不足，肝阳上亢，甚至肝风内动，常以肝病为本，以风动为标辨证；若眩晕兼纳呆，乏力，面色淡白，呕恶，头重，耳鸣等，多为脾虚气血生化乏源，气血亏虚，清阳不升，头目失养。若纳呆呕恶、头晕、苔腻，多为脾虚生痰，上蒙清窍，常以脾为本，以痰为标辨证；若眩晕多兼腰酸腿软，耳鸣如蝉等，多为肾精不足，髓海空虚，常以肾虚为主辨证。②辨标本虚实：主要根据发病特点、病程及诱发因素情况进行辨证。若症见眩晕重，视物旋转，体壮者，病程短，呈发作性，常因情志刺激诱发，多为肝阳或痰浊，常辨为实证。若症见头目昏眩但无旋转感，体虚者，病程长，反复或持续发作，每因烦劳发作或加重，多为血虚或肾精不足，常辨为虚证。

护治原则 护治眩晕需分辨虚实。实证以平肝息风，清火化痰，活血化瘀为主；虚证以补益气血，滋养肾肝，填精生髓为主；虚实夹杂者，应区别标本主次。

证治分类 见表1。

辨证施护 包括病情观察、生活起居护理、饮食护理、用药护理、情志护理、对症处理及健康教育几个方面。

病情观察 ①观察眩晕发作或加重的原因以及眩晕的特点如时间、程度、性质、伴随症状如头痛、呕吐等以助辨病。②注意观察眩晕患者发作前的先兆症状，如胸闷、泛恶、视物昏花等。③严密观察病情变化，定时监测血压，若出现血压升高，头晕加重、头痛、肢体麻木、语言不利等症状时，应及时报告医生。④外伤所致眩晕患者，应注意观察血压、瞳孔、呼吸、神志等变化，如出现异常及时报告医生，并处理。

生活起居护理 ①病室环境宜安静，光线宜柔和，空气新鲜。避免强光、噪声，减少陪客、探

表1 眩晕的常见证型及辨证治疗

证型	临床表现	治法	方药
肝阳上亢	眩晕耳鸣，头胀头痛，每因烦劳或恼怒而头晕、头痛加剧，面色潮红，少寐多梦，口干口苦，腰膝酸软，头重足飘或肢体震颤，颜面潮红，舌质红，苔黄，脉弦数	平肝潜阳，清火息风	主方：天麻钩藤饮 常用药物：天麻、钩藤、石决明、川牛膝、益母草、黄芩、栀子、杜仲、桑寄生、夜交藤、茯神
痰浊中阻	眩晕，头重如裹，胸闷恶心，呕吐痰涎，食少多寐，舌淡胖，苔白厚腻，脉濡滑	燥湿化痰，健脾和胃	主方：半夏白术天麻汤 常用药物：制半夏、白术、天麻、茯苓、陈皮、生姜、代赭石
气血亏虚	头晕目眩，劳累则甚，气短声低，神疲懒言，面色淡白，唇甲色淡，发色不泽，心悸少寐，饮食减少，纳少腹胀；舌淡苔薄白，脉细弱	补益气血，健运脾胃	主方：归脾汤 常用药物：党参、黄芪、白术、茯神、酸枣仁、龙眼、木香、炙甘草、当归、远志、生姜、大枣、夜交藤等
肾精不足	头晕而空，健忘耳鸣，腰酸遗精，齿摇发脱。偏于阴虚者，少寐多梦，颧红咽干，烦热形瘦，舌嫩红，苔少或光剥，脉细数；偏于阳虚者，精神萎靡，四肢不温，形寒肢冷，舌质淡，脉沉细无力	补肾养精，充养脑髓	主方：左归丸 常用药物：熟地、山药、山茱萸、菟丝子、枸杞子、川牛膝、鹿角胶、龟板胶。偏于阴虚内热者可加炙甲、知母、黄柏、丹皮、菊花、地骨皮等以滋阴清热；偏于阳虚者，宜补肾助阳，加入巴戟天、仙灵脾等温润之品，助阳而不伤阴，亦可用右归丸主治
瘀血阻窍	眩晕头痛，痛有定处，唇甲紫黯，舌有瘀点、瘀斑，伴有善忘，夜寐不安，心悸，精神不振及肌肤甲错等，脉涩或细涩	祛瘀生新，活血通窍	主方：通窍活血汤 常用药物：赤芍药、川芎、桃仁、红花、麝香、老葱、鲜姜、大枣、酒等

视。②发作时要卧床休息，闭目养神，尽量减少头部的转侧活动，特别是不宜突然猛转头，或突然、剧烈的体位改变，平时避免作旋转动作，防止眩晕加重或昏仆。③眩晕轻症患者，可轻度活动，但不宜过度疲劳，应保证充足睡眠。严重眩晕者，绝对卧床休息，防止发生意外。④眩晕伴发呕吐患者宜采取正确体位，以防发生窒息。⑤经常反复发作的患者，外出不宜乘坐高速车、船，避免登高或高空作业，以免发生危险。⑥呕吐痰涎者做好口腔护理，协助患者用温开水或淡盐水漱口以保持口腔清洁，每日1次。⑦辨证起居：气血亏虚者，注意休息，以免过劳耗伤气血，室温宜暖，防止外邪乘虚而入；肾精不足者，应慎房事，劳逸结合。肾阴虚者，病室宜凉爽湿润；肾阳虚者，病室宜温暖向阳。

饮食护理 ①饮食宜清淡，易消化，低脂，低盐饮食，少食多餐，可多食蔬菜、水果、豆类食物，如芹菜、山楂果、柚子、黄豆等。忌食辛辣、肥腻、生冷过咸之品，如肥猪肉、凉菜、咸鱼、葱、姜、椒等，戒烟、戒酒。防止暴饮暴食，肥胖患者要适当控制饮食。②辨证施食：肝阳上亢者，以平肝潜阳为原则，宜食味咸、性凉之品如海带、山楂、萝卜、芹菜、豆类、鱼类等，忌食辛辣、动物内脏及动火生风滞气之品，如辣椒、葱、蒜、公鸡肉、虾、蟹等；痰浊中阻者，以健脾化痰为原则，宜多食薏苡仁、茯苓等，忌食油腻和肥甘厚味、生冷之物，以防助湿生痰；气血亏虚者，宜进补，以富含营养、易于消化的食以补益气血为原则，宜多食蛋类、奶类、鱼类、瘦肉、猪血、红枣、桂圆、黑芝麻等，

亦可配合食疗粥，如黄芪粥、党参粥、薏苡仁粥、莲子红枣粥等；肾精不足者，以补肾填精为原则，宜多食胡桃、黑芝麻、黑豆、百合、猪肾、田七瘦肉汤、黄芪鸡汁粥、鳖甲炖鸡等。偏阴虚者，可多食甲鱼、海参、蜂蜜、银耳等补益肾精、滋阴润燥，忌食海腥、羊肉之物，偏阳虚者，可给羊肉、胡桃仁等补肾助阳，忌生冷；瘀血阻窍者，以活血化瘀为原则，宜多食山楂、田七等。

用药护理 ①汤药宜温服，早晚各1次，服药时嘱患者少量频服、热服以防呕吐。②眩晕发作前1小时服药，有助于减轻症状。③服药后宜静卧休息，闭目养神，使药物起效。④眩晕伴呕吐严重服药困难者，可将药液浓缩或采取少量频服的方法，必要时可鼻饲给药。

情志护理 ①情绪激动或忧思恼怒都可诱发或加重眩晕。加强对患者的心理保护，避免不良情志刺激。②教会患者自我调控、制怒的方法，如躲避法、转移法、释放法、理智制怒法等。③可以通过自我心理调整缓解不良心情，以保持心情舒畅。④可根据脏腑辨证，予患者选择合适音乐结合子午流注播放。如肝阳偏亢者，角调入肝。选《胡笳十八拍》《塞上曲》有良好制约愤怒和稳定血压作用；羽调入肾，如阴虚阳亢者，可予羽调的音乐，柔和清润的特点可有滋阴潜阳的作用，如《二泉映月》《寒江残雪》等睡前播放；选《梅花三弄》《春江花月夜》择酉时播宫调入脾，选《十面埋伏》择巳时播放。

对症处理 包括耳穴贴压、穴位按摩、热敏灸、热奄包烫疗等。

耳穴贴压 ①穴位：取神门、

肝、脾、肾、降压沟、心、交感等穴。②方法：穴位贴压，每穴留置2~3日，嘱患者每日自行按揉50次，以有痛感为度，两耳交替进行，5次为1个疗程。

穴位按摩 ①穴位：取百会、风池、上星、头维、太阳、印堂等穴位。②方法：每次20分钟，每晚睡前1次。

热敏灸 多适合气血亏虚、肾精不足者。①穴位：头维、上星、百会、风池、太冲、太溪。②方法：经回旋灸、雀啄灸探查所取穴位后，距离皮肤3cm处施以温和灸，以患者无灼热痛感为度。当患者感受到艾热发生透热、扩热、传热等感觉时，即为产生了腧穴热敏化，施灸时间一般多为20~40分钟。

热奄包烫疗 适合痰浊中阻患者。①药物：莱菔子、紫苏子、白芥子、决明子和粗盐。②方法：4种中药籽加粗盐做成药包，经微波炉加热，使用热奄包揉、搓、滚、热敷肝经、胆经，每日下午1次，每次20分钟，防烫伤。

健康教育 ①病室保持安静舒适，空气新鲜，光线不宜过强。②眩晕轻者可适当休息，不宜过度疲劳。眩晕急性发作时，应卧床休息，闭目养神，减少头部晃动，切勿摇动床架，症状缓解后方可下床活动，动作宜缓慢，防止跌倒，避免强光刺激，外出时佩戴变色眼镜，不宜从事高空作业。③指导患者自我监测血压，如实做好记录，以供临床治疗参考。④指导患者根据平衡能力情况，选择性指导其站式或坐式八段锦锻炼。

（马秋平）

zhòngfēng hùlǐ

中风护理（nursing of apoplexy）
围绕中风患者的护理问题，从

病情观察、生活起居、饮食、用药、情志和对症处理等方面进行的全方位调护。中风俗称"脑卒中",是以突然昏仆、不省人事、半身不遂、口眼㖞斜、语言謇涩或无昏仆仅见半身不遂及口眼歪斜为主要特征的一种病证。

发病特点 中风一年四季皆可发病,但以冬春两季最为多见。急性起病,发展迅速,发病年龄多在40岁以上。

讨论范围 凡短暂性脑缺血发作、局限性脑梗死、原发性脑出血和蛛网膜下腔出血等,以急性起病、突然昏仆、半身不遂、口眼斜、言语障碍、偏身麻木为主要表现者,均属中风的讨论范围,均可参照本证的辨证施护。

病因病机 中风之病因主要是内伤积损,劳欲过度,饮食不节,情志所伤和气虚邪中。多是在内伤积损的基础上,复因情志不遂、外邪侵袭或饮酒饱食等触发。其主要病机为阴阳失调、气血逆乱。病位主要在脑,与心、肝、肾密切相关。病理性质多属本虚标实。肝肾阴虚,气血衰少为致病之本,风、火、痰、气、瘀为发病之标,两者互为因果。轻者中经络,一般无神志改变,病理变化为血脉瘀阻,横窜经络,肝风夹痰,气血不能濡养机体;病重者中脏腑,多有神志不清,病理变化为气血冲脑,风阳痰火暴升,蒙蔽清窍。

辨证要点 ①辨中经络与中脏腑。主要根据神志改变、发病特点、病位及病情进行辨证。病之初,症见半身不遂、口眼歪斜、言语謇涩为主症,多为正气虚而不甚,邪虽盛而病位浅,病情尚轻,而无神志障碍者,可辨为中经络。若起病即见神志障碍,突然昏仆,不省人事,半身不遂,口眼歪斜,语言不利者,多为邪气炽盛,正气虚弱,病情危重,可辨为中脏腑。②辨中脏腑之闭证与脱证。主要根据身热、肢体寒热、二便等症状及舌脉象情况进行辨证。若症见神昏,牙关紧闭,口噤不开,两手握固,肢体强痉,多为邪盛内闭所致,属实证,可辨为闭证。若症见神志昏愦,目合口开,四肢瘫软,手撒肢冷,汗多,二便自遗,鼻鼾息微,脉象虚弱或脉微欲绝,属虚证,为正气虚脱,阴阳离绝之征兆,可辨为脱证,多从闭证发展变化而来,为五脏真阳散脱于外,临床应防止邪闭正脱,阴阳离决而死亡。③辨中脏腑之阳闭与阴闭:中脏腑中闭证有阳闭和阴闭之分。若症见面赤身热,气粗口臭,躁扰不宁,鼻鼾痰鸣,便秘尿黄,舌苔黄腻,舌质红,脉弦滑数等,多为痰热瘀火之征,可辨为阳闭证。若症见面白唇紫,静卧不烦,四肢不温,痰涎壅盛,舌苔白腻,舌质黯淡,脉沉滑等,多为寒湿痰浊之征,可辨为阴闭证。④辨病期:一般将中风病分为3期。中经络急性期为发病后2周以内,中脏腑急性期可至1个月;恢复期为发病2周至6个月内;后遗症期为6个月以上。

护治原则 中风急性期,中经络者,以平肝息风,化痰通络为原则;中脏腑者,当以醒神开窍为治则,对内闭外脱之证,则须醒神开窍与扶正固脱兼用。中风恢复期及后遗症期,多为虚实夹杂,当扶正祛邪,标本兼顾,搜风化痰通络与滋养肝肾,益气养血并用。

证治分类 见表1。

辨证施护 包括病情观察、生活起居护理、饮食护理、用药护理、情志护理、对症处理及健康教育几个方面。

病情观察 ①观察患者神志状况。应注意观察中风后是否昏迷,以及昏迷的程度与昏迷时间的长短并详细记录。②观察患者瞳孔变化。若瞳孔由大变小,或两侧瞳孔不等大等圆,对光反射迟钝或消失,或出现项背强直、抽搐、面赤、鼻鼾、烦躁不安等情况,说明病情加重;若患者静卧不语,昏迷加深,手足逆冷,应防止脱证。③观察患者的呼吸和痰鸣音的变化。若出现呼吸或有鼾声异常,应立即报告医生,采取必要措施,防止痰涎堵塞气息而窒息。④观察患者血压的变化。若血压低于 120/80mmHg,或高于 200/120mmHg,应及时报告医生。⑤观察舌象、脉象、汗出等情况,为辨证提供依据。⑥观察患者有无并发症。若神志昏迷,伴呕吐,常喷射而出,如呕吐紫黑色物或大口吐血,则预后不良;若伴发呃逆、抽搐等症状,则属凶兆。

生活起居护理 ①保持病室环境安静,空气流通,以自然光线为主,稍暗,定期消毒,注意保暖,并随天气变化为患者添加衣被和调节室内温度,避免患者直接吹风。②绝对卧床休息,避免不必要的搬动及变动体位,以防脑络出血不止,加重昏迷。患者的枕头不宜太高15°~20°为宜,以免气血上逆,加深昏迷。神志昏蒙者取头高足低卧位,血压稳定者可抬高头部30°,以利头部静脉回流减轻颅内静脉瘀血及脑水肿。③急性期安置适合的体位,保持瘫痪肢体处于功能位置。上肢功能位是"敬礼位",即肩关节外展45°,内旋15°,使肘关节和胸部持平,拇指指向鼻子,并经常变换位置,以防止畸形,手中

表 1　中风的常见证型及辨证治疗

证型		临床表现	治法	方药
中经络	风痰入络	半身不遂，口眼㖞斜，舌强言謇或不语，偏身麻木，常伴头晕目眩，舌质黯淡，苔薄白或白腻，脉弦滑	息风化痰，活血通络	主方：真方白丸子 常用药物：半夏、南星、白附子、天麻、全蝎、当归、白芍等
	风阳上扰	半身不遂、口眼㖞斜、舌强语言謇涩或不语、偏身麻木或手足重滞，常伴眩晕头痛、面红目赤、口苦咽干、心烦易怒，尿赤便干，舌质红，苔薄黄，脉弦有力	平肝潜阳，息风通络	主方：天麻钩藤饮 常用药物：天麻、钩藤、生石决明、夏枯草、赤芍、菊花、杜仲、桑寄生、僵蚕、川牛膝等
	阴虚风动	半身不遂，口眼㖞斜，言语不利，常伴眩晕耳鸣，腰痠膝软，烦躁失眠，五心烦热，手足蠕动，舌质红或黯红，少苔或无苔，脉细弦数	滋阴潜阳，息风通络	主方：镇肝熄风汤 常用药物：牛膝、生赭石、生龙骨、生牡蛎、龟甲、白芍、玄参、天门冬、菊花、天麻、钩藤、生地、甘草等
中脏腑	痰热腑实	半身不遂，口眼㖞斜，语言不利，肢体强硬拘急，常伴面红目赤，痰多而黏，心烦易怒腹胀，便秘，舌质暗红，苔黄腻，脉弦滑或弦涩	清热化痰，通腑泻浊	主方：桃仁承气汤 常用药物：胆南星、全瓜蒌、生大黄、芒硝、枳实、牛膝等
	痰火瘀闭（阳闭）	突然昏仆，不省人事，牙关紧闭，口噤不开，两手握固，大小便闭，肢体强，常伴面赤身热，气粗口臭，躁扰不宁；舌苔黄腻，脉弦滑而数	清热化痰，开窍醒神	主方：羚羊钩藤汤 常用药物：羚羊角、钩藤、贝母、竹茹、天竺黄、石菖蒲、丹皮、远志、珍珠母、川牛膝、甘草等
	痰浊瘀闭（阴闭）	突然昏仆，不省人事，半身不遂，口噤不开，口吐痰涎，肢体强瘀拘急，面白唇暗，四肢不温，甚则四肢厥冷，舌质淡，苔白腻，脉沉滑或沉缓	温阳化痰，开窍醒神	主方：涤痰汤合用苏合香丸 常用药物：胆南星、制半夏、橘红、枳实、茯苓、石菖蒲、竹茹、人参、甘草、生姜、大枣等
	阴竭阳亡（脱证）	突然昏仆，不省人事，半身不遂，肢体软瘫，口眼㖞斜，语言不利，目合口张，鼻鼾息微，手撒肢冷，冷汗淋漓，大小便自遗，舌萎软，脉细弱或脉危欲绝	回阳固脱	主方：参附汤合生脉散 常用药物：人参、附子等
恢复期	气虚血瘀	半身不遂，肢体软瘫外，伴语言謇涩，面色无华，气短乏力；口角流涎，自汗，心悸，便溏；手足或偏身肿胀；舌质黯淡或瘀斑，舌苔薄白或腻，脉沉细	益气养血，化瘀通络	主方：补阳还五汤 常用药物：黄芪、当归、川芎、桃仁、红花、地龙等
	风痰瘀阻	舌强语謇，失语，口眼㖞斜，肢体麻木或半身不遂，心悸、气短，舌质黯紫，脉弦滑	搜风化痰行瘀通络	主方：解语丹 常用药物：天麻、全蝎、胆南星、白附子、远志、菖蒲、桔梗、防风等

可握一个直径 4～5cm 的长形轻质软物；下肢功能位是髋关节伸直，腿外侧可放置沙袋或枕头防止下肢外展外旋位畸形，膝关节伸直，放置屈曲畸形；足与小腿成 90°，防止足下垂。平卧时将肩背部放置垫枕，使肩内收，以防肩下垂，病情稳定后可逐步适量下床活动。④皮肤护理。勤翻身，翻身时避免动作过大。剪短指甲，以免损伤皮肤。偏瘫的患侧，要经常按摩，促进血液运行，防止受压。

指导家属正确使用便器，避免拖、拉、推，以防擦破皮肤。⑤口腔护理。每日用生理盐水或银花甘草煎煮后取过滤的药液清洗口腔 4 次，防止口臭、口垢和口腔糜烂；口腔糜烂患者可用西瓜霜、冰硼散等涂擦。若患者张口呼吸时，可用生理盐水浸湿纱布或以石菖蒲浸液湿纱布覆盖口唇上，以保持口腔湿润。⑥眼部护理。眼睑常不能完全闭合者，可按摩上下眼睑，使其尽量闭合。两目

上视，目开不合者，可用凡士林呋喃西林纱布或眼罩覆盖两眼或每天定时用氯霉素眼药水滴眼以保护角膜，防止因眼结膜长期暴露易致干燥、损伤。⑦安全防护。床边加用床档，以免坠床；取下患者义齿，以免误入气管而发生意外。⑧保持呼吸道通畅。喉间痰涎壅盛者，协助其翻身、拍背，促进痰液排出；痰液稠厚、无咳嗽反射者，可协助其翻身拍背，即由健侧到患侧、由下而上拍背

协助排痰；神志昏蒙者，给予氧气吸入，每分钟 4~6L。⑨二便的护理。二便失禁者，协助家属清洗肛周保持皮肤清洁、干燥，若出现脱肛、肛周水肿、皮肤破溃等症状应及时处理；采用留置导尿法者，做好外阴的护理；养成定时排便的好习惯；病情稳定后，适当运动，睡前进行给予按摩腹部，每日 2 次，每次 15~20 分钟，促使肠蠕动而排便。⑩辨证起居。风阳上扰者病室宜凉爽、安静，避免一切噪声，严格限制探视的人数；阴虚风动者，病室宜通风凉爽，避免冷风直接吹入；痰热腑实者，病室温度不宜过高，衣被不可过厚；痰火瘀闭者，病室光线宜稍暗些，注意调节温湿度；痰浊瘀闭者，病室温度稍高些，安静，避免噪声，注意保暖。

饮食护理　①饮食宜高碳水化合物、高蛋白、低脂、低盐、清淡、富营养食物。神清者予半流质或软食，如面条、粥等。神志昏迷者宜鼻饲流质，如牛奶、米汤、藕粉等。注意食物的量和温度，应少量温服。吞咽困难者，应给予糊状饮食，以免引起咳呛。禁忌肥甘甜腻、辛辣刺激等助火生痰之品，如公鸡肉、猪头肉、海产品等，禁烟酒。大便秘结者，多饮水如蜂蜜水、淡盐水，多食含纤维素较多的蔬菜、水果、粗粮，如菠菜、韭菜、香蕉、玉米、火龙果。②辨证施食。风痰入络者，宜清淡，多食黑大豆、藕、梨等食物，禁食狗肉、鸡肉等辛香走窜之品；风阳上扰者，宜清淡甘寒，如绿豆、芹菜等食物；阴虚风动者，宜养阴清热，多食百合莲子薏苡仁粥，甲鱼汤和银耳汤等食物；痰热腑实者，宜清热、化痰、润燥，多食萝卜、绿豆、梨和香蕉等，忌食辣椒、大蒜、海鲜、鸡肉、羊肉等食物；痰浊瘀闭者，宜偏温性，多食薏苡仁粥、南瓜、石花菜、小油菜等食物，忌食生冷、助湿生痰之品；中风脱证者，可用鼻饲法注入足够的水分和富于营养的流质饮食，如果汁、米汤、牛奶、菜汤、肉汤等。半身不遂者，宜清淡，避免肥甘油腻之品，多食高蛋白、低脂肪食品，多食用含维生素 C 和钾、镁的新鲜蔬菜和水果，如香蕉、海带、西红柿、洋葱、茄子等以助降脂，保护血管。痰火未清者，可用海蜇头 30g，荸荠 7 个，煎水代茶饮；恢复期患者应注意滋补，辅选如参芪乌鸡汤，党参 15g、黄芪 15g、田七 10g、竹丝鸡 1/4 只除去皮脂，生姜 2 片，煲汤饮食疗法。或选山楂、芹菜、雪梨、玉米、桂圆、甲鱼等具有降压、降脂、软化血管和补益作用的食物。

用药护理　①汤药宜少量多次频服，可用吸管进药，或浓煎滴入，尽量防止呛咳，神志昏迷者应采用鼻饲法。便秘患者取大黄、芒硝、皂角各 15g，加水煎取 200ml，用消毒纱布或干棉球沾药液，涂搽脐腹部，每日 1~2 次，保持中风患者大便通畅。口噤不开患者，可取南星末 5 分，冰片少许，二药和匀，以中指蘸药抹揩齿，反复 20~30 次，以助开噤。②辨证施药：痰热腑实者给予患者服用通腑泻热汤药时，应注意观察服药后反应，若药后 3~5 小时泻下 2~3 次稀便，说明腑气已通，不需再服，若服药后，仍未解大便，可报告医生，继续服药，以泻为度；痰火瘀闭者，可鼻饲竹沥水、猴枣散以豁痰镇惊，另服安宫牛黄丸或予醒脑静或清开灵静脉滴注清心开窍，灌服药丸先用温开水化开，然后徐喂服，听到药汁咽下声后，再予继续喂服。

情志护理　①中风急性期神志清楚者，需耐心做好思想工作，安慰患者，解释疾病转归，诊治，让患者感到安全、信赖。运用语言，鼓励病友间多沟通、多交流。鼓励家属多陪伴患者，家庭温暖是疏导患者情志的重要方法。②中风恢复期者注意做好健康宣教工作，嘱咐患者平时要注意克制情绪激动，戒大怒、大喜、大悲、大恐，尤其是要"制怒"，从而使气血运行通畅，减少复发的因素。通过戏娱、音乐等手段或设法培养患者某种兴趣、爱好，以分散患者注意力，调节其心境情志。③运用《黄帝内经》情志治疗中的五行相胜疗法。同时，要注意掌握情绪刺激的程度，避免刺激过度带来新的身心问题。④失语者，鼓励其大胆说话，尽量减少使用手语。可请痊愈或治疗效果好的病友现身说教，以树立患者恢复语言功能的信心，克服爱面子、怕困难的不良心理。鼓励亲朋好友探视，提供交流的机会。工作人员耐心、细致、态度和蔼地与患者交流，直至患者听清、听懂。

对症处理　中风的症状主要有神志昏蒙、半身不遂、语言謇涩、口眼歪斜等。

神志昏蒙　药枕法：①穴位。风池、风府、哑门、大椎。②主要药物。取天麻 20g，川牛膝 60g，全蝎 10g，白僵蚕、乌梢蛇、地龙各 20g，水蛭、虻虫各 20g，乳香、没药、莪术、蒺藜、沙苑子各 50g。③方法。将药物研成碎粗粉，和匀入枕，置于患者枕部，借中药之辛散香窜挥发性刺激头部穴位，醒脑开窍。

半身不遂　包括穴位按摩、

中药熏蒸等。

穴位按摩：多适合中风后遗症肝阳上亢者。①穴位。取患侧上肢肩髃、曲池、内、外关、合谷等穴；下肢足三里、阳陵泉、丘墟、太冲、行间等穴。②方法。上肢部手法（5~10分钟）在上肢作由上至下的揉捏手法，在上肢做由上至下的滚动手法，在手指手掌处反复的揉捏1~2遍；分别摇动、屈伸肩、肘、腕关节，反复3~5次，双手握其掌指关节处，反复轻抖3~5次。下肢部推拿手法（5~10分钟）在下肢足少阳胆经、足厥阴肝经做由上至下的拿捏手法，由上至下的滚动手法。分别摇动、屈伸髋、膝、踝关节，反复3~5次。上、下肢每穴点按10~20次，手法反复2~3遍，每天1次。

中药熏蒸：多适合中风偏瘫患者。①主要药物。川椒、艾叶和大青盐各30g，川芎、干姜、丹参、桂枝和牛膝各15g。②方法。将上述药物用3L水煮沸15分钟后为患者熏蒸，并采用毛巾蘸取药水为患肢热敷，时间约为30~45分钟，每天1~2次。

语言謇涩　穴位按摩：①穴位。廉泉、哑门、承浆、风府、大椎等穴。②方法。选用按法和揉法，每日2次，每次20分钟，12天为1个疗程。

口眼歪斜　包括一指禅推法按摩和耳穴贴压法。

一指禅推法按摩：①穴位。阳穴、丝竹空、阳白穴、鱼腰、攒竹、迎香、地仓、承浆、颊车、下关穴。②方法。以一手拇指从睛明穴开始，沿眼眶上缘至太阳穴后达下关穴，推按各穴位时稍长，可反复操作约10分钟，每日2次，12周为1个疗程。

耳穴贴压法：①穴位。眼、口、额、面颊、肝、皮质下、上耳根、下耳根及出现条索、结节病理反应点（每次取5个穴）。②方法。穴位贴压，每穴留置2~3日，每4小时自行按压揉捏1次，每穴每次揉捏1分钟，隔日换穴，两耳同时进行贴压，28天为1个疗程。

健康教育　①告知患者中风发作的诱发因素，尽量避免，预防复中。不要过劳。保持良好的情绪，切忌恼怒。饮食宜清淡，忌高盐辛辣肥甘厚味食物、戒除烟酒。②指导患者掌握中风的康复治疗知识与自我护理方法。鼓励和督促患者坚持功能锻炼，防止因肩关节僵硬，平时常做健脑保健操、太极拳等，增强自我照顾的能力。③指导患者积极治疗原发病，定期门诊检查。积极治疗高血压、高脂血症、糖尿病、心脏病、动脉硬化等疾病，按时服药。发现有头痛，眩晕，肌肉异常跳动，肢体麻木加重等中风先兆，立即到医院就诊，及时治疗。

（马秋平）

wèitòng hùlǐ

胃痛护理（nursing of stomachache）　围绕胃痛患者的护理问题，从病情观察、生活起居、饮食、用药、情志和对症处理等方面进行的全方位调护。胃痛是因外邪、饮食、情志因素及脏腑功能失调所致的常见脾胃病证，临床以上腹胃脘部近心窝处经常性发生疼痛为主要特征。

发病特点　胃痛一年四季均可发生，以中青年居多，多有反复发作史。发病常由饮食不节，情志不遂，劳倦过度，感受寒邪等因素引起。

讨论范围　凡急、慢性胃炎，消化性溃疡，胃下垂，胃神经官能症，胃癌等，以上腹部疼痛为主要表现者，均可参考本证的辨证施护。

病因病机　胃痛之病因主要有外邪犯胃、饮食不节、情志失调、脾胃虚弱等因素，其中外邪以寒邪为主因。胃痛的病位主要在胃，与肝、脾关系密切，涉及胆与肾。胃痛的主要病机为胃气郁滞，失于和降，不通则痛，以及胃失濡养、温煦，不荣则痛。胃痛的病理性质有虚实两方面，初期以邪实为主，多由外邪、饮食、情志所伤，多为实证；久则常有脾胃虚弱，多为虚实夹杂。胃痛初期治疗较易，邪去则胃气安；后期病情较复杂，寒热错杂、虚实夹杂者则治疗难度较大，且经常反复发作。

辨证要点　①辨寒热。主要根据起病原因、痛势、疼痛加重与缓解因素、口渴情况等进行辨证。若外感寒邪或过食生冷而发病或加重，遇寒痛甚，得温痛减，口淡不渴或渴不欲饮，泛吐清水者，多属寒证；若胃中灼热，痛势急迫，遇热痛甚，得寒痛减，泛吐酸水者，多属热证。②辨虚实。主要根据起病、疼痛特点、病程、脉象等进行辨证。若见暴痛，痛势剧烈，痛处不移，痛而拒按，得食痛甚，体壮脉盛，多为实证；若见痛缓，痛势绵绵，痛处不定，痛处喜按，得食痛减，体弱脉虚，劳倦加重，病情缠绵难愈，多为虚证。③辨在气、在血。主要根据病程、疼痛特点、兼症、诱因等进行辨证。若为初病，呈胀痛，痛处游走不定，或攻冲作痛，或涉及两胁，或兼见恶心、呕吐、嗳气频作，与情志密切有关，病多在气；若为久病，疼痛部位固定不移，痛如针刺或刀割，舌质紫黯或有瘀斑，脉涩，或兼见呕血、便血，病多在血。

护治原则　以理气和胃止痛为原则，并需审证求因，辨证施护。胃痛属实者以祛邪为主，属虚者以扶正为先，虚实并见者则扶正祛邪并举。古有"通则不痛"的治痛大法，要从广义的角度去理解和运用"通"法。胃寒者，散寒即为通；气滞者，理气即为通；食滞者，消食即为通；热郁者，泄热即为通；血瘀者，化瘀即为通；阴虚者，益胃养阴即为通；阳弱者，温运脾阳即为通。即正如清·叶桂（天士）所谓"通字须究气血阴阳"。

证治分类　见表1。

辨证施护　包括病情观察、生活起居护理、饮食护理、用药护理、情志护理、对症处理及健康教育几个方面。

病情观察　①观察胃痛的部位、性质、程度、时间及规律。②观察诱发因素与饮食、气候、情志、劳倦的关系。③观察有无呕血及便血，及时做大便隐血试验。④密切观察患者的疼痛、面色、血压、脉搏等变化，注意出血先兆，若出现面色苍白、大汗淋漓、血压下降等表现，及时报告医生进行抢救。⑤中年以上患者，胃痛经久不愈，经常便血，日渐消瘦，应考虑癌变的可能。⑥辨证观察。饮食停滞者注意观察呕吐及呕吐物情况；肝胃郁热和肝气犯胃者注意观察情志变化；瘀血阻滞者注意观察呕血、黑便情况。

生活起居护理　①病室环境宜清洁、安静、空气流通，注意休息和生活有规律。②胃脘痛剧或伴有出血症状、急腹症者应绝对卧床休息；平常可适当活动，但应注意劳逸结合，保证充足的睡眠。③保持口腔、皮肤的清洁卫生。④辨证起居。寒邪客胃、脾胃虚寒者，病室温暖向阳，慎风寒，防外感，不妄作劳，可使用热水袋温熨胃脘部或用狗皮兜等保护胃部；肝气犯胃者，病室宜凉爽通风，痛剧时卧床休息，痛减时应参加活动，如做广播体操、太极拳、气功等；肝胃郁热、湿热中阻者，病室宜凉爽舒适，注意保持口腔卫生，胃酸过多、口舌生疮者，用淡盐水漱口；瘀血阻滞者，卧床休息，勿令过劳；胃阴亏虚者，病室宜湿润凉爽。

饮食护理　①饮食以清淡、易消化、富有营养、少食多餐为

表1　胃痛的常见证型及辨证治疗

证型	临床表现	治法	方药
寒邪客胃	胃痛暴作，甚则拘急作痛，恶寒喜暖，得温痛减，遇寒痛增，口淡不渴，或喜热饮，舌淡，苔薄白，脉弦紧	温胃散寒，行气止痛	主方：香苏散合良附丸 常用药物：香附、紫苏叶、陈皮、甘草、高良姜、香附等
饮食停滞	胃脘疼痛，胀满拒按，嗳腐吞酸，或呕吐不消化食物，其味腐臭，吐后痛减，不思饮食，大便不爽，得矢气及便后稍舒，舌苔厚腻，脉滑	消食导滞，和胃止痛	主方：保和丸 常用药物：山楂、神曲、半夏、茯苓、陈皮、连翘、莱菔子等
肝胃郁热	胃脘灼痛，烦躁易怒，烦热不安，胁胀不舒，泛酸嘈杂，口干口苦，舌红苔黄，脉弦或数	平逆散火，泄热和胃	主方：化肝煎 常用药物：青皮、陈皮、白芍、丹皮、栀子、泽泻、浙贝母等
肝气犯胃	胃脘胀痛，痛连两胁，遇烦恼郁怒则痛作或痛甚，嗳气、矢气则舒，胸闷嗳气，喜长叹息，大便不畅，舌苔多薄白，脉弦	疏肝解郁，理气止痛	主方：柴胡疏肝散 常用药物：柴胡、芍药、川芎、香附、陈皮、枳壳、甘草等
湿热中阻	胃脘疼痛，痛势急迫，脘闷灼热，口干口苦，口渴而不欲饮，纳呆恶心，小便色黄，大便不畅，舌红，苔黄腻，脉滑数	清化湿热，理气和胃	方药：清中汤 常用药物：黄连、栀子、半夏、茯苓、陈皮、草豆蔻、甘草等
瘀血阻滞	胃脘刺痛，状如针刺刀割，痛有定处，按之痛甚，食后加剧，入夜尤甚，或见吐血、黑便，舌质紫黯或有瘀斑，脉涩	化瘀通络，理气和胃	主方：失笑散合丹参饮 常用药物：蒲黄、五灵脂、丹参、檀香、砂仁等
胃阴亏虚	胃脘隐隐灼痛，似饥而不欲食，口燥咽干，五心烦热，消瘦乏力，口渴思饮，大便干结，舌红少津，脉细数	养阴益胃，和中止痛	主方：一贯煎合芍药甘草汤 常用药物：沙参、麦冬、生地、枸杞子、当归、川楝子、芍药、甘草等
脾胃虚寒	胃痛隐隐，绵绵不休，空腹痛甚，得食则缓，喜温喜按，劳累或受凉后疼痛发作或加重，泛吐清水，纳差，神疲乏力，手足不温，大便溏薄，舌淡苔白，脉虚弱或迟缓	温中健脾，和胃止痛	主方：黄芪建中汤 常用药物：黄芪、桂枝、芍药、生姜、甘草、大枣、饴糖等

原则, 宜细、软、烂、热、少渣, 忌生冷、肥甘、油腻、辛辣、煎炸、香燥、过咸、过酸、硬固食物, 忌烟酒、浓茶、咖啡等。注意饮食卫生, 避免暴饮暴食。②疼痛、呕吐剧烈, 或呕血、便血量多者应暂禁食, 胃痛发作时宜进清淡而富有营养的流质或半流质饮食, 如牛奶、米汤、藕粉、稀粥等; 恢复期改为软饭或面食。③胃酸过多者, 不宜食过酸的食物, 如柠檬、食醋、梅子等。④辨证施食。寒邪客胃者, 饮食宜温热, 宜食姜、葱、胡椒、芥末、大蒜等, 忌生冷、油腻之品, 食疗方可选生姜红糖茶、高良姜粥; 饮食停滞者, 应严格控制饮食, 痛剧时暂予禁食, 食物以宽中和胃、消食导滞之品为宜, 如白萝卜、柑橘、山楂、麦芽等, 胃脘胀满疼痛欲吐者可用盐汤探吐以涌吐宿食; 肝气犯胃者, 宜多食行气解郁之品, 如香橼、萝卜、柑橘、菊花、佛手、玫瑰茶、金橘饼等, 忌食南瓜、豆类、红薯等壅阻气机的食物, 悲伤郁怒时暂时禁食; 肝胃郁热者, 饮食应多予疏肝泄热之品, 如绿豆汤、金橘饮、荷叶粥、菊花饮、苡仁(薏苡仁)莲子粥、栀子仁粥等, 忌辛辣烟酒、烤熏甜腻之品, 注意食后不可即怒, 怒后不可即食; 湿热中阻者, 饮食宜清淡, 予祛湿除热食物, 如薏苡仁粥、绿豆汤等, 忌食辛辣、煎炸、油腻之品; 瘀血阻滞者, 宜食行气活血之品, 如果茶、山楂等, 忌食煎炸、粗糙、硬固之品; 胃阴亏虚者, 宜食益胃养阴生津之品, 如百合、银耳、甲鱼、雪梨、莲藕、荸荠、麦门冬粥、益胃汤等, 忌辛香温燥及浓茶、咖啡等, 注意补充津液, 多饮水或果汁, 或以石斛、麦冬煎汤代茶饮; 脾胃虚

寒者, 饮食宜温热, 多食温中健脾之品, 如桂圆、莲子、大枣、山药、羊肉、狗肉等, 胃痛时可饮生姜红糖茶, 食疗方可取姜汁羊肉汤、姜橘椒鱼羹。

用药护理 ①胃药、抑酸药宜饭前服; 消导药宜饭后服。②慎用肾上腺皮质激素和非甾体抗炎药等。未明原因前, 慎用止痛剂, 以免掩盖病情及加重对胃黏膜的损害。③辨证施药。寒邪客胃者, 中药汤剂宜热服, 以驱寒止痛; 肝气犯胃者, 汤药宜温服, 若疼痛持续不解, 可口服沉香粉、延胡粉各1g, 以理气止痛; 饮食停滞者, 中药汤剂宜温服, 便秘者可用番泻叶泡水代茶饮, 或大黄粉3~5g冲服; 肝胃郁热、湿热中阻者, 中药汤剂宜凉服, 痛甚者可用延胡粉3g、黄连粉1g温水送服, 以泄热理气止痛; 瘀血阻滞者, 中药汤剂宜温服, 痛如针刺者, 可遵医嘱给三七、延胡粉各1.5g口服, 出血者可加服白芨粉1.5g, 温开水或藕粉调服; 胃阴亏虚者, 中药汤剂宜久煎, 偏凉服, 少量频服; 脾胃虚寒者, 中药汤剂宜热服, 服药后宜进热粥、热饮, 以助药力。

情志护理 消除各种不良因素刺激, 避免精神紧张, 可用转移注意力、做深呼吸等方法, 以缓解疼痛。肝气犯胃者, 指导患者采用移情易性法, 疏导情绪, 调摄精神, 避免恼怒忧思, 主动参加社会及文娱活动, 多听轻缓音乐、下棋、读报、登山等, 怡情放怀, 以使气机顺畅。肝胃郁热者, 避免五志化火引起胃热炽盛而致胃痛, 可聆听《阳春白雪》《小胡笳》《双声恨》等商调乐曲, 或《碧叶烟云》等角调乐曲, 使患者心境平和。瘀血阻滞者, 患者常因疼痛或出血, 精神紧张

或悲观, 应做好情志护理, 安慰患者, 树立信心。

对症处理 症状主要是胃脘疼痛, 其处理包括穴位按摩、穴位敷贴、耳穴贴压、艾灸、拔火罐、足浴、穴位注射等。

穴位按摩 ①穴位: 中脘、天枢、气海、胃俞、合谷、足三里等穴。②方法: 每个穴位施术1~2分钟, 以局部穴位透热为度, 每日2次, 7日1个疗程。③胃痛发作时, 可指压梁丘、内关、足三里等穴位, 直到得气后5~10分钟疼痛缓解、基本消失为止。

穴位敷贴 多适合寒邪客胃、肝气犯胃者。①穴位: 中脘、胃俞、足三里、梁丘等穴; 隐痛取中脘、建里、神阙、关元等穴; 胀痛取期门、章门等穴。②方法: 一般为6~8小时, 每日1次, 5~7日1个疗程。

耳穴贴压 ①穴位: 脾、胃、交感、神门、内分泌等穴。②方法: 每日自行按压3~5次, 每次每穴1~2分钟。

艾灸 多适合寒邪客胃、脾胃虚寒者。①穴位: 中脘、神阙、气海、关元、足三里等穴。②方法: 每处灸10~15分钟, 每日1~2次, 7~10日1个疗程。

拔火罐 ①穴位: 脾俞、胃俞、肾俞、肝俞等穴。②方法: 留罐时间一般为10~15分钟, 每日1次, 7~14日1个疗程。

热敷或药熨 多适合寒邪客胃、脾胃虚寒者。①部位: 胃脘部。②方法: 可用中药热奄包热熨, 每次15~30分钟, 每日1~2次, 至疼痛缓解。

足浴 多适合脾胃虚寒者。①配药: 取中药足浴方(花椒、黄芪各30g, 姜黄、延胡索、红花、制附子片各15g)。②方法: 煎煮泡足, 每次30分钟, 每日

2 次，共 2 周。

穴位注射　多适合瘀血型胃痛。①穴位：双侧足三里。②方法：注射当归注射液各 0.5ml，3 日 1 次，7 次为 1 个疗程。

健康教育　①平时注意饮食有节，慎起居，适寒温，防劳倦，畅情志。②指导患者和家属了解本病的性质，掌握控制疼痛的简单方法。遵医嘱按时服药。③胃痛期间注意饮食调摄，养成良好的饮食习惯，定时进餐，勿过饥过饱、过冷过热，少食生冷、油腻、辛辣、煎炸之物，戒烟酒，并注意饮食卫生。④病愈后需坚持合理饮食，查明胃痛原因，积极治疗原发疾病。若中年以上患者反复发作日久，迁延不愈，应定期检查，以防癌变。

（徐桂华）

ǒutù hùlǐ

呕吐护理（nursing of emesis）

围绕呕吐患者的护理问题，从病情观察、生活起居、饮食、用药、情志和对症处理等方面进行的全方位调护。呕吐是由于胃失和降，胃气上逆，使胃中之物从口中吐出的常见脾胃病证，临床以呕与吐为主要特征。

发病特点　呕吐起病或急或缓，常先有恶心欲吐之感，多由饮食、气味、情志、冷热等因素而诱发，或由服用化学药物、误食毒物所致。

讨论范围　凡急、慢性胃炎，神经性呕吐、心源性呕吐、食源性呕吐、贲门痉挛、幽门痉挛及梗阻、肠梗阻、肝炎、胰腺炎、胆囊炎、尿毒症、颅脑疾病及部分传染病等，以呕吐为主要表现者，均可参考本证的辨证施护。

病因病机　呕吐之病因主要有外邪犯胃、饮食不节、情志失调、脾胃虚弱等因素。呕吐的病位主要在胃，与肝、脾关系密切。呕吐的主要病机为胃失和降，胃气上逆。呕吐的病理性质有虚实两方面，实者由外邪、食滞、痰饮、肝气等邪气犯胃，致胃失和降，胃气上逆而发；虚者由气虚、阳虚、阴虚等正气不足，使胃失温养、濡润，不能和降，气逆于上所致。呕吐初病多实，日久损伤脾胃，脾胃虚弱，可由实转虚；脾胃素虚，复因饮食所伤，或成痰生饮，则因虚致实，出现虚实并见。呕吐治疗得当，多能痊愈；但若失治、误治，呕吐日久，耗伤气阴，致脾胃虚弱，则病情缠绵难愈；若呕吐而饮食难进，形体消瘦，脾胃衰败者难治。

辨证要点　辨虚实：主要根据病因、起病、病程、呕吐的量及呕吐物特点、兼症、脉象等进行辨证。若由感受外邪，饮食停滞所致，发病较急，病程较短，呕吐量多，呕吐物多有酸臭味，多为实证；若因内伤，有气虚、阴虚之别，发病缓慢，病程较长，时作时止，吐物不多，酸臭不甚，常伴精神萎靡，倦怠乏力，脉弱无力等症，多为虚证。

护治原则　以和胃降逆止呕为原则。但应分虚实辨证施护，实者重在祛邪，分别施以解表、消食、理气、化痰之法，辅以和胃降逆之品，以求邪去胃安呕止之效；虚者重在扶正，分别施以益气、温阳、养阴之法，辅以降逆止呕之药，以求正复胃和呕止之功；虚实并见者，则予以攻补兼施。

证治分类　见表 1。

辨证施护　包括病情观察、生活起居护理、饮食护理、用药护理、情志护理、对症处理及健康教育几个方面。

病情观察　①观察呕吐物的色、质、量、气味，呕吐发生的诱因、时间、频率及与饮食的关系。②观察皮肤弹性和光泽、口干、尿量等，有无失水和亡阴、亡阳征象。③密切观察病情变化，如神志、面色等，并做好记录。④若患者出现呕吐暴急，呈喷射状，伴剧烈头痛，呼吸深快，烦躁不安，嗜睡；或呕吐物为鲜血、咖啡色；或呕吐逐渐加重，暮食朝吐，朝食暮吐或呕吐见粪臭样物，伴腹痛拒按，大便不通无矢气，为腑气不通，应立即汇报医生，配合处理。

生活起居护理　①保持病室环境舒适整洁，通风良好。温度 18～22℃，湿度 55% 左右，湿度过大使空气密度增大，空气流动不畅，异味加重导致恶心，空气干燥可引起干咳诱发呕吐；并根据病情辨证调节。及时清理呕吐物及被污染的衣被，以免污秽之气刺激再发呕吐。②发作期应静卧休息，更换体位宜缓，以免诱发呕吐。呕吐时宜取坐位、半卧或侧卧位，意识不清者取仰卧位头偏一侧，并轻拍背部，以免误吸。吐毕予温开水或淡盐水漱口，保持口腔清洁。③辨证起居：外邪犯胃、脾胃虚寒、痰饮内停者，病室宜温暖向阳，注意胃脘部保暖，避风寒；肝气犯胃者，病室应凉润，光线柔和，环境幽静；胃阴不足者，病室宜凉爽通风，保持一定的湿度。

饮食护理　①饮食以清淡、易消化、少量多餐为原则。呕吐期宜食清淡、细软、温热的素食，如稀粥、面糊，缓解期可增加少油的荤菜，切忌过饱。忌食刺激性的食物，如葱、蒜、酒等，以及肥甘、油腻、海腥之品。②呕吐势暴者暂予禁食，症状好转后给予流质或半流质饮食，逐渐过

表 1　呕吐的常见证型及辨证治疗

证型	临床表现	治法	方药
外邪犯胃	突然呕吐，伴有恶寒发热，头身疼痛，胸脘满闷，舌苔白腻，脉濡缓	疏邪解表，和胃降逆	主方：藿香正气散 常用药物：藿香、半夏曲、紫苏、白芷、厚朴、陈皮、茯苓、白术、大腹皮、桔梗、生姜、大枣、甘草等
饮食停滞	呕吐酸腐，脘腹胀满拒按，嗳气厌食，得食更甚，吐后反快，大便或溏或结，气味臭秽，苔厚腻，脉滑实	消食化滞，和胃降逆	主方：保和丸 常用药物：山楂、神曲、莱菔子、半夏、陈皮、茯苓、连翘等
痰饮内停	呕吐清水痰涎，胸脘满闷，不思饮食，头眩心悸，呕而肠鸣，苔白腻，脉滑	温化痰饮，和胃降逆	主方：小半夏汤合苓桂术甘汤 常用药物：半夏、生姜、茯苓、桂枝、白术、甘草等
肝气犯胃	呕吐吞酸，嗳气频作，胸胁胀满，每因情志不遂而加重，舌边红，苔薄腻，脉弦	疏肝理气，降逆止呕	主方：四七汤 常用药物：厚朴、苏叶、半夏、生姜、茯苓、大枣等
脾胃虚寒	饮食稍不慎，即易呕吐，时作时止，胃纳不佳，脘腹痞闷，口淡不渴，面色少华，倦怠乏力，大便溏薄，舌质淡，苔薄白，脉濡弱	温中健脾，和胃降逆	主方：理中丸 常用药物：人参、干姜、白术、炙甘草等
胃阴不足	呕吐反复发作，时作干呕，呕量少或仅吐唾涎沫，口燥咽干，胃中嘈杂，似饥而不欲食，舌红少津，脉细数	滋养胃阴，和胃降逆	主方：麦门冬汤 常用药物：人参、麦冬、半夏、粳米、大枣、甘草等

渡为软食、普食。③进食前可用生姜擦舌或姜汁滴舌，以降逆止呕。④辨证施食。外邪犯胃者，以疏邪解表、和胃降逆为原则，宜食温性之品，如生姜、苏叶等，亦可食藿香粥、芥菜粥；饮食停滞者，根据食滞轻重，控制饮食。重者禁食24小时，轻者给予半流质或流质，好转后以消食导滞、和胃降逆为原则，如陈皮、萝卜、山楂、炒麦芽等，食疗方选焦三仙粥；痰饮内停者，以温化痰饮、和胃降逆为原则，可食柿蒂、萝卜、丁香等，亦可服砂仁萝卜饮，忌助湿生痰之品；肝气犯胃者，以疏肝理气、降逆止呕为原则，宜芳香之品，如金橘、陈皮、佛手等，亦可食糖渍金橘，忌辛温之品；脾胃虚寒者，以温中健脾、和胃降逆为原则，饮食宜温热，如大枣、山药、桂圆等，亦可食羊肉羹；胃阴不足者，以滋阴养胃、和胃降逆为原则，可食西瓜、甘蔗、葡萄等，亦可服绿豆汤、莲子汤、荸荠汤、藕粉、梨汁或用鲜芦根、麦冬、玄参等煎汤代茶饮，忌香燥之品。

用药护理　①中药汤剂要浓煎，少量频服为宜，应避免油质多或有腥臭气味的药物，如桃仁、瓜蒌仁等，可选用刺激性气味小的药物。②呕吐频繁者，服药前后可在舌面上滴2~3滴姜汁，亦可在药液中加姜汁3~5滴；或可服玉枢丹0.3g，以降逆止呕。③呕吐量多可导致津伤，应注意及时补充液体，必要时遵医嘱静脉补液。④辨证施药。外邪犯胃者，尤为寒邪所致者，中药汤剂宜热服，少量渐进；若汤剂不受者，配以生姜止呕；饮食停滞者，中药汤剂宜温服，可予鸡内金粉、山楂粉各1.5g，温开水调服，以消食助运；若腹胀大便不通者可用枳实、生大黄粉各1.5g，温开水调服；痰饮内停者，无明显热证时中药汤剂宜偏热服，若呕吐频繁者用竹沥水30ml，温开水调和频服，若呕吐痰涎较多者用陈皮10g、生姜5片，煎汤饮，以化痰止呕；肝气犯胃者，中药汤剂不宜热服；脾胃虚寒者，中药汤剂宜热服，呕吐持续不解者，可服生姜红糖水或生姜片泡水饮，

以温胃止呕；胃阴不足者，中药汤剂宜少量缓进，频频饮服，若药随呕吐而出，可于汤药中滴入少许姜汁。

情志护理　①患者对疾病、治疗及预后的知识缺乏而引起的焦虑、恐惧等情绪，医务人员应从专业角度给予答疑解惑，安慰疏导患者，消除其不良情绪。②采用移情易性或顺情疏导疗法，转移其注意力，鼓励家属多陪伴，给予患者心理支持。③呕吐与脾胃关系密切，宫音入脾，悠扬沉静、醇厚庄重，可聆听《月光奏鸣曲》《春江花月夜》等宫调乐曲，促进消化，滋养脾胃，安定情绪。④肝气犯胃者，肝阳偏旺，性格多急躁易怒，可聆听《江南竹丝乐》《春风得意》等角调乐曲。

对症处理　包括穴位贴敷、穴位按摩、穴位注射、耳穴贴压、艾灸、刮痧、皮内针等。

穴位贴敷　多适合寒邪客胃或脾胃虚寒而呕吐者。①穴位：神阙、内关、中脘、足三里、膈俞、脾俞、胃俞等穴。②主要药

物：如生姜、陈皮、丁香、吴茱萸、半夏等。③方法：每次贴敷4~6小时，每日1次。

穴位按摩 ①穴位：内关、足三里、合谷、中脘、膈俞、胃俞、脾俞等穴。②方法：选用点按法、按揉法、摩法、一指禅法等进行按摩，以感酸胀透热为度，每穴1分钟，1日数次。③辨证按摩：外邪犯胃者加下脘、水分；饮食停滞者加天枢、梁门；痰饮内停者加丰隆、解溪；肝气犯胃者加太冲、期门；脾胃虚寒加关元、气海。

穴位注射 ①穴位：足三里。②药物：甲氧氯普胺10mg，或异丙嗪25mg等。③方法：用注射器刺入穴位，得气后回抽无回血，再把药物注入穴位。

耳穴贴压 ①穴位：脾、胃、交感、神门、贲门、枕、消化系统皮质下等穴。②方法：每日不拘时按压，对按或向耳轮方向按压，以耐受为度，每4~5天更换1次。③辨证贴压：外邪犯胃者加肝、三焦；胃阴不足者加内分泌、胰。

艾灸 多适合虚证呕吐者。①穴位：中脘、内关、足三里、脾俞、胃俞、神阙等穴。②方法：温和灸，每穴3~5分钟，每日1次；或隔姜灸，每穴灸3壮，每天早晚各1次；或脐灸，每日1次；或雷火灸，每日1次。

刮痧 多适合实证呕吐者。①部位：背部膀胱经（肝俞—胃俞穴），任脉（膻中—中脘穴），梁门、内关、足三里穴。②方法：经脉直线刮拭，尽量拉长，穴位点压按揉，以出痧刮透为度，但不强求出痧。膀胱经用泻法刮拭，任脉用平补平泻法刮拭。③辨证刮痧：饮食停滞者加天枢；痰饮内停者加丰隆；肝气犯胃者加

太冲。

皮内针 ①穴位：内关、中脘、足三里等穴。②方法：根据取穴部位深浅及患者胖瘦选用大小不同规格的揿针，将针尖对准穴位，轻轻刺入，并用拇指指腹按压1~2小时。每日不拘时按压，以感酸麻胀等得气感为度，忌用暴力，每24小时更换1次。③辨证选穴：饮食停滞者加下脘；肝气犯胃者加太冲；痰饮内停者加丰隆；脾胃虚寒者加上脘；胃阴不足者加内庭。

健康教育 ①呕吐期间应适当休息，尽快恢复体力，慎起居，适寒温。起居有时，顺应季节变化，所谓"虚邪贼风，避之有时"。冬春之季，须防寒保暖，尤其应注意胃脘部的保暖。劳逸适度，调摄精神，保持心情舒畅，避免情志刺激而诱发呕吐。②养成良好的饮食习惯，注意饮食卫生。饮食宜清淡、富营养、易消化，避免暴饮暴食，饥饱无度，生冷不忌，恣食厚味，忌食辛辣香燥之品及腥秽之物。病愈后仍需注意饮食调摄，可食健脾祛湿之品，如山药、芡实、扁豆、薏苡仁等。③学会简便止呕方法，如指压内关、合谷、中脘等穴，生姜片擦舌，咀嚼酱生姜等，以降逆止呕。或以手掌自上而下按摩胃脘部，反复按摩20次，每日数次，以增强脾胃功能。④注意锻炼身体，进行有氧运动如散步、慢跑、太极拳、八段锦、气功等。积极治疗原发疾病。若中年以上反复呕吐者，应及时检查就诊。

（管玉香）

xièxiè hùlǐ

泄泻护理 （nursing of diarrhea） 围绕泄泻患者的护理问题，从病情观察、生活起居、饮食、用药、情志和对症处理等方

面进行的全方位调护。泄泻是由于脾虚与湿盛致肠道功能失司的常见脾胃病证，临床以排便次数增多、粪质稀薄或完谷不化，甚至泻出如水样便为主要特征。

发病特点 泄泻起病或急或缓。暴泻者起病急，泻下急迫而量多，多因外感寒热、暑湿，或饮食所伤，可有暴饮暴食或误食不洁之物的病史；久泻者起病缓，泻下势缓而量少，多有反复发作史，因外邪、饮食、情志、劳倦等因素而诱发或加重。本病一年四季皆可发生，但以夏秋两季为多见。

讨论范围 凡各种急、慢性腹泻，如急性肠炎、炎症性肠病、吸收不良综合征、肠道肿瘤、肠结核等，功能性疾病如肠易激综合征、功能性腹泻等，以泄泻为主要表现者，或其他脏腑的病变伴见泄泻者，均可参考本证的辨证施护。

病因病机 泄泻之病因主要有感受外邪、饮食所伤、情志失调、禀赋不足、病后体虚等因素。泄泻的病位主要在脾，与胃、肝、肾、肠有关。泄泻的主要病机为脾虚与湿盛致肠道功能失司。泄泻的病理性质有虚实之分，暴泻多属于实，久泻多偏于虚，虚实之间可以相互转化兼夹。暴泻日久，可由实转虚而成久泻，久泻复因感受外邪、饮食所伤，亦可急性发作，表现为虚中夹实的证候。急性泄泻经及时得当治疗，绝大多数可于短期内痊愈。若急性泄泻迁延日久，由实转虚，变为久泻则病情缠绵，难以奏效，但只要辨证正确，治疗措施得当，多能缓解或痊愈。但若暴泻剧烈，大便清稀如水而直下无度者，极易发生亡阴亡阳之险证，甚至导致死亡；或暴泄不止，致气阴两

伤，可成痉、厥、闭、脱等危证，特别是伴有高热、呕吐、热毒甚者均应积极救治。若暴泻误治或失治，迁延日久，由实转虚，变为久泻，部分患者经过治疗可获愈；若久泻脾虚及肾，脾肾阳虚，则泄泻无度，病情趋向重笃。

辨证要点 ①辨暴泻与久泻。主要根据起病、病程、泄泻的次数与特点等进行辨证。若起病较急，病程较短，在数小时至2周以内，泄泻次数频多，泄泻次数每日3次以上，泻下急迫而量多，以湿盛为主，可辨为暴泻；若起病较缓，病程较长，持续时间多在2个月以上甚至数年，泄泻间歇发作，泻下势缓而量少，以脾虚多见，则为久泻。②辨轻重。主要根据饮食、营养、是否津液耗伤等进行辨证。若泄泻而饮食如常，说明脾胃未败，多为轻证，预后良好；若泻而不能食，形体消瘦，或久泄滑脱不禁，转为厥脱，津液耗伤，阴阳衰竭，均属重证。③辨寒热虚实。主要根据病因、粪质、腹痛、兼症等进行辨证。若粪质清稀，或完谷不化，腹痛喜温，多属寒证；若粪便黄褐，泻下急迫，臭味较重，肛门灼热，多属热证。病势急骤，泻下急迫拒按，泻后痛减，多为实证；病程较长，腹痛不甚，喜温喜按，神疲肢冷，多属虚证。④辨兼夹证候。若粪便清稀如水，腹痛喜温，舌苔白腻，脉濡缓，多为寒湿；若粪便黄褐臭秽，泻下急迫，肛门灼热，舌苔黄腻，脉濡数，多为湿热；若有饮食不当病史，大便溏垢，臭如败卵，完谷不化，腹部胀满，嗳腐吞酸，舌苔厚浊，脉滑实，多为伤食。若为久泻，时溏时泻，水谷不化，稍进油腻之物则甚，伴神疲肢倦乏力，脉细弱，多以脾虚为主，

可辨为脾虚泄泻；若泄泻时间更长，五更作泻，完谷不化，腰酸怕冷者，多已深重入肾，可辨为肾阳虚衰；若泄泻易反复，以痛泄肠鸣，胸胁满闷为特点，每因情志郁怒而增剧，多属肝郁犯脾，可辨为肝气乘脾。

护治原则 以运脾化湿为原则。急性暴泻，重用化湿，辅以健脾，根据寒湿、湿热、暑湿的不同，分别采用温化寒湿、清化湿热、清暑祛湿之法，根据兼邪不同，佐以疏表、清暑、消导之剂。慢性久泻以脾虚为主，当予运脾补虚，辅以祛湿；并根据不同证候，分别施以益气健脾、温肾健脾，抑肝扶脾之法；久泻不止者，尚宜固涩。

证治分类 见表1。

辨证施护 包括病情观察、生活起居护理、饮食护理、用药护理、情志护理、对症处理及健

表1 泄泻的常见证型及辨证治疗

	证型	临床表现	治法	方药
暴泻	寒湿内盛	泻下清稀，甚则如水样，腹痛肠鸣，脘闷食少，或兼恶寒发热，鼻塞头痛，肢体酸痛，苔薄白或白腻，脉濡缓	芳香化湿，解表散寒	主方：藿香正气散 常用药物：藿香、厚朴、苏叶、陈皮、大腹皮、白芷、茯苓、白术、半夏、桔梗、甘草、生姜、大枣等
	湿热中阻	腹痛泄泻，泻下急迫，或泻而不爽，粪色黄褐，气味臭秽，肛门灼热，或烦热口渴，小便短赤，苔黄腻，脉滑数或濡数	清热燥湿，分消止泻	主方：葛根芩连汤 常用药物：葛根、炙甘草、黄芩、黄连等
	食滞肠胃	腹痛肠鸣，泻后痛减，泻下粪便臭如败卵，夹有不消化食物，脘腹痞满，嗳腐酸臭，不思饮食，舌苔垢浊或厚腻，脉滑	消食导滞，和中止泻	主方：保和丸 常用药物：山楂、神曲、半夏、茯苓、陈皮、连翘、莱菔子、枳实等
久泻	肝气乘脾	每逢抑郁恼怒，或情绪紧张之时，即发生腹痛泄泻，腹中雷鸣，攻窜作痛，腹痛即泻，泻后痛缓，矢气频作，胸胁胀闷，嗳气食少，舌淡红，苔薄白或薄腻，脉弦	抑肝扶脾	主方：痛泻要方 常用药物：白术、白芍、防风、陈皮等
	脾胃虚弱	大便时泻时溏，迁延反复，稍有饮食不慎，大便次数即明显增多，夹见水谷不化，饮食减少，食后脘闷不舒，面色萎黄，神疲倦怠，舌淡苔白，脉细弱	健脾益气，化湿止泻	主方：参苓白术散加减 常用药物：人参、白术、茯苓、甘草、山药、莲子、扁豆、砂仁、薏苡仁、桔梗、大枣等
	肾阳虚衰	黎明之前脐腹作痛，肠鸣即泻，完谷不化，泻后痛减，形寒肢冷，腹部喜暖喜按，腰膝酸软，舌淡苔白，脉沉细	温肾健脾，固涩止泻	主方：附子理中丸合四神丸 常用药物：炮附子、人参、白术、炮姜、炙甘草、补骨脂、肉豆蔻、吴茱萸、五味子、生姜、大枣等

康教育几个方面。

病情观察 ①密切观察泄泻发作的原因，排便的次数、性状、颜色、气味等。②观察并记录腹痛的部位、性质、程度、规律、发作及持续时间。③观察体温、心率、呼吸、血压、神志、面色、小便、苔脉及全身情况等。④若患者暴泻或久泻后出现眼窝凹陷、口干舌燥，皮肤干燥，弹性消失，或呼吸深长，烦躁不安，恶心呕吐，汗出肢冷，少尿或无尿，脉微弱等，立即报告医生予以处理。

生活起居护理 ①保持病室环境舒适安静，空气清新，便后及时清理并开窗通风，及时更换被污染的衣被，妥善处理排泄物。②泄泻频繁、肛门灼痛或破损、脱肛者，便后用软纸擦肛，并用温开水清洗肛周，或用马齿苋60g煎汤坐浴，或1∶5000高锰酸钾溶液坐浴；坐浴后涂无菌凡士林，或黄连油膏，或氧化锌软膏；若有肛门下坠或脱肛者，用软草纸或纱布轻轻上托，并嘱患者卧床休息。③辨证起居。寒湿内盛者，病室宜温暖，多着衣被，通风时避免直接吹风，注意腹部保暖；湿热中阻者，病室宜凉爽干燥；肝气乘脾者，病室宜凉爽通风，可添置绿色花草使患者心情舒畅，多参加室外活动如散步、气功、太极拳等，以增强脾胃功能；脾胃虚弱者，病室宜温暖、干燥、阳光充足，慎避风寒，以休息为主，避免劳累，动静结合，劳逸适度；肾阳虚衰者，病室温暖向阳，多着衣被，必要时以热水袋保暖，因黎明前如厕，应穿御寒的衣服，以免受凉。④若患者泄泻因传染性疾病引起，应严格执行接触性疾病隔离制度，患者的生活用具专用，用后要消毒。

饮食护理 ①饮食以清淡、易消化、富有营养、少量多餐为原则。宜温热、细软、少油、少渣的流质或半流质，如稀粥、面条、藕粉等，忌生冷、辛辣、肥甘、甜腻之品。②泄泻严重者暂禁食，津伤液脱者应增液补津，可频饮淡糖盐水，或饮乌梅汤、山楂汤，或以鲜芦根60g煎汤代水饮，必要时遵医嘱静脉补充液体。③辨证施食。寒湿内盛者，饮食宜温热，可食炒米粉、炒面粉以燥湿止泻，多饮热开水或生姜红糖水，忌食生冷瓜果，食疗方可选加味防风粥；湿热中阻者，饮食宜清淡爽口，多予果汁或瓜果煎水饮，如五汁饮、梨汁、荸荠汁、西瓜汁等，夏日盛暑泄泻可用荷叶、藿香、香薷、滑石等煎水服，还可给六一散泡水饮，或用芦根、竹叶煎水代茶饮；食滞肠胃者，应严格控制饮食，甚至可禁食数小时至1日，待腹中宿食泻净，逐渐自流食开始，并注意少食多餐，可给山楂、萝卜、麦芽、酸梅等以消食化滞，忌食胀气之品，如豆类、红薯、南瓜等，病愈后饮食有节，以防食复，食疗方选焦米粥；肝气乘脾者，宜食疏肝理气之品，如金橘饼、陈皮等；脾胃虚弱者，饮食宜温热、软烂，选食富营养的食品，如豆制品、鲫鱼、鳗鱼、黄鱼、牛羊肉、瘦猪肉、鸡肉、牛奶、鸡蛋等，常食补中健脾的食品如山药、薏苡仁、红枣、莲子等，适当用胡椒、姜等调味品以增进食欲，食疗方选山药粥；肾阳虚衰者，饮食宜多食补中益气、温补肾阳之品，如胡桃、山药、狗肉、鸽子、动物肾脏等，并可加胡椒粉、肉桂粉、干姜粉等以温煦脾肾，食疗方可选加味金樱子粥。

用药护理 ①遵医嘱按时给药，注意服药方法，一般汤药宜温服，服后安卧，观察服药前后大便的色、质、量、气味的变化。②泄泻便次和便量较多时，慎防津伤阴脱之变，必要时应静脉输液。③辨证施药。寒湿内盛者，中药汤剂宜热服，服后盖被静卧，并使其微微汗出，以解表散寒，表证明显者可用藿香、苏叶、生姜煎水饮，或服藿香正气水，腹痛泻剧可服用纯阳正气丸3g，本证不宜使用固涩止泻药物；湿热中阻者，中药汤剂宜凉服，因中药苦寒，宜饭后服用，可予香莲丸5g，以清热利湿；食滞肠胃、肝气乘脾者，中药汤剂宜温服，食滞肠胃者不宜固涩止泻，腹胀者可给山楂、鸡内金粉各1.5g，水调服，以消食利气，泻下不畅时可用大黄、枳实、神曲煎水内服，以通腑荡积，使积食尽快排出；脾胃虚弱者，中药汤剂宜空腹温服；肾阳虚衰者，中药汤剂宜睡前热服。

情志护理 多与患者交流，关心体贴患者，减轻不安情绪，避免不良刺激，鼓励患者表达内心感受，针对性给予心理支持。指导患者掌握排解不良情绪的方法，如谈心释怀、移情易性、音乐疗法等。对慢性泄泻患者要告之以调养疾病的方法，使其树立战胜疾病的信心。肝气乘脾者，加强情志护理，说明病证与情志的关系，避免抑郁、恼怒或忧虑，保持心情舒畅，怡情放怀，使脾胃功能逐渐恢复。

对症处理 包括艾灸，腹部热敷或葱熨、盐熨，捏脊疗法，穴位注射，穴位敷贴，拔罐，耳穴贴压等。

艾灸 ①穴位：中脘、神阙、天枢、足三里等穴。②方法：用悬灸法，每次选2~4穴，每穴灸

10~15 分钟，以灸后局部皮肤潮红为度，每日 1 次，10 日 1 个疗程，或隔姜灸每次 3 壮，每日 1 次，7~14 日为 1 个疗程。③辨证艾灸：湿盛者加阴陵泉；脾胃虚弱者加脾俞、公孙、气海；脾肾阳虚者加命门、肾俞、脾俞、关元、神阙；肝郁乘脾者加脾俞、太冲。

腹部热敷或葱熨、盐熨　每次 15~30 分钟，每日 1~2 次，15 日为 1 个疗程。

捏脊疗法　沿督脉两侧从长强穴开始由下向上提捏至大椎穴处为 1 遍，反复捏 3 遍，至第 3 遍时，用捏 3 提 1 法，即捏 3 下后向后上方提 1 下，至胃俞、脾俞时加强力度刺激，每日 1 次，共 7 日。

穴位注射　①穴位：足三里、天枢、大肠俞、内关、中脘、止泻穴等。②方法：随证注射新斯的明 0.5ml，或黄芪注射液 0.5ml，或小檗碱 2ml 等，每日 1 次，5~7 日为 1 个疗程。

穴位敷贴　①穴位：中脘、神阙、关元、天枢、气海等穴。②方法：取脾胃外敷散（木香 10g、肉桂 10g、吴茱萸 50g 及白胡椒 40g），每日贴敷 1 次，持续 4~6 小时，3 日为 1 个疗程；或脐部外敷豆诃贴（煨肉豆蔻 10g，熟诃子 10g，肉桂 8g，吴茱萸 8g，升麻 4g，研成粉末，每次用 5g，以陈醋 5~8ml 调成药饼状），每次贴敷 20 小时，休息 4 小时后用第 2 贴，连续 3 次。

拔罐　①穴位：双侧天枢、下脘、气海、神阙等穴，随证加穴。②方法：每日 1 次，急性泄泻 3 次为 1 个疗程，慢性 7 次为 1 个疗程。

耳穴贴压　①穴位：大肠、小肠、脾、胃、肝、肾、交感等穴。②方法：每次取 3~5 穴，用王不留行籽贴压，每日按压 3~5 次，每次 1~2 分钟，3~5 日更换。

健康教育　①生活起居有节，防止外感风寒暑湿之邪，注意腹部保暖。加强体育锻炼，增强脾胃健运功能。②泄泻期间注意饮食调理，以新鲜、清淡、富于营养而易于消化食物，流质、半流质饮食为主，如淡盐汤、米粥等，定时定量，少食多餐。忌食生冷、辛辣、肥甘厚味，禁食不洁及腐败食物。注意调畅情志，尤忌怒时进食。讲究个人卫生，饭前便后要洗手，防止"病从口入"。③恢复期注意加强营养，适当休息，以扶助正气，防止复发。④指导患者及家属病证相关知识，如出现泄泻不止，口渴，皮肤弹性下降，尿量减少，高热，心悸，烦躁等症状应立即就医。

（徐桂华）

biànmì hùlǐ

便秘护理（nursing of constipation）　围绕便秘患者的护理问题，从病情观察、生活起居、饮食、用药、情志和对症处理等方面进行的全方位调护。便秘是由于大肠传导功能失常所致的常见脾胃病证，临床以排便周期延长，或周期不长，但粪质干结，排便艰难，或粪质不硬，虽有便意，但便而不畅为主要特征。

发病特点　便秘发病常与饮食不节、外感寒热、情志失调、坐卧少动、年老体弱等因素有关，女性多见。起病缓慢，多表现为慢性病变过程。

讨论范围　凡功能性便秘、肠易激综合征、肠炎恢复期、直肠及肛门疾病引起的便秘、药物性便秘、内分泌及代谢性疾病引起的便秘等，以肌力减退所致的排便困难为主要临床表现者，均可参考本证的辨证施护。

病因病机　便秘之病因主要有饮食不节、感受外邪、情志失调、劳逸失当、年老体虚等因素。便秘的病位主要在大肠，与肺、脾、胃、肝、肾等脏腑功能失调密切相关。便秘的主要病机为大肠传导失司。便秘的病理性质主要有寒、热、虚、实 4 个方面，胃肠积热者，为热秘；气机郁滞者，为实秘；阴寒积滞者，为冷秘；气血阴阳不足者，为虚秘。虚实之间可以相互转化或兼夹。便秘的转归与预后取决于患者体质的强弱、患病时间的长短、机体正气的盛衰等。若为单纯性便秘，护治得当，预后则佳；若为其他疾病并发便秘者，则须察病情之新久轻重。若为热病之后，余热未清，津伤液耗而致，及时调治，热去津复，预后较佳；若为噎膈重症，兼有便秘，且粪质坚硬如羊屎者，预后较差。老年性便秘与产后便秘，多属虚证，病程较长。老年人便秘日久，正气亏虚，腑气不通，浊气不降，脏腑气机升降失调，以虚证和虚实夹杂证为主；产后妇女因气血不复，阳气不通，阴寒不散，大便难畅，故而便秘，此二者治疗宜缓缓图之，难求速效。长期便秘易引起肛裂、痔疮，用力过度又可诱发疝气。若老年人排便隐忍，久蹲强努，可诱发中风，胸痹，心痛等其他疾病，应注意预防。

辨证要点　①辨虚实。主要根据粪质、伴随症状及舌苔等进行辨证。若出现大便不干结，排便不畅，或欲便不出，腹胀喜按，舌质淡而苔少，多为气虚，可辨为虚证；若出现粪便干燥，排出艰难，腹胀拒按，舌质红而少津，苔黄燥，多为热结肠腑，可辨为实证。②辨寒热。主要根据粪质、舌苔及脉象等进行辨证。若出现素体阳虚，排便艰难，舌体胖而苔白滑，脉沉紧，多为阴寒内结，可辨为寒证；若出现大便干燥坚硬，便下困难，肛门灼热，舌质红，舌苔黄厚，脉滑数或弦数，多为肠胃积热，可辨为热证。③辨病位。主要根据发病原因、伴随症状、舌苔及脉象等进行辨证。如感受时邪，急性起病，或起于急性热病之后者，或素有咳嗽痰喘者，其病在肺；情志所伤，伴见胸胁胀满，情志不舒，心烦易怒，脉象见弦者，其病在肝；饮食失节，伴有纳差食少，嗳腐吞酸者，其病在脾胃；房劳所伤，或年老体弱之人，兼见腰膝酸软，头晕，耳鸣者，其病在肾。

护治原则 以"通"立法，但绝不可单纯用泻下药，应在辨证论治的基础上辅以下法，以防愈下愈结。临证当分辨虚实，原则是实秘当祛邪为主，虚秘以养正为先。实秘据热、冷、气秘之不同，分别施以泻热、温通、理气之法，辅以导滞之品，标本兼治，邪去便通。虚秘依阴、阳、气、血亏虚之不同，主用滋阴养血、益气温阳之法，酌用甘温润肠之药，标本兼治，正盛通便。

证治分类 见表1。

辨证施护 包括病情观察、生活起居护理、饮食护理、用药护理、情志护理、对症处理及健康教育几个方面。

病情观察 ①密切观察排便情况，记录每日排便次数、每次排便时间、排便间隔时间、大便形状及颜色等。②评估影响排便的因素，包括心理因素、年龄、日常饮食、活动、疾病、药物使用以及治疗检查等。③观察伴随症状，如有无腹痛，腹胀，头晕，心悸或汗出，便后有无出血，腹部有无硬块等症状。④气虚患者注意防止因努责而出现虚脱。⑤老年患者注意防止出现疝气、虚脱或久蹲起立后跌倒，甚者可诱发中风，胸痹，心痛等发作。

生活起居护理 ①病室保持安静，卫生间需有安全设施，如坐厕、扶手、防滑地板等，排便环境舒适、单独、隐蔽。床上排便者，使用屏风或床帘遮挡，保护隐私。②重建正常的排便习惯，纠正忍便的不良行为。定时排便，一般以早餐后为最佳，排便时应注意力集中，严禁久蹲及用力排便。③根据患者需要拟定规律的活动计划，并协助其从事适量的运动。鼓励患者多散步，做操，

表1 便秘的常见证型及辨证治疗

证型		临床表现	治法	方药
实秘	热秘	大便干结，腹胀腹痛，面红身热，口干口臭，心烦不安，多汗，时欲饮冷，小便短赤，舌质红干，苔黄燥，或焦黄起芒刺，脉滑数，或弦数	泻热导滞，润肠通便	主方：麻子仁丸 常用药物：麻子仁、芍药、枳实、大黄、厚朴、杏仁、蜂蜜、瓜蒌仁、郁李仁等
	气秘	大便干结，或不甚干结，欲便不出，或便而不畅，肠鸣矢气，腹胀腹痛，胸胁满闷，嗳气频作，食少纳呆，舌苔薄腻，脉弦	顺气导滞，降逆通便	主方：六磨汤 常用药物：木香、乌药、沉香、大黄、槟榔、枳实、厚朴、柴胡、香附、合欢皮、莱菔子
	冷秘	大便艰涩，腹痛拘急，胀满拒按，胁下偏痛，手足不温，呃逆呕吐，舌淡苔白，脉弦紧	温里散寒，通便止痛	主方：温脾汤合半硫丸 常用药物：附子、大黄、木香、党参、干姜、甘草、当归、苁蓉、乌药、厚朴、枳实等
虚秘	气虚秘	大便不干，虽有便意，却如厕努挣乏力，排便困难，汗出气短，便后乏力，面白神疲，懒言少动，舌淡苔白，脉弱	益气润肠	主方：黄芪汤 常用药物：黄芪、陈皮、火麻仁、蜂蜜、党参、白术、升麻、甘草等
	血虚秘	大便干结，排出困难，面色晦涩无华，头晕目眩，心悸短气，失眠健忘，口唇色淡，苔白，脉细	养血润燥	主方：润肠丸 常用药物：当归、生地、麻仁、桃仁、枳壳、生首乌、玉竹、玄参、枸杞子等
	阳虚秘	大便干或不干，排便困难，小便清长，面色㿠白，手足不温，或腹中冷痛，喜热怕冷，腰膝冷痛，舌淡苔白，脉沉迟	温阳通便	主方：济川煎 常用药物：当归、牛膝、附子、火麻仁、肉苁蓉、泽泻、升麻、枳壳等
	阴虚秘	大便干硬，状如羊屎，体形消瘦，头晕耳鸣，两颧红赤，心烦失眠，潮热盗汗，腰膝酸软，舌红少苔，脉细数	滋阴通便	主方：增液汤 常用药物：玄参、麦冬、生地、油当归、石斛、沙参、芍药、玉竹、火麻仁、柏子仁等

打太极拳等，定时进行增强腹肌和骨盆肌肉的特殊运动，避免久坐少动。指导患者顺时针方向按摩腹部以促进肠蠕动，每次10~15分钟，每日2~3次。④采取最佳的排便姿势。病情允许时让患者到卫生间取习惯姿势（蹲姿或坐姿）排便；气血虚弱或年老虚羸需在床上排便者，除有特别禁忌外，最好采取坐式或酌情抬高床头为宜，以借助重力作用，增强腹内压力，促进排便。⑤保持肛周皮肤清洁。便后用软纸擦拭，温水清洗；有肛门疾患者便后可用1：2000高锰酸钾溶液或五倍子、苦参、花椒煎水坐浴，肛裂者可于坐浴后用黄连膏、痔疮膏外涂。⑥辨证起居。实证患者，病室应凉爽通风，湿度偏高，光线柔和；虚证患者，病室应温暖向阳，注意防寒保暖，充分休息，勿使患者受到突然刺激，如巨响、惊吓、震动等。

饮食护理 ①以清淡易消化、富含营养为原则。宜清淡，多饮水，常吃含纤维素多的食物，忌食辛辣、炙煿之品，禁烟酒。②辨证施食。热秘者，饮食宜凉润，多吃新鲜水果及蔬菜，如梨、香蕉、荸荠、火龙果等清热通便之品，津液耗伤者可用麦冬、生地煎水代茶，或连续数日食用麻油拌菠菜以润肠通便；气秘者，多食调气之品，如柑橘、萝卜、佛手等，可食用紫苏麻仁粥；气虚秘者，以益气润肠食物为宜，如山药、白薯、白扁豆等健脾之品；血虚秘者，宜进食养血润燥食物，如黑芝麻、枸杞、红枣等，可食用松子仁粥，若燥热症状明显者，可用首乌、玄参煎水代茶饮；阳虚秘者，宜进温阳润肠之品，如牛肉、羊肉、韭菜等温性之品，多进热饮、热果汁，可早

晚温热食用肉苁蓉粥，以补肾壮阳，润肠通便。

用药护理 ①通便药物应在清晨或睡前服用，观察服药后大便的次数、性状、量、色等，观察有无腹泻或泻下不止的情况，并做好记录。如有腹痛难耐，腹泻严重时应立即停药，并通知医生处理。②辨证施药。热秘者，中药汤剂宜偏凉服，可每日用生大黄6g或番泻叶3~6g泡水饮用，以泄热通便；气秘者，可用槟榔或佛手泡水代茶饮，以行气通滞；气阴虚者，可用西洋参、黄芪、麦冬、沙参泡水代茶饮，以补气养阴，润肠通便；阳虚秘者，可用吴茱萸500g，加生盐100g炒热熨腹部，以温暖下焦，散寒止痛。

情志护理 本病缓慢起病，患者因病久痛苦、情志多忧而与病证互为因果，形成恶性循环。关心体贴患者，观察其情绪变化，及时予以劝慰。与患者多加交流，了解其饮食习惯及生活规律，共同分析便秘的原因，解除患者排便时忧虑、恐惧的心理因素影响，消除紧张情绪。对于气秘患者更应加强情志疏导，教会患者采用自我调适情志的方法，如音乐放松法、移情易性法等。采用音乐疗法放松者可选择风格悠扬沉静的乐曲，如《春江花月夜》《月儿高》《月光奏鸣曲》等。此外，鼓励家属多陪伴患者，给予患者支持，避免不良刺激。

对症处理 常见症状有泄泻、腹胀等。

泄泻处理 包括耳穴贴压、穴位按摩、穴位贴敷、拔罐、灌肠等。

耳穴贴压：①耳穴。取大肠、脾胃、交感等穴。②方法。用王不留行籽或磁珠或其他药豆，对准穴位紧贴其上，每次选取2~3

穴，每日不定时按压，对按或向耳轮方向按压，以耐受为度，每4~5天更换1次。③辨证选穴。实秘者取大肠、直肠下段、交感、肺、肝胆等穴；虚秘者取脾、胃、肾、大肠、直肠下段、皮质下等穴。

穴位按摩：多适合实秘者。①穴位。大肠俞、天枢、中脘等穴。②方法。根据患者的症状、发病部位、年龄及耐受性，选用适宜的手法和刺激强度。每穴位1分钟，每日1次，每次10~15分钟，10次为1疗程。③辨证按摩。热秘者取大肠俞、天枢、支沟、合谷、曲池等穴；气秘者取大肠俞、天枢、中脘、期门等穴；虚秘者取大肠俞、脾俞、胃俞、天枢等穴；冷秘者取肾俞、大肠俞、上巨虚等穴。

穴位贴敷：①穴位。神阙、足三里、合谷、天枢等穴。②主要药物。大黄。③方法。将大黄研为粉末加甘油或醋或酒精调成糊状，贴敷在穴位上，每日1次，7次为1个疗程。

拔罐：①穴位。天枢、曲池、大肠俞、足三里等穴。②方法。闪火法拔罐，留罐10~15分钟；若是药物竹罐，则留罐5~10分钟；亦可直接留罐，每次10~15分钟。③辨证拔罐。实秘者取天枢、曲池、支沟、太冲等穴；虚秘者取天枢、上巨虚、大肠俞、支沟、足三里等穴。

灌肠：可用肥皂水约500ml，每次保留15分钟。

腹胀处理 包括耳穴贴压、艾灸等。

耳穴贴压：①耳穴：取大肠、小肠、直肠等穴。②方法：用王不留行籽或磁珠或其他药豆，对准穴位紧贴其上，每次选取2~3穴，每日不定时按压，对按或

向耳轮方向按压，以耐受为度，每4~5天更换1次。③辨证选穴：实证加肺、三焦、胃；虚证加脾、肾、内分泌。

艾灸：多适合冷秘或虚秘者。①穴位：取大肠俞、天枢、支沟、神阙等穴。②方法：温和灸，每次取4~6穴，每穴10~15分钟，每日1次，7~10次为1疗程。③辨证施灸：虚秘加脾俞、胃俞、足三里等穴；冷秘加肾俞、关元俞、气海俞等穴。

健康教育　①调摄生活，起居有节。适当增加活动，避免久坐少动。②便秘期间，恰当选食，合理搭配。忌食肥甘厚腻、辛辣煎炸之品。③掌握简单的处理便秘的方法，选择安全的方式排出积便，切勿养成用药通便的依赖思想。

(徐桂华)

huángdǎn hùlǐ

黄疸护理 (nursing of icterus)

围绕黄疸患者的护理问题，从病情观察、生活起居、饮食、用药、情志和对症处理等方面进行的全方位调护。黄疸是以目黄、身黄、小便黄为主症的一种病证，其中尤以目睛黄染为本病的重要特征。

发病特点　根据黄疸病机特点和临床表现，黄疸有阳黄、阴黄之分，急黄乃阳黄之重证。

讨论范围　本病与现代医学的"黄疸"含义相同，可见于多种疾病。凡病毒性肝炎、肝硬化、胆囊炎、胆石症、钩端螺旋体病、某些消化系统肿瘤以及出现黄疸的败血症等，以黄疸为主要表现者，均可参照本证辨证施护。

病因病机　黄疸的病因分外感和内伤两方面，外感多因湿热毒疫，内伤多与饮食不节、劳倦、病后续发等因素有关。黄疸的病位主要在脾胃肝胆。基本病机为湿邪困遏脾胃，肝胆疏泄失常，胆汁外溢。黄疸的病理因素有湿邪、热邪、寒邪、疫毒、气滞、瘀血6种，其中以湿邪为主，湿从热化为阳黄，湿从寒化为阴黄，湿热夹有疫毒之邪则为急黄。阳黄、阴黄、急黄在一定条件下可以相互转化。黄疸的转归预后，一般来说，阳黄病程较短，消退较易；但阳黄湿重于热者，消退较缓，应防其迁延为阴黄。急黄为阳黄的重证，湿热疫毒炽盛，病情重笃，常危及生命，若救治得当，亦可转危为安。阴黄病程缠绵，预后较差，如迁延不愈，则有酿成癥积和鼓胀之可能。

辨证要点　①辨阳黄与阴黄。黄疸的辨证应以阴阳为纲，阳黄以湿热为主，阴黄以寒湿为主，临床应根据黄疸色泽，结合病势、病程、病理性质以及伴随症状、舌脉、预后等，区别阳黄、阴黄。起病急，病程短，黄色鲜明如橘色，口干发热，小便短赤，大便秘结，舌苔黄腻，脉弦数，为阳黄，属于热证、实证。起病缓，病程长，黄色晦暗如烟熏，脘闷腹胀，畏寒神疲，口淡不渴，舌淡白，苔白腻，脉濡缓或沉迟，为阴黄，属于寒证、虚证。②阳黄应辨湿热轻重。阳黄属湿热为患，由于感受湿邪与热邪程度的不同以及机体体质的差异，有湿重于热、热重于湿的不同，阳黄热重于湿者，身目俱黄，黄色鲜明，发热口渴，恶心呕吐，溲赤，便秘，舌苔黄腻，脉弦滑。阳黄湿重于热，身目俱黄，其色不如热重者鲜明，头身困重，胸脘痞闷，呕恶便溏，舌苔厚腻微黄，脉弦滑。③辨黄疸的真假，以识别灯黄、老黄、假黄、药黄。要在自然光线下观察黄疸，不要在日光灯、白炽灯下观察，以区别"灯黄"；"老黄"是指球结膜下脂肪堆积，以目内眦较为明显，虽颜色发黄，但分布不均，稍凸出，高低不平，面身不黄；"假黄"主要是多食含胡萝卜素丰富的瓜果，如橘子、南瓜等，出现皮肤发黄，发黄部位多在手掌、足底、前额及鼻部皮肤，目睛不黄；"药黄"是长期服用米帕林、呋喃类药物等致皮肤、巩膜黄染，但以角膜周缘最为明显，停服以后黄染会自行消退。

护治原则　黄疸的护治原则，主要为化湿邪，利小便。正如东汉·张机《金匮要略》所说："诸病黄家，但利其小便。"化湿可以退黄，如属湿热，当清化，以清热化湿为主，必要时还应通利腑气，以使湿热下泄，同时注意保护阴液；如属寒湿，当温化，以温中化湿为主，结合淡渗利湿，同时注意保护阳气；若属急黄热毒炽盛，邪入心营者，又当以清热解毒、凉营开窍为主。同时均要注意调整肝脾功能，还可配合活血化瘀。

证治分类　见表1。

辨证施护　包括病情观察、生活起居护理、饮食护理、用药护理、情志护理、对症处理及健康教育几个方面。

病情观察　①观察患者黄疸的部位、色泽、程度、消长情况以及尿色深浅和大便颜色变化，以辨黄疸的顺和逆。其中黄疸颜色的深浅是病情进退的主要指征，如黄疸逐渐消退，为顺；反之，则为逆。②观察患者神志的变化，警惕急黄的出现。③观察患者有无皮肤瘙痒以及皮肤瘙痒的部位、程度等。④观察患者恶心呕吐、腹胀、便溏的情况，呕吐物的内容、颜色、量、气味及呕吐时间，

表 1　黄疸的常见证型及辨证治疗

证型		临床表现	治法	方药
阳黄	热重于湿	身目俱黄，黄色鲜明，发热口渴，或见心中懊恼，脘腹胀满，口干而苦，恶心欲吐，小便短少黄赤，大便秘结，舌苔黄腻，脉弦数	清热利湿，通腑泻下	主方：茵陈蒿汤 常用药物：茵陈蒿、栀子、大黄、黄柏、连翘、垂盆草、蒲公英、茯苓、滑石、车前草等
	湿重于热	身目俱黄，但黄色不如热重者鲜明，不发热或身热不扬，口黏不渴，头重身困，胸脘痞满，食欲减退，恶心呕吐，腹胀，小便短黄，或大便溏垢，舌苔厚腻微黄，脉弦滑或濡缓	利湿化浊，佐以清热	主方：茵陈五苓散合甘露消毒丹 常用药物：茵陈蒿、猪苓、茯苓、泽泻、白术、桂枝、藿香、豆蔻仁、佩兰、黄芩、滑石、木通等
	急黄	发病急骤，黄疸迅速加深，其色如金，高热烦渴，胁痛腹满，神昏谵语，烦躁抽搐，或见衄血、便血，或肌肤出现瘀斑，舌质红绛，苔黄而燥，脉弦滑数或细数	清热解毒，凉营开窍	主方：犀角散 常用药物：犀角（以水牛角代替）、黄连、升麻、栀子、茵陈、生地、丹皮、玄参、石斛等。如神昏谵语可配服安宫牛黄丸或至宝丹以凉开通窍
阴黄	寒湿阻遏	身目俱黄，黄色晦暗，或如烟熏，纳少脘闷，或见腹胀，大便溏薄或不实，神疲畏寒，口淡不渴，舌质淡苔腻，脉濡缓或沉迟	健脾和胃，温化寒湿	主方：茵陈术附汤 常用药物：茵陈、附子、白术、干姜、甘草、郁金、川朴、茯苓、泽泻等
	脾虚湿滞	面目及肌肤发黄，其色浅淡，甚或晦暗无泽，伴心悸气短，肢软乏力，纳呆便溏，小便黄，舌淡，苔薄白，脉濡细	健脾温中，补养气血	主方：黄芪建中汤 常用药：黄芪、桂枝、白术、当归、白芍、茵陈、茯苓、党参、酸枣仁等

次数等，观察大便的色、质、量等，必要时留取标本送检，并做好记录。⑤辨证观察。急黄者，一是应密切注意病情变化，观察并记录神志、瞳孔以及生命体征，随时做好抢救的准备；二是要观察有无"尿黄挂盆"。急黄其色如金，小便染黄便器，摇晃后上层出现黄色泡沫层，称为"尿黄挂盆"。

　　生活起居护理　①保持病室安静、整洁，空气新鲜，做好空气消毒，可用紫外线灯照射、食醋熏蒸等法。②约成书于战国时期的《黄帝内经》云："人卧则血归于肝"，患者要注意卧床休息，保证充足的睡眠，尽量避免活动，待到黄疸消退，症状明显好转后，可逐渐恢复活动，如散步、打太极拳等，但勿劳倦，以不疲劳为度。③做好消毒隔离工作，尤其做好消化道隔离和血源隔离。一切生活用具（如便器等）、注射器、手术器械及排泄物等都要严格消毒。患者的衣物、被褥应经常在阳光下暴晒2小时以上。患者急性期禁止探视。④保持皮肤、口腔清洁。皮肤瘙痒者，勤剪指甲，嘱患者不要搔抓，每日用温水擦浴，勿重抓或用热水烫洗；指导患者经常用淡盐水、温开水、银花甘草液漱口，预防口腔感染。⑤保持患者大便通畅，有助于退黄。大便秘结者，参考便秘病证处理。⑥辨证起居。阳黄热重于湿者，病室宜凉爽；急黄者，病室应凉爽，患者绝对卧床，烦躁、神昏者加床挡，危重者单人房间，专人特护，同时做好基础护理；阴黄寒湿阻遏者，因湿为阴邪，得寒则聚，故病室宜温热，阳光充足，避免对流风，同时应注意防寒保暖，随季节变化而增减衣被，避免受凉及过度疲劳，加重病情。

　　饮食护理　①以清淡、易消化、富营养的饮食为主，忌辛辣、肥甘厚味、海腥发物，禁饮酒。同时应适当控制饮食量，勿恣食以免病情反复。随病情好转，宜逐步增加高蛋白饮食，如豆类、鱼类、瘦肉等。②辨证施食。阳黄热重于湿者，饮食宜偏凉，鼓励患者多饮水，可取鲜芦根、金钱草煎水代茶饮。多食蔬菜、水果，宜选西瓜、冬瓜、芹菜、赤小豆、薏苡仁等清热利湿食物。可选用食疗方黄花菜饮（黄花菜根30克，水煎服）或栀子仁粥（栀子仁3~5g，粳米30~60g，煮粥）。阳黄湿重于热者，可选用食疗方柚皮散（柚皮2个，烧炭研末，饭后米汤送服）或泥鳅炖豆腐（泥鳅，去内脏，100g，鲜豆腐100g，加适量姜、葱，炖汤）；亦可将泥鳅去内脏，烘干，研末，每次取10克，日服3次；或芹菜煮汁饮服。急黄者，予以流质饮食，好转后再改为半流质，以清凉生津为宜，多食水果和清凉饮料。神昏者，予以鼻饲。要严格限制蛋白质的摄入或禁食蛋白质。

阴黄寒湿阻遏者，饮食宜温热，忌生冷、甜腻碍胃之品，可食茵陈粥、干姜粥、苡仁粥等利湿退黄。汤汁不宜过多以免水湿停聚。可选用食疗方杏仁霜，或茵陈附子粥（茵陈 20g，制附子 10g，生姜 15g，红枣 5 ~ 10 枚，粳米 100g，甘草 10g，煮粥服）。阴黄脾虚湿滞者，饮食予补养之品，需温热、熟、软，营养丰富，易消化，多食鱼、肉、禽、蛋等血肉有情之物，养护正气，得以驱邪外出。

用药护理 ①禁止使用对肝脏有损害的药物，中药如朱砂、山慈姑、猫抓草等，西药如异烟肼、利福平、避孕药等。②辨证施药：阳黄热重于湿者，中药的汤剂宜偏凉服，可用大黄 15g 煎水，待凉后，灌肠，起到排毒、泄浊的功能，亦可用保健药枕，如菊花枕、碎石枕、夏枯草枕等。急黄者，中药浓煎，少量频服，或鼻饲灌入，亦可用食醋加水（以 3∶1 的比例）200ml 进行保留灌肠，可起到退黄降氨的作用。急黄、衄血、便血、肌肤出现瘀斑者，按血证处理。阴黄寒湿阻遏者，汤药宜温热服。

情志护理 安慰患者，耐心解释病情，倾听患者的倾诉，认同患者感受，消除患者的焦虑、恐惧心理，劝导患者保持心情舒畅，情绪稳定，使肝气条达，有利于疾病康复。

对症处理 包括退黄处理和皮肤瘙痒处理。

退黄处理 ①中药外敷法。用茵陈蒿 1 把、生姜 1 块，捣烂，敷于胸前、四肢，每日擦之，可以协助退黄。②灸法。阳黄者取胆俞、阴陵泉、太冲、内庭等穴；阴黄者取胆俞、脾俞、阴陵泉、三阴交等穴。或用艾灸灸腹部，以脐为中心，进行十字灸，或腹部热敷。③耳穴贴压法。取肝、胆、脾、胃等穴位，中等强度刺激，每日按压数次，3 ~ 5 日更换 1 次。④穴位注射法。取胆俞、肝俞、期门、阳陵泉、阴陵泉、至阳，每次选 2 ~ 3 穴，用板蓝根注射液，或丹参注射液，或维生素 B₁、B₁₂ 注射液，每穴注入 0.5 ~ 1.0ml。

皮肤瘙痒处理 ①中药外洗。用苦参 30g 煎汤外洗，每日 1 次。②中药外涂。局部可涂冰硼水止痒，亦可用大枫子酊或止痒酊（主要成分为白鲜皮、土荆皮、苦参等）外搽，每日 2 ~ 3 次。

健康教育 ①慎起居，勿作劳，节饮食，畅情志，远房帏。②注意卫生管理，做好消毒工作。③坚持服药，定期复诊。④积极治疗原发病。⑤流行期间可注射疫苗或预防给药。

（严姝霞）

gǔzhàng hùlǐ

鼓胀护理（nursing of tympanites） 围绕鼓胀患者的护理问题，从病情观察、生活起居、饮食、用药、情志和对症处理等方面进行的全方位调护。鼓胀是指腹大胀满，绷急如鼓，皮色苍黄，脉络显露的病证。

发病特点 "鼓"指腹大皮急，其状如鼓；"胀"指腹部胀满不适，鼓胀二字，简要概括了鼓胀的临床表现。因该病仅腹部胀大而肢体无恙，故又名单腹胀。

讨论范围 鼓胀主要相当于西医学的肝硬化腹水，常见于肝炎后肝硬化、血吸虫病肝硬化、酒精性肝硬化及营养不良性肝硬化的腹水形成期。另外，结核性腹膜炎腹水、腹腔内晚期恶性肿瘤、慢性缩窄性心包炎、肾病综合征等，凡出现鼓胀临床表现的，均可参考本证辨证施护。

病因病机 鼓胀的发生多与酒食不节、情志刺激、虫毒感染、他病续发等因素有关。病位主要在肝脾，久则及肾。主要病机为肝脾肾失调，气血水互结，病理因素为气滞、血瘀、水湿，气、血、水三者在疾病的不同时期，既有各自的侧重或偏盛的不同，又常相互为因，错杂同病。其病理性质多属本虚标实，虚实夹杂，由于肝、脾、肾功能彼此失调，脏腑虚者愈虚，气、血、水壅结腹中，水湿不化，实者愈实，故本虚标实，虚实夹杂。由于鼓胀病情易于反复，属于中医风、痨、鼓、膈四大难症之一。若病在早期，正虚不著，经适当调治，腹水可以消失，病情可趋缓解；如延至晚期，邪实正虚，腹水反复发生，可致出血、神昏、痉厥、癌病之变，预后较差。若患者出现腹大如瓮，脉络怒张，脐心突起，便如鸭溏，四肢瘦削，或见脾肾亏虚证，或见肝肾阴虚证，多提示预后不良。

辨证要点 ①辨气鼓、血鼓、水鼓。腹部膨隆，按之中空，叩之如鼓，少量腹水，无明显移动性浊音，情志刺激则病情加重，嗳气或矢气则舒者，以肝郁气滞为主，是为气鼓；腹部胀满膨大，或如蛙腹，按之如囊裹水，腹水量多，叩之有明显的移动性浊音，或伴下肢浮肿者，多属脾虚湿阻，是为水鼓；脘腹坚满，腹壁青筋暴露，腹内有癥积疼痛，面颈部有血痣赤缕，舌质紫黯者，多为肝脾血瘀，是为血鼓。②辨病情缓急。鼓胀大多为缓慢起病，但缓慢发病中又有缓急之分，若鼓胀在半个月至 1 个月之间不断进展，则属缓中之急，病情较重；若反复迁延数月，则为缓中之缓，病情相对稳定。③辨虚实。鼓胀虽属虚中夹实，虚实错杂，但虚实在不同阶段各有侧重。一般初起为肝脾失调，肝郁脾虚；继则肝脾损伤，正虚邪实；终则肝脾肾三脏俱损。所以，实证多见气滞湿阻，湿邪困脾，肝脾血瘀，以及虫积；虚证多见脾肾阳虚和肝肾阴虚。从临床表现来看，热者多实，寒者多虚；脉滑有力者多实，脉浮微细者多虚；形色憔悴、声音短促者多虚，年轻少壮，气血壅滞者多实；中衰积劳，神倦气怯者多虚。④辨病位。腹大胀满，按之不坚，胁肋或胀或痛，攻窜不定者，病位在肝；腹大胀满，食少脘痞，四肢困重，疲倦无力者，其病位在脾；腹大坚满，腹部有青筋显露，胁腹疼痛或积块者，其病位在肝脾；腹大胀满，精神颓废，下肢浮肿，尿少者，其病位在脾肾。

护治原则 鼓胀为本虚标实之证，以攻补兼施为总则。根据标本虚实的主次，标实者根据气、血、水偏盛的不同，采用行气、活血、祛湿利水之法，必要时亦可暂用峻剂逐水；本虚者根据脾肾阳虚与肝肾阴虚的不同，分别给予健脾温肾、滋养肝肾等法，同时配合行气活血利水。早期以祛邪为主，中期和晚期，均宜攻补兼施，中期以利水消肿为目的，晚期应重视严重并发症的防治。治疗中，补虚不忘实，泻实不忘虚，攻伐不宜过猛，必须遵循《素问·六元正纪大论篇》所谓"衰其大半而止"的原则。

证治分类 见表1。

辨证施护 包括病情观察、生活起居护理、饮食护理、用药护理、情志护理、对症处理及健康教育几个方面。

病情观察 ①密切观察腹胀的情况以及腹水的消长情况，定期测量腹围、体重、血压、呼吸、脉搏，估计腹水量，观察尿量，协助患者准确记录24小时液体的出入量。②观察患者的饮食情况，若患者病至后期，出现朝宽暮急，渐不能食，甚至出现腹大如瓮、脐心突起、神昏、呕血、抽搐等则提示预后不良。③观察肝昏迷的先兆表现，注意神志、呼吸、血压、舌象、脉象等变化，观察口腔有无烂苹果味。若患者出现性格改变，举止反常，吐字不清，动作缓慢，睡眠异常或嗜睡等肝性脑病先兆表现，应及时报告医生处理。④观察肝掌、蜘蛛痣、腹壁静脉曲张等变化。⑤肝肾阴虚者，注意观察患者的出血倾向，有出血者，参考血证护理。

表1 鼓胀的常见证型及辨证治疗

证型	临床表现	治法	方药
气滞湿阻	腹部胀大，按之不坚，胁下胀满或疼痛，纳呆食少，食后作胀，得嗳气、矢气后稍减，小便短少，舌苔薄白腻，脉弦	疏肝理气，行湿散满	主方：柴胡疏肝汤合胃苓汤 常用药物：柴胡、川芎、赤白芍、枳壳、香附、郁金、青陈皮、苍术、川朴、茯苓等
寒湿困脾	腹大胀满，按之如囊裹水，甚则颜面微浮，下肢浮肿，脘腹痞胀，得热稍舒，精神困倦，怯寒懒动，周身困重，小便短少，大便溏薄，舌苔白腻水滑，脉缓、脉弦迟	温中健脾，行气利水	主方：实脾饮 常用药物：附子、干姜、苍白术、厚朴、陈皮、草果、木香、连皮茯苓、泽泻等
湿热蕴结	腹大坚满，脘腹撑急，外坚内胀，拒按，扪之灼手，烦热口苦，渴不欲饮，或有面目、肌肤发黄，小便赤涩，大便秘结或溏垢，舌边尖红，苔黄腻或兼灰黑而润，脉象弦数	清热利湿，攻下逐水	主方：中满分消丸合茵陈蒿汤 常用药物：茵陈、山栀、黄柏、金钱草、砂仁、川朴、苍术、猪苓、泽泻、车前子、滑石等；若腹胀急甚，暂用舟车丸
肝脾血瘀	腹大坚满，按之下陷而硬，青筋显露，脉络怒张，胁下癥结痛如针刺，面色晦暗黧黑，面颈胸臂有血痣赤缕，呈丝纹状，手掌赤痕，唇色紫褐，口渴，饮水不欲下咽，大便色黑，舌质紫黯或有瘀斑，脉细涩	活血化瘀，行气利水	主方：调营饮 常用药物：当归、赤芍、桃仁、五灵脂、莪术、三棱、九香虫、鳖甲、大腹皮、赤苓、马鞭草、益母草、泽兰泻等
脾肾阳虚	腹大胀满不舒，形如蛙腹，朝宽暮急，面色苍黄，或呈㿠白，脘闷纳呆，神倦怯寒，肢冷或下肢浮肿，小便短少不利，便溏，舌体胖边有齿痕，舌质色淡，苔腻水滑，脉沉弱无力	温补脾肾，化气行水	主方：附子理中丸合五苓散、济生肾气丸 常用药物：附片、干姜、党参、白术、茯苓、泽泻、陈葫芦、鹿角片、葫芦巴等
肝肾阴虚	腹大胀满，甚则青筋暴露，形体反见消瘦，面色晦滞，唇紫，口燥咽干，心烦，失眠，牙宣出血，鼻时衄血，小便短少，舌质红绛少津，苔少或光剥，脉弦细数	滋养肝肾，凉血化瘀	主方：六味地黄丸或一贯煎合膈下逐瘀汤 常用药物：沙参、麦冬、石斛、生地、山萸肉、首乌、杞子、楮实子、猪茯苓、泽泻等

生活起居护理 ①休息与体位。患者应卧床休息，轻者可适当活动，以促进气血运行。使患者保持舒适的体位，轻度腹水的患者，尽量采取平卧位，以增加肝肾血流量，大量腹水的患者，卧床时尽量采取半卧位，以减少呼吸困难，必要时氧气吸入。久卧患者宜经常变换体位，防止压疮的发生。②指导患者安心静养，注意节省言语以养气，节欲保精而护肝肾。③做好皮肤护理。注意保持皮肤清洁，定期用温水擦身，避免擦伤、抓伤皮肤，防止皮肤破溃。保持床单元清洁干燥，背部及阴囊水肿患者，注意保护局部皮肤。腹腔穿刺患者，若腹水从针眼冒出，胶布不宜贴的太多，以防撕破皮肤，造成感染。④指导患者养成良好的卫生习惯，做好口腔护理，禁止抠鼻、剔牙，防止出血。躁动不安者，床边加护栏，保持大便通畅。⑤辨证起居。寒湿困脾证者、脾肾阳虚证者，病室宜温暖、向阳，注意保暖，防止外感。湿热蕴结证者，病室宜干燥凉爽，并注意保持大便通畅，可给予蜂蜜水或缓泻剂。肝肾阴虚证者，病室应偏凉、湿润。

饮食护理 ①原则。以营养丰富、易消化、无渣、少渣的食物为宜，少食多餐，忌辛辣、煎炸、粗糙、硬固、生冷、海腥食物，忌饮酒，避免接触或食用对肝脏有害的毒性物质，避免胀气食物，如牛奶、豆类、南瓜、薯类及过甜的食物。②水与钠盐的摄入。适当控制饮水量，腹水严重者，应严格控制水钠盐的摄入，每日饮水量一般不超过 1000ml，食盐控制在每日 2g 以下。③肝昏迷或血氨高时应给低蛋白质饮食。④使用利水剂后的饮食注意。运用利水剂、峻下逐水剂或长期使用西药利尿剂的患者，应注意水和电解质平衡，适当多食含钾量高的食物，如蘑菇、香蕉等。⑤辨证施食。气滞湿阻证者，饮食宜疏利，勿过饱，可多食白萝卜、大蒜、柑橘、佛手、薏苡仁、山药、扁豆等理气健脾食物。寒湿困脾证者，常食鲤鱼、鲫鱼、乌鱼、赤小豆、薏仁等健脾利湿之品，多用葱姜做调料，以利驱除寒湿之邪，忌生冷黏腻食物。可选用食疗方鲤鱼赤小豆汤利水消胀。平时多食赤小豆红枣粥，以健脾利湿。湿热蕴结证者，饮食以清热利湿为宜，多食新鲜水果、蔬菜，如冬瓜、黄花菜、鲤鱼、赤小豆、慈姑、芥菜等。肝脾血瘀者，以行气活血，软坚散结为宜，如萝卜、橘子、桃仁等，可选用食疗方，如大枣鳖甲汤，大枣 10 枚，鳖甲 15g，食醋 2 匙，白糖适量，煎汤服。脾肾阳虚者，可食黄芪粥、党参粥、核桃仁粥等健脾益肾之品，辅以扁豆、山药、莲子、龙眼、大枣等，忌生冷瓜果。肝肾阴虚者，饮食以滋养肝肾、润燥生津为主，可多加瘦肉、牛奶、甲鱼、木耳、鸡蛋、淡菜等及新鲜水果、果汁，如梨汁、荸荠汁、藕汁、甘蔗汁、番茄等。

用药护理 鼓胀患者在运用十枣汤、舟车丸、控涎丹等峻下逐水剂时的注意事项：①治疗前向患者解释用药方法、作用，用药后可能出现的反应及注意事项。②用药方法。汤药宜浓煎，清晨空腹顿服或短时间内分次服下。年老体虚者，可用枣汤送服，粉剂装胶囊或用桂圆肉包裹吞服。食管静脉曲张者，丸剂应研碎后服。③服药后安静休息，2~3 小时后可进食一些稀粥。④药后观察。服药后一般 1~2 小时开始腹泻，要观察并记录腹泻起始和终止的时间，腹泻的次数、量、性质，有无恶心呕吐及腹痛的程度。一般以泻下稀水便为佳，约泻 5~6 次为宜。若患者出现严重吐泻、腹痛剧烈、心慌烦躁，要立即停药，报告医生，及时处理。⑤用药前后测量并记录腹围、体重、血压、脉搏各 1 次，观察用药效果。⑥要中病即止，遵循"衰其大半而止"的原则，时间不宜过长，药量不宜过大，以防发生昏迷、出血等病变。若患者正虚体弱，有发热、出血倾向的，均不宜使用峻下逐水剂。

辨证施药：气滞湿阻者，可用大蒜、车前草各 15g，捣烂贴脐，每日 1 剂，以理气化湿；寒湿困脾者、脾肾阳虚者，汤剂宜温热服；湿热蕴结者、肝肾阴虚者，汤剂宜偏凉服；肝脾血瘀者，因血得热易散，故汤药宜温服，胁下刺痛者，可临时给予延胡粉、三七粉各 1.5g，温水冲服，以理气活血止痛。

情志护理 向患者宣讲本病的有关知识，介绍成功的病例，增强患者战胜疾病的信心。关心体贴患者，对患者态度和蔼可亲，多与患者交谈，给予安慰、同情及鼓励，讲明本病的发生、发展、转归与情志的关系，消除易怒、烦躁、忧虑、恐惧的心理，改善其身心状态，积极配合治疗。气滞湿阻者，尤其注意调节情绪，避免肝气郁滞，加重病情。

对症处理 对腹胀、腹水的对症处理包括：①按摩法。腹部行顺时针方向按摩，每日 2 次，每次 10~15 分钟，以助消胀。②敷药法。腹胀甚，可用芒硝 30~40g，肉桂 2~3g，布包敷于腹部，以助消胀行水。或者用麝香、甘遂适量捣烂，敷贴于脐部，以利水消肿，实胀者可加大黄、莱菔子、芒硝等，虚胀者可加黄芪、附子、肉桂等。③艾灸。寒湿困脾者，可用艾条灸腹部，以脐为中心，从左到右，从上至下，进行十字灸，每次30分钟，以温阳利水。脾肾阳虚者，宜灸不宜针，可取关元、神阙、中极等穴，隔姜灸或隔附子饼灸，以理气宽胀，或施以腹部热敷法、盐熨法、葱熨法等，温阳利水。肝肾阴虚者，宜针不宜灸，忌温热疗法，如药熨、熏蒸等。

健康教育　①注意调节情志，保持乐观的情绪，避免抑郁恼怒。②饮食有节，忌饮酒，注意营养。③生活起居有常，避免劳倦，适当锻炼，如散步、打太极拳等，以增强抗病能力，加速病体康复。④及时治疗黄疸、积聚等原发病。⑤避免接触疫水，远离疫区。生活在血吸虫疫区者，注意防止再感染。

（严姝霞）

shuǐzhǒng hùlǐ
水肿护理（nursing of edema）
围绕水肿患者的护理问题，从病情观察、生活起居、饮食、用药、情志和对症处理等方面进行的全方位调护。水肿是体内水液潴留，泛溢肌肤，引起头面、眼睑、四肢、腹背，甚至全身水肿为主要特征的一类病证。

讨论范围　凡急、慢性肾小球肾炎、肾病综合征、继发性肾小球疾病等，以眼睑、头面、四肢、腹背甚至全身浮肿为主要表现者，可参考本证辨证施护。

病因病机　水肿之病因既有风邪袭表、疮毒内侵、外感水湿、饮食不节等因素，又可因先天禀赋不足、久病劳倦等所致。水肿的病位在肺、脾、肾，关键在肾。

基本病机为肺失通调，脾失转输，肾失开阖，三焦气化不利，水液潴留，泛溢肌肤，而成水肿。病理因素为风邪、疮毒、水湿、瘀血等。水肿的病理性质有阴水、阳水之分，阳水属实，由外感风邪、疮毒、水湿而成，病位在肺、脾；阴水属虚或虚实夹杂，多由饮食、劳倦、禀赋不足、久病体虚所致，病位在脾、肾，可相互转化或夹杂。阳水易消，如脏气未损，护理治疗及时，病可向愈；阴水难除，久病体虚，拖延失治，可致关格、癃闭等变证。

辨证要点　①辨阴阳。主要根据病因、发病缓急、病程长短及水肿开始部位等进行辨证。若有风邪、疮毒、水湿侵袭等诱因，且起病急骤，每成于数日之间，肿多由头面部开始，自上而下，继及全身，肿处皮肤绷急光亮，按之凹陷即起，兼有寒热并见等表证，病程较短者，属表、属实，可辨为阳水；若有饮食不节，先天或后天因素所致的脏腑亏损等诱因，发病缓慢，肿多由足踝开始，自下而上，继及全身，肿处皮肤松弛、萎黄、灰滞，按之凹陷不易恢复，甚则按之如泥，病程较长者，属里、属虚或虚实夹杂，可辨为阴水。②辨虚实。主要根据病邪及证候的阴阳属性进行辨证。若是风水相搏、水湿浸渍、湿热蕴结、湿毒浸淫等证，则为阳水，属实证；若由脾阳不振、肾阳衰弱导致瘀阻水停，则为阴水，多属本虚标实证。此外，阳水病久，由实转虚，可形成阴水；阴水复感外邪而致水肿加剧，则兼夹阳水，但属本虚标实。

护治原则　以发汗、利尿、泻下逐水为基本原则。阳水多实，当予祛邪，常用发汗、利尿、攻逐之法；阴水多虚或本虚标实，

可扶正祛邪，以扶正为主，健脾温肾而利水；若肿久不退，有瘀血征象者，宜配用活血化瘀法。

证治分类　见表1。

辨证施护　包括病情观察、生活起居护理、饮食护理、用药护理、情志护理、对症处理及健康教育几个方面。

病情观察　①观察患者水肿的部位、起始时间、程度及消长规律，并应辨别阳水和阴水。②观察患者小便的色、质、量、味等，尤其注意尿中泡沫消长及每日尿量的变化。准确记录24小时出入量，尤其是瘀水互结者更应加强24小时出入量的观察。③定期测量血压和体重，如有腹水，定时测腹围；并观察各项理化检查的变化，及时记录以判断水肿消长情况。④辨证观察。肾阳衰微、瘀水互结者，需观察有无心悸、喘促、呕恶、尿闭等症。如患者出现每日尿量少于400ml或尿闭；表情淡漠，腹胀，呼吸深长，胸满气喘，恶心、呕吐；气息短促，吐白色泡沫痰，面白唇紫，冷汗肢厥，烦躁心悸等水气凌心之症状等上述情况之一者，应立即报告医生，及时进行处理。

生活起居护理　①保持病室整洁舒适，定时开窗通风，保持空气清新。②调摄病室环境，避免外邪侵袭。随季节交替增减衣被，以预防感冒，遇感冒流行季节，要加强病室消毒，每日用醋熏1次，或用中西药消毒剂熏蒸或喷洒，防止交叉感染。③取舒适体位，眼睑及头面水肿较甚者应将头部抬高，下肢水肿明显者可适当抬高下肢，严重者取半坐卧位。轻型或恢复期患者可根据体力情况适当活动，但不宜劳累，重度浮肿者宜卧床静养，待病情允许后再适当锻炼，以不感疲劳

表 1　水肿的常见证型及辨证治疗

证型		临床表现	治法	方药
阳水	风水相搏	眼睑及颜面浮肿，继则四肢及全身皆肿，来势迅速，可兼恶寒发热，肢节酸楚，小便不利等症。偏于风热者，兼咽喉红肿疼痛，舌红苔黄，脉浮滑数；偏于风寒者，兼恶寒，咳喘，舌苔薄白，脉浮滑或浮紧	疏风解表，宣肺行水	主方：越婢加术汤 常用药物：麻黄、生石膏、白术、生姜、大枣、甘草。风热偏盛，可加连翘、桔梗、板蓝根、鲜芦根；风寒偏盛，去石膏，加苏叶、桂枝、防风；一身悉肿，小便不利，加茯苓、泽泻；若咳喘较甚，可加杏仁、前胡
	湿毒浸淫	眼睑浮肿，延及全身，皮肤光亮，尿少色赤，身发疮痍，甚则溃烂，伴恶风发热，舌质红，苔薄黄，脉浮数或滑数	宣肺解毒，利湿消肿	主方：麻黄连翘赤小豆汤合五味消毒饮 常用药物：麻黄、杏仁、桑白皮、赤小豆、金银花、野菊花、蒲公英、紫花地丁、泽泻等。如脓肿毒甚者，当重用蒲公英、紫花地丁；湿盛糜烂者，加苦参、茯苓；皮肤瘙痒者，加白鲜皮、地肤子、蝉衣；疮痍色红肿痛者，加丹皮、赤芍；大便不通，加大黄、芒硝
	水湿浸渍	起病缓慢，病程较长，全身水肿，下肢明显，按之没指，小便短少，身体困重，胸闷，纳呆，泛恶，苔白腻，脉沉缓或濡	运脾化湿，通阳利水	主方：五皮饮合胃苓汤 常用药物：桑白皮、陈皮、大腹皮、茯苓皮、生姜皮、苍术、厚朴、桂枝、白术、泽泻、猪苓等。外感风邪，肿甚而喘者，可加麻黄、杏仁、葶苈子；面肿，胸满，不得卧，加苏子、葶苈子；若湿困中焦，脘腹胀满者，加川椒目、大腹皮、干姜
	湿热壅盛	遍体浮肿，肿势多剧，皮肤绷急光亮，胸脘痞闷，烦热口渴，小便短赤，大便干结，舌红，苔黄腻，脉沉数或濡数	清热利湿，疏理气机	主方：疏凿饮子 常用药物：秦艽、羌活、防风、大腹皮、商陆、泽泻、赤小豆、木通、茯苓皮、椒目、槟榔等。若肿势严重，兼见喘促不得平卧者，加葶苈子、桑白皮；湿热化燥伤阴，口燥咽干，可加白茅根、芦根；腹满不减，大便不通者，可合己椒苈黄丸
阴水	脾阳虚衰	身肿日久，腰以下为甚，按之凹陷不易恢复，脘腹胀闷，纳减便溏，面色不华，神倦乏力，四肢倦怠，小便短少，舌质淡，苔白腻或白滑，脉沉缓或沉迟	温阳健脾，利水去湿	主方：实脾饮 常用药物：干姜、附子、草果、桂枝、白术、泽泻、木香、茯苓、厚朴、大腹皮等。气虚甚，症见气短声弱者，加人参、黄芪；若小便短少，加桂枝、泽泻
	肾阳衰微	水肿迁延，面浮身肿，腰以下肿甚，按之凹陷不起，尿量减少或反而增多，腰酸冷痛，四肢厥冷，怯寒神疲，甚至心悸胸闷，喘促难卧，腹大胀满，面色苍白，舌淡胖，苔白，脉沉细弱或沉迟无力	温肾助阳，化气行水	方药：济生肾气丸合真武汤 常用药物：附子、白术、茯苓、泽泻、芍药、生姜、肉桂、车前子、丹参、五味子等。小便不利，水肿较甚者，合五苓散并用；神疲肢冷者，加巴戟天、肉桂；咳喘面浮，汗多，不能平卧，加党参、蛤蚧、五味子、山茱萸、煅牡蛎、黑锡丹；心悸，唇发绀，脉虚数，加肉桂、炙甘草，加重附子剂量
	瘀水互结	水肿延久不退，肿势轻重不一，四肢或全身浮肿，以下肢为主，或有皮肤瘀斑，腰部刺痛，或伴血尿，舌紫黯，苔白，脉沉细涩	活血祛瘀，化气行水	主方：桃红四物汤合五苓散 常用药物：当归、赤芍、川芎、熟地黄、丹参、益母草、红花、凌霄花、路路通、桃仁、桂枝、附子、茯苓、泽泻、车前子等。全身肿甚，气喘烦闷，小便不利，加葶苈子、椒目、泽兰；腰膝酸软，神疲乏力，合用济生肾气丸；气阳虚者，配黄芪、附子

为度。④做好皮肤护理，保持床单位清洁、干燥、平整，衣着应宽大柔软，长期卧床或重度水肿患者应定时更换体位，在骨突出部位加海绵垫等，以防止皮肤擦伤及压疮的发生。每日用温水清洗皮肤；严重水肿者，清洗皮肤时动作一定要轻柔。勤剪指甲，皮肤瘙痒者注意防止患者抓破皮

肤，以免感染。⑤有会阴部水肿的患者，每日应做好会阴部护理，防止尿路感染；阴囊水肿时可用脱脂棉置于两侧腹股沟并且用托带托起阴囊，以免磨破发生交叉感染。⑥辨证起居。湿热壅盛者宜病室通风凉爽，安静；脾阳虚衰、肾阳衰微者病室宜温暖向阳，保暖防寒，预防外邪侵袭。

饮食护理 ①以清淡、易消化、富营养、低盐或无盐为原则，少食多餐，戒烟限酒，宜食具有利尿作用的食物，如西瓜、冬瓜、薏苡仁等，忌辛辣、肥甘、海腥之物，尤忌发物，如海腥、鱼虾、鹅肉等，以防水肿复发。②若患者血浆蛋白低下，而肾功能正常，应给予每千克体重 0.8~1.0g/d 的优质蛋白饮食，若患者肾功能明显减退，则应给予低蛋白饮食，以减轻肾脏负担。③限制盐的摄入，每日给予的食盐量应根据水肿程度而定。给予少盐饮食，每天以 2~3g 为宜。尿闭者应限制摄入橘子、蘑菇等含钾较多的食物。④限制进水量，进水量应根据小便量而定，若每天小便量达1000ml 以上，一般不需要严格限水。若每天小便量小于 500ml 或有严重水肿者需限制水的摄入，重者应量出为入，每天液体入量不应超过一般以前一天的小便量加上 500ml 为宜，如伴有高热、呕吐或腹泻者可酌情增加。⑤辨证施食。风水相搏者，以疏风解表、宣肺行水为原则，偏风寒者可食用五神汤；湿毒浸淫者，以宣肺解毒、利湿消肿为原则，可食赤豆鲤鱼汤或麻黄连翘赤小豆汤；水湿浸渍者，以运脾化湿、通阳利水为原则，可食鲫鱼、薏苡仁等，忌食生冷瓜果；湿热壅盛者，以清热利湿、疏理气机为原则，宜食寒凉之品，如金银花、

西瓜等，亦可用冬瓜粥或茅根赤豆粥，烦渴者可用五汁饮煎水代茶饮，大便干结时可用苋粥以清热通便；脾阳虚衰者，以温阳健脾、利水去湿为原则，宜食性温之品，可食薏苡仁粥；肾阳衰微者，以温肾补阳、化气行水为原则，饮食宜温热，如鲤鱼、乳类、黑芝麻等，亦可用姜桂仁汤或黑豆鲤鱼汤。

用药护理 ①患者使用峻下逐水剂时，药宜浓煎，空腹少量频服，注意药量、方法、时间的准确，并观察用药后反应。若无效，患者体质尚可支持者，次日或隔日再服，注意血压监测，观察小便及大便次数和量，中病即止。②用药期间每日准确记录 24小时尿量，并观察水肿有无消退，伴随症状是否减轻或好转以评估疗效。并定期检查血清电解质，观察有无恶心、心悸等症状，若发现异常，及时报告医生进行处理。③辨证施药。风水相搏者，汤药不宜久煎，武火快煎，宜热服，服后盖被安卧，以助发汗，取微汗，忌大汗，汗出后应及时擦干汗液或更换衣服，防止因受凉而使病情反复，咽喉红肿疼痛者，可用金喉健喷雾剂喷于患处，每次适量，1 日数次；水湿浸渍者，服药时易犯恶欲吐，应少量多次服药或在服药前滴生姜汁数滴于舌面上以防止呕吐；湿热壅盛者，汤药宜饭前温服，以防呕吐；脾阳虚衰者，汤药浓煎，饭前温服，以免加重水肿。

情志护理 ①主动关心患者，答疑解惑，向其讲解水肿的相关知识及转归情况，使患者情绪稳定，积极配合治疗和护理。②帮助患者树立战胜疾病的信心，可采用顺情从欲、说理开导、移情易性、以情胜情等方法，解除焦

虑、恐惧、抑郁等不良情绪。③水肿与肺脾肾关系密切，商音入肺，风格高亢悲壮、铿锵雄伟，代表曲目有《阳春白雪》等商音乐曲。宫音入脾，悠扬沉静、醇厚庄重，患者可聆听《月光奏鸣曲》《春江花月夜》等宫调式乐曲。羽音入肾，风格清纯、苍凉柔润，如《梅花三弄》等。

对症处理 包括耳穴贴压、中药外敷、艾灸、中药熏洗、中药热奄包、中药保留灌肠、中药离子导入治疗等。

耳穴贴压 ①耳穴：肾、输尿管、膀胱等穴。②方法：每日不拘时按压，以耐受为度，每4~5 天更换 1 次。③辨证贴压。风水相搏者加脑干穴、肾上腺穴等；湿毒浸淫者加神门穴、交感穴等。

中药外敷 多适合实证偏寒、偏瘀者，或脾虚证水肿者。①主要药物：实证者可用麻黄 9g、细辛 3g、杏仁 6g、葶苈子 15g、椒目 10g、商陆 9g、水蛭 6g 等，研末后加入 30g 冰片；虚证者可用薏苡仁 20g、砂仁 6g、大戟 12g、芫花 12g、泽泻 10g 等，研末后加入樟脑粉 30g 混匀。腹水甚者可用芒硝外敷。②方法：将中药置于布袋中，加热至 50℃ 以下，平敷于双肾区，每次外敷 30 分钟，每日 2 次。

艾灸 多适合风水相搏偏于风寒、肾阳衰微或脾肾阳虚者。①穴位：肾俞、脾俞、命门、足三里、涌泉、阴陵泉穴。②方法：温和灸，采用艾盒灸，每次 20 分钟，每天 1~2 次；或温和灸，每穴 3~5 分钟，每天 1 次。③辨证施灸：肾阳衰微者加中极、至阳、水道穴；脾肾阳虚者加水分、气海、关元、涌泉穴。风寒者加风门穴；痰湿者加丰隆穴。

中药熏洗　多适合肾阳衰微、瘀水互结者。①主要药物：大黄、黄芪、麻黄、防风、羌活、苍术、土茯苓、红花、白鲜皮、地肤子等。②方法：将药物水煎取汁后进行足部或全身熏洗。水温在46℃以下，每次30分钟，以全身微出汗为宜，每日1次。③头面部浮肿甚者可用浮萍煎水熏蒸以促汗消肿。

中药热奄包　多适合阴水患者。①穴位：脾俞、肾俞、足三里、三阴交、命门、阳陵泉、委中等穴。②主要药物：薏苡仁20g、红花15g、砂仁6g、大戟12g、芫花12g、泽泻10g等。③方法：将中药置于布袋中，加热至50℃以下，热敷于穴位处，每次热敷30分钟，每日2次。

中药保留灌肠　①主要药物：生大黄20g、煅牡蛎30g、蒲公英30g、煅龙骨30g、土茯苓30g、槐花30g、丹参20g等。②方法：将药物浓煎成150~200ml灌肠液进行高位保留灌肠。药液温度39~41℃，抬高臀部10cm，药液液面高于臀部不超过30cm，插入深度约15~20cm，保留时间在1小时以上，每日1次。

中药离子导入治疗　①主要药物：大黄、桂枝、水蛭、川芎、当归、赤芍、桃仁、红花、细辛各15g。②方法：将药物浓煎取汁，浸透以上药剂的衬垫置于背部两侧肾区进行离子导入，每次30分钟，每日1次。

健康教育　①适寒温，避风邪，注意保暖，调适生活起居，减少去公共场所，防止外邪侵袭。平时应避免冒雨涉水，或湿衣久穿不脱，以免湿邪外侵。注意个人卫生，保持皮肤清洁，预防疖肿、疮痍，一旦发现，及时治疗。积极治疗心悸、鼓胀、癃闭等原发病，早发现，早治疗。②戒烟、限酒，注意饮食调摄，饮食宜清淡有节，忌食海鱼、虾、蟹等发物以及肥甘厚腻辛辣刺激之品。肿势重者应在短期内给予无盐饮食；轻者予低盐饮食；若因营养不足而致水肿者，不必过于忌盐。严格遵医嘱用药，每日记录尿量、血压和体重。水肿而尿少者，每日准确记录出入量。节欲保精，勿妊娠。③定期复查肾功能、电解质、尿液检查。休息勿劳，动静相宜，适当劳逸结合，可适当参加太极拳、八段锦、五禽戏等健身运动，提高机体抗病能力。④指导患者调畅情志，释放不良情绪，培养愉悦心情，以利于体质改善。

(管玉香)

línzhèng hùlǐ
淋证护理 (nursing of stranguria)
围绕淋证患者的护理问题，从病情观察、生活起居、饮食、用药、情志和对症处理等方面进行的全方位调护。淋证是以小便频数短涩，淋漓刺痛，欲出未尽，小腹拘急，或痛引腰腹为主要临床表现。

发病特点　多见于已婚女性，每因疲劳、情志变化、不洁房事或感受外邪等诱发。

讨论范围　凡急、慢性尿路感染，泌尿道结核，尿路结石，急、慢性前列腺炎，乳糜尿及尿道综合征等具有淋证表现者，均可参考本证辨证施护。

病因病机　淋证的病因有外感湿热、饮食不节、情志失调、禀赋不足或劳伤久病。本病病位在膀胱与肾，亦与肝、脾有关。淋证的基本病机实证为湿热蕴结下焦，肾与膀胱气化不利，虚证为脾肾两虚，膀胱气化无权。其病理因素主要为湿热之邪。由于湿热所致病理变化不同，且累及脏腑存在差异，故淋证又有六淋之分。若热结膀胱，小便灼热刺痛为热淋；若热熬尿液，日积月累，聚沙成石，尿中有砂石排出，尿液变细或中断则成石淋；若湿热蕴久，阻滞经脉，脂液不循常道，小便混浊不清，则为膏淋；若肝气失于疏泄，气火郁于膀胱少腹坠胀，尿出不畅为气淋；若久淋不愈，湿热留恋膀胱，由腑及脏，继则由肾及脾，脾肾俱损，正虚邪弱，遂成劳淋；热盛伤络，小便涩痛有血则是血淋；中气不足，气虚下陷，膀胱气化无权亦成气淋虚证；肾气亏虚，下元不固，脂液下泄，尿如脂膏者为膏淋虚证；肾阴亏耗，虚火灼络或气虚阳衰统摄失常，血不归经者为血淋虚证。淋证的病理性质有实虚之分，且多见虚实夹杂。淋证的预后往往与其类型及病情的轻重缓急有关。

辨证要点　①辨淋证类别。若起病急骤，或伴有发热，小便赤热，溲时灼痛，多为热淋；若以小便排出砂石为主症，或排尿时突然中断，尿道窘迫疼痛，或腰腹绞痛难忍，多为石淋；若小腹胀满较明显，小便艰涩疼痛，尿后余沥不尽，多为气淋；若溺血而痛，多为血淋；若小便混浊如米泔水或滑腻如膏脂，多为膏淋；若久淋，小便淋沥不已，遇劳即发，多为劳淋。②辨虚实。一般情况下，若在初起或急性发作阶段，以膀胱湿热、砂石结聚、气滞不利为主，多属实证；若久病，病在脾肾，以脾虚、肾虚为主，多属虚证。

护治原则　以实则清利，虚则补益为基本原则。实证以膀胱湿热为主者，治宜清热利湿；以热灼血络为主者，治宜凉血止血，以砂石结聚为主者，治宜通淋排石；以气滞不利为主者，治宜利气疏导。虚证以脾虚为主者，治宜健脾益气；以肾虚为主者，治宜补虚益肾。同时应正确掌握标本缓急，对虚实夹杂者，又当通补兼施，审其主次缓急，兼顾治疗。

证治分类　见表1。

辨证施护　包括病情观察、生活起居护理、饮食护理、用药护理、情志护理、对症处理及健康教育几个方面。

病情观察　①观察小便情况，如小便的色、质、量变化，还应注意观察尿常规和肾功能的变化情况。②观察伴随症状，如排尿时有无疼痛，是否通畅等情况。③观察有无导致淋证反复发作的诱因，如过度劳累、治疗不彻底及复感外邪等。④如伴有消瘦、乏力，且年龄在40岁以上者，应当警惕泌尿系统肿瘤的可能，及时进行膀胱镜检查。⑤辨证观察。

热淋者，还应观察患者体温、脉搏、血白细胞计数等情况；石淋者，观察肾绞痛的性质，排尿有无中断，结合腹部X线片及B超检查，确定结石的部位，使用排石药后，应注意观察尿中有无砂石排出；血淋者，观察血尿的性质、量、小便通畅程度，防止血块阻塞尿路；膏淋者，观察尿液混浊程度、成分的变化，以区分乳糜尿、乳糜血尿、乳糜脓尿等，观察有无乳糜凝块阻塞尿道以及患者用药后尿色、排尿情况的变化。

生活起居护理　①急性期患者应卧床休息，慢性期注意休息，避免劳累。一般不宜从事重体力劳动和剧烈活动，若病情许可，可选择适当的锻炼方式，循序渐进增强体质。适当散步、练习八段锦、太极拳等。②病室宜安静整洁，空气新鲜。避时邪，尤其夏秋之际应防止病情反复发作。③保持会阴部清洁卫生，洗澡以

淋浴为主。每天用温水清洗会阴部，或用具有清热解毒功效的中草药进行中药熏洗，尤其是月经期、妊娠期和产后的妇女，应穿棉质宽松内衣裤，并经常更换，及时治疗妇科疾病。在淋证尚未痊愈时，禁止性生活。④尽量避免不必要的泌尿道及妇科器械或侵袭性操作，如导尿、留置导尿管等，以防感染。⑤小儿急性发病期应保证休息与睡眠，防止过度劳累和兴奋，小儿在小便时不要突然惊吓，以防出现尿频，甚至尿失禁。⑥辨证起居。热淋者，病室宜凉爽、干燥，避免对流风，腰痛者应卧床休息，鼓励患者多饮水，严密观察患者体温、汗出、二便及舌脉变化；急性期有发热者应按发热证护理。石淋者，根据砂石存在的部位配合适当的运动，如输尿管结石者，鼓励其多做跳跃运动以利石排出，肾下盏结石可倒立、翻跟头。泌尿系结石每日饮水量大于2000ml，至膀

表1　淋证的常见证型及辨证治疗

证型	临床表现	治法	方药
热淋	小便频数短涩，灼热刺痛，溺色黄赤，少腹拘急胀痛，或有寒热，口苦，呕恶，或有腰痛拒按，或有大便秘结，苔黄腻，脉滑数	清热，利湿，通淋	主方：八正散 常用药物：瞿麦、萹蓄、车前子、滑石、栀子、灯芯草、大黄、甘草等
石淋	尿中夹砂石，排尿涩痛，或排尿时突然中断，尿道窘迫疼痛，少腹拘急，往往突发，一侧腰腹绞痛难忍，甚则牵及外阴，尿中带血，舌红，苔薄黄，脉弦或带数	清热利湿，排石通淋	主方：石韦散 常用药物：石韦、冬葵子、滑石、瞿麦、车前子、金钱草、鸡内金等
血淋	小便热涩刺痛，尿色深红，或夹有血块，疼痛满急加剧，或见心烦，舌尖红，苔黄，脉滑数	清热通淋，凉血止血	主方：小蓟饮子 常用药物：小蓟、生地黄、木通、淡竹叶、栀子、滑石、当归、甘草等
气淋	郁怒之后，小便涩滞，淋沥不宣，少腹胀满疼痛，苔薄白，脉弦。或见少腹坠胀，尿有余沥，面色苍白，舌质淡，脉虚细无力	理气疏导，通淋利尿	主方：沉香散 常用药物：沉香、石韦、滑石、当归、白芍、冬葵子、王不留行等
膏淋	小便混浊，乳白或如米泔水，上有浮油，置之沉淀，或伴有絮状凝块物，或混有血液、血块，尿道热涩疼痛，尿时阻塞不畅，口干，苔黄腻，舌质红，脉濡数	清热利湿，分清泄浊	主方：程氏萆薢分清饮 常用药物：萆薢、石菖蒲、黄柏、车前子、莲子心、茯苓、白术、丹参等
劳淋	小便淋沥不已，赤涩溺痛不甚，时轻时重，时作时止，遇劳即发，腰膝酸软，神疲乏力，病程缠绵，舌质淡，脉细弱	补脾益肾	主方：无比山药丸 常用药物：山地、地黄、山茱萸、肉苁蓉、菟丝子、杜仲、巴戟天、赤石脂、五味子、茯神、泽泻、牛膝等

胱充盈时，鼓励患者用力排尿，以便于排出砂石；绞痛急性发作时应及时报告医生，安静卧床，腰下垫软枕，如绞痛不缓解，可遵照医嘱，适量予镇痛解痉剂；气淋者、虚证者多休息；膏淋者，若有乳糜凝块阻塞尿道，造成排尿困难者，嘱患者用腹部呼吸，增加腹内压，使膏脂物随尿排出；劳淋者，病室宜温暖向阳，应适当休息，避免过度劳累或复感外邪，节制房事，并及时治疗妇科疾病，以免反复发作，影响肾功能。

饮食护理 ①以清淡、富有营养、易消化为原则。宜食新鲜水果和蔬菜，如萝卜、西瓜、莲藕等，忌辛辣、煎炸、肥甘厚腻之品，如肥肉、辣椒、油条等，戒烟酒。②辨证施食。热淋者，以清热利湿、通淋为原则，宜食味苦、性凉之品，如青菜、冬瓜、莲子、丝瓜等，可用金银花 10g，蒲公英 15g，煮汤代茶饮，亦可用青豆橘皮汤（绿豆 60g，橘皮 10g）或芹菜汁（《圣惠方》）；石淋者，以清热利湿、排石通淋为原则，针对结石成分不同给予相应饮食护理，含钙盐结石患者，忌食高钙食物，如牛乳、豆浆等，尿酸盐结石者，避免摄入过多高嘌呤类食物，如动物内脏、肉汤、海产品等，草酸盐结石者，避免摄入草酸含量高的食物，如菠菜、豆类、茶叶等，可用薏苡仁汤（薏苡仁 50g）或鸡内金粉（鸡内金粉 15~30g）；血淋者，以清热通淋、凉血止血为原则，宜食性凉之品，如小蓟、藕节、白茅根等，同时应食用富含维生素 C 的食物，如橘子汁、番茄汁等，可用鲜小蓟根汤（鲜小蓟根 50g）或用茅根粥（鲜白茅根 200g，粳米 30g）；气淋者，以理气疏导、

通淋利尿为原则，宜食芳香之品，如橘皮、山楂等，忌产气食物，如番薯、芋头等，可食黄芪粥（生黄芪 30~60g，粳米 100g）或大枣粥（大枣 10 枚，粳米 100g，冰糖汁适量），虚证可用薏苡仁粥（取薏苡仁 50~100g，粳米 100g 煮粥服食）；膏淋者，以清热利湿、分清泻浊为原则，宜食低脂、低蛋白饮食，实证可用小蓟 15g，蒲公英 15g，金银花 10g，水煎代茶饮以清热利湿，虚证可用黄精 15g，黄芪 15g 泡水代茶饮；劳淋者，以补脾益肾为原则，宜食性温、味甘之品，如瘦肉、山药、枸杞子等。

用药护理 ①急性发作期多为实证，汤药宜温服或凉服。②久病虚证汤药宜久煎、饭前服用，以增强药效。③遵医嘱按疗程用药，有尿路感染者待小便培养连续 3 次阴性后方可停药。④辨证施药。热淋者中药汤剂宜空腹凉服；石淋者中药汤剂宜饭前温服；血淋者中药汤剂宜在饭后 1~2 小时温服；膏淋者中药汤剂宜饭后服用；劳淋者中药汤剂宜空腹温热服。

情志护理 ①指导患者保持情绪稳定，心情舒畅，正确对待疾病，积极配合治疗和护理。②排尿涩痛或绞痛者，应给予安慰和鼓励，消除思想顾虑，增强康复信心，可聆听《喜洋洋》《花好月圆》《紫竹调》等徵调乐曲。③气淋者应顺情疏导，劝慰开导，避免抑郁、恼怒。可采用以情制情法，适当播放悲情影视剧，或聆听《平沙落雁》《胡笳十八拍》《江南好》等角调乐曲。④劳淋者勿忧思劳倦，纵欲无度。可聆听《梁祝》《二泉映月》等羽调乐曲。

对症处理 主要症状为腰腹疼痛。

穴位按摩 ①穴位：取三阴交、阴陵泉、肾俞、膀胱俞等穴。②方法：根据患者耐受程度选用点按法、一指禅推法、大鱼际按揉法、穴位提捏法等。或采取少腹、膀胱区按摩法。③辨证取穴：虚者可加关元、气海等穴。

耳穴贴压 ①耳穴：交感、神门、膀胱、肾等穴。②方法：每日不拘时按压，对按或向耳轮方向按压，以耐受为度，每 4~5 天更换 1 次。③辨证贴压：热淋者，加输尿管、耳尖穴；血淋者，加内分泌、耳中穴；气淋者，加肝、皮质下穴；膏淋者，加三焦、内分泌穴；劳淋者，加脾、肾上腺穴。

艾灸 多适合除热淋、血淋外的腰腹痛者。①穴位：足三里、三阴交、关元、气海、肾俞等穴。②方法：温和灸，每穴 3~5 分钟，每天 1 次。③辨证施灸：石淋者加中封、蠡沟、天枢、水道、水泉；血淋者取行间穴、蠡沟；气淋者取脾俞、阴陵泉；膏淋者取膀胱俞；劳淋者取脾俞、血海。

穴位贴敷 多适合膀胱湿热或劳淋者。①穴位：关元、命门、气海、三阴交（双侧）、膀胱俞（双侧）、肾俞（双侧）。②主要药物：党参 20g、黄芪 50g、附子 10g、牛膝 20g、丹参 20g、当归 20g、桑寄生 20g、红花 10g、肉桂 10g、车前子 30g、金钱草 30g。③方法：将药物研末，调成膏状或糊状，贴于穴位处，每次贴敷 4~6 小时，每日 1 次，共贴敷 5 次。

中药热熨 多适合除血淋外的腰腹痛者。①穴位：双侧脾俞、肾俞、膀胱俞，足三里、三阴交、命门、阳陵泉等。②主要药物：桑寄生 30g、透骨草 30g、川芎

10g、威灵仙 30g、红花 15g、川牛膝 30g、杜仲 20g、独活 20g 等。③方法：将中药置于药袋中，加热至 60℃以下，每次热熨 15～30 分钟，以免灼伤皮肤，每日 1～2 次。

拔火罐 多适合肾虚者。①穴位：双侧脾俞、肾俞、膀胱俞、足三里、阳陵泉等穴位。②每次留罐 10 分钟，每周 2～3 次。

健康教育 ①劳逸适度，勿过劳，根据病情配合锻炼，以提高抗病能力。肾虚腰痛者以卧床休息为主。保持心情愉快，切忌忧思恼怒。注意个人卫生，保持外阴清洁。纠正忍尿不解、纵欲过度等不良生活习惯。遵医嘱用药，积极治疗消渴、腹泻、妇科病等原发病。②纠正患者的饮食习惯，饮食宜清淡、富营养、易消化，鼓励多饮水，勤排尿，忌肥腻、辛辣、煎炸、动火之品。③指导患者恢复期应注意劳逸结合及调摄饮食，以防复发。

（管玉香）

lóngbì hùlǐ

癃闭护理（nursing of difficulty in urination）

围绕癃闭患者的护理问题，从病情观察、生活起居、饮食、用药、情志和对症处理等方面进行的全方位调护。癃闭是以小便量小，排尿困难，甚则闭塞不通为主要临床表现。

发病特点 多见于老年男性或产后妇女及腹部手术后患者，或患有水肿、淋证、消渴等病，迁延日久不愈的患者。一般将小便不畅，点滴而短少，病势较缓者称为癃；小便闭塞，点滴不通，病势较急者称为闭。癃和闭虽有程度上的区别，但均指排尿困难，故合称为癃闭。

讨论范围 凡神经性尿闭、膀胱括约肌痉挛、尿道结石、尿路肿瘤、尿道损伤、尿道狭窄、前列腺增生症、脊髓炎等病所致的尿潴留以及各种肾功能不全引起的少尿、无尿，均可参考本证辨证施护。

病因病机 癃闭的病因多与外邪侵袭、饮食不节、情志内伤、瘀浊内停、体虚久病等有关。本病病位主要在膀胱与肾，与三焦、肺、脾、肝密切相关。基本病机为膀胱气化功能失调。其病理性质有虚实之分，膀胱湿热，肺热气壅，肝郁气滞，尿路阻塞，以致膀胱气化不利者为实证；脾气不升，肾阳衰惫，导致膀胱气化无权者为虚证。但各种原因引起的癃闭，常互相关联，或彼此兼夹。癃闭的预后及转归，取决于病情的轻重与治疗和护理是否及时有效。若病情轻浅，且救治及时者，则可见尿量逐渐增多，此为好转的标志，可痊愈。若病情深重，邪气壅盛者，则可由"癃"至"闭"，更生变证。随着病情的发展亦可并发喘证、心悸、水肿、呕吐，还可导致关格，预后不良。

辨证要点 辨虚实：主要根据病因、起病缓急及病程长短等进行辨证。因脾气不升、肾阳亏虚、命门火衰、气化不及州都，起病较缓，病程较长，体质较弱，排尿无力，神疲乏力，舌质淡，脉沉细者，可辨为虚证；因湿热蕴结、浊瘀阻滞、肝郁气滞、肺热壅盛所致，起病较急，病程较短，体质较好，尿意急迫，小便短少色黄，涩滞不畅，苔黄腻，脉弦数者，可辨为实证

护治原则 以"腑以通为用"为原则，着眼于"通"。但通利之法，又根据证候的虚实而不同，实证者以治标为主，宜清邪热，散瘀结，利气机而通水道；虚证者则以治本为法，宜补脾肾，助气化，使气化得行，小便自通。不可不经辨证滥用通利小便之品。若小腹胀急，小便点滴不下，内服药物缓不济急者，应配合针灸、艾灸、取嚏、探吐、导尿等法以急通小便。

证治分类 见表1。

辨证施护 包括病情观察、生活起居护理、饮食护理、用药护理、情志护理、对症处理及健康教育几个方面。

病情观察 ①观察小便的性状、颜色及有无混浊等，准确记录 24 小时排尿次数及小便量，如 24 小时小便量少于 100ml 且伴有全身严重症状者为危险征象，应及时报告医生救护。②观察伴随症状，如小腹是否膨隆胀满疼痛，有无排尿感，尿道有无涩痛。并观察患者的神志、食欲及有无恶心呕吐等情况。

生活起居护理 ①病室宜安静整洁，通风良好，保持室内空气新鲜。冬居温密，保暖防寒，预防感冒。保护患者隐私，必要时应为患者提供私密的排尿环境，使患者在放松的环境下排尿。②劳逸结合，患者注意卧床休息，经常改变体位，避免劳累。一般不宜从事重体力劳动和剧烈活动，若病情许可，可选择适当的锻炼方式，循序渐进增强体质。如散步、练习八段锦、太极拳等。卧床患者排尿时可略抬高上身或扶助患者坐起，尽量以其习惯的姿势排尿，以免因排尿姿势不习惯而致尿潴留。③排尿困难者可诱导排尿，如让患者听流水声、用温水冲洗会阴部、热敷会阴部及按摩膀胱法促使排尿。④保持会阴部清洁，术后、产后者尤其应该预防感染，每天用温水，或具有清热解毒功效的中草药进行会

表 1 癃闭的常见证型及辨证治疗

证型	临床表现	治法	方药
膀胱湿热	小便点滴不通，或量极少而短赤灼热，小腹胀满，口苦口黏，或口渴不欲饮，或大便不畅，舌质红，苔黄腻，脉数或濡数	清热利湿，通利小便	主方：八正散 常用药物：瞿麦、萹蓄、车前子、滑石、山栀子仁、大黄、灯芯草等
肺热壅盛	小便涓滴不通，或点滴不爽，咽干，烦渴欲饮，呼吸短促，或有咳嗽，舌红，苔薄黄，脉数	清泄肺热，通利水道	主方：清肺饮 常用药物：桑白皮、黄芩、麦冬、车前子、泽泻、木通等
肝郁气滞	情志抑郁，或多烦善怒，小便不通或通而不畅，胁腹胀满，舌红，苔薄黄，脉弦	疏利气机，通利小便	主方：沉香散 常用药物：沉香、石韦、滑石、王不留行、当归、冬葵子、橘皮、甘草、白芍等
浊瘀阻塞	小便点滴而下，时有排尿中断，或尿如细线，甚则阻塞不通，小腹胀满疼痛，舌质紫黯，或有瘀点、瘀斑，脉涩	行瘀散结，通利水道	主方：代抵当丸 常用药物：当归尾、穿山甲片、桃仁、大黄、芒硝、肉桂、生地黄等
脾气不升	小腹坠胀，时欲小便而不得出，或量少而不畅，神疲乏力，食欲不振，气短而语声低细，舌质淡，苔薄，脉细弱	升清降浊，化气利水	主方：补中益气汤合春泽汤 常用药物：人参、黄芪、党参、桂枝、肉桂、柴胡、升麻、猪苓、茯苓、车前子等
肾阳衰惫	小便不通或点滴不爽，排出无力，面色㿠白，神气怯弱，畏寒肢冷，腰膝冷而酸软无力，舌质淡，苔白，脉沉细或弱	温补肾阳，益气通窍	主方：济生肾气丸 常用药物：附子、肉桂、山药、山茱萸、牛膝、车前子、茯苓、泽泻等

阴部冲洗。给予导尿或留置导尿术时，应严格执行无菌技术原则，严防感染。⑤辨证起居：膀胱湿热者，病室宜凉爽，避免对流风；肺热壅盛、肝郁气滞者，病室宜凉爽、湿润，避免强光射入；脾气不升、肾阳衰惫者，病室宜温暖向阳，慎避风寒。

饮食护理　①以清淡、富营养、易消化为原则。忌辛辣肥甘助火生湿之物，慎收敛、收涩之品。②急性发作期患者应给予流质饮食或软食，宜选低盐、低钠之品，如玉米糊、绿豆粥等，少食多餐；恢复期可适当进补，如奶制品、鱼、精瘦肉等强壮体质。③有尿不得解者应根据"量出为入"的原则，控制饮水量。每日摄水量为前一日小便量加500ml。④辨证施食。膀胱湿热者，以清热利湿，通利小便为原则，可食丝瓜、冬瓜皮、淡竹叶等，可用赤小豆粥，亦可用萹蓄10g、淡竹叶10g泡水代茶饮肺热壅盛者，

以清泄肺热，通利水道为原则，宜食清淡凉润之品，如西瓜汁、梨汁、白藕汁等，亦可食用蒲公英、鱼腥草、桑叶等，推荐食疗方桔荷茶肝郁气滞者，以疏利气机，通利小便为原则，可食玫瑰花、香橼等，可用陈皮瘦肉粥或香皮汤；浊瘀阻塞者，以行瘀散结、通利水道为原则，应保证摄入充足水分，可用金钱草煎水代茶饮，配合核桃仁粥，取核桃仁50g，粳米100g，煮粥服食，也可用通淋排石汤（取车前子15～30g，小蓟16～30g，生甘草梢10g，鸡内金15～30g，藕节100g，冬瓜皮50g，煎煮饮用）；脾气不升者，以升清降浊、化气利水为原则，可食山药、黄芪、大枣等，可选用黄精粥或二黄山汤；肾阳衰惫者，以温补肾阳、益气通窍为原则，宜食温补之品，如桂圆、枸杞、羊肉等，忌食生冷寒凉之物，可选用桃豆茶泡水代茶饮，也可用杜仲腰花（取杜仲15g，

羊腰或猪腰两个，炖熟，取腰花食用）。

用药护理　①注意观察服药后的排尿情况，并做好记录。②辨证施药。实证者中药汤剂宜饭前凉服；虚证患者服用补益药宜久煎、饭前温服；肝郁气滞者，除辨证用药外，可吞服粉剂，如沉香粉、琥珀粉各1g，每日2次；若小便点滴不通，小腹胀满难忍者，可另用麝香粉0.15～0.30g吞服，以疏肝理气，通利小便；浊瘀阻塞者避免使用导致砂石结晶的药物。

情志护理　①可采用运动移情法，鼓励患者适当参加锻炼，如打太极拳、散步、打羽毛球等，以增强体质。②体虚感冒者，病情反复，应多予安慰和鼓励，采用说理开导法，多和患者沟通，讲解本病诱因，情志与健康的关系，使其保持情绪稳定，积极配合治疗和护理。③采用五行音乐疗法，气虚感冒者，可指导其选

择《晚霞钟鼓》《江河水》等商调乐曲，或《春江花月夜》《月儿高》等宫调乐曲，以补益肺气；阴虚感冒者则可选择《秋风清露》等商调曲目，或《二泉映月》《汉宫秋月》等羽调乐曲，以滋养肺肾之阴。

情志护理 ①医护人员应从专业角度给予释疑解惑，安慰疏导患者，消除其紧张、恐惧不良情绪，以保持情志调和。②向患者讲解七情对人体健康的影响，肝郁气滞者多因病情急而痛苦，难以名状而紧张不安，更加重病情，故当加强情志护理，避免不良刺激，抑郁者疏导，善怒者稳定其情绪。可采用以情胜情法，适当播放悲情影视剧，或聆听《江南竹丝乐》《春风得意》《碧叶烟云》等角调乐曲，以缓解恼怒之情。③可配合内养功和放松功，保持恬淡心境，也可通过听音乐、读书看报等方法移情易性，解除思想顾虑。④肺热壅盛者，适当听悲壮的音乐如《阳春白雪》《走西口》等商调乐曲。

对症处理 针对患者排尿困难的对症处理主要有艾灸、刮痧、穴位贴敷、取嚏或探吐法、穴位按摩、中药足浴、热熨法、耳穴贴压等。

艾灸 多适合脾肾虚弱者。①穴位：神阙、关元、气海、中极、足三里、脾俞、肾俞、膀胱俞、三阴交、阴陵泉等穴。②方法：采用艾盒灸，每次 20 分钟，每天 1~2 次；或温和灸，每穴 3~5 分钟，每天 1 次。

刮痧 多适合实证者。①刮拭部位：中极、膀胱俞、三阴交、阴陵泉等穴。②刮拭方法：督脉用平补平泻法，其余经脉用泻法刮拭，以出痧为度。③辨证刮痧：膀胱湿热者可刮中极、膀胱俞、

三阴交、阴陵泉等穴位，先刮背部膀胱俞，再刮腹部中极穴，最后刮下肢阴陵泉至三阴交；浊瘀阻塞者可刮气海、血海、中极、膀胱俞等穴位。刮拭顺序：先刮背部膀胱俞，再刮腹部气海至中极，最后刮血海。④若用铜砭刮痧法，则首开大椎、大杼、膏肓、神堂四穴，刮拭经脉、穴位以及辨证选经取穴同上，以刮透为度。

穴位贴敷 多适合膀胱湿热者。①穴位：神阙、关元、气海、中极、肾俞、膀胱俞等穴。②主要药物：葱白、车前草、独头蒜、栀子仁、淡豆豉、冰片、朴硝等，盐少许。③方法：打碎成粉，摊纸贴敷，以利于小便通泄，为防止蒜头刺激皮肤后起水泡，可先用凡士林涂皮肤后再敷。每次贴敷 4~6 小时，1 日 1 次，共贴敷 5~7 次。

取嚏法 又称探吐法，指用消毒棉签刺激患者的鼻腔或咽喉，使其打喷嚏或呕吐，开上以通下，使潴留膀胱的尿液排出，亦称提壶揭盖法。但对于因肾衰竭所致的无尿者禁用此法。

穴位按摩 ①穴位：足三里、中极、三阴交、阴陵泉等，亦可采取少腹、膀胱区按摩法。②方法：选用点按法、按揉法、摩法、一指禅法等进行按摩，以感酸胀透热为度，每穴按摩 1 分钟，1 日数次。

中药足浴 多适合膀胱湿热者。可用瓜蒌汤或紫苏汤熏洗，或用梧桐皂角蒸熏方。每晚睡前用 40℃ 以下的中药泡足，以达温通之效，时间不宜超过 30 分钟。

热熨法 用食盐 250g，炒热，布包熨脐腹，冷后再炒热敷之；或用葱白 3 斤切细包布，炒热交替熨脐腹；亦可取白矾 30g，研末，醋调包脚心，以通为度。

耳穴贴压 ①耳穴：取膀胱、肾等穴。②方法：每日不拘时按压，对按或向耳轮方向按压，以耐受为度，每 4~5 天更换 1 次。③辨证贴压：膀胱湿热者加交感；肝郁气滞者加肝、神门、心等；浊瘀阻塞者加脾、肾上腺等。

健康教育 ①起居顺应季节变化，适寒温，避时邪，改变忍尿不解、冷暖失宜、纵欲过劳等不良生活习惯。积极治疗水肿、结石、淋证等疾患，以防癃闭的发生。保持个人卫生，防止感染。保持乐观情绪，遵医嘱用药。②指导患者饮食有节，勿过饥饱，宜清淡、富营养、易消化，忌辛辣肥甘助火生湿之物。③指导患者恢复期应注意锻炼身体，生活起居规律，戒烟、限酒，减少复发。

(管玉香)

yùzhèng hùlǐ

郁证护理 (nursing of depression syndrome) 围绕郁证患者的护理问题，从病情观察、生活起居、饮食、用药、情志和对症处理等方面进行的全方位调护。郁证是由于情志不舒、气机郁滞所致，以心情抑郁、情绪不宁、胸部满闷、胁肋胀痛、易怒喜哭，或咽中如有异物梗塞等为主要临床表现的病证。郁证有广义和狭义之分。广义的郁，包括外邪、情志等因素所致之郁。狭义的郁，单指情志不舒所致之郁。

讨论范围 凡现代医学的癔病、焦虑症、抑郁症、更年期综合征及反应性精神病，以郁证为主要临床表现时，均可参考本证辨证施护。

病因病机 郁证的病位主要在肝，与心、脾、肾密切相关。病机为气机郁滞，肝失疏泄，脾失健运，心失所养，脏腑阴阳气

血失调。病理性质主要有虚实两方面。初起以气机郁滞为先，气郁日久，则可引起血瘀、化火、痰结、食滞、湿停等变化，多属实证；日久则易由实转虚，随其影响的脏腑不同及损伤气血阴阳的不同，而形成肝、心、脾、肾亏虚的不同病变。本病虽然预后一般良好，多数患者经过积极治疗后，可恢复如常。但必须重视情志调护，避免精神刺激，防其病情反复波动，迁延难愈，解除致病原因，促使患者及早治愈。

辨证要点 ①辨受病脏腑与六郁。主要根据临床表现进行辨证。若伴见胸胁胀满，痛无定处者，为气郁；胸胁胀痛，痛有定处，舌有瘀点，则为血郁；性情急躁易怒，口苦咽干，便秘，舌红苔黄者，为火郁；气郁、血郁、火郁，病位主要在肝。若伴见胸胁满闷，咽中如有异物梗塞者，为痰郁；身重，脘腹胀满，口腻，便溏者为湿郁；胃脘胀满，嗳腐吞酸，不思饮食者，为食郁；痰郁、湿郁、食郁，病位主要在脾。

若伴见心神不宁，心悸胆怯，或心烦失眠，健忘等症，多为虚证，病位主要在心。②辨虚实。主要根据病程与临床表现进行辨证。若见精神抑郁，胸胁胀痛，咽中梗塞，时欲太息，脉弦或滑，病程较短，多为实证；若见精神不振，心神不宁，心慌，虚烦不寐，悲忧善哭，久病迁延，多为虚证。

护治原则 以理气开郁、调畅气机、怡情易性为原则。实证者，首当理气开郁，并应根据是否兼有血瘀、火郁、痰结、湿滞、食积等而分别采用活血、降火、祛痰、化湿、消食等法。虚证者则应根据损及的脏腑及气血阴精亏虚的不同情况而补之，或养心安神，或补益心脾，或滋养肝肾。对于虚实夹杂者，则又当视虚实的偏重而虚实兼顾。

证治分类 见表1。

辨证施护 包括病情观察、生活起居护理、饮食护理、用药护理、情志护理、对症处理及健康教育几个方面。

病情观察 ①严密观察患者精神、情绪的变化，提高警惕，防止患者伤人、毁物和自伤行为的发生。②观察胸胁胀闷的时间、性质、程度、诱发因素、缓解方式等。③观察体温、脉搏、血压、呼吸、心率、饮食、睡眠、二便等情况，以判断病情的轻重缓急和病势的进退。

生活起居护理 ①病室环境整洁、安静，避免一切噪声，工作人员做到说话轻、操作轻，减少对患者的不良刺激。②空气新鲜，温湿度适宜，摆放些花草，避免放置刀具、绳索等危险品，光线宜暗，避免强光刺激。③患者起居有常，劳逸有度，保证有足够的睡眠时间，休息时少打扰，活动时不要人多嘈杂。④指导患者根据自身的年龄、喜好以及身体情况，选择适合自己的运动项目，如气功、健身操等，帮助制定工作、生活作息制度，既要遵守药物治疗规定，更要重视劳动锻炼。⑤辨证起居。气郁化火者，要避免室温过高，最好安排在阴凉舒适的病室；心神失养患者宜

表1 郁证的常见证型及辨证治疗

证型	临床表现	治法	方药
肝气郁结	精神抑郁，情绪不宁，胸部满闷，胁肋胀痛，痛无定处，脘闷嗳气，不思饮食，大便不调，苔薄腻，脉弦	疏肝解郁，理气畅中	主方：柴胡疏肝散加减 常用药物：柴胡、香附、枳壳、陈皮、郁金、青皮、苏梗、合欢皮、川芎、芍药、甘草等
气郁化火	性情急躁易怒，胸胁胀满疼痛，口苦而干，或头痛，目赤，耳鸣，或嘈杂吞酸，大便秘结，舌质红，苔黄，脉弦数	疏肝解郁，清肝泻火	主方：丹栀逍遥散加减 常用药物：柴胡、薄荷、郁金、制香附、当归、白芍、白术、茯苓、丹皮、栀子等
痰气郁结	精神抑郁，胸部闷塞，胁肋胀满，咽中如有物梗塞，吞之不下，咯之不出，苔白腻，脉弦滑	行气开郁，化痰散结	主方：半夏厚朴汤加减 常用药物：厚朴、紫苏、半夏、茯苓、生姜等
心神失养	精神恍惚，心神不宁，多疑易惊，悲忧善哭，喜怒无常，或时时欠伸，或手舞足蹈，叫骂喊叫等，舌质淡，苔薄白，脉弦细	甘润缓急，养心安神	主方：甘麦大枣汤加减 常用药物：甘草、小麦、大枣、郁金、合欢花、百合等
心脾两虚	多思善疑，头晕神疲，心悸胆怯，失眠健忘，纳差，面色不华，舌质淡，苔薄白，脉细	健脾养心，补益气血	主方：归脾汤加减 常用药物：党参、茯苓、白术、甘草、黄芪、当归、龙眼肉、酸枣仁、远志、茯苓、木香、神曲等
心肾阴虚	情绪不宁，眩晕，心悸，健忘，失眠，多梦，心烦易怒，五心烦热，盗汗，口咽干燥，或遗精腰酸，妇女则月经不调，舌红少津，脉细数	滋阴清热，镇心安神	主方：滋水清肝饮加减 常用药物：熟地黄、山药、山茱萸、茯苓、当归、丹皮、白芍、酸枣仁、柴胡、山栀、泽泻等

居宽敞明快、空气流通、色彩艳丽的房间；心肾阴虚者要注意劳逸结合，早睡早起，遗精者应注意摄生，节制房事。

饮食护理 ①以理气开郁，调畅气机为原则，宜清淡易消化，多食蔬菜水果，忌辛辣刺激、肥甘厚腻，烟酒之物。②安排合适的就餐环境，就餐时避免情志刺激，保持心情愉快。③辨证施食。肝气郁结、痰气郁结者，以理气疏肝解郁、化痰之品为宜，如玫瑰花、柑橘、梨、荸荠、柠檬、陈皮、茉莉花等，少食多餐，勿过饱；心神失养者，以养血安神之品为宜，如红枣桂圆汤、桂圆粥等；心脾两虚者，以滋养气血、补益心脾之品为宜，如桂圆、莲子、荔枝、大枣、黄芪粥、酸枣仁粥等；气郁化火者，以疏肝解郁、清肝泻火之品为宜，如芹菜、苦瓜、芥菜、苦丁茶、菊花茶等；心肾阴虚者，以滋养心肾为宜，如麦冬、西洋参、酸枣仁粥、银耳粥等。

用药护理 ①严格按照医嘱的剂量、时间和方法给药，不可随意增减或停用药物，注意观察药物的不良反应。②辨证施药：肝气郁结者，服柴胡疏肝散时避免与碳酸钙、硫酸镁、氢氧化铝等西药合用，以免降低药效；心脾两虚者中药汤剂应饭前温热服；气郁化火和阴虚火旺者，中药汤剂宜浓煎，少量频服，睡前凉服，服药期间忌饮浓茶、咖啡。

情志护理 郁证常因情志内伤引起，可应用安慰、诱导、暗示、解说、转移情绪等方法开导患者，使其情志怡悦，心情舒畅。①肝气郁结者，对事物较为敏感，护理人员态度要和蔼，每天抽出一定时间与患者交谈，多加说明和鼓励，培养乐观情绪。②气郁

化火者，采用言语诱导的方法转移患者的注意力，消除烦恼，以保持稳定和平的心态。③痰气郁结者，心胸多较狭窄，故平时说话时应谨慎，注意语调和用词，避免造成不必要的猜疑和错觉，指导患者学会自我排解。④心神失养者，应避免惊吓和过于兴奋、激动，必要时采用暗示疗法，对有消极言行者应热情关怀，提高警惕，防止伤人毁物或自伤行为的发生。⑤音乐疗法。根据郁证的证治分类进行辨证选乐，肝气郁结者可选听角式音乐曲目《江南丝竹乐》《百鸟朝凤》《卡门》等；心脾两虚者可选听《北国之春》《花好月圆》等；心肾阴虚者选听《小夜曲》《春江花月夜》寒；热错杂证者聆听宫调乐曲《秋湖月夜》。

对症处理 包括穴位按摩、耳穴贴压、穴位贴敷等。

穴位按摩 ①穴位：膻中、神阙、丰隆、三阴交。②方法：每穴点按2分钟。

耳穴贴压 ①穴位：心、神门、肾、皮质下为主穴，肝气郁结者加肝，痰气郁结者加三焦，心脾两虚加脾，心肾阴虚者加交感。②方法：每次选取2~3穴，每日按压数次，3~5日更换1次。

穴位贴敷 ①穴位：足三里、中脘、神阙穴、胃俞。②主要药物：丁香、沉香、六月菊等。③方法：将上述中药加入500ml水中煎煮30分钟后，依据需要加入适量淀粉、醋充分搅拌后制成药膏，取适量药膏均匀涂在规格为60mm×70mm的医用敷贴中央部位，贴敷于患者穴位，采用胶布固定，防止脱落，敷贴持续时间6~8小时，1次/天，干预3个月。

健康教育 ①避免诱发因素，

告知患者及家属情绪激动、忧思、恼怒等都是诱因，及时释放不良情绪，正确对待各种事物。②合理膳食。多食易消化、清淡、营养丰富的食品，如茯苓饼、山药等，避免辛辣刺激的食物，忌烟酒。③指导患者养成良好的生活习惯，生活起居有规律，劳逸适度，保证充足休息和睡眠。适当参加体力劳动及体育活动，如练八段锦、打太极拳等以调和气血。④指导患者自我心理调节，避免七情过激和外界不良刺激。正确认识和对待疾病，树立战胜疾病的信心和勇气，以利于疾病的康复。

(马秋平)

xiāokě hùlǐ

消渴护理（nursing of diabetes） 围绕消渴患者的护理问题，从病情观察、生活起居、饮食、用药、情志和对症处理等方面进行的全方位调护。消渴是以口渴多饮、多食易饥、多尿、乏力、消瘦，或尿有甜味为主要临床表现的病证。

讨论范围 凡现代医学的糖尿病、尿崩症、精神性多饮多尿症等，以多饮、多尿、多食为主要临床表现者，均属本病证的讨论范围，均可参考本证辨证施护。

病因病机 消渴之病因主要与禀赋不足、劳欲过度、饮食失节、情志失调等因素有关。其病位主要在肺、胃、肾，以肾为关键。病机总属阴虚燥热，以阴虚为本，燥热为标，两者互为因果，阴愈虚则燥热愈盛，燥热愈盛则阴愈虚。消渴病久，发生两种转变：一是阴伤气耗，阴损及阳，阴阳俱虚；二是内热伤津，血脉瘀滞。消渴的预后，因病情不一而异，病情严重或未及时护治，可累及多个脏腑，出现肺痨、雀

目、疮癣、痤痈、脱疽、真心痛、中风偏瘫、水肿等多种急慢性并发症。

辨证要点 ①辨病位。消渴病的"三多"症状多同时存在，但根据其表现程度的轻重不同，有上、中、下三消之分及肺燥、胃热、肾虚之别。若见烦渴多饮、口干舌燥、舌边尖红、苔薄黄、脉洪数者，多为肺燥，属上消；若见多食易饥、形体消瘦、大便干燥、苔黄、脉滑实有力者，多为胃热，属中消；若见尿频尿多、混浊如脂膏或尿甜、头晕耳鸣、皮肤干燥、瘙痒、舌红少苔、脉细数者，多为肾虚，属下消。②辨标本。本病以阴虚为本，燥热为标，主要根据病程长短、兼症及病情轻重进行辨证。若为初病，伴见口舌干燥，烦热，舌红苔黄，多为燥热；若病程较长，伴见口舌干燥，烦热多汗，头晕耳鸣，舌红少苔，多为阴虚与燥热并见；若为久病，以腰膝酸软，头晕耳鸣，舌红少苔，脉细数为主要表现，多为阴虚；若伴见腰膝酸软，四肢欠温，畏寒肢冷，舌淡而干，苔白，脉沉细无力，多为阴损及阳，阴阳两虚。

护治原则 以养阴生津、清热润燥为原则。根据病位的偏重不同，立足于肾，分别予以润肺、清胃、滋肾等方法。另外，由于本病常发生血脉瘀阻及阴损及阳等病变，应根据病情，合理选用活血化瘀、滋阴补阳、健脾益气等护治方法。

证治分类 见表1。

辨证施护 包括病情观察、生活起居护理、饮食护理、用药护理、情志护理、对症处理及健康教育几个方面。

病情观察 ①密切观察患者的口渴程度，饮水量、进食量、尿量及体重等变化，并做好记录。②定期监测患者的血糖、尿糖、尿比重、糖化血红蛋白及各项生化指标。③注意观察有无低血糖反应，如头晕、心慌、出汗、全身软弱无力等，应及时报告医生。④观察患者生命体征变化，视力、皮肤及全身情况，有无雀盲、眩晕、耳鸣、皮肤瘙痒、水肿等并发症的发生。⑤警惕出现头痛头晕、恶心呕吐、烦躁不安、皮肤干燥，或潮红、口渴、心慌，甚

或出现嗜睡、呼吸深快、呼气有烂苹果味等酮症酸中毒的变证，配合做好抢救工作。⑥注意观察患者足部皮肤温度、感觉、触觉等的变化。⑦注意观察使用胰岛素有无变态反应，如局部皮肤出现硬块、红晕、疼痛，或全身出现荨麻疹等，应及时报告医生。

生活起居护理 ①保持室内清洁，空气流通，顺应四时，防寒保暖，以免感冒诱发或加重病症。②保持口腔清洁，选用软毛牙刷，刷牙时动作轻柔。饭前饭后要用生理盐水或银花甘草液漱口。③指导患者注意皮肤和会阴部清洁，衣着宽松、棉质，勤换衣服。清洗皮肤时以温水为宜，避免用力擦搓。皮肤瘙痒者，指导患者洗澡忌用刺激性强的皂液，洗后皮肤涂抹润肤露；瘙痒甚者，遵医嘱予以清热燥湿洗剂，如苦参、苍术、黄柏、白花蛇草、连翘等煎汤外洗，亦可涂尿素乳膏防止皮肤干燥。④保持足部清洁，穿合适鞋袜，鞋底较厚而鞋内柔软无接缝，透气良好，浅色棉袜。坚持每日温水洗足，水温 37～40℃，不超过 10 分钟，及时擦

表 1 消渴的常见证型及辨证治疗

证型		临床表现	治法	方药
上消	肺热津伤	口渴多饮，口干舌燥，尿频量多，烦热多汗，舌边尖红，苔薄黄，脉洪数	清热润肺，生津止渴	主方：消渴方 常用药物：天花粉末、黄连末、生地黄汁、藕汁、葛根、麦冬、知母等
中消	胃热炽盛	多食易饥，口渴，尿多，形体消瘦，大便干燥，苔黄，脉滑实有力	清胃泻火，养阴增液	主方：玉女煎 常用药物：生石膏、知母、熟地黄、麦冬、牛膝等
	气阴亏虚	口渴引饮，能食与便溏并见，或饮食减少，精神不振，四肢乏力，体瘦；舌质淡红，苔白而干，脉弱	益气健脾，生津止渴	主方：七味白术散 常用药物：人参、茯苓、白术、甘草、木香、葛根、藿香、乌梅、砂仁、鸡内金等
下消	肾阴亏虚	尿频量多，混浊如脂膏，或尿甜，腰膝酸软，乏力，头晕耳鸣，口干唇燥，皮肤干燥、瘙痒，舌红苔少，脉细数	滋阴固肾，润燥止渴	主方：六味地黄丸 常用药物：熟地黄、山萸肉、山药、茯苓、泽泻、牡丹皮等
	阴阳两虚	小便频数，混浊如膏，甚至饮一溲一，面色黧黑，耳轮干枯，腰膝酸软，四肢欠温，畏寒肢冷，阳痿或月经不调，舌淡苔白，脉沉细无力	滋阴温阳，补肾固涩	主方：金匮肾气丸 常用药物：附子、桂枝、干地黄、山萸肉、山药、茯苓、泽泻、牡丹皮等

干，尤其注意擦干趾间，检查双脚有无破损、烫伤、水泡等，不宜用热水袋、电热器等直接暖足；避免赤足；勿自行修剪或用化学制剂处理胼胝；穿鞋前先检查鞋内有无异物或异常。定期足部穴位按摩，如涌泉、三阴交、足三里、阳陵泉等穴。⑤劳逸适度。根据自身情况选择合理的运动，如快步走、练太极拳、八段锦、骑自行车、游泳、爬楼梯等，时间安排在饭后1小时左右，以不感疲劳为度。⑥养成良好的排便习惯，保持大便通畅。⑦辨证起居。肾阴亏虚和阴阳两虚者，应注意休息，减少活动，节制房事。重症患者应卧床休息。

饮食护理 ①饮食控制是治疗消渴的基础，以合理控制总热能为原则。宜混合餐，细嚼慢咽，忌肥甘厚味、辛辣刺激之品，戒烟限酒。②辨证施食。肺热津伤者，以清热润肺、生津止渴为原则，宜食性凉之品，如银耳、麦冬、芦根、荸荠、枇杷等，可饮用五饮汁，忌辛辣之品；胃热炽盛者，以清胃泻火，养阴增液为原则，宜食苦寒之品，如苦瓜、马齿苋、乌梅、冬瓜、豆腐等，可食竹茹饮，忌肥甘厚腻之品；气阴亏虚者，以益气健脾、生津止渴为原则，宜食性平之品，如山药、鸡肉、胡萝卜、豆腐、黑木耳等，可食用野鸡羹；肾阴亏虚者，以滋阴固肾，润燥止渴为原则，宜食性平之品，如栗子、黑枸杞、黑豆、甲鱼、山药等，可食用桑葚醪；阴阳两虚者，以滋阴温阳，补肾固涩为原则，宜食温热之品，如羊肉、山药、韭菜、狗肉、虾仁等，可食用滋膵饮。

用药护理 ①遵医嘱用药，观察用药后反应；口服降糖药遵医嘱饭前或饭时第一口或饭后、定时、定量服用，防止低血糖发生，备水果糖以急用。②正确掌握短效、中效、长效胰岛素的使用方法，正确掌握胰岛素笔式注射器、二肽基肽酶4抑制剂笔式注射器或胰岛素泵的使用方法、部位选择、无菌操作及储药方法等。③中药汤剂根据证型宜饭后30分钟服；中西药之间间隔30分钟以上。注意部分中药的特殊用法，如人参宜另炖、砂仁宜后下。若服药后出现头晕、心慌、乏力、汗出、饥饿甚至神昏等，立即汇报医生并配合抢救。④辨证施药。肺热津伤、胃热炽盛者宜偏凉服；气阴亏虚、肾阴亏虚者宜温凉服；阴阳两虚证者宜温服。

情志护理 ①患者病程长易出现焦虑、悲观、恐惧等情绪，医务人员及家属应劝慰开导，解除其思想顾虑，使患者保持情绪平和。胃热炽盛、气阴亏虚者可聆听《秋湖月夜》《春江花月夜》等宫调乐曲；肺热津伤者可聆听《阳春白雪》《十五的月亮》等商调乐曲；肾阴亏虚、阴阳两虚者可聆听《梅花三弄》等羽调乐曲。②向患者宣传本病的有关知识，组织形式多样、寓教于乐的病友活动，开展同伴支持教育，介绍成功的病例，鼓励参与社会活动。培养有意义的兴趣和爱好，如练习书法、八段锦、太极拳、健身操、游泳等，增添生活乐趣，分散患者对疾病的注意力，使其心情愉快，情绪稳定。③可采用放松疗法，改变患者的认知。患者舒适地靠坐在沙发或椅子上，闭目减少视觉刺激；从足部开始，顺次从小腿、大腿、腹部、胸部、上肢直至头顶部使全身肌肉完全放松；鼻呼吸，要意识到自己在呼吸，当呼气时可静静默念

"一"，持续10~20分钟，每天放松1~2遍，睡前做1遍。

对症处理 消渴的常见症状有尿频量多，口干多饮，肢体麻木、挛急、疼痛，视物模糊等。

尿频量多处理 包括艾灸、耳穴贴压、刮痧等。

艾灸：多适合肾阴亏虚、阴阳两虚者。①穴位。脾俞、胰俞、肾俞、神阙、关元、中极、三阴交等。②方法。暴露施灸部位，下肢采用单孔艾灸盒，系好松紧带，将点燃的艾条端距离患者皮肤3~4cm，背部及腹部用大艾灸盒，施灸部位垫纱布棉垫。每天1次，每次15~25分钟（长期卧床、年老体弱、皮肤角质层薄弱者时间为15分钟）。

耳穴贴压：①耳穴。皮质下、内分泌、糖尿病点、脾、胰、肾等。②方法。每日不拘时按压，对按或向耳轮方向按压，以耐受为度，每4~5天更换1次。

刮痧：多适合风寒束表、风热犯表、暑湿伤表、阴虚感冒者。①刮拭部位。背部督脉循行线（大椎—至阳穴）、背部膀胱经循行线（大杼—肺俞穴，附分—膈关穴），肺经（云门—少商穴），大椎、肺俞穴。②刮拭方法。经脉直线刮拭，尽量拉长，穴位点压按揉，均以出痧为度；督脉用平补平泻法，其余经脉用泻法，从上到下、从内向外刮拭。③辨证刮痧。风寒束表者加风门穴；风热犯表者加尺泽、列缺穴；暑湿伤表者加下肢脾经循行线（阴陵泉—隐白穴），加脾俞、阴陵泉、尺泽穴；阴虚感冒者加膏肓、太溪穴。

口干多饮处理 包括穴位按摩、耳穴贴压等。

穴位按摩：①穴位。鱼际、太溪、中府、云门等。②方法。

患者采取放松、舒服姿势，暴露按摩处皮肤。选用点按法进行按摩，以透热为度，每次每穴1分钟，1日数次。

耳穴贴压：①耳穴。皮质下、内分泌、糖尿病点、脾、胰、三焦等。②方法。每日不拘时按压，对按或向耳轮方向按压，以耐受为度，每4~5天更换1次。

肢体麻木、挛急、疼痛处理 包括穴位按摩、中药泡洗、艾灸、穴位贴敷、中药离子导入等。

穴位按摩：①穴位。足三里、地机、太溪、涌泉等。②方法。患者采取放松、舒服的姿势，暴露下肢皮肤，冬季注意保暖。从趾尖开始向上按摩足部及下肢，采用点、按、揉等指法，进行柔和、平稳的按摩，至穴位有热麻酸胀感为止，每次每穴1分钟，1日数次。

中药泡洗：多适合气阴亏虚、肾阴亏虚、阴阳两虚者。①主要药物。红花、川芎、细辛、川牛膝、丁香、鸡血藤、桂枝等。②方法。水温以37~40℃为宜，水位没至三阴交穴位以上为宜，时间20~30分钟，每天1次，严防烫伤。

艾灸：多适合肾阴亏虚、阴阳两虚者。①穴位。足三里、三阴交、涌泉、地机等。②方法。温和灸，每穴3~5分钟，每天1次。

穴位贴敷：①穴位。脾俞、肾俞、足三里、三阴交、涌泉等。②主要药物。黄芪、丁香、柿蒂、鸡血藤、威灵仙、延胡索、葛根、当归、生地等。③方法。每次贴敷4~6小时，每天1次。

中药离子导入：多适合气阴亏虚、肾阴亏虚、阴阳两虚者。①穴位。取足三里、地机、太溪、涌泉等。②主要药物。川乌、草乌、白芥子、鸡血藤、川牛膝、红花、透骨草等。③方法。评估离子导入部位皮肤，将棉衬垫浸湿中药液后拧至不滴水为度，放在患处，并选择好正负电极，调节电流强度，如有不适及时调整电流强度。每次20~30分钟，每天1次。

视物模糊处理 包括中药眼部雾化、穴位按摩等。

中药眼部雾化：适合消渴伴视物模糊、目睛干涩者。①药物。遵医嘱选用活血化瘀类中药注射剂，如灯盏花素10mg，6~8ml生理盐水。②方法。将配制好的雾化液注入雾化器下半部中，与雾化器的上半部衔接好后出口处连接面罩，用空气导管一端连接中心供氧源或氧气筒，另一端插入喷雾器的底部接口。嘱患者尽量睁开双眼，将面罩佩戴在患者眼部，打开氧气调流量为2~4L/min，调节氧气流量灵活改善雾量大小。每天1次，每次15~20分钟。

穴位按摩：①穴位。睛明、丝竹空、四白、攒竹、鱼腰等。②方法。患者取坐位或仰卧位，双目微闭，用拇指或食指点按或点揉每穴，每穴1分钟，1日数次。

健康教育 ①消渴是终身疾病，需长期坚持治疗，提高自我管理能力，做好自我病情监测。学会规范监测血糖、尿糖、血压、体重、腰臀围等，养成良好的记录习惯；每3个月检查1次糖化血红蛋白、心电图，每6个月检查肝肾功能、血脂、尿微量蛋白等；每年至少筛查1次眼底、外周血管、周围神经病变及足部检查等；患者及家属掌握低血糖、酮症酸中毒的诱因、临床表现及应急救护措施；坚持服药，不擅自停用胰岛素及口服降糖药，了解药物可能出现的情况，注意有无不良反应；随身带低血糖急救卡，注明姓名、住址、病名、紧急第一联系人、紧急第二联系人、急救方法等，以便发生低血糖时给予及时抢救。②平衡膳食，定时定量进餐。根据身高、体重、年龄、体力活动强度，计算每日的总热量，合理分配餐次；伴有高血压、水肿者每日摄入盐量不超过2g；少食坚果类、油炸类食物及甜食；戒烟限酒。③选择合适的有氧运动方式，如太极拳、气功、八段锦、五禽戏、散步、快走、慢跑、游泳等；推荐每周行1~2次抗阻运动，如拉弹力绳、举哑铃、划船等，也可适当行平衡运动，如单腿站立等。运动选择在饭后1小时（第一口饭计时）左右，运动频率和时间为每周至少150分钟，如1周运动5天，每次30分钟，运动后脉搏宜控制在（170-年龄）次/分钟左右，以周身发热、微微出汗、微微气喘、精神愉悦为宜。④注意个人卫生，保持眼、口腔、会阴、皮肤等清洁干燥，勤洗澡、理发、平剪趾甲；内衣、鞋袜要柔软宽松；肢端要保暖。⑤注意调养情志，心境平和、乐观，避免七情过激和外界不良刺激，积极参与糖尿病教育等社会活动。

(管玉香)

tóutòng hùlǐ

头痛护理（nursing of headache） 围绕头痛患者的护理问题，从病情观察、生活起居、饮食、用药、情志和对症处理等方面进行的全方位调护。头痛是指因外感六淫或内伤杂病，致使脉络绌急或失养，清窍不利所引起的以患者自觉头部疼痛为主要临床表现的病证。

发病特点 头痛可单独出现，亦可见于多种急慢性疾病过程中。头痛是临床常见的自觉症状，有时亦是某些相关疾病加重或恶化的先兆。外感头痛者多有起居不慎，感受外邪的病史；内伤头痛者常有饮食不节，劳倦过度、房事不节、病后体虚等病史。

病因病机 头痛的病因包括外感与内伤两大类。外感多因六淫邪气侵袭，内伤多与情志失调、久病体虚、饮食不节、劳倦过度、跌仆损伤或久病入络等因素有关。外感头痛多因六淫之邪上犯清空，阻遏清阳，壅滞经络，络脉不通，不通则痛；内伤头痛多与肝、脾、肾三脏功能失调有关。

辨证要点 ①辨外感头痛与内伤头痛。主要根据发病情况和疼痛特点进行辨证。外感头痛因外邪致病，属实证，起病较急，一般痛势剧烈，多表现为掣痛、跳痛、灼痛、胀痛、重痛，痛无休止。内伤头痛以虚证或虚实夹杂证为多见，如起病缓慢，疼痛较轻，表现为隐痛、空痛、昏痛，痛势悠悠，遇劳加重，时作时止，多属虚证；如因肝阳、痰浊、瘀血所致属实证，表现为头昏胀痛，或昏蒙重痛，或刺痛钝痛，痛处固定，常伴有肝阳、痰浊、瘀血的相应证候。②辨头痛之相关经络。头后部，下连于项属太阳经头痛；前额部及眉棱骨属阳明经头痛；头之两侧，并连及耳属少阳经头痛；巅顶部位，或连目系属厥阴经头痛。

护治原则 以调神利窍、缓急止痛为基本原则。外感者宜祛邪活络，以祛风为主，兼以散寒、清热、祛湿；内伤头痛虚证者以滋阴养血、益肾填精为主，实证者以平肝、化痰、祛瘀为要，虚实夹杂者，酌情兼顾并治。

证治分类 见表1。

辨证施护 包括病情观察、生活起居护理、饮食护理、用药护理、情志护理、对症处理及健康教育几个方面。

病情观察 ①密切观察头痛的部位、性质、程度、发作时间及与气候、饮食、情志、劳倦等的关系，以辨别外感头痛和内伤头痛。②头痛兼发热者，应定时观察体温变化，观察发热与头痛的关系，如果身热已退，而头痛不减，或身热不退，头痛加重，

表1 头痛的常见证型及辨证治疗

证型		临床表现	治法	方药
外感头痛	风寒头痛	头痛起病较急，其痛如破，痛势较剧烈，常有拘急收紧感，连及项背，恶风畏寒，遇风尤剧，口不渴，苔薄白，脉浮紧	疏风散寒，止痛	主方：川芎茶调散 常用药物：川芎、荆芥、薄荷、羌活、细辛、白芷、甘草、防风等
	风热头痛	头痛而胀，甚则头痛如裂，发热恶风，面红目赤，口渴欲饮，便秘溲黄，舌尖红，苔薄黄，脉浮数	疏风清热，止痛	主方：芎芷石膏汤 常用药物：川芎、白芷、石膏、菊花、藁本、羌活等
	风湿头痛	头痛如裹，肢体困重，身热不扬，纳呆胸闷，小便不利，大便溏薄，苔白腻，脉濡滑	祛风胜湿，止痛	主方：羌活胜湿汤 常用药物：羌活、独活、川芎、蔓荆子、甘草、防风、藁本等
内伤头痛	肝阳头痛	头胀痛而眩，心烦易怒，夜眠不宁，或兼胁痛，面红口苦，舌红苔薄黄，脉弦有力	平肝潜阳，止痛	主方：天麻钩藤饮 常用药物：天麻、钩藤、石决明、川牛膝、桑寄生、杜仲、山栀、黄芩、益母草、朱茯神、夜交藤等
	肾虚头痛	头痛而空，眩晕耳鸣，腰膝酸软，神疲乏力，遗精带下，少寐，舌红少苔，脉细无力	养阴补肾，止痛	方药：大补元煎 常用药物：人参、炒山药、熟地黄、杜仲、枸杞子、当归、山茱萸、炙甘草等
	血虚头痛	头痛隐隐，绵绵不休，时时昏晕，面色少华，头晕，心悸失眠，遇劳加重，舌淡苔薄白，脉细弱	滋阴补血，止痛	主方：加味四物汤 常用药物：生地、当归、白芍、蔓荆子、川芎、黄芩、菊花、炙甘草等
	痰浊头痛	头痛昏蒙，胸脘满闷，呕恶痰涎，舌胖大有齿痕，苔白腻，脉滑或弦滑	化痰降逆，止痛	主方：半夏白术天麻汤 常用药物：半夏、白术、天麻、陈皮、茯苓、甘草、生姜、大枣等
	瘀血头痛	头痛经久不愈，痛如锥刺，痛处固定不移，日轻夜重，或头部有外伤史，舌紫或有瘀斑，苔薄白，脉细或细涩	活血化瘀，行气止痛	主方：通窍活血汤 常用药物：赤芍、川芎、桃仁、红花、麝香、老葱、鲜姜、大枣、酒等

甚至神志不清，为危重症；瘀血头痛，应定时测量生命体征，若头痛持续或加重，瞳孔散大，血压下降或增高，意识障碍等，应及时报告医生，做好急救准备。

生活起居护理 ①病室环境安静整洁、空气流通、光线柔和、温湿度适宜。②头痛较重时应卧床休息，待疼痛缓解后方可下床活动。③平时注意保证充足的睡眠，避免长时间用脑或思虑过度。④注意气候变化，及时增减衣被，防复感外邪而加重病情。⑤辨证起居。风寒头痛者，头部注意避风，可用毛巾包裹或戴帽，衣被适宜，避风寒，汗出时尤忌当风，以免复感风寒；风湿头痛者，病室温暖干燥；肝阳头痛者，病室光线偏暗；肾虚头痛者，注意避免劳累，保证足够的睡眠，尤应节制或禁房事；血虚头痛者，病室宜温暖，阳光充足；痰浊头痛者，病室温暖干燥、避免潮湿，头胀痛时，可采取半卧位。必要时协助生活护理，外出检查、如厕时需要有人陪同；瘀血头痛者，注意头部保暖，用毛巾裹扎，或戴柔软的帽子。

饮食护理 ①饮食以清淡、易消化为原则，注意补充营养，忌辛辣刺激、肥甘厚腻、动风之品，避免高脂食物、浓茶等。②辨证施食。风寒头痛者，以疏风散寒，缓急止痛为原则，宜食温热之品，如姜苏红糖茶、川芎糖茶、葱白萝卜汤、葱豉粥等；风热头痛者，以疏风清热，缓急止痛为原则，宜食味苦、性凉之品，如绿豆、藕粉、菊花水、鲜芦根水、西瓜、苦瓜等；风湿头痛者，以祛风胜湿止痛为原则，宜食芳香化湿之品，如荷叶粥、茯苓饼、杏仁霜、藿香芦根饮、苍耳子粥等；肝阳头痛者，以平

肝潜阳为原则，宜食低脂、低胆固醇清淡饮食，如海带、紫菜、淡菜、蚌肉、天麻鱼头汤、芹菜粥、菊花粥、夏枯草粥等，亦可用菊花、决明子泡水代茶；肾虚头痛者，以补肾填精为原则，宜删除核桃、黑芝麻、黑豆、甲鱼、紫河车、海狗肾、羊髓羹、猪髓羹等；血虚头痛者，以补益气血为原则，宜食猪肝、瘦肉、蛋类、红枣桂花茶、芝麻养血茶、参枣汤、黄芪粥、阿胶粥、桂圆红枣粥等；痰浊头痛者，以补益脾胃，化痰降浊为原则，宜食山药、莲子、桂圆、白萝卜、乳类、瘦肉、薏仁粥、莲米粥、杏仁霜等；瘀血头痛者，以清淡疏利、活血化瘀为原则，可以选用如川芎花茶、川芎酒、菊花醪等。

用药护理 ①遵医嘱用药，服药后注意休息，观察疗效及反应，做好记录。②顽固性头痛，可遵医嘱给服全蝎粉每次 0.5～1.0g、蜈蚣粉用量 1～3g，每次 0.6～1.0g，并注意观察药后反应。③辨证施药。风寒头痛者，中药汤剂不宜久煎，趁热服下，药后饮热粥或热饮料以助药力；风热头痛、风湿头痛者，中药汤剂宜武火快煎，偏温服；肝阳头痛、肾虚头痛、血虚头痛者，中药汤剂宜文火久煎，温服。

情志护理 患者容易产生急躁情绪，护理人员要耐心倾听患者的心声并给予支持，主动与患者交流，帮助其转移注意力；要了解患者的心理状态，察其苦忧、避其所恶、避其所喜，使患者达到精神内守、心境平和，解除情志郁结，保持平和乐观的心态，积极配合治疗和护理工作。

对症处理 包括穴位按摩、刮痧、热敷、药熨。

穴位按摩 多适合外感头痛

和内伤头痛。①穴位：印堂、头维、太阳、百会、四神聪、风池、风府、天柱、肩井、大椎。②手法：一指禅推法、按法、拿法、击法等。③辨证推拿：外感头痛可重点按揉肺俞、风门、拿肩井30次；风寒头痛可用小鱼际擦法直擦背部两侧膀胱经，以透热为度；风热头痛可按拿曲池、合谷穴，以酸胀为度，拍击两侧膀胱经，以皮肤微红为度；暑湿头痛除与风热头痛治法一致外，可提捏印堂及项部皮肤，以皮肤微红为度；内伤头痛的肝阳头痛可按揉肝俞、阳陵泉、太冲、行间，每穴约1分钟；血虚头痛按揉中脘、气海、关元、足三里、三阴交、膈俞，每穴约1分钟；痰浊头痛用一指禅推法推中脘、天枢穴，每穴约2分钟，按揉脾俞、胃俞、足三里、丰隆，每穴约1分钟；肾虚头痛按揉肾俞、命门、腰阳关、气海、关元、太溪，每穴1～2分钟，擦背部督脉、腰骶部，以透热为度；瘀血头痛分抹前额1～2分钟，按揉攒竹、太阳，每穴1～2分钟，指按揉合谷、血海、太冲，每穴1分钟，擦前额部，以透热为度。

刮痧 多适合风热头痛者。①部位和穴位：头部，风池、风府、大椎等穴。②方法：使用刮痧板或刮痧梳从前额发际处，即双侧太阳穴处向后发际处做有规律的单向刮拭，如梳头状。

热敷 多适合瘀血头痛者。①药物：红花、川芎、赤芍、当归。②方法：将药物置于布袋内，扎紧袋口，放入锅内，加适量清水加热煮沸数分钟，将毛巾在药液中浸透后拧干，外敷于头部，待毛巾偏温时，及时更换，一般换2～4次即可。

药熨 多适合瘀血头痛者。

①药物：红花、川芎、赤芍、当归等。②方法：将中药用白酒或食醋搅拌后炒热，装入布袋中，在头部来回推熨或平移。

健康教育 ①避免诱发本病的因素，如外感、劳累、情志刺激、饮食不节、跌仆外伤等。②养成良好的生活习惯，保证充足的睡眠。适当锻炼，增强体质。保持心情舒畅，情绪稳定，以减少头痛发作。③合理膳食，避免进食能诱发或加重头痛的食物。有高血压者应低盐饮食。④积极治疗头痛的原发病，并注意观察血压变化。

（闫 力）

bìzhèng hùlǐ

痹证护理 （nursing of arthromyodynia）

围绕痹证患者的护理问题，从病情观察、生活起居、饮食、用药、情志和对症处理等方面进行的全方位调护。痹证是由于风、寒、湿、热等邪气闭阻经络，影响气血运行，导致肢体筋骨、关节、肌肉等处发生疼痛、重着、酸楚、麻木，或关节屈伸不利、僵硬、肿大、变形等症状的病证。

发病特点 发病及病情的轻重常与劳累以及季节、气候寒冷、涉水淋雨、久居湿地及饮食不当有关。

讨论范围 凡风湿性关节炎、类风湿性关节炎、骨关节炎、风湿热、坐骨神经痛、骨质增生等，以痹证为主要临床表现者，均属本病证的讨论范围，可参考本病证辨证施护。

病因病机 痹证的病因既有劳逸不当、久病体虚、正气不足等因素，又可因感受风寒湿邪或风湿热邪所致。其中感受风、寒、湿邪各有所偏盛，而有行痹、痛痹、着痹之别。痹证初起或轻者，病位在肢体、皮肉、筋脉，久病或重者则深入筋骨、脏腑，且以心痹较为多见。痹证病机为邪气痹阻经脉。病理性质初起以邪实为主，久则虚实夹杂。

辨证要点 ①辨病邪和病性。痹证的证候特征因感受风、寒、湿、热邪的不同而表现不同。主要根据疼痛的特点，关节活动情况进行辨证。痹痛游走不定为行痹，属风邪盛；痛势较甚，痛有定处，遇寒加重为痛痹，属寒邪盛；关节酸痛、重着、漫肿为着痹，属湿邪盛；关节肿胀，肌肤焮红，灼热疼痛为热痹，属热邪盛。痹证日久，有痰重和淤重之别，若出现关节疼痛日久，肿胀局限，或见皮下结节者为痰重；若关节肿胀，僵硬，疼痛不移，肌肤紫黯或瘀斑者，多为瘀重。②辨证候虚实。主要根据病程以及主症进行辨证。若为新病，痹痛游走不定或痛有定处，或关节酸痛、重着，或关节灼热疼痛，多为风、寒、湿、热之邪侵袭，多属实证；若痹证日久，关节屈伸不利，肌肉瘦削，腰膝酸软，或有阳痿，遗精，五心烦热，则为气血耗伤，脏腑受损，肝肾不足，多为虚证；若病程缠绵，日久不愈，关节肌肉刺痛，固定不移，或关节僵硬，屈伸不利，伴胸闷痰多，眼睑浮肿等，为痰瘀互结，肝肾亏虚之虚实夹杂证。

护治原则 治疗应以祛邪通络止痛为基本原则，根据邪气的偏盛，分别予以祛风、散寒、除湿、清热、化痰、行瘀，兼顾"宣痹通络"。痹证的治疗，治风宜重视养血活血，即所谓"治风先治血，血行风自灭"；治寒宜结合温阳补火，即所谓"阳气并则阴凝散"；治湿宜结合健脾益气，即所谓"脾旺能胜湿，气足无顽麻"。久痹正虚者，应重视扶正，补肝肾、益气血是常用之法。

证治分类 见表1。

辨证施护 包括病情观察、生活起居护理、饮食护理、用药护理、情志护理、对症处理及健康教育几个方面。

病情观察 ①观察疼痛的部位、性质、程度及与气候变化的关系。②观察皮肤、汗出、体温、脉搏、舌象、伴随症状变化等，以辨别病邪的偏盛，了解关节是否有强直畸形、其活动受限的程度。③辨证观察。风湿热痹者，观察有无胸闷、心悸、水肿、脉结代等症状，以识别是否出现"心痹"重证。

生活起居护理 ①病室清洁干燥，阳光充足，空气流通，温度适宜，避免阴暗潮湿。注意保暖，随气候变化及时增衣添被。②急性期应卧床休息，减少关节活动。肢体疼痛可用软垫保护，采取舒适卧位，以减轻患者的疼痛。③患者睡硬板床为宜，注意经常变换卧位，同时保持关节功能位置，避免受压发生畸形。④病情稳定，疼痛减轻后，应鼓励和协助患者进行肢体活动。关节不利或强直者，应定时做被动活动，然后从被动到主动，由少而多，由弱而强，循序渐进，以加强肢体功能锻炼，恢复关节功能。⑤长期从事水上作业及出入冷库者，要尽量改善工作环境。⑥辨证起居。行痹者，病室应温暖向阳，避风干燥；痛痹者，病室温度可稍高，阳光充足；着痹者，病室宜温暖而通风干燥，避免阴暗潮湿；风湿热痹者，病室宜凉爽，温度不宜过高。

饮食护理 ①饮食应以高热量、高蛋白、高维生素、易消化、祛邪通络为原则，忌生冷、肥甘

表 1 痹证的常见证型及辨证治疗

证型		临床表现	治法	方药
风寒湿痹	行痹	肢体关节、肌肉疼痛酸楚，屈伸不利，可涉及肢体多个关节，疼痛呈游走性，初起可见恶风、发热等表证，舌苔薄白，脉浮或浮缓	祛风通络，散寒除湿	主方：防风汤 常用药物：防风、当归、赤茯苓、杏仁、黄芩、秦艽、葛根、麻黄、肉桂、生姜、甘草、大枣等
	痛痹	肢体关节疼痛，痛势较剧，痛有定处，遇寒则痛甚，得热则痛缓，关节屈伸不利，局部皮色不红，触之不热，舌质淡，苔薄白，脉弦紧	散寒通络，祛风除湿	主方：乌头汤 常用药物：川乌、麻黄、芍药、黄芪、甘草等
	着痹	肢体关节、肌肉酸楚、重着、疼痛，肿胀散漫，关节活动不利，肌肤麻木不仁，舌质淡，苔白腻，脉濡缓	除湿通络，祛风散寒	主方：薏苡仁汤 常用药物：薏苡仁、川芎、当归、麻黄、桂枝、羌活、独活、防风、川乌、苍术、甘草、生姜等
风湿热痹（热痹）		游走性关节疼痛，可涉及1个或多个关节，活动不便，局部灼热红肿，痛不可触，得冷稍舒，可有皮下结节或红斑，常伴有发热、恶风、汗出、口渴、烦躁不安等全身症状，舌质红，苔黄或黄腻，脉滑数	清热通络，祛风除湿	主方：白虎加桂枝汤合宣痹汤。前方以清热宣痹为主，适用于风湿热痹，热象明显者；后方重在清热利湿，宣痹通络，适用于风湿热痹，关节疼痛明显者 常用药物：知母、甘草、石膏、桂枝、防己、杏仁、薏苡仁、滑石、赤小豆等

厚腻之品。②痹证急性期特别是兼有发热时，饮食应以清淡为主，久病正气亏虚时可适当滋补。③辨证施食。风寒湿痹者，宜食温热食物，忌食生冷之品。行痹者，以祛风除湿为原则，如豆豉、丝瓜、蚕蛹、荆芥粥、葱头粥等，可常饮用药酒，如五加皮酒、国公酒、木瓜酒、蛇酒等。可以服用药膳"防风苡米煎"；痛痹者，以温经散寒通络为原则，如食当归羊肉汤、狗肉粥，或加用茴香、桂枝、生姜、花椒等调料，可食用药膳"附片蒸羊肉"等；着痹者，以健脾祛湿为原则，如食扁豆、茯苓粥、车前饮、赤小豆粥、鳝鱼、鲤鱼等；风湿热痹者，以清热疏利为原则，如芹菜、绿豆、马兰头、苋菜、冬瓜、香蕉、苦瓜、菊花茶等，忌辛辣刺激、煎炒、油腻和烟酒等食品。

用药护理 ①严格按医嘱给药，并严密观察用药后的反应。②应用生川乌、草乌、附子等有毒性的药物时，应从小剂量开始，逐渐增加，并须先煎乌头30~60

分钟后，再与其他药物合煎。服药方法，取药汁加蜂蜜稍煎，分两次温服。服药后要加强巡视，观察有无毒性反应，如发现患者唇舌发麻、头晕、心悸、脉迟、呼吸困难、血压下降等症状时则为乌头中毒反应，应立即停药，并报告医生及时抢救。③应用全蝎、蜈蚣等药性峻猛、毒副作用较大的虫类药物，可研末装入胶囊内吞服。④辨证施药。行痹者，可用热粥或黄酒为引，以助药力；着痹者，服药后加服薏苡仁粥以除湿和胃。

情志护理 不良情绪可导致疼痛加重，故应加强情志护理，关心、体贴、耐心帮助患者，减轻患者的心理压力，使患者情绪稳定、心境良好、精神放松，树立战胜疾病的信心。痹证病程较长，缠绵难愈，加之还需要一定时间的绝对卧床休息，生活自理困难，患者易出现情绪消沉、忧思抑郁，甚至悲观失望，应积极给予情志疏导，消除悲观忧伤的情绪，增强信心，积极配合治疗。

对症处理 对关节疼痛的对症处理包括穴位按摩、局部温热疗法、中药贴敷。

穴位按摩 多适合于行痹、痛痹、风湿热痹者。①穴位：行痹和痛痹者，上肢可取肩髃、曲池、尺泽、合谷、外关穴，下肢可取环跳、阳陵泉、足三里、三阴交、膝眼、委中、风市穴；着痹者，可加用足三里、商丘等穴位以振奋脾土化湿；风湿热痹见发热者，可按摩曲池、大椎、合谷等穴。②方法：采取按法、摩法、点法、推法、拿法、揉法、拍打法等。

局部温热疗法 多适合痛痹者。包括隔姜灸、悬壶电艾灸、中药熏蒸等方法。①隔姜灸：可选取足三里、肾俞、阿是穴，每次每穴各灸3壮，隔日1次，30天为1个疗程。②悬壶电艾灸：将悬壶调至病变部位上方，用悬壶下边的布覆盖病变部位，调整好时间、温度、风力，一般每次30分钟（具体温度、风力因人而异，以患者舒适为主），1天2次。

③中药熏蒸：可采用红花、当归、炙川乌、草乌、透骨草、秦艽、狗脊、伸筋草、丹参、防风、田七、羌活、独活、骨碎补等药物，将药物制成药袋，放入熏蒸床下的熏蒸锅内清水煮沸，熏蒸时间一般每次30分钟。

中药贴敷 可用于风寒及风热湿痹者。①风寒湿痹者可用生川乌、生半夏、生南星各15g，肉桂、樟脑各10g，共研细末，每次取适量摊在普通膏药中，敷贴患处，此外还可贴狗皮膏、麝香止痛膏或伤湿止痛膏等。②风湿热痹者，可用青敷膏、双柏散、金黄散、四黄散等外敷，以消肿止痛，也可用活地龙10余条，加白糖适量捣烂，敷红肿处，以达清热解毒之功。

健康教育 ①避免诱发本病的原因，如季节变化、受寒着凉、涉水冒雨、汗出当风、久居湿地等，注意防寒保暖，改善生活及工作环境，保持室内干燥、阳光充足。②积极防治外感疾病，如感冒、扁桃体炎、牙龈炎等。③加强体育锻炼，如八段锦、太极拳等，以增强体质。加强肢体功能锻炼，防止痹证的发生或迁延复发。

（闫 力）

wàikē bìngzhèng hùlǐ

外科病证护理（nursing of surgical medicine diseases and syndromes）

用中医理论阐述外科所属病证的病因病机及其辨治规律，并采用辨证施护的方法对患者进行针对性的调护。

中医外科常见病证包括疮疡与周围血管病证、乳房与肛门病证和皮肤病证。外科病症护理围绕常见病证分别从发病特点、讨论范围、病因病机、辨证要点、护治原则、证治分类、辨证施护、健康教育等方面进行阐述，为患者提供病情观察、生活起居、饮食、用药、情志、对症处理等方面的调护。

（王秋琴）

rǔyōng hùlǐ

乳痈护理（nursing of acute mastitis）

围绕乳痈患者的护理问题，从病情观察、生活起居、饮食、用药、情志和对症处理等方面进行的全方位调护。乳痈是由热毒侵入乳房所引起的一种急性化脓性疾病，临床以乳房局部结块，红肿热痛，伴有恶寒发热等全身症状为主要特征。

发病特点 乳痈好发于产后3~4周的哺乳期妇女，尤以初产妇多见，也可在妊娠期，或非哺乳期及非妊娠期发生。根据发病时期的不同，在哺乳期发生的称"外吹乳痈"，在妊娠期发生的称"内吹乳痈"，在非哺乳期和非妊娠期发生的称"不乳儿乳痈"。临床上以外吹乳痈最为常见。

讨论范围 凡急性乳腺炎，以乳房局部结块，红肿热痛，伴有全身发热为主要表现者，均可参考本证辨证施护。

病因病机 乳痈之病因主要是乳汁淤积、情志失调、饮食不节、感受外邪等。病位在乳房，与肝、胃等脏腑密切相关。乳痈病机为肝郁气滞、胃经郁热、结于乳络。病理性质有虚有实，但以实证、热证为主，多因乳汁阻塞乳管或外邪入侵而成；虚者因产后正气未复，而表现为气虚、血虚。乳痈大多数病程较短，预后良好；但若治疗不当，也会使病程迁延，形成传囊乳痈、乳漏。

辨证要点 ①辨初起、成脓期与溃后期。如乳房局部肿胀疼痛，或有结块，伴有压痛，皮肤不热或微热，皮色不红或微红，全身症状不明显，为乳痈初起；如患乳肿块不消或渐增大，呈持续性剧痛或搏动性疼痛，伴有明显的触痛，皮肤灼热，皮色焮红，并明显伴有壮热、口渴、便秘等全身症状，为乳痈成脓期；如急性脓肿成熟后，自行破溃出脓，或手术切开排脓，若脓出通畅，则局部肿消痛减，寒热渐退，疮口逐渐愈合，此为溃后期。②辨证候虚实。乳头与腺体的发育正常，分泌及哺乳则通畅，乳头的凹陷，乳腺管的迂曲，分泌物及乳汁沉积于乳管中聚集成块，郁热于内而见皮肤红肿疼痛，多属本虚；而七情内伤，引起的肝气郁结，乳络失疏或肝郁脾虚，痰浊内蕴，阻于乳络，久蕴成块；冲任失调，络脉失和，气血不足；外感邪实，湿热相蒸，热腐脓成，溃后成瘘，久不敛口等多属于标实。

护治原则 治疗乳痈应分期治疗。未成脓者，以清热解毒、理气消肿为主；成脓者，以通乳散结，托毒外出为主；溃后期，以调和营血，消散瘀滞为主。治疗以"通"为大法，并辅以疏肝理气，通腑泄热之品。

证治分类 见表1。

辨证施护 包括病情观察、生活起居护理、饮食护理、用药护理、情志护理、对症处理及健康教育几个方面。

病情观察 ①密切观察痈的疮形、肿势、色泽、脓液、疼痛和全身症状的变化，以辨别乳痈的证候分期。②定时测量体温，做好记录。③在溃后期要观察脓液的量、色、质、气味，注意是否有袋脓、传囊乳痈、乳漏的出现；若溃后脓出不畅，肿势不消，疼痛不减，身热不退，可能形成袋脓，或脓液波及其他乳络形成

表 1　乳痈的常见证型及辨证治疗

证型	临床表现	治法	方药
气滞热壅	乳汁瘀积结块，皮色不变或微红，皮肤不热或微热，肿胀疼痛，或伴有恶寒发热，头痛，全身感觉不适，口渴，便秘，苔薄，脉数	疏肝清胃，通乳消肿	主方：瓜蒌牛蒡汤 常用药物：瓜蒌仁、牛蒡子、天花粉、黄芩、山栀、金银花、连翘、皂角刺、青皮、陈皮、柴胡、生甘草等
热毒炽盛	患乳肿块不消或逐渐增大，乳房肿痛加重，皮肤焮红灼热，肿块变软，有应指感，或脓出不畅，红肿热痛不消，有"传囊"现象，壮热，口渴，便秘溲赤，舌红，苔黄腻，脉洪数	清热解毒，托里透脓	主方：透脓散 常用药物：黄芪、穿山甲、川芎、当归、皂角刺等
正虚毒恋	溃脓后乳房肿痛虽轻，但疮口脓水不断，脓汁清稀，愈合缓慢或形成乳漏，全身乏力，面色少华，或低热不退，饮食减少，舌淡，苔薄，脉弱无力	益气和营托毒	主方：托里消毒散 常用药物：人参、川芎、白芍、黄芪、当归、白术、茯苓、金银花、白芷、甘草、连翘、陈皮等

传囊乳痈，亦有溃后乳汁从疮口溢出，久治不愈，形成乳漏。

生活起居护理　①保持病室的空气新鲜，环境整洁，光线柔和，经常打开门窗，通风换气。②病室安静，医护人员做到说话轻、走路轻、关门轻、操作轻，减少对患者的不良刺激。③保持足够的休息和睡眠，避免劳累。④保持口腔、皮肤的清洁，可用淡盐水或金银花煎水漱口。⑤暂停哺乳，定时用吸乳器吸尽乳汁，防止乳汁瘀积。⑥使用三角巾或宽松的胸罩托起患乳，减少上肢活动。⑦保持大便通畅，可进行腹部顺时针按摩。⑧辨证起居。热毒炽盛者，病室温度宜稍低；正虚毒恋者，病室宜阳光充足，随气候变化增减衣被，在病室通风换气前宜先穿衣盖被，而后通风，时间不宜太长，以防受凉感冒。

饮食护理　①给予清淡、低脂肪、易消化、富营养、益胃生津为原则。忌辛辣油腻及鱼腥之物，如肥肉、烟酒、鱼虾等。②鼓励患者多饮汤水，使乳源充足又不致使乳汁浓稠难出。③辨证施食。气滞热壅者，以疏肝清胃、通乳消肿为原则，可食白萝卜、白菜等，亦可用厚朴花 3~5g 泡水代茶饮以行气消肿止痛；热毒炽盛者，以清热解毒、托里透脓为原则，可食鲜蒲公英、绿豆、马齿苋等，可饮蒲公英茶；正虚毒恋者，以益气合营托毒为原则，可食鸡蛋、鱼肉、豆制品、牛奶等，亦可将红枣 10 枚，鲜山药 100g，粳米 200g 加水适量煮粥，日 2 次服食，连服 5 日。

用药护理　①遵照医嘱的时间、剂量和方法给药，注意观察药物的不良反应。②疼痛剧烈者，可遵医嘱予镇静止痛药物，并观察用药后疗效。③服用中药断乳时，记录断乳时间。④断乳可用炒麦芽 500g，煎水代茶饮，连服 3 日。刚开始断乳时乳房可能发生胀痛，此时应忍痛克服，不要再挤奶，否则挤空后会再生乳汁，影响回乳效果。⑤辨证施药。气滞热壅、热毒炽盛者中药汤剂宜稍凉服；正虚毒恋者中药汤剂宜早晚温服，服药期间忌饮浓茶。

情志护理　乳房为肝经所布，乳汁的正常分泌与肝气条达有着紧密的联系。情志不畅，肝气不舒而致乳络不通，气血瘀滞，壅结而成乳痈。因此保持心情舒畅，使肝气条达通顺尤为重要。患者多为初产妇，对疼痛忍受度低，思想顾虑较多，情绪容易低落；另外不能正常授乳而情绪急躁。所以应加强情志护理，多与患者及其家属沟通交流，了解思想动态，护理要细心体贴，劝其有耐心，勿急躁，帮助患者合理安排好孩子的饮食以代母乳，以解除患者后顾之忧，避免过度紧张、忧虑悲伤的情绪，保持愉悦良好的心态配合治疗。

对症处理　包括中药贴敷、艾灸、耳穴贴压等。

中药贴敷　多适合气滞热壅、正虚毒恋而疼痛者。①主要药物：气滞热壅者，可用金黄膏或玉露膏外敷；或用鲜菊花叶、鲜蒲公英、仙人掌去刺捣烂外敷；或用六神丸研细末与适量凡士林调敷。正虚毒恋者，可用八二丹或九一丹提脓拔毒，并用药线引流，外敷金黄膏；待脓净仅有黄稠滋水时，改用生肌散收口，并可用红油膏或生肌玉红膏盖贴。②方法：根据敷药面积，将药物均匀平摊于大小合适的棉垫或纱布上，厚度以 2~5cm 为宜，涂布范围应超出病灶 2~3cm，然后贴敷在结块明显的点位，用医用胶布固定，松紧适宜，每日 1 次。

艾灸　多适用于未成脓而疼

痛者。①穴位：期门、足三里（双侧）、乳根（患侧）、膻中等。②方法：用艾条悬灸 10~20 分钟，每日 2 次。施灸过程中需观察患者局部皮肤及病情变化，询问患者有无不适，防止艾灰脱落。

耳穴贴压　具有调达气机、化痰利湿、疏通乳房经脉的作用。①部位：耳部取胸、胃、肝、乳腺、三焦、神门等反射区。②方法：双耳交替，每次贴 1 耳，每日自行按压 3~5 次，每次每穴 1~2 分钟。

健康教育　①指导患者按需哺乳，哺乳后排空剩余乳汁；高热或脓肿形成时停止哺乳。②保持乳房及乳头清洁，如出现乳头皲裂，可用蛋黄油、麻油或橄榄油外涂。③哺乳期间应保持心情舒畅，情绪稳定。饮食宜清淡、易消化、富营养，少食肥甘厚腻之品；忌食海腥发物、辛辣炙煿之品。④注意休息，保证充足睡眠，可用宽松的胸罩或三角巾托起患乳。⑤怀孕 6 个月后，用木梳沿乳腺导管方向梳理，可预防乳痈。

（徐桂华）

zhìbìng hùlǐ
痔病护理（nursing of hemorrhoid）
围绕痔病患者的护理问题，从病情观察、生活起居、饮食、用药、情志和对症处理等方面进行的全方位照顾和管理。痔是直肠末端黏膜下和肛管皮下的静脉丛发生扩大、曲张所形成的柔软的静脉团的病证。

发病特点　本病是临床常见病、多发病，多见于成年人。根据发病部位的不同，可分为内痔、外痔和混合痔。发生在肛门齿状线以上，以便血为主症的为内痔；发生在齿状线以下，以肛门坠胀、疼痛和异物感为主症的为外痔；

两者同时发生的为混合痔。

讨论范围　凡内痔、外痔、混合痔等，以便血和/或痔核脱出为主要表现者，均可参考本证辨证施护。

病因病机　痔的病因有外感、劳累过度、饮食不节、情志内伤、妊娠多产、大便失调等。病位在肛门和直肠，与脾、肺、胃、肾等脏腑关系密切。痔的病机为气血湿热郁滞于肛门脉络。病理性质为本虚标实证，脏腑本虚，气血亏损是发病基础，而外感、劳累、饮食、情志等为诱因。若早期诊断治疗者，正气较强，病情较轻，一般预后良好；若病情较重，正气不足，可见贫血等并发症。

辨证要点　辨虚实：主要根据病势、兼症、便血特点等进行辨证。如症见下血色鲜，或便前便后，或量多量少，或如射如滴，可辨为实证；如症见下便血色淡而清，或晦而不鲜，可辨虚证。若出现痔核的增大，可出现脱出，如见痔核脱出不纳，肛门有下坠感，伴有气短懒言，食少乏力，舌质淡红，脉弱无力者，可辨为气虚；若出现痔核脱出，伴有头晕目眩，面白，心悸，唇舌色淡，脉细者，可辨为血虚。

护治原则　以补虚泻实，去除诱因，调整脏腑功能为原则。实证宜泻其有余，可采用清热、利湿、祛瘀等；虚证可补其不足，如益气、健脾等。

证治分类　见表 1。
辨证施护　包括病情观察、生活起居护理、饮食护理、用药护理、情志护理、对症处理及健康教育几个方面。

病情观察　①了解患者有无排便困难和肛门疼痛，观察疼痛部位、性质、强度、伴随症状和

持续时间。②了解患者便血时是否大便表面带鲜血或是便后滴血、喷血，观察便血量的多少，有无黏液。便血发作的次数，是否伴有头晕、乏力等症状。③了解患者排便后有无肿块脱出，能否自行回纳，是否需用手推回。询问患者肛门是否有瘙痒感，是否有肿物嵌顿史。④观察痔核的大小、有无脱出、表面是否糜烂或坏死。⑤观察患者的生命体征变化。若出血量多出现面色苍白、脉搏加快、血压下降、头晕、心慌等，及时报告医师，协助处理。

生活起居护理　①保持病室的空气新鲜，环境安静整洁，温度 18~22℃，湿度 50%~60%。②协助患者取舒适体位，避免久坐、久站。③劳逸适度，出血量较多伴有贫血的患者宜卧床休息，减少活动。④宜穿干净、柔软、宽松、透气性好的纯棉内裤，不宜穿化纤内裤。⑤使用柔软手纸，以免局部摩擦引起疼痛不适，便后用温水坐浴。⑥保持大便畅通，排便时勿久蹲及努挣。⑦辨证起居：风热肠燥者，病室宜通风、凉爽；风伤肠络者，病室宜凉爽；湿热下注者，病室宜凉爽，避免湿热环境；气滞血瘀者，"寒则气滞""寒则血凝"，病室宜偏温，注意保暖；脾虚气陷者，室温可稍高，避免劳累，多休息。

饮食护理　①以易消化、富营养、促进大便通畅、健脾益气为原则。②宜多吃蔬菜、水果，多饮开水，忌食辛辣、香燥、海腥发物、刺激性食物及肥腻之品，如肥肉、鱼虾、辣椒、酒等。③辨证施食。风热肠燥者，以清热凉血为原则，宜食味苦、性凉之品，如苦瓜、芹菜等，食疗方可选用槐花饮（槐花 10g，粳米 30g，赤砂糖 5g）；湿热下注者，

表 1　痔病的常见证型及辨证治疗

证型		临床表现	治法	方药
内痔	风热肠燥	大便带血，滴血或喷射状出血，血色鲜红，大便秘结或有肛门瘙痒感，舌红，苔薄黄，脉浮数	清热凉血，祛风润燥	主方：凉血地黄汤 常用药物：归尾、生地、赤芍、黄连、枳壳、黄芩、槐角、地榆、荆芥、升麻、天花粉、甘草、生侧柏等
	湿热下注	便血色鲜红，量较多，肛内肿物外脱，可自行回纳，肛门灼热，重坠不适，苔黄腻，脉弦数	清热利湿止血	主方：脏连丸 常用药物：猪大肠、黄连、黄芩、地黄、赤芍、当归、槐角、槐花、荆芥穗、地榆炭、阿胶等
	气滞血瘀	肛内肿物脱出，甚或嵌顿，肛管紧缩，坠胀疼痛，甚则内有血栓形成，肛缘水肿，触痛明显，舌质红，苔白，脉弦细涩	行气活血，逐瘀通络	主方：止痛如神汤 常用药物：秦艽、防风、苍术、黄柏、泽泻、槟榔、桃仁、皂角、当归、熟大黄等
	脾虚气陷	肛门松弛，内痔脱出不能自行回纳，需用手还纳，便血色鲜或淡，伴头晕，气短，面色少华，神疲自汗，纳少便溏，舌淡，苔薄白，脉细弱	补中益气，升阳举陷	主方：补中益气汤 常用药物：黄芪、人参、白术、陈皮、炙甘草、当归、升麻、柴胡等
外痔	湿热下注	便后肛缘肿物隆起不缩小，坠胀明显，甚则灼热疼痛，便秘溲赤，舌红，苔黄腻，脉滑数	清热利湿，活血散瘀	主方：萆薢渗湿汤合活血散瘀汤 常用药物：萆薢、薏苡仁、茯苓、丹皮、泽泻、通草、滑石、黄柏等
	血热瘀结	肛缘肿物凸起，其色暗紫，疼痛剧烈难忍，肛门坠胀，伴口渴便秘，舌紫，苔薄黄，脉弦涩	清热凉血，散瘀消肿	主方：凉血地黄汤合活血散瘀汤 常用药物：生地黄、当归、赤芍、地榆、槐角、黄连、川芎、苏木、牡丹皮、枳壳等
混合痔	风伤肠络	大便带血，滴血或喷射状出血，血色鲜红，大便秘结或有肛门瘙痒，舌质红，苔薄黄，脉数	清热凉血祛风	主方：凉血地黄汤 常用药物：归尾、生地、赤芍、黄连、枳壳、黄芩、槐角、地榆、荆芥、升麻、天花粉、甘草、生侧柏等
	湿热下注	便血色鲜，量较多，肛内肿物外脱，可自行回纳，肛门灼热，重坠不适，舌质红、苔黄腻，脉弦数	清热利湿	主方：脏连丸 常用药物：猪大肠、黄连、黄芩、地黄、赤芍、当归、槐角、槐花、荆芥穗、地榆炭、阿胶等
	气滞血瘀	肛内肿物脱出，甚或嵌顿，肛管紧缩，坠胀疼痛，甚则内有血栓形成，肛缘水肿，触痛明显，舌质黯紫，苔白，脉弦细涩	理气活血	主方：止痛如神汤 常用药物：秦艽、防风、苍术、黄柏、泽泻、槟榔、桃仁、皂角、当归、熟大黄等
	脾虚气陷	肛门松弛，似有便意，内痔脱出不能自行回纳，需用手法回纳，便血色鲜或淡，伴头晕、气短、面色少华、神疲自汗、纳少、便溏等，舌淡，苔薄白，脉细弱	益气养血	主方：补中益气汤 常用药物：黄芪、人参、白术、陈皮、炙甘草、当归、升麻、柴胡等

以清热利湿为原则，宜食味甘、性寒之品，如西瓜、黄瓜、冬瓜、绿豆等；气滞血瘀者，以理气通络、活血化瘀为原则，如甘橘、萝卜、山楂、玫瑰花等，食疗方可选用玫瑰花茶、桃仁粥（桃仁10~15g，粳米50~100g，先将桃仁捣烂如泥，加水研汁去渣，同粳米煮为稀粥）等；脾虚气陷者，以益气养血为原则，如茯苓、山药、薏苡仁、鸡肉、猪肝等，食疗方可选用菠菜粥（菠菜250g，粳米50g）。

用药护理　将中药制成油膏剂型，涂抹于肛周患处，厚薄均匀，范围超出患处 1~2cm，以发挥药效达到祛风除湿、解毒消肿、止痒镇痛的作用，如红油膏、白玉膏、黄柏膏等。涂药后观察局部及全身的情况，如出现丘疹、瘙痒、水泡或局部肿胀等过敏现象，停止用药，将药物擦洗干净并报告医生，配合处理。

情志护理　①指导患者保持心情舒畅，避免烦躁、焦虑等不良情绪。②多与患者沟通，了解其心理状态，调畅情志。对于易怒焦躁的患者，可指导其进行冥想放松，听音乐如《高山流水》《渔舟唱晚》等曲目。

对症处理　症状主要是肛周疼痛，对症处理包括中药熏洗、经穴推拿、中药涂药。

中药熏洗　多适合湿热下注、血热瘀结者。①部位：肛周部位。②主要药物：忍冬藤、苦参、黄柏、五倍子、蛇床子、地瓜藤等。③方法：采用中药煎汤后加水至3000ml，先坐于熏洗架上进行肛周熏蒸，20～30分钟，水温43～46℃，待水温降至35～40℃，用纱布或毛巾淋洗患处，或用手轻拨药液产生震水波，每日2次。

经穴推拿　多适合风热肠燥、湿热下注而便秘者。①穴位：取天枢、中脘、关元、足三里、上巨虚等穴。②方法：拇指屈曲垂直下压，以点、按、揉的方式按摩，一般宜在饭后1～2小时进行，每个穴位施术1～2分钟，以局部穴位透热为度，每日1～2次。

中药涂药　多适合气滞血瘀、脾虚气陷而肿物脱出者。①部位：肛周肿物脱出处。②主要药物：消痔膏（主要成分：冰片、煅田螺壳、橄榄壳、凡士林等）。③方法：用生理盐水棉球清洁皮肤，将配制的药物用棉签或涂药板涂擦至患处皮肤表面，厚薄均匀，以2～3mm为宜，范围超出患处1～2cm为宜，用无菌敷料覆盖，胶带包扎、固定，观察局部皮肤情况，有无过敏现象，每日1～2次。

健康教育　①养成良好的生活习惯，作息有规律，勿过度劳累，戒烟酒。②饮食宜清淡易消化，保证充足的水分、忌食辛辣刺激、炙煿之品及海鲜等发性食物，勿暴饮暴食。③养成良好的排便习惯，排便时勿久蹲、久坐，勿看手机，勿努责。④便后用温水清洗肛门，保持肛周皮肤清洁。④经常做提肛运动，有助于瘀血消散，升提中气。方法：深吸气时收缩并提肛门，呼气时将肛门缓慢放松，一收一放为1次；每日晨起及睡前各做20～30次。

(徐桂华)

shéchuànchuāng hùlǐ

蛇串疮护理 （nursing of snake strand sore）

围绕蛇串疮患者的护理问题，从病情观察、生活起居、饮食、用药、情志和对症处理等方面进行的全方位调护。蛇串疮是一种皮肤上出现成簇水疱，呈带状分布，痛如火燎的急性疱疹性皮肤病。因皮损状如蛇行，故名蛇串疮；又因常发于腰肋间，故又称缠腰火丹；本病在古代文献中还被称为火带疮、蛇丹、蜘蛛疮等。临床常突然发病，皮肤上出现红斑、水疱或丘疱疹，集簇成群，排列成带状，沿一侧周围神经分布区出现，局部刺痛或伴淋巴结肿大。

发病特点　好发于春秋季节，多见于成年人，愈后极少复发。

讨论范围　现代医学的带状疱疹，属本病证的讨论范围，可参考本证辨证施护。

病因病机　蛇串疮的病因包括情志内伤，饮食不节，感染毒邪。病位在肌肤，与肝、脾有关。病机为湿热毒邪，阻滞经络，外溢肌肤。病理性质初期以湿热火毒为主，后期则转为正虚血瘀兼夹湿邪。多数患者愈后极少复发，部分患者有后遗神经痛。

辨证要点　辨虚实：主要根据皮损颜色、疼痛程度、大便情况、舌苔、脉象等进行辨证。若皮损鲜红，疱壁紧张，灼热刺痛，口苦咽干，心烦易怒，大便干燥或小便黄，舌质红，苔薄黄或黄厚，脉弦滑数，则为实证；若皮损颜色较淡，疱壁松弛，疼痛不明显，食少腹胀，口不渴，大便时溏，舌质淡，苔白或口腻，脉沉缓或滑，可辨为虚证。

护治原则　以清热利湿、行气止痛为原则。初期以清热利湿为主，兼以活血化瘀；后期以活血通络止痛为主，兼以清热解毒；体虚者，扶正祛邪与通络止痛并用。

证治分类　见表1。

辨证施护　包括病情观察、生活起居护理、饮食护理、用药护理、情志护理、对症处理及健康教育几个方面。

表1　蛇串疮的常见证型及辨证治疗

证型	临床表现	治法	方药
肝经郁热	皮肤起红斑，色鲜红，丘疹，水疱，疱液清亮，疱壁紧张，灼热刺痛，口苦咽干，烦躁易怒，大便干或小便黄，舌质红，苔薄黄或黄厚，脉弦滑数	清肝泻火，解毒止痛	主方：龙胆泻肝汤 常用药物：龙胆草、焦栀子、柴胡、黄芩、生地、泽泻、当归、木通、生甘草、车前子等
脾虚湿蕴	皮肤起丘疹或水疱，颜色较淡，疱壁松弛，疼痛不显，食少腹胀，口不渴，大便时溏，舌质淡，苔白或白腻，脉沉缓或滑	健脾利湿，解毒止痛	主方：除湿胃苓汤 常用药物：防风、苍术、白术、赤茯苓、陈皮、厚朴、猪苓、山栀、木通、泽泻、滑石、甘草、肉桂等
气滞血瘀	水疱减轻或消退后局部疼痛不止，放射到附近部位，痛不可忍，坐卧不安，重者可持续数月或更长时间，舌质紫，苔白，脉弦细	理气活血，通络止痛	主方：柴胡疏肝散合桃红四物汤 常用药物：熟地、当归、白芍、川芎、桃仁、红花、陈皮、柴胡、甘草、枳壳、香附等

病情观察 ①观察疼痛的部位、性质、程度、持续时间及耐受程度。②观察皮损的部位，疱疹大小、数目，疱壁紧张度，有无糜烂及合并感染。③有无面瘫、耳痛、耳聋及外耳道疱疹；有无角膜水疱、溃疡或视力改变；或有无头疼、呕吐、惊厥、运动感觉障碍等并发症。④监测体温，观察脉象、舌象、饮食、二便、睡眠及淋巴结肿大等情况。⑤辨证观察。肝经郁热，观察有无口苦咽干，情绪变化；脾虚湿蕴，观察有无腹胀，大便性状；气滞血瘀，观察是否有遗留神经痛。

生活起居护理 ①保持病室清洁舒适，空气流通。②床单、被褥、内衣选用纯棉制品，保持清洁干燥。衣服宽大，以免摩擦引起疼痛。忌用化学洗涤剂洗涤衣物。③注意休息，保证睡眠充足。采取健侧卧位，避免挤压水疱。④保持皮损处皮肤清洁干燥，当疱疹发于头部时，应剪去局部头发，预防感染；忌用热水烫洗；皮损糜烂渗出时给予湿敷，严格无菌操作。⑤当疱疹累及眼部时，协助患者点眼药，保持眼睛的清洁卫生。避免强光刺激，鼓励患者多做眨眼动作，防止粘连。⑥修剪指甲，避免搔抓。⑦辨证起居。肝经郁热者，病室宜偏凉；脾虚湿蕴者，病室宜干燥；气滞血瘀者，病室宜温暖向阳，避免风寒侵袭。

饮食护理 ①饮食以清淡、易消化为原则，宜多食新鲜水果和蔬菜，忌食辛辣、刺激性食物，忌鱼腥虾蟹、鸡、羊肉等发物，禁烟、酒。②辨证施食。肝经郁热证者，宜食清肝泻火、解毒止痛之品，如旱芹、苦瓜、绿豆，可用金银花或野菊花煎水代茶饮；脾虚湿蕴者，宜食健脾利湿、解

毒止痛之品，如山药、白扁豆、薏苡仁、赤小豆，忌食生冷、油腻之品；气滞血瘀者，宜食理气活血、通络止痛之品，如丝瓜汤、白萝卜、陈皮、黑木耳、山楂等，忌食易胀气之品。

用药护理 ①服药期间注意观察药物不良反应，如出现食欲减退、恶心、呕吐、腹痛、便溏者，立即报告医生，并做好记录。②止痛药宜饭后服用。③辨证施药。肝经郁热者中药汤剂宜饭后温服，不宜久服，以免寒凉败胃；脾虚湿蕴者汤剂宜饭前温服；气滞血瘀者汤剂宜饭后温服。

情志护理 ①本病患者常出现焦虑、烦躁、易怒等情绪。因此，护士应该多与患者沟通交流，耐心向患者讲解疾病的有关知识，使之对神经痛有正确的认识，了解疾病的转归和发展过程，消除顾虑和恐惧，使其保持精神乐观，情绪稳定。②护理工作要及时准确，尽力排除各种不良因素的影响，使患者怡情悦志，配合治疗。③指导患者通过聊天、听广播等活动，转移注意力，以减轻疼痛。

对症处理 主要症状有疼痛、皮损。

疼痛处理 包括刺络拔罐法、药线点灸、火针疗法、微波治疗、耳穴贴压等。

刺络拔罐法：①部位。病损部位的首尾两端、红斑及疱疹边缘处皮肤。②方法。局部皮肤常规消毒后，用三棱针点刺，并在患处拔罐吸出 2~3ml 血，留罐 10 分钟，每天 1 次，5 天为 1 疗程。③辨证刺络。脾虚湿蕴者宜刺皮内，肝经郁热、气滞血瘀者宜刺皮下。

药线点灸：①穴位。肝经郁热者、脾虚湿蕴者根据"以灶为

穴"的原则在疱疹部位选取多组梅花穴（以疱疹部位处神经丛走向及其周围为穴）；气滞血瘀者依照"以痛为穴"的原则，在疼痛部位选取 1~2 组梅花穴或莲花穴（以疼痛处神经丛走向及其周围为穴），配合阿是穴、血海、足三里、关元、气海等。②方法。采用以轻应轻，以重对重的点灸手法。两天施灸 1 次，两周为 1 疗程，可治疗 1~2 个疗程。

火针疗法：①穴位。皮损局部阿是穴。②方法。以疱疹簇为单位呈"品"字形点刺。隔日 1 次，5 次 1 疗程。

微波治疗：多适合脾虚湿蕴者。①仪器：微波治疗仪。②方法：每次 20 分钟，每日 1 次，5 天 1 疗程。

耳穴贴压：①耳穴。神门、枕穴。②方法。贴后患者可每日自行按压数次，每次 1 分钟，每次贴压后留置 3~7 天，夏天不宜超过 3 天。③辨证贴压。肝经郁热者加肝、肺、心、胃等；气滞血瘀者加耳尖（放血）、交感、皮质下等。

皮损处理 包括中药敷贴和中药熏洗。

中药敷贴：①药物。肝经郁热者用青黛散（青黛、石膏、滑石、黄柏，共研细末，和匀）或玉露膏（凡士林、芙蓉叶，调匀成膏）外敷；脾虚湿蕴者用二味拔毒散（白矾、明雄黄，研末）调茶水外敷或三黄洗剂（大黄、黄柏、黄芩、苦参各等分，共研细末）；气滞血瘀者外搽双柏散（侧柏叶、黄柏、大黄、薄荷、泽兰，共研细末）、清凉乳剂（麻油加饱和石灰水上清液充分搅拌成乳状）或鲜马齿苋、玉簪叶捣烂外敷。水疱破后，用四黄膏（黄连、黄柏、黄芩、大黄、乳香、

没药各等量，研成细末）或青黛膏外涂；有坏死者，用九一丹（熟石膏、升丹，研成细末）换药。②方法。敷贴散剂 2 次／日，膏剂 1 次／日，直至皮损消失。若水疱不破，可用三棱针或消毒针头抽取疱液，疱壁不宜除去。

中药熏洗法：①药物。肝经郁热者、脾虚湿蕴者用桑叶、龙胆草、防风、板蓝根、野菊花、蛇床子、地肤子等；气滞血瘀者用大黄、黄柏、两面针（鲜品）、陈皮、乳香、没药、薄荷等。②方法。趁水温较高有蒸汽时熏蒸患处及周围皮肤，待药液降至患者能耐受的温度后再淋洗患处。③疗程。每天治疗 1 次，10 次为 1 个疗程。

健康教育 ①保持良好的精神状态，忌发怒，情绪开朗，心气平和。②饮食宜清淡，忌辛辣刺激、膏粱厚味食物，忌鱼腥虾蟹等发物，禁烟酒。多食新鲜水果、蔬菜，多食清热解毒、行气通络之品。③平时加强体育锻炼，增加抗病能力。④局部遗留神经痛时，给予积极治疗。

(王秋琴)

shīchuāng hùlǐ
湿疮护理（nursing of eczema）

围绕湿疮患者的护理问题，从病情观察、生活起居、饮食、用药、情志和对症处理等方面进行的全方位调护。湿疮是一种由于禀赋不耐，多种内外因素作用引起的过敏性炎症性皮肤病。以皮疹对称分布，多形损害，剧烈瘙痒，有渗出倾向，反复发作和易成慢性为临床特征。

发病特点 本病根据病程可分为急性、亚急性、慢性 3 类。本病男女老幼皆可发病，但以先天禀赋不耐者居多，无明显季节性，但冬季常复发。

讨论范围 现代医学的湿疹，属本病证的讨论范围，可参考本证辨证施护。

病因病机 湿疮的发生与禀赋不耐，饮食不节，外受风、湿、热邪等因素有关。病位在肌肤，与肝、脾有关。基本病机为风湿热邪浸淫肌肤，湿瘀互结，血虚风燥，肌肤失养。湿疮的病理性质有虚实两个方面。初起病性属实，以湿热为主；日久湿邪困脾，脾虚失健，为虚实夹杂；病久耗伤阴血，血虚生风生燥，形成虚证。一般病程较长，可反复多次发病。

辨证要点 ①辨虚实。湿疮的病程较长，反复发作，可出现虚实转化或夹杂，首当辨虚实。若发病急，病程短，皮损潮红、肿胀、丘疹、水疱、糜烂、流滋，边界不清，剧烈瘙痒，心烦口渴，大便秘结，小便短赤，舌红，苔黄腻，脉滑数，为湿热内生，浸淫肌肤，辨为实证。若发病较缓，皮肤潮红，有丘疹，瘙痒，抓后糜烂渗出，食少腹胀，便溏，舌淡胖，苔白腻，脉濡缓，为湿邪困脾，脾失健运，导致脾虚，出现脾虚湿蕴，辨为虚实夹杂证。若病程长，皮肤色暗或色素沉着，肥厚粗糙，剧烈瘙痒，舌淡红，苔薄白，脉弦细，为湿热日久，耗伤阴血，血虚风燥，辨为虚证。②辨燥湿。主要根据皮损表现和皮肤情况等进行辨证。若患部皮肤增厚，表面粗糙，皮纹显著或有苔藓样变，触之较硬，暗红或紫褐色，常伴有少量抓痕、血痂、鳞屑及色素沉着，可辨为燥证。若皮损群集或密集成片，形态大小不一，边界不清，以红斑、丘疹、丘疱疹、小水疱为主，抓破后流滋，可辨为湿证。

护治原则 以清热利湿，祛风止痒为原则。急性者以清热利湿为主；慢性者以养血润肤为主，外治宜用温和的药物，以免加重病情。

证治分类 见表 1。

辨证施护 包括病情观察、生活起居护理、饮食护理、用药护理、情志护理、对症处理及健

表 1 湿疮的常见证型及辨证治疗

证型	临床表现	治法	方药
湿热蕴肤	发病急，病程短，皮损以红斑、丘疹、丘疱疹、小水疱为主，瘙痒无休，抓破后渗液流滋，身热不扬，心烦口渴，大便秘结，小便短赤，舌红，苔黄腻，脉滑数	清热利湿止痒	主方：龙胆泻肝汤合萆薢渗湿汤 常用药物：龙胆草、焦栀子、柴胡、黄芩、生地、泽泻、萆薢、薏苡仁、黄柏、赤苓、丹皮、滑石、通草等
脾虚湿蕴	发病较缓，病程较长。皮损潮红，有丘疹、水疱、鳞屑、瘙痒，抓后糜烂渗出，食少腹胀，便溏，舌淡胖，苔白腻，脉濡缓	健脾利湿止痒	主方：除湿胃苓汤或参苓白术散 常用药物：苍术、厚朴、陈皮、猪苓、泽泻、赤茯苓、防风、白术、滑石、山栀子、木通、人参、甘草等
血虚风燥	病程长久，反复发作。皮肤为暗红色或色素沉着，肥厚粗糙，剧烈瘙痒，口干不欲饮，乏力，纳差，腹胀，舌淡红，苔薄白，脉弦细	养血润肤，祛风止痒	主方：当归饮子或四物消风饮 常用药物：当归、生地、白芍、川芎、何首乌、荆芥、防风、白蒺藜、黄芪、生甘草等

康教育几个方面。

病情观察 ①观察皮损部位、类型、范围、进展情况及有无糜烂、流滋等，瘙痒程度。②若发现患处皮肤反复流滋、浸润成片、痒甚时，立即报告医生，及时处理。③观察体温、脉象、舌象、饮食、二便、睡眠等。④辨证观察：湿热蕴肤，需观察有无心烦口渴、大便秘结；脾虚湿蕴，需观察有无腹胀、便溏；血虚风燥需观察有无口干口渴、乏力、纳差、腹胀等情况。

生活起居护理 ①保持病室清洁，空气新鲜，定期消毒。②保持皮肤清洁，避免搔抓、搓擦，指导患者剪短指甲，以免抓破皮肤，必要时戴手套或纱布裹手。忌用热水、肥皂水等刺激性沐浴用品清洗，以防感染。③内衣柔软，以棉织品为宜，避免化纤贴身内衣、皮毛制品。④面部湿疮避免用刺激性化妆品，头部湿疮避免使用染发剂、烫发剂、生发剂及刺激性洗发剂。⑤辨证起居：湿热蕴肤者，室内宜干燥；脾虚湿蕴者，病室宜干燥，室温略高；血虚风燥者，室内宜凉爽、湿润。

饮食护理 ①饮食宜清淡、易消化，多食蔬菜和水果，忌食辛辣及鱼、虾、鸡、鹅、牛、羊肉等发物，亦应忌食香菜、韭菜、葱、姜、蒜等辛香之品。②注意观察有无食物过敏史，若发现某一食物能诱发或加重本病，应避免再食。③辨证施食：湿热蕴肤者，宜清热利湿止痒之品，如马齿苋、薏苡仁、赤小豆，或马齿苋粥（马齿苋、粳米）等，忌过食油腻性食物；脾虚湿蕴者，宜健脾利湿止痒之品，如绿豆、薏苡仁，或茯苓车前粥（茯苓、车前草、冬瓜皮、薏苡仁）等，饮食偏温，忌食生冷瓜果及油腻之

品；血虚风燥者宜食养血润肤、祛风止痒之品，如百合、银耳、山药、薄荷、金银花，或桑葚百合汤（桑葚、百合、大枣、青果），或大枣雪梨膏等，忌食辛辣之品。

用药护理 ①严格按照医嘱的剂量、时间和方法给药，注意观察药物的不良反应。②皮肤瘙痒者遵医嘱使用抗组胺类药物及外用的止痒药物。③协助患者正确使用外用药。如有药痂时先清除后再涂药。局部如有破损应及时换药，渗出多者给予湿敷，即用4～6层纱布浸湿溶液以不滴水为度，紧贴皮损处或以绷带包扎。一般皮损，湿敷1～2次/天，20～30分钟/次。④如发现局部出现红斑、瘙痒加剧等变态反应，应立即停药，及时汇报医生。⑤急性湿疮或慢性湿疮急性发作期间应暂缓预防注射各种疫苗。⑥辨证施药：湿热蕴肤者中药汤剂宜凉服，脾虚湿蕴者中药汤剂宜温服，血虚风燥者中药滋补汤剂宜空腹或饭前1小时温服。

情志护理 湿疮患者病程较长，反复发作，易产生抑郁、焦虑等不良情绪。首先，护士应主动与患者沟通，解释、安慰、鼓励患者，使其保持心情舒畅，精神愉快。其次，鼓励患者积极参与喜欢的业余活动，如钓鱼、书法等，以释放情怀，消除苦恼。另外，指导患者分散注意力，如看电视、聊天、听音乐、深呼吸、冥想等。

对症处理 对皮损的对症处理包括敷药法或湿敷法、火针疗法等。

敷药法或湿敷法 ①急性湿疮：多适合湿热蕴肤者。初起仅有潮红、丘疹，或少数水疱而无渗液时，以清热安抚、避免刺激

为原则，可选用清热止痒的中药苦参、黄柏、地肤子、荆芥等煎汤温洗或湿敷，或用10%黄柏溶液、炉甘石洗剂、三黄洗剂外搽；若水疱糜、流滋较多者，以收敛清热止痒为原则，可选用生地榆、马齿苋、黄柏、蒲公英、野菊花各20g，任选1～2种煎水，待冷却或温后湿敷、外洗，或10%黄柏溶液湿敷。渗出减少时，再用青黛散麻油调敷。②亚急性湿疮：多适合脾虚湿蕴者。以消炎、止痒、燥湿、收敛为原则，有少量流滋者，选用苦参汤、三黄洗剂湿敷外搽；无流滋者，可选用青黛散或黄柏霜外搽。③慢性湿疮：多适合血虚风燥者。以止痒、抑制表皮细胞增生、促进真皮炎症浸润为原则，可选用各种软膏、乳剂，根据瘙痒及皮肤肥厚程度加入不同浓度的止痒剂、角质促成和溶解剂，如青黛膏、5%硫黄软膏、5%～10%复方松馏油软膏、湿疮膏、皮脂膏、10%～20%黑豆馏油软膏及皮质类固醇激素软膏。敷药法每日1次，湿敷法每日2次，20～30分钟/次。

火针疗法 多适合血虚风燥者。慢性湿疹皮损肥厚、苔藓样变者，可用火针直接针刺治疗。每周1～2次。

健康教育 ①尽可能寻找发病或诱发加重的原因，找出外界致敏原并注意避免接触，以减少本病的发生或加重。②急性者忌用热水烫洗和肥皂等刺激物洗涤，并且积极治疗，合理调护，尽力阻断其向慢性湿疮演变。③不论急性、慢性湿疮，均应避免搔抓，并忌食辛辣、鸡鸭、牛羊肉、鱼腥海鲜等发物。④急性湿疮或慢性湿疮急性发作期间，应暂缓预防注射。避免与单纯疱疹患者接触，防止疱疹性湿疹等并发症发

生。⑤保持稳定情绪，增强治疗信心。

（徐桂华）

fùchǎnkē bìngzhèng hùlǐ

妇产科病证护理 （nursing of gynecological and obstetrical diseases）

用中医理论阐述妇产科所属病证的病因病机及其辨治规律，并采用辨证施护的方法对患者进行的针对性调护。

中医妇产科范围很广，妇科常见病证主要涉及月经及带下病证，产科常见病证包括妊娠及产后病证。妇产科病症围绕上述常见病证分别从发病特点、讨论范围、病因病机、辨证要点、护治原则、证治分类、辨证施护、健康教育等方面进行阐述，为患者提供病情观察、生活起居、饮食、用药、情志、对症处理等方面的护理。

（徐桂华）

yuèjīng bùtiáozhèng hùlǐ

月经不调证护理 （nursing care of irregular menstruation）

围绕月经不调患者的护理问题，从病情观察、生活起居、饮食、用药、情志和对症处理等方面进行的全方位调护。月经不调主要包括月经先期、月经后期和月经先后不定期 3 类。其中月经先期之病因有气虚和血热两大类；月经后期之病因有肾虚、血虚、血寒和气滞四大类；月经先后不定期之病因有肝郁、肾虚两大类。月经先期是以月经周期缩短，经行提前 7 天以上，甚至 10 余日一行，连续 2 个周期以上为主要表现的病证。月经后期是以月经周期延长，经行错后 7 天以上，甚至 3~5 个月一行，连续 2 个周期以上为主要表现的病证。月经先后不定期是以月经周期延长或短缩，即经行或提前或错后 7 天以

上，先后不定，连续 3 个周期以上为主要表现的病证。

发病特点 多因劳倦过度、情志所伤以及盆腔炎性疾病等因素诱发。

讨论范围 凡各种原因引起的月经失调，如现代医学的功能失调性子宫出血、盆腔炎、子宫肌瘤等，以月经频发、月经稀发、月经不规则为主要表现者，均属本病证的讨论范围，可参考本证辨证施护。

病因病机 月经不调的病因分述如下：①月经先期。多因气虚和血热。气虚则冲任不固，经血失统，可分为脾气虚、肾气虚；血热则热扰冲任、血海不宁，遂致月经提前而至，常分为阴虚、阳盛或肝郁血热。②月经后期。虚者多因肾虚、血虚、阳虚，导致精血不足，冲任不充，实者多因寒凝、气滞、痰湿，阻滞冲任等导致血行不畅，冲任受阻，血海不能如期满盈，致月经后期而来。③月经先后无定期。多因肝郁、肾虚，肝郁气逆，疏泄失司，冲任失调，血海蓄溢失常；素体肾虚，或房劳多产，或大病久病，肾气不足，导致冲任不固，遂致月经先后不定期。月经失调的病位主要在冲任、胞宫，与肾、肝、脾密切相关。病机为冲任不固或不充。病理性质主要是虚实，寒热。月经的产生是脏腑、天癸、气血、冲任协调作用于胞宫的结果。若脾肾不足或肝气郁滞，或血寒、血热，或痰湿阻滞等，使冲任失调，气血失常，则可使月经或先期而至，或后期迟至，或先后不一。月经先期、月经后期、月经先后不定期治疗及调护得当者，多易痊愈。月经先期、月经先后不定期如伴经量过多、经期延长者，可发展成为崩漏，月经

后期、月经先后不定期若伴经量减少者，则可发展为闭经。

辨证要点 ①辨虚实寒热：月经先期者，量或多或少，色淡质清稀，或腰膝酸软，头晕耳鸣，或神疲体倦，气短懒言，食少便溏，常属气虚之象；月经后期者，经量少，色淡质稀，头晕心悸，面色无华，爪甲失荣等，常属精血不足之象；月经先期，经色或深红或紫红，质稠，或面红口干，溲黄便干，或手足心热，潮热盗汗，皆为热象；月经后期者，见小腹疼痛，得热痛减，四肢不温，常为寒象。②辨脉象：脉沉细多为肾虚之证；脉缓弱多为脾虚之证；脉弦多为肝气郁结之象；脉细数多为虚热内扰之象；脉沉紧或沉迟多为里寒内盛之象。③辨脏腑：结合月经的量、色、质及舌脉进行综合分析，一般经色黯红，或有血块，少腹胀痛连及胸胁，脉弦者属肝郁；经色淡质清，腰部酸痛，舌淡脉细弱者属肾虚；经色淡质稀，伴神疲乏力，倦怠嗜卧，气短懒言，食少便溏，舌淡胖，脉缓弱者属脾虚。

护治原则 治疗应分虚实，虚者补之，实者泻之，热者清之，寒者温之。月经先期重在调经止血，或补或疏，或清或摄，达到恢复月经周期之目的。月经后期重在和血行滞，温经养血，疏通经脉气机。月经先后不定期治以疏肝补肾，调理气血，使冲任安和，气血调顺。

证治分类 见表 1。

辨证施护 包括病情观察、生活起居护理、饮食护理、用药护理、情志护理、对症处理及健康教育几个方面。

病情观察 ①观察患者的面色、神情、脉象、舌象、汗出、二便、月经周期、经期、阴道排

表 1 月经不调的常见证型及辨证治疗

证型	临床表现	治法	方药
肾气亏虚	经期提前，或错后，或前后不一，量少，色淡黯，质清稀，腰酸腿软，头晕耳鸣，面色晦黯或有黯斑，舌淡黯，苔薄白，脉沉细	补肾益气，固冲调经	主方：固阴煎 常用药物：菟丝子、熟地黄、山茱萸、人参、山药、炙甘草、五味子、远志等
脾气亏虚	经期提前，量多，或经期错后，或前后不一，量少，色淡质稀，神疲肢倦，气短懒言，小腹空坠，纳少便溏，舌淡红，苔薄白，脉细弱	补脾益气，养血调经	主方：补中益气汤 常用药物：白术、人参、黄芪、甘草、当归、陈皮、升麻、柴胡等
肝气郁结	经期错后，量少，或经行时先时后，经量或多或少，经色黯红或有血块，胸胁、乳房、少腹胀痛，精神抑郁，胸闷不舒，时欲叹息，舌质正常，苔薄，脉弦	疏肝解郁，理气调经	主方：逍遥散 常用药物：柴胡、香附、白术、茯苓、当归、白芍、薄荷、煨姜等
血热	经期提前，量多，色紫红，质稠，心胸烦闷，渴喜冷饮，大便燥结，小便短赤，面色红赤，舌红，苔黄，脉滑数；或经期提前，量少，色红质稠，颧赤唇红，手足心热，咽干口燥，舌红，苔少，脉细数	实热者：清热降火，凉血调经 虚热者：养阴清热，凉血调经	主方：实热者清经散 常用药物：丹皮、地骨皮、白芍、熟地黄、青蒿、黄柏、茯苓等 主方：虚热者两地汤加减 常用药物：生地黄、地骨皮、玄参、麦冬、阿胶、白芍等
血寒	经期错后，量少，或色淡质稀，小腹隐痛，喜温喜按，腰酸无力，小便清长，舌淡，苔白，脉沉迟无力；或经色黯有块，小腹冷痛拒按，得热痛减，畏寒肢冷，舌黯，苔白，脉沉紧或沉迟	温经扶阳，散寒调经	主方：虚寒者以温经汤 常用药物：当归、吴茱萸、桂枝、白芍、川芎、生姜、丹皮、法半夏、麦冬、人参、阿胶、甘草等 主方：实寒者以温经汤 常用药物：人参、当归、川芎、白芍、桂心、莪术、丹皮，甘草，牛膝等

出物、伴随症状等，必要时嘱患者保留经垫，以便观察月经的量、色、质等情况，及时发现并纠正贫血。②警惕患者出现面色苍白、出冷汗、脉速、血压下降等经血暴下厥脱之象，如发现应及时报告医生并做好输液、输血、急救及手术前的准备工作。③月经淋漓不尽或者阴道不规则出血者，应嘱随访，以排除妊娠、其他妇科疾病。④出现月经异常伴腹痛者应查明病因，加强观察，对症处理。

生活起居护理 ①病室整洁、舒适、安静、空气新鲜。②起居有常，劳逸结合，避免外邪侵袭。经量多或腹痛时，应卧床休息。经期避免参加过重的体力劳动，严禁房事、游泳、盆浴、阴道用药及阴道检查。③经血暴下厥脱发生时，立即予平卧位或头低足高位、输液、鼻导管吸氧，吸氧浓度为35%，流量为2~4L/min，必要时遵医嘱输血准备。④辨证起居：肾气亏虚者，注意房室有节，以免耗精伤肾。脾气亏虚者，注意居住环境宜干爽，阳光充足，不可久居湿地；血热者，病室宜偏凉，注意保持环境安静，空气湿润，注意通风；血寒者，病室宜偏暖，注意保暖，避免经期冒雨涉水。

饮食护理 ①以饮食宜营养丰富，易消化，忌生冷、肥甘厚腻、辛辣炙煿之品，尽量避免饮用酒、浓茶或咖啡等刺激性饮品。②辨证施食：肾气亏虚者，宜食益肾固冲之品，如核桃、紫河车、桑葚、黑芝麻、黑米、猪腰、海参等；脾气亏虚者，宜食健脾益气之品，如党参、莲子、芡实、怀山药、黄芪等；肝气郁结者，宜食疏肝理气之品，如玫瑰花茶、陈皮、桂花蜜等，忌食胀气的食物；血热者，宜食清热、滋阴、止血补血之品，如绿豆粥、雪梨、荠菜、白菜、甘蔗、藕等；阴虚甚者可加服养阴之品如杞子、百合、麦冬、沙参、水鱼等；血寒者，宜食助阳温通之品，如韭菜、羊肉、鹿肉等，亦可用八角、茴香、花椒、草果、豆蔻、肉桂、姜等温阳散寒之品。

用药护理 ①严格按照医嘱的剂量、时间和方法给药，注意观察药物的不良反应。②遵医嘱按时按量服用激素类药物，保持药物在血中的稳定浓度，患者不可随意停药或漏服。③调经药宜在行经前数日开始服用。④辨证施药：寒证者汤剂宜热服，热证汤剂宜凉服，活血化瘀及补益药宜热服。虚证者，以温经养血为主，服药期间勿服用过多滋补之品，以防伤及阳气。

情志护理 月经失调常因情

志所伤有关，故应注重情志护理。护士对患者给予理解、疏导、安慰、鼓励，多与患者沟通，使其保持心情愉快，避免七情过极，以利气血畅达和肝之疏泄功能正常。指导患者日常调情志保健法，如芳香疗法中，利用纯天然植物精油的芳香的气味和植物本身所具有的治愈能力，以帮助人身心获得舒解。可根据虚实情况辨证选香，实证者，可选用马郁兰、罗马洋甘菊、薰衣草、乳香、檀香木、杜松等精油，具有舒缓镇静的功效，有助于放松心情；虚证者，可选用鼠尾草、薄荷、柑橘、迷迭香等振奋精神的精油。

对症处理 症状主要有情志失和、神疲乏力、腰膝酸软等。

情志失和处理 ①拔罐疗法：平衡火罐疗法，采用的手法（玻璃罐）包括闪罐、揉罐、走罐、抖罐、留罐等，留罐取膈俞、肝俞、胃俞穴 10～15 分钟，每周 1～2 次；取疏肝解郁三穴：肩井、期门、日月穴，采用真空罐拔罐，留罐时间 10～15 分钟。②穴位按摩：取太冲、行间穴，采用太冲穴向行间穴方向推揉的手法，以泻肝火，每次按摩 3～5 分钟，每天 1～2 次。

神疲乏力处理 ①穴位按摩：取肾俞、命门、腰阳关、次髎、气海、关元等穴，每穴按摩 3～5 分钟，每天 1 次，7 天为 1 个疗程。②耳穴贴压：取子宫、卵巢、内分泌穴、缘中、皮质下等穴，肾气虚者加肾、肝穴，脾虚者加脾、胃穴，肝气郁结者加胸、交感、肝等穴，血热者加神门、屏尖穴，血寒者加交感、热穴，每日按压 4～5 次，每次每穴揉按法按压 10～15 次，3～5 日更换 1 次。③艾灸：肾气亏虚者取神阙、气

海、关元等穴，隔附子饼灸，每穴 5～7 壮，每日 2 次；脾气虚弱者取足三里、气海、关元等穴，艾条灸，每穴 5～10 分钟，每日 1～2 次；血寒者取神阙、气海、关元、中极、子宫、肾俞、命门等穴，每次选 3～5 穴隔附子片灸，每穴灸 5～7 壮。

腰膝酸软处理 ①药罐法：采用拔罐法（竹罐）与中药疗法相结合的方法，取肾俞、命门、腰阳关、委中，留罐 5～10 分钟，每日 1 次。②中药沐足：取补肾益气的中药煎水 1500ml，每晚睡前沐足 15～20 分钟，水温一般维持在 38～42℃ 为宜，对皮肤感觉减退者要注意安全，以免造成烫伤。

健康教育 ①注意休息，保证睡眠，月经期可照常工作与劳动，但避免过劳和剧烈运动。避免淋雨、涉水，禁用冷水洗澡。②保持心情舒畅，心境安和，避免七情过度，利于疾病的好转和康复。③加强饮食调护，指导患者平衡饮食，忌偏食、择食等不良饮食习惯。饮食富有营养，不过食肥甘厚腻、辛辣生冷之品。④对已婚妇女应做好计划生育宣教工作，指导患者使用合适有效的节育措施，尽量减少人流以免损伤宫腔，节制房事，防止房劳伤肾。

（徐桂华）

tòngjīng hùlǐ

痛经护理（nursing of dysmenorrhea） 围绕痛经患者的护理问题，从病情观察、生活起居、饮食、用药、情志和对症处理等方面进行的全方位调护。痛经是因滞血瘀、寒凝血瘀、湿热瘀阻、气血虚弱、肝肾虚损所致，临床以妇女正值经期或行经前后，出现周期性小腹疼痛，或痛引腰骶，

甚则剧痛晕厥为主要表现的病证，亦称"经行腹痛"。

发病特点 常因受凉或情志刺激以及劳倦过度等原因诱发。

讨论范围 凡各种原因引起的痛经，如功能性痛经、子宫内膜异位症、盆腔炎、子宫腺肌症、子宫发育不良、宫颈狭窄等，以经行腹痛为主要临床表现者，均可参考本证辨证施护。

病因病机 痛经之病因主要有气滞血瘀、寒凝血瘀、湿热瘀阻、气血虚弱、肝肾虚损。病位在胞宫、冲任，与肝、肾、脾三脏密切相关，变化在气血，表现为痛症。病机为邪气内伏或精血亏虚，更值经期前后冲任气血的生理变化急骤，而致胞宫气血运行不畅，"不通则痛"，或冲任、胞宫失养，"不荣则痛"。病理性质主要有虚实两方面。实者多责之寒、热、湿邪侵袭，虚者多责之气血虚弱、肝肾亏虚所致。痛经一经诊断，治疗护理得当，预后大多良好。若久治不愈，寒湿凝聚，损伤阳气，可发展为阳虚夹瘀，瘀血阻滞胞中，致癥瘕或不孕。

辨证要点 ①辨虚实：首当辨疼痛发生的时间、性质、部位以及程度。痛经以实证居多，虚证较少。一般痛在经前、经期多属实，因此时正值血海盛实，易生瘀滞，倘因气郁，或寒、热、湿邪干扰，可致血滞作痛，经水溢泻，瘀滞自通，则腹痛亦随之而减，但湿热痛经每因湿热缠绵难解，故平时亦可作痛，逢经期而加重；痛在经后多属虚，因此时血海正虚，致胞脉更失于濡养之故。掣痛、绞痛、灼痛、刺痛，拒按，属实；隐痛、坠痛，喜揉喜按，属虚。痛甚于胀，经血色黯夹血块多为血瘀；胀甚于痛，

伴经血排出不畅者多属气滞，此两者属实。②辨病位：痛在少腹，兼有乳房胀痛者，病多在肝；痛连腰骶，伴头晕、耳鸣者病多在肾。③辨脉象：脉弦或弦涩多提示气滞血瘀；脉沉紧或涩多提示寒凝血瘀；脉滑数或濡数多提示湿热瘀阻；脉细弱多提示气血虚弱；脉沉细多提示肝肾虚损。

护治原则 以调理冲任、胞宫气血为主。治疗当分虚实，实证以理气活血化瘀、温经通络为原则，虚证以益气养血温阳为原则。痛时缓急止痛以治标；平时辨证求因以治本。

证治分类 见表1。

辨证施护 包括病情观察、生活起居护理、饮食护理、用药护理、情志护理、对症处理及健康教育几个方面。

病情观察 ①密切观察腹痛发生的时间、程度、性质、部位、规律、持续时间及伴随症状。②观察患者月经周期、经期、阴道出血的量、色、质及有无血块等症状，辨析证候的寒热虚实。

③如患者出现疼痛剧烈难忍，必须卧床休息，伴有面色苍白，冷汗淋漓，四肢厥冷，血压下降者，立即采取头低足高位，针刺或按压合谷、内关、水沟穴，快速缓解症状，做好急救工作。

生活起居护理 ①病室环境整洁、舒适、安静、空气新鲜，根据病证性质适当调节温湿度。②劳逸结合，避免进行剧烈运动，因剧烈运动可导致经血过多，以及经血闭止不潮而致气血损耗及气血运行不畅，使痛经反复发作。③经期一定要保证充足睡眠，养成良好的睡眠习惯，睡前尽量放松身心，可以听轻松舒缓的音乐。④痛经伴晕厥时，立即予平卧位，吸氧，氧流量为 $2\sim4L/min$，及时向医生汇报并积极处理。⑤辨证起居：寒凝血瘀者，经期注意避风寒，保暖，可用热水袋敷于腹部，以免因寒而加重瘀血；湿热瘀阻者，忌冒雨涉水，坐卧湿地等。

饮食护理 ①饮食宜营养丰富，易消化吸收的食物，忌生冷、

肥甘厚腻、辛辣炙煿之品，尽量避免饮酒、浓茶或咖啡等刺激性饮品。②辨证施食：气滞血瘀者，宜食疏肝理气、行气止痛之品，如白萝卜、玫瑰花、佛手瓜等，经期可服用玫瑰花粥、砂仁粥、山楂红糖饮等；寒凝血瘀者，宜食温经散寒之品，如核桃、韭菜、刀豆等，可给药膳如桂枝大枣山楂饮、田七炖鸡、黑豆蛋酒汤等；气血虚弱者，宜食补血益气之品，如猪肝、桂圆、红枣、花生、鱼汤、鸡汤等，或可适当炖服人参、怀山药、黄芪、阿胶等，若脾胃运化功能欠佳者，不宜过用滋腻之品；湿热瘀阻者，宜食清热除湿之品，如绿豆、薏苡仁、冬瓜、葫芦汤等；肝肾虚损者，宜食补肝益肾之品，如核桃、桑葚、黑芝麻、黑米、猪腰、猪肝、海参等，亦可食用枸杞、怀山药、杜仲、黄精、何首乌等补肝肾的中药所制成的药膳方。

用药护理 ①严格按照医嘱的剂量、时间和方法给药，注意观察药物的不良反应。②服药期

表1 痛经的常见证型及辨证治疗

证型	临床表现	治法	方药
气滞血瘀	经前或经期，小腹胀痛拒按，或经量少，经行不畅，血色紫黯有块，块下后痛减，乳房胀痛，胸闷不舒，舌质紫黯或有瘀点，脉弦涩	行气活血，化瘀止痛	主方：膈下逐瘀汤 常用药物：当归、川芎、赤芍、桃仁、红花、枳壳、延胡索、五灵脂、丹皮、乌药、香附、甘草等
寒凝血瘀	经前或经后，小腹冷痛据按，得热则舒，经量少，经色黯淡，或经下积块，腰膝酸软，小便清长，舌黯，苔白润，脉沉紧	温经散寒，化瘀止痛	主方：少腹逐瘀汤 常用药物：小茴香、干姜、延胡索、当归、川芎、肉桂、赤芍、蒲黄、五灵脂等
湿热瘀阻	经前或经后小腹疼痛或胀痛不适，有灼热感，或痛连腰骶，或平时小腹疼痛，经前加剧；经血量多或经期长，色黯红，质稠或夹较多黏液；平素带下量多，色黄质稠有臭味；或伴有低热起伏，小便黄赤，舌质红，苔黄腻，脉滑数或弦数	清热除湿，化瘀止痛	主方：清热调血汤 常用药物：牡丹皮、黄连、生地黄、当归、白芍、川芎、红花、桃仁、延胡索、莪术、香附等
气血虚弱	经期或经后小腹隐隐作痛，喜按或小腹及阴部空坠不适，月经量少，色淡质稀，面色无华，头晕心悸，神疲乏力，舌质淡，苔薄白，脉细弱	益气补血，调经止痛	主方：圣愈汤 常用药物：人参、黄芪、当归、川芎、熟地黄、生地黄等
肝肾虚损	经净后一、二日内小腹绵绵作痛，经色黯淡，量少质稀薄，腰部酸胀，或有耳鸣，舌质淡红，苔薄，脉细弱	益肾养肝，养血止痛	主方：调肝汤 常用药物：山茱萸、巴戟天、当归、白芍、阿胶、山药、甘草等

间如出现其他不适，应及时就诊，调整治疗方案。③口服止痛药时，注意观察患者有无恶心呕吐等不适，观察评估用药效果。④辨证施药：气滞血瘀者中药汤剂宜温服，可用鲜姜水送服，呕吐者宜少量频服；寒凝血瘀者中药汤剂应温热服；湿热瘀阻者汤剂宜于经前1周开始服，宜偏温凉服；气血虚弱者中药多属补益药，宜用文火多煎，睡前温服。

情志护理 痛经常因情志所伤诱发，应加强情志护理。尤其在经期护士对患者给予疏导、安慰、表示理解，或采用移情法，进行情志调摄，也可采取音乐疗法使其保持心情舒畅。可选用角调音乐《春之声圆舞曲》《蓝色多瑙河》《江南丝竹乐》《江南好》等，通过倾听舒展、悠扬、绵绵不断，好似枯木逢春，春意盎然的旋律配合，调节患者气机，疏肝解郁，使其情志条达。

对症处理 对小腹疼痛的处理包括腕踝针、耳穴贴压、艾灸、穴位按摩、中药药熨疗等。

腕踝针 遵医嘱取双下1区，确定进针点，消毒皮肤，取32号1.0寸（直径0.25mm×25mm）毫针，押手位于穴位下方，拉紧皮肤，30°～45°角进针，进针至皮下，将针放平，沿皮下刺入1.2～1.4寸，以针下有松弛感觉为宜，不提插，不捻转，患者无任何感觉为宜，也不出现酸、麻、胀、痛等感觉，留针至疼痛消失，一般15～30分钟。

耳穴贴压 取内分泌、内生殖器、神门、腹等穴。气滞血瘀者加肝、脾、三焦穴，寒凝血瘀者加肝、脾、热穴，湿热瘀阻者加三焦穴，气血虚弱者加脾、胃，肝肾虚损者加肝、肾穴。每次选取3～5穴，每日按压3～5次，每

次每穴对压法按压10～15次，3～5日更换1次，月经前1周左右开始治疗，至月经干净。

艾灸 取三阴交、足三里、关元等穴，寒凝血瘀者加血海、肾俞、命门，气血虚弱者加脾俞、血海，肝肾虚损者加肾俞、肝俞、太溪、复溜、归来。月经前3日开始艾灸，每次选取3～5穴，采用温和灸法，每穴3～5分钟。寒凝血瘀和气血虚弱者可采用隔姜灸，每次每穴灸5～7壮，以局部皮肤潮红不起疱为度。

穴位按摩 疼痛晕厥时，取急救三穴，即水沟、中冲和涌泉穴，用拇指指腹重刺激三穴，运用"七二三"手法，即切7秒停2秒揉3秒，直至患者苏醒；疼痛发作时，取止痛三穴：内关、合谷和太冲穴，点按法，每穴3～5分钟，令穴位产生酸、麻、胀、痛感。

中药药熨疗法 遵医嘱取行气活血、散寒止痛之中药，用小火炒热至60～70℃后倒入布袋中，局部皮肤涂少量凡士林，放置腹部来回推熨，以温通经络，行气活血，祛湿散寒。药熨时间一般15～30分钟，每日1～2次。

健康教育 ①避免诱因，经期注意保暖，避免参加剧烈运动及冒雨涉水、游泳，未病先防。②调畅情志，消除恐惧、焦虑情绪，舒缓腹痛的症状。③生活起居有常，保证充足睡眠。讲究个人卫生，保持外阴清洁，勤换内裤。注意选择适量有度的保健锻炼，如散步、打太极拳、瑜伽等，以通经络、调气血、强体质。④经期注意饮食调养，避免过食生冷瓜果、酸涩、辛辣刺激，以防伤脾碍胃，寒从内生。⑤坚持周期性治疗，标本兼治。月经前1周左右服用调经药预防痛经。指

导患者遵医嘱使用止痛药，预防不良反应。

（徐桂华）

jué jīng qián hòu zhū zhèng hù lǐ

绝经前后诸证护理（perimenopausol nursing） 围绕绝经前后诸证患者的护理问题，从病情观察、生活起居、饮食、用药、情志和对症处理等方面进行的全方位调护。绝经前后诸证是指因肾气衰弱，天癸将竭，阴阳失调所致，以月经紊乱、烘热汗出、烦躁易怒、面红潮热、眩晕耳鸣、心悸失眠、情志不宁等为主要表现的妇科常见病证。

发病特点 发病年龄多在45～55岁，月经紊乱或停经，多伴有心、肝、脾等脏功能失调的症状，证候参差出现，发病次数和时间无规律性，病程长短不一。

讨论范围 凡各种原因引起的围绝经期综合征、双侧卵巢切除或放射治疗后卵巢功能衰退出现性激素波动或减少所导致的一系列躯体及精神心理症状者，均可参考本证辨证施护。

病因病机 绝经前后诸证之病因有肾阴虚、肾阳虚、肾阴阳俱虚和心肾不交四大类，其中以肾阴虚居多。病位主要在肾，病机以肾虚为本，与心、肝、脾三脏功能失调密切相关。绝经前后，肾气渐衰，天癸将竭，冲任二脉逐渐亏虚，月经将断而至绝经。或素体阴阳有所偏衰，或素性抑郁，或宿有痼疾，或家庭、社会等环境变化致肾阴阳失调，累及心、肝、脾等脏，致本病证候复杂。肾阴虚者，肾阴不足，阴虚内热，故烘热汗出，五心烦热；冲任失调，血海蓄溢失常，故月经周期紊乱，经量异常；精血衰少，髓海失养，故头晕耳鸣，腰酸腿软等；肾阳虚者，命门火衰，

阳气不能外达，经脉失于温煦，故精神萎靡，面色晦暗，形寒肢冷；冲任失司，血失阳气温化，故月经不调，量多或少，色淡质稀；肾阴阳俱虚者，阴阳失调，营卫不和，则乍寒乍热，烘热汗出；冲任失调，则月经紊乱，量少或多；肾虚精亏，脑髓失养，则头晕耳鸣，健忘；肾阳不足，失于温煦，则腰痛；心肾不交者，肾水不足，不能上制心火，心火过旺，故心烦失眠，心悸易惊，情志失常；冲任失调，血海蓄溢失常，故月经周期紊乱，经量少或多，色鲜红。本病多发生于绝经前后，证候复杂，发作次数和时间无规律性，病程长短不一，短则数月，长者可迁延数年以至十数年不等，若及时治疗，往往短时间内可获痊愈。病程长、症状重者，虽疗程较长，亦能好转或痊愈；若失治误治、调护不当或重视不足，易出现情志异常、心悸、心痛、贫血、骨质疏松等疾患。

辨证要点 主要是辨阴阳：若绝经前后，头晕耳鸣，腰酸腿软，阵发性烘热汗出，五心烦热，失眠多梦，口燥咽干，或皮肤瘙痒，月经周期紊乱，量少或多，经色鲜红，舌红，苔少，脉细数，多为肾阴不足，相火妄动，可辨为肾阴虚证；若绝经前后，头晕耳鸣，腰痛如折，腹冷阴坠，形寒肢冷，小便频数或失禁，带下量多，月经不调，量多或少，色质稀淡，精神萎靡，面色晦暗，舌淡，苔白滑，脉沉细而迟，多为肾阳虚惫，命门火衰，脏腑失煦，可辨为肾阳虚证；若绝经前后，乍寒乍热，烘热汗出，月经紊乱，量少或多，头晕耳鸣，健忘，腰背冷痛，舌淡，苔薄，脉沉弱，多为肾阴阳俱虚，冲任失调，营卫不和，可辨为肾阴阳俱虚证；若绝经前后，心烦失眠，心悸易惊，甚至情志失常，月经周期紊乱，量少或量多，经色鲜红，头晕健忘，腰酸乏力，舌红，苔少，脉细数，多为肾水不足，心火过旺，可辨为心肾不交证。

护治原则 以调补肾之阴阳为原则，注重固护肾气，清热不宜过于苦寒，祛寒不宜过于温燥，更不可妄用克伐，以免犯虚虚之戒。若涉及他脏者，则兼而治之。

证治分类 见表1。

辨证施护 包括病情观察、生活起居护理、饮食护理、用药护理、情志护理、对症处理及健康教育几个方面。

病情观察 ①观察患者潮热、汗出的发作情况及心率、血压、舌脉象等情况。②观察患者月经情况，详细记录月经的期、量、色、质。③密切观察患者的情绪改变情况及精神状态变化，若出现明显焦虑或抑郁症状，应及时与医生及家属沟通，防止意外发生。④观察患者有无心悸、胸闷、眩晕、面浮肢肿等全身症状，注意尿量和体重，防止多脏兼病。

生活起居护理 ①保持病室安静整洁、空气新鲜，定时开窗通风，温度 18～22℃，湿度 50%～60%。②月经期注意保暖，避免涉冷水和淋雨，注意会阴部清洁卫生；保持大便通畅，养成规律排便的习惯。③自汗、盗汗者避免汗出当风，及时更衣防止外感。④顺应四时阴阳，保证充足睡眠；劳逸适度，避免过度劳累和紧张；鼓励患者适当锻炼，如八段锦、太极拳等，以增强体

表1 绝经前后诸证的常见证型及辨证治疗

证型		临床表现	治法	方药
绝经前后诸症	肾阴虚证	经断前后，头晕耳鸣，腰酸腿软，阵发性烘热汗出，五心烦热，失眠多梦，口燥咽干，或皮肤瘙痒，月经周期紊乱，量少或多，经色鲜红，舌红，苔少，脉细数	滋肾益阴，育阴潜阳	主方：六味地黄丸加味 常用药物：熟地黄、山药、山茱萸、茯苓、牡丹皮、泽泻，加生龟甲、生牡蛎、石决明
	肾阳虚证	经断前后，头晕耳鸣，腰痛如折，腹冷阴坠，形寒肢冷，小便频数或失禁，带下量多，月经不调，量多或少，色质稀淡，精神萎靡，面色晦暗，舌淡，苔白滑，脉沉细而迟	温肾壮阳，填精养血	主方：右归丸 常用药物：熟地、山药、山茱萸、枸杞子、鹿角胶、菟丝子、杜仲、当归、肉桂、制附子
	肾阴阳俱虚证	经断前后，乍寒乍热，烘热汗出，月经紊乱，量少或多，头晕耳鸣，健忘，腰背冷痛，舌淡，苔薄，脉沉弱	阴阳双补	主方：二仙汤合二至丸 常用药物：仙茅、淫羊藿、当归、巴戟天、黄柏、知母，加首乌、龙骨、牡蛎
	心肾不交证	经断前后，心烦失眠，心悸易惊，甚至情志失常，月经周期紊乱，量少或量多，经色鲜红，头晕健忘，腰酸乏力；舌红，苔少，脉细数	滋阴补血，养心安神	主方：天王补心丹 常用药物：人参、玄参、当归、天冬、麦冬、丹参、茯苓、五味子、远志、桔梗、酸枣仁、生地黄、朱砂、柏子仁

质。⑤辨证起居：肾阴虚者，室温宜偏低，睡眠时光线宜暗，薄衣薄被，慎房事，以防肾水亏耗，水不济火，加重心悸；肾阳虚者，室温宜偏高，注意防寒保暖。

饮食护理　①饮食清淡，宜低盐、低脂，营养丰富且易消化，忌过饱，少食辛辣刺激、煎烤炙炸之品，避免酒、浓茶、咖啡等刺激性饮品。可多食各种新鲜蔬菜及水果等富含维生素的食物，如玉米、红薯、土豆、胡萝卜、西红柿、白菜、草莓、苹果、樱桃等，并予高钙、高蛋白、高铁食物，如牛奶、鸡蛋、鱼肉、精瘦肉、豆制品、虾皮、黑木耳等，少吃含草酸较高的蔬菜如菠菜、苋菜、竹笋等，以免影响钙的吸收，补铁的食物以猪血、鸡血、鸭血等动物血为最佳。②辨证施食：肾阴虚者宜多食用滋阴降火、养心安神、柔润之品，如百合、甲鱼、决明子、茯苓、何首乌、桑葚与枸杞子等，菜谱如淡菜海带汤、银耳百合羹、生地黄瘦肉煲等；若伴失眠多梦者，可服小麦大枣粥、龙眼肉甲鱼汤等，也可用莲肉、麦冬、沙参和五味子等泡茶饮用，以养阴安神。肾阳虚者宜多食温肾助阳、益气填精类食物，如羊肉、红枣、桂圆、山药等，菜谱如当归羊肉汤、核桃仁粥等。如因肾阳气化失司而浮肿者，宜嘱患者低盐饮食，以减轻浮肿。忌食各种生冷寒凉伤阳之品，如冷饮、田螺、蚌肉、鸭肉、绿豆等，食物宜偏热；心肾不交者宜食滋阴补血，养心安神类食物，如菊花、核桃仁、玫瑰花、茯苓、益智仁和五味子熬粥。

用药护理　①严格按照医嘱给药，密切观察药物不良反应及用药后效果，尤其是服用有毒副作用和药性峻烈的药物。②中药内服者，宜嘱患者服药后休息一段时间，以便药物更好吸收。使用激素替代疗法时，一定要按时服药，并督促患者定期随访，使激素治疗的副作用降到最小。③辨证施药：给药时间与人体时间节律同步协调，滋肾不可过于滋腻，以免阻遏阳气；温肾不可过于辛燥，以免重伤精血；慎用苦寒峻下之品。肾阴虚者，中药汤剂需浓煎，少量频服，睡前凉服，服药期间切勿过用苦寒之品，以免伤阳气；肾阳虚者，补阳药宜早晚温服，宜空腹或饭后服用，服药期间切勿过用辛燥之物，以免耗竭津液。

情志护理　注意观察和了解患者的情志变化，根据患者个体情况，因人施护，运用解释疑惑法、移情易性法、宣泄解郁法等做好情志护理。①给予患者关怀和温暖，与患者建立相互信赖的护患关系。针对围绝经期患者焦虑、抑郁、心神不宁的特点，护理人员要善于因势利导，用适合的语言对患者加以开导，鼓励患者宣泄心中的郁闷之气，耐心倾听，理解患者。②讲解关于围绝经期的养生调护知识，并适当对患者进行心理疏导，使之了解更年期是一个正常的生理阶段，当神经内分泌和自我调节达到新的平衡时，症状会逐渐消失。③指导患者进行自我调试，鼓励患者多参加户外活动或培养多种兴趣爱好，如音乐欣赏、书法绘画、读书赋诗、养鸟种花及外出旅游等，改善患者心境，促进疾病的恢复。

对症处理　主要症状有潮热汗出、月经紊乱、不寐等。

潮热汗出处理　①中药塌渍法。取穴：神阙、关元穴。方法：采用中药塌渍方（用当归六黄汤，上药混匀备用，另备姜汁2ml，生理盐水15ml）贴敷于自任脉神阙穴至关元穴上，同时用可见光照射塌渍部位，每日1次，每次30分钟，21天为1个疗程。②中药敷脐。取穴：神阙穴。方法：采用敛汗脐疗膏（主要成分：旱莲草、女贞子、知母、五倍子，为软膏制剂，10g/支）均匀涂抹于脐部，以平脐眼为度，量约3cm长度，早晚各1次，14天为1个疗程。

月经紊乱处理　包括体针、灸法、穴位按摩等。

体针：①取穴。三阴交、百会、太冲、肾俞、关元、神门、太溪、足三里等。②方法。先针刺主穴，针感必须直达阴部，得气则止，再针刺余穴。每日1次，每次30分钟，10日为1个疗程。每次月经后15~18日开始治疗，绝经者不拘时。③辨证施针。肾阴虚者取肾俞、心俞、太溪、三阴交、太冲；肾阳虚者取关元、肾俞、脾俞、章门、足三里，可补法可灸。

灸法：①温和灸。穴位：肺俞、心俞、肝俞、脾俞、肾俞。方法：每穴每次15分钟，以施灸部位出现红晕为度，隔日1次，1个月为1疗程，连续3个疗程。②雷火灸。穴位：气海、关元、子宫、中极、腰阳关、次髎。方法：使用长斗式灸盒，每周2次，每次20分钟，连续治疗4周，共8次。③隔姜灸。穴位：足三里、关元、神阙。方法：每穴每次灸4壮，以皮肤局部潮红不起疱为度。灸毕用跌打万花油涂于施灸部位，防止皮肤灼伤。每周6次，第7天休息，4周为1个疗程，共3个疗程。④穴位按摩。穴位：合谷穴配太冲、神门、内关、三阴交、肝俞、肾俞、关元及照海穴。方法：采用揉法，以局部酸胀及皮肤微红为宜。隔日1次，每次25分钟，7次为1个疗程，共2个疗程。辨证按摩：肾阴虚者，选用太溪、照海、三阴交、涌泉等穴以滋养阴阳；肾阳虚者，可选用命门、腰阳关、肾俞等穴以温养肾阳。

不寐处理 ①耳穴贴压。取穴：内分泌、神门、交感、子宫、肾等。方法：耳贴选王不留行籽、莱菔子、磁珠等胶贴。采用对压法，每日3~5次，每次每穴按压10~15次，两耳交替使用，隔日换药1次。辨证贴压：证属阴虚型加心、肝；阳虚型加脾。②穴位贴敷。取穴：关元、子宫、肝俞、肾俞、三阴交。方法：药物采用淫羊藿、巴戟天、当归、黄柏、知母等，研细成粉末，再用鲜姜汁、香油、麝香调成药膏，制成敷贴，贴敷时间4~6小时（以穴位局部皮肤潮红或红为度），每日1次，10天为1个疗程，共3个疗程。具体敷药时间根据病证、年龄及药物而定，注意观察有无不良反应。③中药熏洗。选用菟丝子30g，酸枣仁30g，茯神30g，远志30g，夜交藤30g，青盐30g，煎水1500ml，每晚临睡前熏洗沐足。对皮肤温觉减退者，如糖尿病导致的神经病变的患者更要注意观察水温，防止烫伤。

健康教育 ①向患者及家属介绍围绝经期诸证的相关知识，消除患者紧张、焦虑的情绪，鼓励家属主动分担家务，理解患者特殊时期的不良情绪，提供精神支持。②月经期注意保暖，避免涉冷水和淋雨，注意会阴部清洁卫生。③自汗、盗汗者避免汗出当风，及时更衣防止外感。④指导患者规律作息，顺应四时阴阳，劳逸结合，适当参加户外活动。⑤指导患者清淡饮食，合理搭配，饮食有节，少食肥甘厚腻、辛辣刺激之品，戒烟限酒。⑥定期进行妇科检查，尤其是宫颈防癌筛查等，如发现异常及时就医治疗。

（徐桂华）

dàixiàbìng hùlǐ

带下病护理（nursing of abnormal leucorrhea） 围绕带下病患者的护理问题，从病情观察、生活起居、饮食、用药、情志和对症处理等方面进行的全方位护理。带下病是因带下病是指因湿热、湿毒或脾虚、肾虚等所致，以带下量明显增多或减少，色、质、气味发生异常，或伴全身、局部症状为主要表现的妇科常见病证。

发病特点 多见于成年女性。具有发病率高、缠绵、易复发的特点，常伴随着月经不调、不孕症、癥瘕等疾病。

讨论范围 凡阴道炎、宫颈炎、盆腔炎等感染性疾病、内分泌功能失调及妇科肿瘤等，以阴道分泌物异常与带下过多或带下过少为主要表现者，均可参考本证辨证施护。

病因病机 带下病之病因有脾阳虚、肾阳虚、阴虚夹湿热、湿热下注、湿毒蕴结、肝肾亏损和血瘀津亏七大类。病位主要在前阴、胞宫、任带，与肝、脾、肾功能失常密切相关，病性有虚、实、虚实夹杂之分。带下过多基本病机为湿邪伤及任带两脉，致使任脉不固，带脉失约。带下过少主要病机是精亏血少，阴液不足，致使任带二脉失养，不能润泽阴户。带下过多经过及时治疗多可痊愈，预后良好；若治不及时或治不彻底，或病程迁延日久，反复发作，可致月经异常、盆腔疼痛、癥瘕和不孕症等；若由癥瘕恶疾复感邪毒所致，五色杂下，臭秽难闻，形体消瘦者，预后不良。带下过少多由卵巢功能低下引起的各种疾病所致，治疗效果与原发疾病的严重程度有关；若为内分泌失调所致，经适当治疗，一般可好转，预后良好；若因手术切除，或放化疗，或药物损伤引起的卵巢功能衰退，伴月经稀少或闭经者，则疗效差。

辨证要点 辨寒热虚实：①带下过多，主要依据带下的色、质、量、气味，以及伴随症状及舌脉进行辨证。带下色深（黄、赤、青、黑），质黏稠，臭秽者，多属实、属热；带下色浅（白、淡黄），质稀薄，或有腥气者，多属虚、属寒。若带下量多，色白或淡黄，质清稀，多为脾气虚弱，运化失司，湿邪下注，可辨为脾阳虚；若量多，色白质清稀如水，有冷感者，多为肾阳不足，命门火衰，封藏失职，可辨为肾阳虚；若量不甚多，色黄或赤白相兼，质稠或有臭气，多为肾阴不足，相火偏旺，损伤血络，可辨为阴虚夹湿；若带下量多色黄，质黏稠，有臭气，或如泡沫状，或如豆渣状，多为湿热蕴结于下，损伤任带二脉，可辨为湿热下注；若带下量多，色黄绿如脓，或浑浊如米泔，质稠，恶臭难闻，多为湿毒内侵，损伤任带二脉，可辨为湿毒蕴结。②带下过少，可结合全身表现进行辨证。若头晕耳鸣，腰腿酸软，手足心热，烘热汗出，心烦少寐，多为肝肾亏虚，阴液不充，任带失调，可辨为肝肾亏损；若常有小腹或少腹疼痛拒按，心烦易怒，胸肋、乳房胀痛，多为瘀血阻滞冲任，阴精不能运达阴窍，可辨为血瘀津亏。

护治原则 带下过多的护治

以祛湿为主，若是寒湿则健脾、温肾祛湿，若是湿热则清热利湿止带；带下过少的护治以补益肝肾为主，佐以养血化瘀等。

证治分类 见表1。

辨证施护 包括病情观察、生活起居护理、饮食护理、用药护理、情志护理、对症处理及健康教育几个方面。

病情观察 ①观察带下的色、量、质、气味。②询问有无外阴及阴道瘙痒或疼痛，如发现明显红肿或抓痕应及时处理。③如出现腹痛，则应了解腹痛的部位、性质及程度等，如有发热则应测量体温，根据结果及时上报医生。

生活起居护理 ①保持病室洁净、空气新鲜，定时开窗通风。阳虚者，环境宜温暖，湿度宜略低；阴虚者，湿度宜略高，温度宜偏凉；湿毒蕴结、湿热下注者，湿度和温度均不宜高。②忌潮湿，勿久卧或久坐湿地，经期避免涉冷水和淋雨，以防湿邪乘虚内侵。③局部奇痒难忍时，酌情给予止痒药膏，并嘱咐患者避免抓挠。④指导患者注意个人卫生，养成良好卫生习惯，保持外阴清洁干爽，要勤换内裤，每日用温水清洗外阴1~2次，清洗时遵循由前向后，从尿道到阴道，最后达肛门的原则，但不要过度冲洗阴道，尤其不要用香皂、沐浴液等化学洗剂清洗阴道。⑤辨证起居：脾阳虚者，注意休息，忌过度劳累；肾阳虚者，注意节制性生活；湿热下注者，宜采取半卧位，以利于分泌物积聚于子宫直肠陷窝而使炎症引流或局限；湿毒蕴结患者，做好物理降温并及时为其更换衣服、床单。

饮食护理 ①以清淡、易消化、富营养为原则，忌过食生冷、辛辣、煎炸、油腻之品。②辨证施食：脾阳虚者，宜食健脾益气、升阳除湿之品，如山药、白扁豆、芡实、炒薏苡仁等，食疗方如苡仁（薏苡仁）山药汤、苡仁（薏

表1 带下病的常见证型及辨证治疗

证型		临床表现	治法	方药
带下过多	脾阳虚	带下量多、色白或淡黄、质稀薄、无臭气，带下绵绵不断；面色萎黄或㿠白，脘闷纳呆，神疲乏力；舌淡或舌体胖质淡、边有齿痕，苔白或白腻，脉细弱	健脾益气，升阳除湿	主方：完带汤 常用药物：白术、山药、人参、白芍、苍术、甘草、陈皮、荆芥穗、车前子、柴胡等
	肾阳虚	带下量多，色白，质稀薄如水，无臭气，淋漓不断；腰膝酸软，畏寒肢冷，小腹冷感，夜尿频，小便清长，大便溏薄；舌质淡、苔白润或薄白、脉沉迟	温肾培元，固湿止带	主方：内补丸 常用药物：鹿茸、菟丝子、潼蒺藜、黄芪、肉桂、桑螵蛸、肉苁蓉、制附子、白蒺藜、紫菀茸等
	阴虚夹湿热	带下量多，色黄或赤白相间，质稍稠，稍异味；阴中干涩灼痛，腰膝酸软，五心烦热，烘热汗出，失眠多梦；舌红、苔少或薄黄、脉细数	滋肾益阴，清热祛湿	主方：知柏地黄丸加味 常用药物：知母、黄柏、熟地黄、山茱萸、茯苓、山药、牡丹皮、泽泻、芡实、金樱子等
	湿热下注	带下量多，色黄或黄绿，呈脓性，质黏稠，或如泡沫，或似豆渣，气味秽臭；阴痒或阴部灼热，腹部掣痛，口苦而腻，小便短赤；舌质红、苔黄腻或厚腻、脉滑数	清热利湿止带	主方：止带方 常用药物：猪苓、茯苓、车前子、泽泻、茵陈、赤芍、牡丹皮、黄柏、栀子、川牛膝等
	湿毒蕴结	带下量多，色黄绿如脓，或混浊如米泔水，或赤白相兼，或五色杂下，质黏稠，臭秽难闻；外阴瘙痒或疼痛，小腹作痛，口苦咽干，小便色黄或短赤；舌质红、苔黄腻或厚腻、脉滑数	清热解毒，除湿止带	方药：五味消毒饮 常用药物：蒲公英、金银花、野菊花、紫花地丁、天葵子等
带下过少	肝肾亏损	带下量少甚至全无，无臭味；阴道干涩，甚至阴部萎缩，性交痛或性欲低下，潮热汗出，盗汗，腰膝酸软，夜寐不安；舌红少津、苔少、脉沉细	滋补肝肾，益精养血	主方：左归丸 常用药物：熟地黄、山药、山茱萸、枸杞子、菟丝子、鹿角胶、龟甲胶、川牛膝等
	血瘀津亏	带下量少，阴道干涩，性交疼痛；精神抑郁，烦躁易怒，小腹或少腹疼痛拒按，胸胁、乳房胀痛，经量少或闭经；舌质紫黯，或舌边瘀斑，脉弦涩	补血益精，活血化瘀	主方：小营煎加味 常用药物：当归、熟地黄、白芍、山药、枸杞子、炙甘草、丹参、桃仁、川牛膝等

苡仁）鲫鱼汤；肾阳虚者，宜食温肾培元、固湿止带之品，如芡实、核桃肉、大枣、韭菜、乌骨鸡等，食疗方如芡实粥、韭菜炒羊肝、芡实乌鸡粥，伴尿频尿急者可用玉米须 30g 煮水代茶饮；阴虚夹湿者，宜食滋肾益阴、清热祛湿之品，如黑芝麻粥、杞菊饮等；湿热下注者，宜食清热利湿之品，如水芹菜、薏苡仁、赤小豆、冬瓜、绿茶、荷叶茶等，食疗方如薏苡仁茶；湿毒蕴结者，宜食清热解毒除湿之品，如蒲公英、薏苡仁、金银花、马齿苋、土茯苓等；肝肾亏损者，宜食滋补肝肾、益精养血之品，如桑葚、黑芝麻、乌鸡、枸杞子、银耳等；血瘀津亏者，宜食补血益精、活血化瘀之品，如黑豆、蜂蜜、红枣、红糖、藕、山药、枸杞等。

用药护理　①中药汤剂一般宜温服，清热解毒、利湿汤药宜饭后凉服，补益药品宜饭前服用。②服药后观察带下的色、质、量、气味等变化，注意发热、腹痛、经血等有无改善。

情志护理　应重视患者情志调节，根据患者个体情况，因人施护，运用解释疑惑法、移情易性法、宣泄解郁法等做好情志护理。①患者思虑过度，情志不舒，肝郁化火，急躁易怒，护理人员要善于因势利导，用恰当的语言对患者加以抚慰、开导，选择安静的环境详细询问患者，让其倾诉隐晦之情，耐心倾听、体贴、理解患者。②讲解疾病相关知识，分析疾病与情绪的关系，做好心理疏导，使其情绪稳定，配合治疗。③指导患者进行自我调适，鼓励患者多参加户外活动或培养多种兴趣爱好，如运动、音乐欣赏、书法绘画、读书赋诗、养鸟种花及外出旅游等，改善患者心境，促进疾病的恢复。④对于腹痛加剧、病情加重者，应给予心理安慰，指导正确用药，并鼓励患者持之以恒，坚持系统治疗，以防止炎症迁延难愈。

对症处理　主要症状包括带下过多和带下过少。

带下过多处理　①中药熏洗。蛇床子散：主要药物为蛇床子、花椒、明矾、苦参、百部。煎汤趁热先熏后坐浴，每次 20~30 分钟，1 次/日，10 次为 1 疗程。若阴痒破溃者，则去花椒。辨证施药：白色带下加川椒、土荆皮，煎水坐浴；黄色带下加地肤子、黄柏，煎水坐浴。②艾灸。穴位：阴陵泉、丰隆、带脉。方法：温和灸，灸至局部红晕温热为度，每穴 10~15 分钟，隔日 1 次，10 次为 1 个疗程。辨证施灸：肾阳虚证加肾俞、关元、命门、太溪；脾阳虚证加脾俞、足三里、隐白、太白。③中药灌肠。常用药物：黄连、黄芪、黄柏、蒲公英各 20g，蒲黄、琥珀、桔梗各 10g。方法：蒲公英煎液，余药研成细末调成稀糊状，保留灌肠 2~4 小时，1 次/日，14 次为 1 个疗程。嘱患者治疗期间避免同房，忌食肥甘辛辣之品。④耳穴贴压。主穴：盆腔、内生殖器、内分泌、三焦、脾、肝、肾、神门。方法：取王不留行籽贴压耳穴，垂直施压或对指按压，每日 3~5 次，每次按压 2~3 分钟，双侧耳穴轮换，每 2~3 天轮换 1 次，7 次为 1 个疗程，疗程间休息 3~5 日。辨证贴压：湿热下注、湿毒蕴结证：加下焦、肾上腺、耳尖（放血）；肾阳虚证：加卵巢、肾上腺、热穴；阴虚夹湿热证：加心穴。

带下过少处理　①穴位按摩。穴位：归来、血海、三阴交。方法：按摩手法徐缓、力度由轻到重，逐渐增加刺激量，以局部出现酸胀感觉及皮肤微红为宜。隔日 1 次，每次 25 分钟，7 次为 1 个疗程。辨证按摩：肝肾亏损证加关元、肾俞、肝俞；血瘀津亏证加子宫、气海、曲池。②耳穴贴压。主穴：内生殖器、卵巢、内分泌。方法：用镊子取王不留行籽，按压在耳穴上并给予适当贴压垂直施压或对指按压，每日 3~5 次，每次每穴 1~2 分钟，每次用一侧耳穴，两耳交替使用。辨证贴压：肝肾亏损证加肝、肾；血瘀津亏证加热穴。

健康教育　①调节情志，保持良好心理状态；避寒湿，睡眠充足，适当锻炼，以增强体质；饮食合理，不宜过食肥甘或辛辣制品。②注意经期个人卫生，提倡淋浴，避免盆浴；少穿紧身裤，选择棉质内裤，每日更换并用开水泡洗；不用卫生护垫，少用或不用各种药液清洗阴道，以免破坏阴道内环境。③积极治疗原发病。如滴虫性阴道炎患者，应夫妻双方同时治疗；有真菌感染者，盆器、毛巾等用品专人专用；久治不愈的外阴瘙痒者，要定期测量血糖或尿糖，发现糖尿病及时治疗。④防病重于治病，积极做好计划生育，避免多产、流产。定期妇科检查，尤其是宫颈防癌筛查等检查，如发现异常，及时治疗。

（徐桂华）

chǎnhòu quērǔ hùlǐ

产后缺乳护理（nursing of postpartum hypogalactia）　围绕产后缺乳患者的护理问题，从病情观察、生活起居、饮食、用药、情志和对症处理等方面进行的全方位调护。产后缺乳是以产后哺乳期内，产妇乳汁甚少或全无为主要临

床表现的病证，亦称"缺乳""乳汁不行"或者"乳汁不足"。

发病特点 产后缺乳一般发生在产后2~3天或半个月内，也可发生在整个哺乳期。

讨论范围 凡现代医学的产后泌乳过少者，均可参考本证辨证施护。

病因病机 产后缺乳之病因主要是气血虚弱，肝郁气滞。病位在乳房，与脾、胃、肝、任冲二脉有关。病机为乳汁生化不足，或乳脉不畅。病理性质有虚、实之分，虚为气血虚弱，乳汁化生不足；实为肝郁气滞，经脉不畅，乳汁不下。若在分娩后尽早治疗，预后较好，若肝郁气滞，郁久化火，可致乳痈。

辨证要点 辨虚实：主要根据乳汁、乳房、情绪、舌脉来辨其虚实。若出现乳汁清稀，乳房柔软，不胀不痛，精神萎靡者，多为气血不足，为虚证；若出现乳汁较稠，乳房胀硬疼痛，情志不畅，胸闷嗳气者，多为肝郁气滞，为实证。

护治原则 产后缺乳以调理气血，通络下乳为主。虚者补之，补气养血；实者疏之，疏肝解郁。同时佐以通乳。

证治分类 见表1。

辨证施护 包括病情观察、生活起居护理、饮食护理、用药护理、情志护理、对症处理及健康教育几个方面。

病情观察 ①分析产后缺乳原因。注意有无产后失血过多、产程过长、平素脾胃虚弱，以及产后郁怒、焦虑等情志损伤导致乳汁骤减史。②观察恶露情况，如恶露过多，影响乳汁化生，应同时治疗。③辨证观察：观察乳房、乳汁情况及伴随症状，以辨明证候。

生活起居护理 ①注意休息，保证充足的睡眠，以利于产后机体功能迅速恢复。②乳房护理：注意清洁，哺乳前后清洗乳头，防止哺乳时乳头疼痛和干裂，及时纠正奶头伸展性不好、扁平或内陷；坚持哺乳，不要因为乳汁不足而减少哺乳次数，婴儿的吸吮刺激有促进乳汁分泌的作用；定时排空乳房，以免乳汁淤积化热，转变成乳痈，可用吸奶器或他人吸吮。③辨证起居：气血亏虚者，忌劳倦，劳则耗气。嘱产妇与婴儿同步休息，适当户外活动，以利于脾胃气机通畅，病室宜温暖，避免直接吹风，以防外感；肝郁气滞者，适当锻炼以利于气血运行通畅，如做产后体操、散步等，乳房疼痛者，注意睡眠姿势，勿压乳房。

饮食护理 ①饮食宜清淡易消化、营养丰富。忌食酸涩、辛辣、油炸、肥甘厚味及生冷黏腻之品。②辨证施食：气血亏虚者，宜食益气养血之品，如乳鸽、鳝鱼、猪蹄、红枣、桂圆、花生米等，亦可配合食疗，如鱼汤、骨头汤、鸡汤、猪蹄通草汤（猪蹄两只，通草24g，炖熟，去通草食猪蹄饮汤），也可选择酒酿鸡蛋、花生黄豆炖猪蹄等；肝郁气滞者，宜食行气解郁之品，如玫瑰花、月季花、丝瓜、佛手、合欢花、萝卜等，忌辛辣刺激，以免助热化火，食疗方：活鲫鱼或猪前蹄250g，加当归、漏芦、穿山甲、王不留行、柴胡、木通、川芎、枳壳各9g，瓜蒌15g炖煨，食鱼或肉喝汤，每日1~2次。

用药护理 观察用药后症状缓解情况和时间，并注意服药后的不良反应。观察服药后的乳汁分泌情况，若出现服药后乳汁分泌较多，且排出不利者，应暂停用药。中药汤剂宜温服，药后不宜马上进食，以免影响药物吸收。辨证施药：肝气郁滞者用疏肝解郁，通络行乳的汤药，理气药大多为芳香之品，其汤剂不宜久煎，宜热服；补益中药可文火久煎，气血亏虚者汤药宜早晚空腹温热服。

情志护理 给产妇讲解母乳喂养对婴儿和产妇自身的益处，帮助母亲树立母乳喂养的信心。对情绪抑郁焦虑的产妇应讲解肝郁气滞与缺乳的关系，鼓励其调畅情志，保持乐观豁达的心情。

表1 产后缺乳的常见证型及辨证治疗

证型	临床表现	治法	方药
气血亏虚	产后乳少，甚或全无，乳汁清稀，乳房柔软，无胀满感，神倦食少，面色少华，或出现心悸、失眠，舌淡，少苔，脉细弱	补气养血，佐以增乳	主方：通乳丹 常用药物：人参、生黄芪、当归、麦冬、木通、桔梗、猪蹄等
肝郁气滞	产后乳汁涩少，或全无；或产后乳汁正常或偏少，伤于情志后乳汁骤减或点滴全无，乳汁稠，乳房胀硬疼痛，情志抑郁，胸胁胀痛，食欲不振，或有微热，舌苔薄，脉弦细或弦数	疏肝解郁，活络通乳	主方：下乳涌泉散 常用药物：当归、白芍、桔梗、川芎、生地黄、白芷、天花粉、甘草、柴胡、青皮、通草、漏芦、王不留行等

对症处理　乳汁不足的对症处理包括推拿按摩和艾灸等。

推拿按摩　多使用于气血亏虚证和肝郁气滞证乳汁不足者。①按摩部位：乳房除乳头以外处。②按摩方法：产妇仰卧，先用温湿毛巾温拭乳房 5 分钟；再用拇指及食指指腹轻轻按揉，从乳房周围向乳头方向缓慢按摩，每次 5~10 分钟，每日 2~3 次。③辨证按摩：气血亏虚者先用补法按揉少泽、足三里、膻中、乳根穴，再按摩乳房部；肝郁气滞者先用泻法按揉少泽、内关、太冲、乳根、膻中，再按摩乳房部。

艾灸　适用于气血亏虚证和肝郁气滞证乳汁不足者。①穴位：膻中、乳根等。②方法：用艾条温和灸，每穴每次灸 5~10 分钟。③辨证施灸：气血亏虚者加气海、关元、足三里穴；肝郁气滞者加太冲、少泽穴。

健康教育　①孕前乳房护理，及时纠正乳头凹陷。分娩后早接触、早吸吮，按需哺乳，促进乳汁分泌。指导产妇正确哺乳。②帮助产妇分析缺乳的原因。加强产后营养，多进汤水，平衡膳食，宜多吃汤类，如鱼汤、骨头汤等，忌吃辛辣、刺激性食物，禁烟、咖啡。保持乐观情绪，心情舒畅，避免过度的精神刺激。③劳逸结合。产妇应在充分休息的同时，适当进行一些轻缓的活动。④如有腹泻、恶露过多、产后自汗、盗汗等耗伤津液气血的疾病，应及早进行治疗，以免影响乳汁的化生。

(徐桂华)

érkē chángjiàn bìngzhèng hùlǐ

儿科常见病证护理 （nursing of common disease in pediatrics）用中医理论阐述儿科所属病证的病因病机及其辨治规律，并采用辨证施护的方法对患儿进行的针对性调护。

小儿脏腑娇嫩，形气未充，阴阳二气均呈不足，所以最易发病，传变迅速，尤以肺、脾、肾三系病证常见。儿科常见病症护理围绕常见病证从发病特点、讨论范围、病因病机、辨证要点、护治原则、证治分类、辨证施护、健康教育等方面进行阐述，为患儿提供病情观察、生活起居、饮食、用药、情志、对症处理等方面的护理。

(张先庚)

fèiyán chuǎnsòu hùlǐ

肺炎喘嗽护理 （nursing of childhood pneumonia）围绕肺炎喘嗽患儿的护理问题，从病情观察、生活起居、饮食、用药、情志和对症处理等方面进行的全方位调护。肺炎喘嗽是小儿时期常见的一种肺系病证，以发热、咳嗽、气促、痰鸣为主要临床表现。

发病特点　肺炎喘嗽全年均可发生，冬春两季为多。好发于婴幼儿，年龄越小，发病率越高，病情越严重。一般发病较急，若能早期及时治疗，预后良好。

讨论范围　凡小儿肺炎如病毒性肺炎、细菌性肺炎、支原体肺炎、衣原体肺炎等，以发热、咳嗽、气促、痰鸣为主要表现者，均可参考本证辨证施护。

病因病机　肺炎喘嗽之病因分为外因和内因。外因责之于感受风温邪毒，闭阻于肺；内因责之于小儿形气未充，肺脏娇嫩，卫外不固。肺炎喘嗽的病位主要在肺，常累及于脾，亦可内陷心肝，主要病机是肺气郁闭，痰热是主要病理产物。本病预后与年龄大小、体质强弱、受邪的轻重以及护理适当与否关联密切，重

症可出现心阳虚衰或邪陷厥阴之变证。

辨证要点　①辨常证和变证：主要根据病位、病情轻重等进行辨证。常证以肺系征象为主，未累及其他脏腑，典型表现为发热、咳嗽、痰壅、气喘、鼻煽。变证除肺系征象外，可累及心、肝，见心阳虚衰或邪陷厥阴变证，表现为呼吸困难，甚至节律不整，呼吸浅促，面唇爪甲青紫，肝脏进行性肿大及神昏抽搐等。②辨风寒风热：根据恶寒、发热程度、痰的性状、是否有汗、咽喉情况、舌苔脉象等进行辨证。感受风寒者多表现为恶寒无汗，咳声不扬，痰多清稀，舌不红苔薄白，脉浮紧；感受风热者多表现为发热微汗，咳声响亮，痰黄黏稠，咽红疼痛，舌红苔薄黄，脉浮数。③辨痰热毒热：根据发热高低、大便干结、喉间痰鸣的轻重程度等进行辨别。若出现高热持续，咳嗽剧烈，喘憋，涕泪俱无，大便干结，面赤唇红明显，多属毒热；若出现发热，痰多壅盛、喉间痰鸣明显，泛吐痰涎，多属痰热。

护治原则　肺炎喘嗽应分标本虚实，以开肺化痰，止咳平喘为基本原则。疾病初期以祛邪为要，兼顾脾胃；疾病后期，正虚或邪恋，护治以扶正为主，兼清解余热。

证治分类　见表1。

辨证施护　包括病情观察、生活起居护理、饮食护理、用药护理、情志护理、对症处理及健康教育几个方面。

病情观察　①观察患儿神色、体温、呼吸、脉搏、心率的变化，以及咳嗽、喘急、鼻煽情况、痰（色、质、量）并做好记录。②若患儿出现持续高热、烦躁谵语、

表 1　肺炎喘嗽的常见证型及辨证治疗

证型		临床表现	治法	方药
常证	风寒闭肺	恶寒发热，无汗，呛咳不爽，呼吸气急，痰稀色白，口不渴，苔薄白，脉浮紧，指纹浮红	辛温开肺，化痰止喘	主方：华盖散 常用药物：麻黄、杏仁、荆芥、防风、桔梗、苏子、陈皮、白前等
	风热闭肺	发热恶风，微有汗出，口渴欲饮，咳嗽，痰稠色黄，呼吸急促，咽红，舌尖红，苔薄黄，脉浮数，或指纹紫滞	辛凉宣肺，清热化痰	主方：银翘散合麻杏石甘汤 常用药物：麻黄、杏仁、生石膏、生甘草、金银花、连翘、薄荷、桔梗、牛蒡子、葶苈子、浙贝母等
	痰热闭肺	发热烦躁，气促喘憋，鼻翼煽动，喉间痰鸣，痰稠色黄，或口唇青紫，面赤舌红，苔黄腻，脉滑数	清热涤痰，开肺定喘	主方：五虎汤合葶苈大枣泻肺汤 常用药物：麻黄、杏仁、生石膏、生甘草、桑白皮、葶苈子、苏子、前胡、黄芩、虎杖等
	毒热闭肺	高热持续，咳嗽剧烈，气急鼻煽，甚至喘憋，涕泪俱无，鼻孔干燥，面赤唇红，烦躁口渴，溲赤便秘，舌红而干，苔黄腻，脉滑数	清热解毒，泻肺开闭	主方：黄连解毒汤合三拗汤 常用药物：炙麻黄、杏仁、枳壳、黄连、黄芩、栀子、生石膏、生知母等
	阴虚肺热	低热盗汗，面色潮红，干咳无痰，舌质红而干，舌苔花剥，少苔或无苔，脉细数	养阴清肺，润肺止咳	主方：沙参麦冬汤 常用药物：南沙参、麦门冬、玉竹、天花粉、桑叶、生扁豆、甘草等
	肺脾气虚	病程迁延，低热起伏，气短多汗，咳嗽无力，面白少华，纳差，便溏，神疲乏力，四肢欠温，舌质偏淡，苔薄白，脉细无力	补肺健脾，益气化痰	主方：人参五味子汤 常用药物：人参、五味子、茯苓、白术、百部、橘红、生甘草等
变证	心阳虚衰	突然面色苍白，口唇发绀，呼吸困难加剧，汗出不温，四肢厥冷，神萎淡漠或烦躁不宁，右胁下痞块增大，舌淡紫，苔薄白，脉微弱虚数	温补心阳，救逆固脱	主方：参附龙牡救逆汤 常用药物：人参、附子、龙骨、牡蛎、白芍、甘草等
	邪陷厥阴	壮热烦躁，神昏谵语，四肢抽搐，口噤项强，两目上视，咳嗽气促，痰声辘辘，舌质红绛，苔黄腻，脉弦、滑数	平肝熄风，清心开窍	方药：羚角钩藤汤合牛黄清心丸 常用药物：羚羊角粉、钩藤、茯神、白芍、甘草、生地等

四肢抽搐、面白肢冷、口唇发紫、喘促不安等征候，为危重之象，应急速通知医生，进行抢救。③辨证观察：风热闭肺，需观察咽喉、口渴情况；痰热闭肺患儿需观察痰液情况，保持呼吸道通畅；毒热闭肺患儿需观察便秘的情况；心阳虚衰、邪陷厥阴者需观察患儿神志变化、肤温情况。

生活起居护理　①保持病室安静。②室内空气进行消毒，每天上午、下午各通风 1 次，每次 20~30 分钟。③高热患儿，应采取相应的降温措施，可用温水擦浴，禁用冷敷法，以防闭邪入里。④对于咳嗽气促、痰壅患儿，应让患儿卧床休息，喘憋明显的患儿给予半卧位和氧气吸入，并鼓励其进行有效咳嗽、咳痰，协助

翻身并予拍背，痰多黄稠时，可给予中药雾化吸入或吸引器吸痰，保持呼吸道通畅。⑤辨证起居：风寒闭肺、肺脾气虚、心阳虚衰的患儿，室内温度宜稍高，避免患儿复感风寒外邪；风热闭肺、痰热闭肺、毒热闭肺患儿，病室温度宜偏低，保持室内空气湿润，衣被不宜盖太厚，汗出当避风；阴虚肺热患儿，盗汗过多时，要及时擦干并更换汗湿衣物，汗出不要当风着凉；肺脾气虚患儿，需注意休息，避免过度耗气伤津加重病情；心阳虚衰患儿，需严格记录出入量；邪陷厥阴患儿，平卧，头偏向一侧。一旦发生抽搐，使用牙垫或毛巾垫在牙齿上，注意防止口腔、唇舌咬伤及肢体受伤。

饮食护理　①饮食以清淡、富营养、易消化为原则，多食蔬菜水果，忌食辛辣刺激、油腻荤腥之品，以免助热生痰。伴有发热者，宜给予流质饮食，热退后可加半流质食物。②辨证施食：风寒闭肺咳嗽剧烈患儿，以祛风散寒之品为原则，可选择辛温之品，如葱白、生姜、苏叶等，可服生姜粥；风热闭肺患儿，以辛凉解表化痰之品为宜，可多饮水或梨汁、藕汁、荸荠汁、萝卜汁等生津解渴，可食用菊花粥；痰热闭肺患儿，以清热化痰之品为宜，如梨、芹菜、冬瓜等，可服用雪羹汤，喉间多痰气急时，可服饮鲜竹沥水 15~30ml，每日 3 次；毒热闭肺患儿，以清热解毒之品为宜，如莲藕、丝瓜等，可

服用鱼腥草饮；阴虚肺热干咳患儿，以滋阴清热之品为宜，如蜂蜜、银耳等，可服用麦冬糯米粥，常食百合粥、银耳汤，各种果汁如梨汁、甘蔗汁、萝卜汁等养阴生津解渴；肺脾气虚自汗患儿以补气健脾之品为宜，如山药、栗子、马铃薯、香菇、牛肉等，应多食党参粥、黄芪粥、山药粥等健脾益气；心阳虚衰及邪陷厥阴者，神昏时宜静脉补液，清醒后以清淡流食或半流食为主，逐渐过渡，少食多餐。

用药护理 ①按时按量服用中药汤剂，并注意观察用药后反应。②辨证施药：风寒闭肺患儿，汤药宜热服，服药后进食热饮，并加盖衣被，以取全身微汗，避免吹风；风热闭肺患儿，汤药宜温服；痰热闭肺患儿，汤药宜温服、少量频服。若痰多黄稠，面色青紫者立即吸氧，并采用桑叶、知母各15g，杏仁、前胡、白前各10g，桔梗6g，甘草、银花、鱼腥草各20g，制成雾化液超声雾化吸入，以稀释痰液，促进排痰；毒热闭肺患儿，汤药宜凉服。大便干燥者，可于汤剂中加入清热通便药，或用大黄泡水，使热从下泄；阴虚肺热盗汗患儿可用五倍子研末，用醋调成糊状，贴肚脐以敛阴止汗；心阳虚衰患儿汤药宜急煎，频频热服。

情志护理 ①商音，为金音，通于肺，能促进全身气机的内收，调节肺气的宣发和肃降。肺炎喘嗽患儿可多听商音乐曲，如《高山流水》《广陵散》等高亢、雄伟的乐曲。②加强巡视，对患儿多给予关心和安慰，减少因生活环境改变及治疗等产生的恐惧感。稳定患儿情绪，避免烦躁，加重病情。根据患儿喜好转移其注意力，从而使其积极配合治疗。

对症处理 主要症状有咳嗽、面白肢冷等。

咳嗽处理 ①刮痧。多适合实证肺炎喘嗽患儿。部位：头部双侧风池穴，背部督脉循行线（大椎—至阳穴），背部膀胱经第一侧线（风门—肺俞穴），前臂肺经循行线（尺泽—少商穴），肺俞、中府穴。方法：经脉直线刮拭，尽量拉长，穴位点压按揉，均以出痧为度；督脉用平补平泻法，其余经脉用泻法刮拭。辨证刮痧：风寒闭肺患儿加风门、风府穴；风热闭肺者加手臂大肠经循行线（曲池—合谷穴），加尺泽、列缺、合谷穴；痰热闭肺患儿加手臂大肠经循行线（曲池—合谷穴）和下肢脾经循行线（阴陵泉—隐白穴），加脾俞、阴陵泉、天突穴；毒热闭肺患儿气促时，加胸部肺经循行线（云门—中府穴）和任脉膻中穴。②刺络拔罐疗法。多适合风热闭肺、痰热闭肺、毒热闭肺患儿。部位：大椎、风池、肺俞、肺部啰音明显处。方法：用三棱针点刺后留罐10分钟，每日1次，5次为1个疗程。辨证拔罐：毒热闭肺患儿高热明显时可加肺热穴（胸椎3~4间旁开0.5寸）进行刺络拔罐疗法。

面白肢冷处理 艾灸多适合风寒闭肺、肺脾气虚、心阳虚衰的患儿。①穴位：肺俞、天突、大椎穴。②方法：温和灸，每穴3~5分钟，每天1次。③辨证施灸：肺脾气虚患儿隔姜灸百会、气海、关元，心阳虚衰患儿隔盐灸神阙穴以补中益气、回阳固脱。

健康教育 ①冬春季节，时行疾病流行期间勿带儿童前往公共场所，防止交叉感染。保持室内空气流通，勤开窗通风。②增强体质提倡户外活动，多晒太阳，

提高自身免疫力，增强机体抵御外邪的能力，衣着适宜，汗出后及时擦干，防止再次着凉。③发生感冒、咳嗽及时治疗，避免发展成为肺炎。

（张先庚）

yànshí hùlǐ
厌食护理（nursing of anorexia）

围绕厌食患儿的护理问题，从病情观察、生活起居、饮食、用药、情志和对症处理等方面进行的全方位调护。厌食是小儿较长时间食欲不振，食量减少，厌恶进食，甚则拒食的一种常见脾胃病证。

发病特点 厌食无明显季节性，但夏季暑湿当令之时，脾阳易受困遏，可使症状加重。各年龄段均可发病，以1~6岁为多见，城市儿童发病率较高。

讨论范围 凡现代医学所称的小儿厌食症，均可参考本证辨证施护。

病因病机 厌食之病因主要是先天禀赋不足，或后天喂养不当、病传要害、外邪直中、情志失调。厌食的病位主要在脾胃，病机关键为脾胃失健，纳化失和。本病一般预后良好，但长期不愈者，可造成气血生化不足，抗病能力下降，易患他证，甚至转化为疳证。

辨证要点 ①辨脏腑：本病以脏腑辨证为纲，主要从脾胃辨证。区别在于以脾主运化功能失健为主，还是以脾胃气阴亏虚为主。②辨虚实：凡病程短，症见纳呆食少，食而乏味，饮食稍多即感腹胀，形体尚可，舌质正常，舌苔薄腻者，多为脾失健运；病程长，不思进食，食而不化，大便溏薄，并伴面色少华，乏力多汗，形体偏瘦，舌质淡，苔薄白者，多为脾胃气虚；若食少饮多，

口舌干燥，大便秘结，舌红少津，苔少或花剥者，多为脾胃阴虚；厌食伴见嗳气、胁胀、急躁者为肝脾不和。

护治原则 以运脾开胃为原则。"脾健不在补，而贵在运"，根据不同的临床证候，分别护治以运脾和胃，健脾益气，养胃育阴。

证治分类 见表1。

辨证施护 包括病情观察、生活起居护理、饮食护理、用药护理、情志护理、对症处理及健康教育几个方面。

病情观察 ①观察患儿食欲、食量、喂养方式、饮食行为、精神状况、大便情况、体重等。②呕吐患儿，密切观察呕吐物的量、性状、呕吐次数等情况，呕吐后，可用温开水或生理盐水漱口，还应做好口腔护理，清除残留在口腔内的呕吐物异味，及时更换脏的衣物、被褥。③辨证观察：脾胃阴虚的患儿需观察患儿的口渴情况，肝脾不和的患儿需观察患儿的情志状况。

生活起居护理 ①适当增加患儿活动量，尤其是户外活动，呼吸新鲜空气，以促进食欲。②辨证起居：脾胃气虚患儿要注意活动的强度，不可过劳，以免损伤正气；脾胃阴虚的患儿病室环境宜偏凉。

饮食护理 ①以健脾护胃为原则，宜进食温热、软质食品，缓慢诱导进食，不可强迫进食。忌生冷、油腻之品。②纠正不良的饮食习惯，如偏食、贪吃零食的习惯。食物不要过于精细，鼓励患儿多吃蔬菜和粗粮，可用山药、莲子、红枣各适量加粳米煮粥常食之。②辨证施食：脾运失健患儿，以调和脾胃、运脾开胃为原则，饮食宜温热，可选择调脾助运之品，如粳米、萝卜、山楂之品。亦可食用山楂片、果丹皮等酸性食物，增加胃酸分泌，促进消化，食疗方可服萝卜瘦肉饼；脾胃气虚患儿，以健脾益气，佐以助运为原则，食物宜清淡易消化，同时应保证食物色香味美以刺激患儿食欲，少量多次，循序渐进。可选择粟米50g、鲜山药、新鲜橘皮各10g加适量水，煮粥早晚分食，食疗方可服用黄芪粥早晚分食；脾胃阴虚患儿，以滋阴养胃，佐以助运为原则。饮食宜清淡，可食百合粥、百合红枣汤等滋阴润燥。食疗方可于餐前服用石斛玉竹粥，每日1次，连服3~5日；肝脾不和患儿，以疏肝健脾，理气助运为原则，宜多吃富含维生素的蔬菜和水果，如苹果、西柚、黑木耳、橙子等，食疗方可选用橙膏。

用药护理 ①健胃药宜在餐前1小时服用，宜温服。②辨证施药：脾失健运、脾胃气虚患儿服药期间，忌食生冷油腻之物；脾胃阴虚患儿服用养胃增气液，口干及大便干结的情况是否得到改善。

情志护理 ①厌食患儿，应予以安慰和鼓励，消除思想顾虑，增强康复信心，可聆听《秋湖月夜》《春江花月夜》《十面埋伏》等宫调乐曲。②肝脾不和的患儿，应劝慰患儿戒怒，可采用以情制情法，或聆听《草木青春》《春风得意》等角调乐曲，使患儿心境平和。

对症处理 纳差的对症处理包括小儿推拿、艾灸、耳穴贴压等。

小儿推拿 ①推拿部位：患儿手部的胃经、脾经。推拿穴位：中脘和双侧脾俞、胃俞、肾俞。

表1　厌食的常见证型及辨证治疗

证型	临床表现	治法	方药
脾失健运	食欲不振，甚则厌恶进食，食而无味，或伴胸脘痞闷，嗳气泛恶，大便不调，多食或强迫进食，可见脘腹饱胀，形体略瘦，面色少华，精神良好，苔薄白或白腻，脉尚有力	调和脾胃，运脾开胃	主方：不换金正气散 常用药物：苍术、陈皮、枳壳、藿香、神曲、麦芽、焦山楂等
脾胃气虚	不思饮食，甚则拒食，面色少华，肢倦乏力，大便溏薄，夹不消化食物残渣，舌质淡，苔薄白，脉缓无力	健脾益气，佐以助运	主方：异功散 常用药物：党参、茯苓、白术、甘草、陈皮、佩兰、砂仁、焦山楂、炒麦芽等
脾胃阴虚	不欲进食，口舌干燥，食少饮多，面色不华，皮肤失润，大便偏干，小便黄赤，甚或烦躁少寐，手足心热，舌红少津，苔少或花剥，脉细数	滋脾养胃，佐以助运	主方：养胃增液汤 常用药物：石斛、乌梅、北沙参、玉竹、白芍、生甘草、焦山楂、炒麦芽等
肝脾不和	厌恶进食，嗳气频繁，胸胁痞满，性情急躁，面色少华，神疲肢倦，大便不调，舌质淡，苔薄白，脉弦细	疏肝健脾，理气助运	主方：逍遥散 常用药物：柴胡、紫苏梗、当归、白芍、白术、茯苓、炒麦芽、焦山楂、焦六神曲、甘草等

②推拿方法：补脾、胃经各100~300次，按揉中脘、双侧脾俞、肾俞、胃俞各3分钟，摩腹5~10分钟，运内八卦200次，每天1次。③辨证推拿：脾运失健患儿，加按揉足三里穴位3分钟以和胃运脾；脾胃气虚患儿加以捏脊3~5遍；脾胃阴虚患儿予揉板门300次消食导滞；肝脾不和患儿加以清肝经300次，清天河水100次以滋阴清热。

艾灸　多适合脾失健运，脾胃气虚的厌食患儿。①穴位：神阙、足三里、中脘。②方法：温和灸，每穴灸10~20分钟，灸至穴区皮肤发红为度，每日1次；或壮医药线点灸，医者以右手拇指、食指夹持药线的一端，并露出线头1~2cm，在酒精灯上点燃，然后吹灭明火，使之成圆珠状炭火，随即将此火星对准预先选好的穴位，顺应腕和拇指的屈曲动作，拇指指腹稳重而敏捷地将有火星线头点压于穴位上，采用中等力度以不起水泡为度，时间1秒，一按火灭即为1壮，每穴灸5壮。每周治疗2次，4周为1个疗程。③辨证施灸：脾失健运患儿加内关、脾俞穴；脾胃气虚患儿加章门、阴陵泉穴位；脾胃阴虚患儿加肝俞、肾俞穴位；肝脾不和患儿加期门、阳陵泉穴位。

耳穴贴压　①耳穴：脾、胃、小肠、神门。②方法：每日按压3~4次，每次每穴按压2分钟左右，两耳交替，每隔1~2日更换1次，5次为1个疗程。③辨证贴压：脾失健运患儿可加三焦、交感穴；脾胃气虚患儿可加大肠、消化系统皮质下穴；脾胃阴虚患儿可加肾、三焦穴；肝脾不和患儿可加肝穴。

健康教育　①提倡科学喂养，纠正不良喂养习惯。做到"乳贵有时，食贵有节"。做好孩子的生活起居及饮食习惯的培养，不吃零食，以免影响脾胃运化而损伤脾胃之气。②创造一个安静愉快的进食环境，切忌吃饭时训斥，对已形成厌食、偏食的患儿，要耐心引导不要训斥、强迫，以免形成恶性循环。③注意生活起居，鼓励多行户外活动，增进食欲。④遵照"胃以喜为补"的原则，予以健脾开胃之食物，如番茄汁、山楂粥等。

（张先庚）

jīzhì hùlǐ

积滞护理（nursing of accumulation and stagnation）

围绕积滞患儿的护理问题，从病情观察、生活起居、饮食、用药、情志和对症处理等方面进行的全方位调护。积滞是指小儿内伤乳食，停聚中焦，积而不化，气滞不行形成的一种脾胃病证，以不思乳食，腹胀嗳腐，大便酸臭或便秘为主要临床表现。

发病特点　积滞四季皆可发病，但以夏秋季节暑湿当令之时发病率最高。积滞见于各年龄阶段，但以婴幼儿多见。

讨论范围　现代医学中消化不良症，均可参考本证辨证施护。

病因病机　积滞之病因主要是乳食内积和脾虚夹积。积滞的病位在脾胃，病机为乳食停聚中焦，积而不化，气滞不行。本病一般预后良好，少数患儿伤于乳食，积滞日久，迁延失治，进一步损伤脾胃，导致气血生化不足，影响小儿营养和生长发育，形体日渐赢瘦，可转化成疳，故有"积为疳之母，无积不成疳"之说。

辨证要点　①辨虚实：本病有实证和虚实夹杂之分，单纯虚者则少见。初病多实，积久则虚实夹杂。若病程短，脘腹胀痛，拒按，或伴低热，哭闹不安，多为实证；若素体脾虚，腐熟运化不及，乳食停滞不消，日久形成积滞者，多为虚中夹实。②辨寒热：若素体阳盛，面赤唇红，烦躁易怒，喜食肥甘厚腻之品，致不思乳食，脘腹胀满，得热则甚，遇凉稍缓，口气臭秽，呕吐酸腐，大便秘结臭秽，手足脘腹灼热，舌红，苔黄腻，此系实热证；若素体阳虚，贪食生冷，或过用寒凉药物，致脘腹胀满，喜温喜按。面白唇淡，四肢欠温，朝食暮吐，大便稀溏，小便清长，舌淡，苔白腻，此系虚寒证。

护治原则　以消食化积，理气行滞为原则。实证以消食化滞为主，虚中夹实证以消食健脾，消补并施。

证治分类　见表1。

辨证施护　包括病情观察、生活起居护理、饮食护理、用药护理、情志护理、对症处理及健康教育几个方面。

病情观察　①观察患儿饮食量，腹痛、腹胀部位、性质和程度，大便情况并记录。②警惕患儿是否出现烦躁不安、夜间哭闹等情况。③辨证观察：乳食内积患儿，需观察患儿是否出现呕吐情况，若患儿出现呕吐，观察记录呕吐物量、性状，以及患儿神色、舌质、舌苔的变化。脾虚夹积患儿需观察形体消瘦的情况，了解患儿的食欲状况。

生活起居护理　①保持环境舒适、安静，空气新鲜，阳光充足，温湿度适宜。②注意保暖，避免受凉，注意饮食卫生。③辨证起居：食积呕吐患儿注意口腔护理，及时清除呕吐物，每天用淡盐水或银芩汤漱口2~3次；脾虚夹积患儿，注意不可过劳，以免损伤正气。

表1 积滞的常见证型及辨证治疗

证型	临床表现	治法	方药
乳食内积	乳食少思或不思，嗳腐酸馊或呕吐食物、乳片，脘腹胀满，疼痛拒按，或有低热，肚腹热甚，大便秽臭，烦躁啼哭，手足心热，舌红，苔黄厚腻，脉弦滑，指纹紫滞	消食化积，和中导滞	主方：消乳丸（乳积），保和丸（食积） 常用药物：山楂、神曲、鸡内金、莱菔子、香附、陈皮、砂仁、茯苓、半夏、连翘等
脾虚夹积	面色萎黄，形体消瘦，神倦乏力，不思乳食，食则饱胀，腹满喜按，喜伏卧，大便稀溏酸馊，夹有乳片或食物残渣，舌淡，苔白腻，脉细弱或细滑，指纹淡滞	健脾助运，消食化滞	主方：健脾丸 常用药物：党参、白术、茯苓、甘草、山楂、神曲、麦芽、枳实、陈皮、砂仁等

饮食护理 ①以合理喂养，饮食有节为原则，不可过食肥甘厚腻之品。②辨证施食：乳食内积患儿以消食化积，和中导滞为原则，可选择山楂、陈皮、炒麦芽等，可服萝卜生姜汁，两者洗净，分别榨汁混合而成。呕吐患儿，可暂停进食，并给予生姜水数滴加少许糖水饮服；便秘时，可予蜂蜜 10 ~ 20ml 温开水冲服。脾虚夹积患儿以健脾助运，消食化积为原则，饮食宜细、软、烂，可给予大枣、薏苡仁、山药等，亦可服苹果山药散，苹果干和山药研为粉末，加白糖适量，温开水送服。

用药护理 ①消导类药物，宜在饭后服用。此类药物，一般有泻下和导滞之功效，只作暂用，不可久服。一旦患儿食消滞化，脾气得运，即应停药。②辨证施药：乳食内积患儿，中药汤剂以浓煎分次喂服，丸剂以温水送服。脾虚夹积患儿，中药汤剂宜温服。

情志护理 ①对婴幼儿要耐心安抚、诱导，尤其进餐时避免批评，或突然惊吓，容易使患儿精神紧张，情志不舒，肝失条达，乘脾犯胃，加重积滞。②积滞患儿可多听《良宵》《月儿高》等宫调乐曲。③乳食内积，烦躁不安的患儿可多听《蓝色多瑙河》《江南丝竹乐》等角调乐曲，抒发

情感，缓解其烦躁不安的情绪。

对症处理 纳差的对症处理包括捏脊、小儿推拿等。

捏脊 ①部位：背部督脉自下而上捏拿（尾骨—大椎穴），背部督脉循行线（大椎—至阳穴），背部脾俞、胃俞、大肠俞、肾俞穴。②方法：操作者手心朝上，双手中指、无名指、小指握成空拳状，食指半屈，拇指伸直并对准食指的前半段，从患儿尾椎下的尾骨开始，沿着督脉自下而上捏拿至大椎穴，如此循环，捏拿6遍。捏第 5 遍时，采用"重提"的手法，有针对性地刺激背部的腧穴，在脾俞、胃俞、大肠俞施以重提手法，最后一遍捏拿结束后，揉按肾俞穴 10 次。③辨证捏脊：脾虚夹积患儿加三焦俞，乳食内积烦躁易怒，夜寐不安患儿加心俞、肝俞穴。

小儿推拿 ①部位：患儿手部的脾经、板门、内八卦、四横纹、脐部。②穴位：足三里、脾俞、胃俞。③方法：清补脾经200 ~ 500 次，揉板门 100 ~ 300 次，顺运内八卦50 ~ 200 次，推四横纹100 ~ 300 次，顺时针摩腹 3 ~ 5 分钟，按揉足三里、脾俞、胃俞穴1 ~ 3 分钟。④辨证推拿：脾虚夹积患儿加分腹阴阳以理气和中，调和气血。乳食内积烦躁不安患儿可加掐五指节，清肝经。

健康教育 ①调节饮食，合理喂养，饮食易消化并富含营养，忌暴饮暴食、过食肥甘厚腻、生冷瓜果、偏食零食及妄加滋补之品。②添加辅食应遵循由 1 种到多种，由少到多，由稀到稠，由细到粗，循序渐进的原则，既不可骤然添加过多，也不可到期不予添加，以使婴儿逐步适应。③保持大便通畅，若发现有积滞，应暂时控制饮食，病情回复后饮食需逐步恢复。

（张先庚）

gānzhèng hùlǐ

疳证护理（nursing of malnutrition syndrome） 围绕疳证患儿的护理问题，从病情观察、生活起居、饮食、用药、情志和对症处理等方面进行的全方位调护。疳证是由于喂养不当或多种疾病影响，导致脾胃受损，气液耗伤而引起的一种慢性病证，临床以形体消瘦，面黄发枯，精神萎靡或烦躁，饮食异常为主要临床表现。

发病特点 疳证发病无明显季节性，各年龄段皆可发病，5岁以下小儿多见。

讨论范围 凡现代医学所指小儿营养不良及多种维生素缺乏症，以及由此而引起的并发症等营养障碍性慢性疾病，均可参考本证辨证施护。

病因病机 疳证之病因主要是饮食不节、喂养不当、疾病影响和禀赋不足。疳证的病位主要在脾胃，涉及其他四脏。其病机在于脾胃受损，津液耗伤。病机属性以虚为本。本病经恰当治疗，绝大多数患儿均可治愈，仅少数重症患儿或有严重兼证者，预后较差。古人视为恶候，列为儿科四大要证之一。

辨证要点 ①辨虚实：本病为虚实夹杂之病证，故首先根据病程，辨别虚实。本病初期面黄发疏，厌食，形体消瘦，病情尚浅，虚象较轻；疳证发展，出现形体明显消瘦，肚腹膨胀，烦躁易怒，嗜食异物等，属脾虚夹积，病情较重为本虚标实；进一步发展，涉及五脏，可见极度消瘦，皮肤干瘪，大肉已脱，精神萎靡甚则突然虚脱，为疳证后期，病情危重，虚极之证。②辨主证：主要根据病程、脾胃受损程度及临床表现进行辨别，分为疳气、疳积、干疳3个阶段。早期以脾胃失和症状为主，形体消瘦不著，病情轻浅，谓之疳气；中期脾胃受损严重，积滞内停，生化乏源，表现虚实夹杂证候者，谓之疳积；后期脾胃衰败，化源枯竭，气血津液干涸，全身极度虚羸，谓之干疳。③辨兼症：疳之病变首先在脾。若脾病及肝，土虚木旺，肝阴不足，不能上承于目，目生云翳，干涩夜盲，目赤多泪者则为"眼疳"；若脾病及心，心火循经上炎，而见口舌生疮者，称为"口疳"；若脾阳虚衰不能制水，水湿泛溢肌肤，则全身浮肿，则为"疳肿胀"，若脾病及肺，土不生金，肺卫不固，则潮热咳嗽，气喘痰鸣，则为"气疳"；若脾病及肾，肾精不足，骨失所养，则囟陷齿迟，鸡胸龟背，腰膝酸软，

则为"骨疳"。若脾虚失摄，血不归经，溢出于脉，皮肤可见紫斑瘀点为疳证恶候，甚则阴竭阳脱，猝然变险。若出现神志恍惚，杳不思食，是胃气全无，脾气将无的危候，须格外引起重视。

护治原则 以健运脾胃为原则，通过调理脾胃，助其纳化，以达气血丰盈、津液充盛、脏腑肌肤得养之目的。根据疳气、疳积、干疳的不同阶段，采取不同的护治方法。疳气以和为主；疳积以消为主，或消补兼施；干疳以补为要。此外，合理补充营养，纠正不良饮食习惯对本病康复也至关重要。

证治分类 见表1。

辨证施护 包括病情观察、生活起居护理、饮食护理、用药护理、情志护理、对症处理及健康教育几个方面。

病情观察 ①观察患儿精神状况、形体、面色、皮肤、毛发、爪甲、二便、饮食等状况。②注意测量患儿身长、体重、头围、胸围、皮下脂肪、血红蛋白和红细胞计数等，了解病情轻重。③辨证观察：眼疳患儿注意观察眼部有无继发感染，角膜有无混浊、软化或穿孔的变化；口疳患儿注意观察口腔黏膜有无糜烂情况，疳肿胀患儿需观察患儿全身浮肿情况；若出现皮肤瘀斑患儿，则应注意观察瘀斑进展情况，并且观察鼻孔、口腔及大便有无出血；观察患儿大便是否含有异嗜物品或虫排出，若见排虫，及时驱虫；若出现四肢厥冷，呼吸微弱，极度萎靡的面貌，常为阴阳离决的先兆，应及时通知医生，并做好抢救的准备。

生活起居护理 ①注意气候变化，适时添减衣物，避免外感时邪。②重症患儿应卧床休息，

减少蛋白质、热量的消耗。③消瘦与长期卧床患儿，被褥应柔软干燥，必要时，骨突受压处垫气圈，防止压力性损伤的发生。④恢复期患儿或轻症患儿，可组织室外活动，加强锻炼，增强体质。⑤辨证起居：眼疳患儿，注意眼部护理，必要时可用黄连水滴眼，入睡时可用黄连纱布湿敷双眼；口疳患儿，做好口腔护理，可用银花甘草水清洗口腔，然后用清洁棉签蘸驱腐散涂擦患处，若出现溃疡，用养阴生肌散，每日3次；疳肿胀患儿，保护肿胀明显部位以及骨突处，避免局部皮肤受压破溃。

饮食护理 ①以富有营养、易消化为原则。予高热量、高蛋白饮食及蔬菜、水果，注意膳食平衡，忌生冷、肥腻、油炸之物。②辨证施食：疳气证患儿以调脾健运为原则，饮食宜温热，可选择调脾助运之品，如粳米、山药、山楂之品。可服五白糕，将以上材料磨成细面，与面粉调匀，加水和面，加酵母令其发酵，发好后揉入白糖，上笼蒸熟即可食之；疳积患儿以消积理脾为原则，饮食宜细、软、烂，可给予茯苓、神曲等。可服茯苓粥；干疳患儿以补益气血为原则，饮食宜温热，可选择补充气血之品，如莲子、桂圆、红枣等。可服桂圆粥；眼疳患儿以养血柔肝，滋阴明目为原则，可选择富含有维生素A和维生素C的食物，如鸡肝、枸杞、蓝莓等。可服用鸡肝汤，用鸡肝1具、苍术6g同煮，吃肝喝汤，隔日1次，持续2周，或至症状消失即可；口疳患儿以清心泻火，滋阴生津目为原则，饮食温度适宜，不宜过烫，以免引发疼痛而影响食欲；疳肿胀患儿以健脾温阳，利水生津为原则，必要时限

表1 疳证的常见证型及辨证治疗

证型		临床表现	治法	方药
常证	疳气	形体消瘦，面色少华，毛发稀疏，食欲不振或多食多泻，精神不振，情绪激动，易发脾气，大便不调，舌淡，苔薄白或微黄，脉细，或指纹淡	调脾健运	主方：资生健脾丸 常用药物：党参、白术、山药、莲子肉、茯苓、薏苡仁、泽泻、藿香、砂仁、扁豆、麦芽、神曲、山楂等
	疳积	形体明显消瘦，肚腹膨胀，甚则青筋暴露，面色萎黄无华，毛发稀疏如穗，精神不振或易烦躁激动，夜寐不宁，食欲不振或善食易饥或嗜食异物，舌淡，苔薄腻，脉细滑	消积理脾	主方：肥儿丸 常用药物：人参、白术、茯苓、焦神曲、焦山楂、炒麦芽、槟榔、黄连、胡黄连等
	干疳	极度消瘦，面呈老人貌，皮肤干瘪起皱，大肉已脱，皮包骨头，精神萎靡，目无光彩，啼哭无力，毛发枯焦，腹凹如舟，杳不思食，大便干或清稀，舌淡，苔少，脉沉细弱	补益气血	主方：八珍汤 常用药物：党参、黄芪、白术、茯苓、当归、白芍、熟地黄、川芎、陈皮、扁豆、砂仁等
兼证	眼疳	两目干涩，畏光羞明，甚则眼角赤烂，黑睛浑浊，白睛生翳或有夜盲等	养血柔肝，滋阴明目	主方：石斛夜光丸 常用药物：石斛、天冬、生地黄、党参、羚羊角、肉苁蓉、川芎、枳壳
	口疳	口舌生疮，口腔糜烂，秽臭难闻，面赤心烦，夜卧不宁，小便短黄，或吐舌弄舌，舌质红，苔薄黄或少苔，脉细数，指纹淡紫	清心泻火，滋阴生津	主方：泻心导赤散 常用药物：黄连、栀子、连翘、灯心草、竹叶、生地黄、麦冬、玉竹等
	疳肿胀	足踝肿胀，甚或颜面及全身浮肿，面色无华，神疲乏力，四肢欠温，小便短少，舌淡胖，苔薄白，脉沉迟，指纹隐伏不显	健脾温阳，利水消肿	主方：防己黄芪汤合五苓散 常用药物：黄芪、白术、甘草、茯苓、猪苓、泽泻、防己、桂枝等

制食盐的摄入，水肿消退后及时恢复，以免影响食欲。饮食可用乌鱼或鲤鱼熬汤，或者黄芪 20g，赤小豆 20g，红枣六枚，煎汤代茶饮。

用药护理 ①按时给药，汤药宜温服。对于吮吸功能差的患儿，应予以鼻饲。②辨证施药：疳气患儿服用的资生健脾丸宜饭前 1~2 小时服用，且饭前不宜多饮水；疳积患儿服用肥儿丸宜饭后半小时内温水送服，服用期间忌辛辣和油腻之物；干疳患儿服用的八珍汤宜饭前半小时温服；眼疳患儿服用的石斛夜光丸宜用温盐水送服，以便促进药效的吸收；口疳患儿中药不宜热服，以免汤剂温度过高，损伤口腔黏膜；疳肿胀患儿的中药汤剂宜温服。

情志护理 ①哭闹患儿，应耐心诱导，不要随意训斥。精神萎靡患儿，要利用各种方法激发兴趣，促进心情的愉悦，从而促进食欲。②疳证患儿可多听《月儿高》《塞上曲》《平湖秋月》等宫调乐曲，调和脾胃，平和气血；眼疳患儿应多听《春风得意》《蓝色多瑙河》等角调乐曲，滋养肝阴。

对症处理 纳差的对症处理包括艾灸、小儿推拿、穴位敷贴等。

艾灸 ①穴位：神阙、天枢、水分、足三里、三阴交。②方法：温和灸，每穴 3~5 分钟，每天 1 次，5 次为 1 个疗程；也可使用灯火灸，每天 1 次。

小儿推拿 ①部位：患儿手部的脾经、板门、内八卦、脐部、捏脊。②推拿穴位：足三里、阴陵泉、脾俞、胃俞。③方法：清补脾经 200~500 次，揉板门 100~300 次，顺运内八卦 50~200 次，顺时针摩腹 3~5 分钟，按揉上述穴位 1~3 分钟，捏脊 5 次，常规捏、重提大椎、脾俞、胃俞。④辨证推拿：烦躁不安，两目干涩，畏光羞明，眼角赤烂者捏脊时重提肝俞；口舌生疮者，捏脊时加重提心俞；伴五迟者，加重提肾俞。

穴位敷贴 适用于疳积腹部胀实纳差者。①贴敷部位：脐部。②主要药物：大黄、芒硝、栀子、杏仁、桃仁等。③方法：以上药物共研细末。加面粉适量，用鸡蛋清，葱白汁，醋，白酒少许，调成糊状，敷于脐部。每日 1 次，连用 3~5 日。

健康教育 ①合理喂养，提倡母乳喂养。②乳贵有时，食贵有节。婴儿按时添加辅食。一般 3~4 个月就要逐渐添加益于小儿的食品，遵循先稀后干，先素后荤，先少后多、定时定量的原则。不可过早断奶。③定期测量并记录体重和身长。如发现小儿体重不增或逐渐减轻，皮下脂肪减少，肌肉松弛，面色无华，应引起注意并分析原因，及时治疗。④鼓励小儿户外活动，呼吸新鲜空气，多晒太阳，遵医嘱适量补充钙剂。维生素 D 剂。

（张先庚）

xiǎoér xièxiè hùlǐ

小儿泄泻护理 （nursing of pediatric diarrhea）

围绕小儿泄泻的护理问题，从病情观察、生活起居、饮食、用药、情志和对症处理等方面进行的全方位调护。小儿泄泻是以大便次数增多，粪质稀薄或如水样为主要临床表现的一种小儿常见脾胃病证。

发病特点 本病是小儿最常见的疾病之一，尤以 2 岁以下婴幼儿多见，年龄越小，发病率越高。一年四季均可发生，以夏秋季节更为多见。

讨论范围 凡现代医学的小儿腹泻包括感染性（如病毒、细菌、寄生虫等）腹泻病和非感染性腹泻病（症状性、过敏性及其他因素引起的腹泻），均属本病证的讨论范围，可参考本证辨证施护。

病因病机 小儿泄泻之病因，外因责之于感受风、寒、暑、湿、热等邪，尤以湿邪而为病；内因责之脾胃虚弱，伤于乳食。病位主要在脾胃，可累及肝肾。总的病机为脾虚湿盛，运化失常，精微不布，清浊不分，合污而下而致泄泻。病理性质有虚实之分，久病多表现为虚实夹杂。预后因病情不一而异，轻者若治疗得当，预后良好；重者泻下过度，可阴阳两伤、危及生命；久泻迁延不愈者，影响生长发育，易转为疳证或导致慢惊风。

辨证要点 ①辨寒热、虚实：主要根据病程长短，大便（次数、色、质、量）、腹胀、腹痛等进行辨证。若症见暴泻量多，腹胀痛拒按者多为实证；泻下缓慢，腹虚胀喜按者多为虚证，病程迁延难愈，或急或缓，腹胀拒按者多为虚中夹实。若泻下急迫，色黄褐，气秽臭，或见少许黏液，肛门红赤，苔黄腻者，则为湿热泻；若大便清稀，夹有泡沫，臭气轻，肠鸣腹痛，或伴有外感风寒症状，则为风寒泻；若纳呆腹胀，腹痛即泻，泻后痛减，粪便酸臭夹不消化食物，则为伤食泻；若病程迁延，大便时泻时止，粪质稀糊，色淡不臭，夹有不消化食物为脾虚泻；若病程较脾虚泻更长，大便澄澈清冷，完谷不化，阳虚内寒症状明显，为脾肾阳虚泻；风寒泻、湿热泻、伤食泻三种证候多属实证，脾虚泻和脾肾阳虚泻属于虚证。②辨常证、变证：小儿泄泻有常证、变证之分。若病势较缓，除大便次数增多，粪质稀薄或泻下如水样外，精神尚好，可进食，无明显伤阴伤阳症状，则为常证；若症见泻下急暴，量多次频，不思食，有明显伤阴伤阳症状，出现皮肤干燥，啼哭无泪，口渴引饮，小便短少，烦躁唇红等症状，舌绛少津，脉细数为伤阴，则为变证；若出现精神萎靡，表情淡漠，四肢欠温，面色青灰等症状，舌淡胖，边有齿痕，脉沉细为伤阳。

护治原则 以运脾化湿为原则。邪实者，以祛邪为主，或清肠化湿，或祛风散寒，或消食导滞；虚证者以扶正为主，或健脾益气，或温补脾肾。泄泻迁延，虚实夹杂者，则应扶正与祛邪并用。此外，若出现变证，都属正气大伤，可参合益气养阴，酸甘敛阴，护阴回阳，救逆固脱等方法进行护治。

证治分类 见表1。

辨证施护 包括病情观察、生活起居护理、饮食护理、用药护理、情志护理、对症处理及健康教育几个方面。

病情观察 ①观察大便次数、性状、颜色、气味及量以辨别寒热虚实，并详细记录出入量。②重症患儿须密切观察神色、皮肤弹性、眼窝及前囟凹陷程度、呼吸、唇色、尿量、舌脉及体温变化，做好记录。③若久泻患儿出现面色苍白、四肢冰冷、大汗淋漓，为阴竭阳脱之变证，应立即报告医生，配合抢救。④辨证观察：湿热泻、风寒泻患儿需观察患儿体温情况，警惕有无发热情况发生，如体温过高，鼓励其多饮水，及时擦干汗液；风寒泻患儿需观察患儿有无鼻塞、流涕等症状。

生活起居护理 ①保持病室空气流通。②调摄寒暖，适时添减衣物，避免过热或受凉。③适当休息，重症患儿应卧床休息。④感染性腹泻患儿行床边隔离。患儿饮食用具及污染的尿布，除用清水清洗干净外，应煮沸消毒，并在阳光下暴晒，防止交叉感染。⑤肛门周围皮肤护理：患儿每次大便后用温热水清洗臀部和会阴部，用软毛巾擦干，必要时肛门周围涂以氧化锌软膏。如出现臀红或肛门周围灼痛者，可遵医嘱用黄柏适量煎水外洗，涂以植物油外扑青黛粉，以清热化湿。如已破溃，可涂1%甲紫后暴露，保持局部干燥，或用红外线等照射，每次25分钟，每日2次，灯距臀部患处30~40cm，照射时应有专人护理，以免发生意外。⑥辨证起居：风寒泻患儿，注意保暖，避免复感风寒，加重病情，可用

表1 小儿泄泻的常见证型及辨证治疗

证型	临床表现	治法	方药
湿热泻	大便呈黄褐稀水如蛋花汤样，泻下急迫，量多次频，气味臭秽，或见少许黏液，腹痛时作，食欲不振，或伴呕恶，神疲乏力，或见发热，口渴，小便短黄，舌质红，苔黄腻，脉滑数，指纹紫	清热利湿	主方：葛根黄芩黄连汤 常用药物：葛根、黄芩、黄连、地锦草、豆卷、甘草等
风寒泻	大便清稀，夹有泡沫，臭气不甚，肠鸣腹痛，或伴恶寒发热，鼻流清涕，或咳嗽，舌质淡，苔薄白或白腻，脉浮紧，指纹淡红	疏风散寒	主方：藿香正气散 常用药物：藿香、苏叶、白芷、生姜、大腹皮、厚朴、陈皮、半夏、桔梗、白术、茯苓、甘草、大枣等
伤食泻	大便稀溏，夹有乳凝块或食物残渣，气味酸臭，或如败卵，脘腹胀满拒按，泻前腹痛，泻后痛减，嗳气酸馊，或有呕吐，不思乳食，夜卧不安，舌苔厚腻，或微黄，脉滑实，指纹滞	消食化滞	主方：保和丸 常用药物：山楂、神曲、莱菔子、陈皮、半夏、茯苓、连翘等
脾虚泻	大便稀溏，色淡不臭，多于食后作泻，时轻时重，面色萎黄，形体消瘦，神疲倦怠，舌质淡胖有齿痕，苔白，脉缓弱，指纹淡	健脾益气	主方：七味白术散 常用药物：藿香、木香、葛根、党参、白术、茯苓、甘草、山药、扁豆等
脾肾阳虚泻	久泻不止，大便清稀，完谷不化，或见脱肛，形寒肢冷，面色淡白无华，精神萎靡，睡时露睛，舌淡，苔白，脉沉细弱，指纹淡	温补脾肾	主方：附子理中汤合四神丸 常用药物：人参、白术、甘草、附子、补骨脂、吴茱萸、干姜、肉豆蔻、五味子等
气阴两伤	泻下无度，质稀如水，神萎不振或心烦不安，四肢乏力，目眶及囟门凹陷，皮肤干燥或枯瘪，啼哭无泪，口渴引饮，小便短少，甚则无尿，唇红而干，舌红少津，苔少或无苔，脉细数	益气敛阴	主方：人参乌梅汤 常用药物：人参、乌梅、甘草、木瓜、莲子、山药等
阴竭阳脱	泻下不止，次频量多，精神萎靡，表情淡漠，面色青灰或苍白，气息低微，哭声微弱，啼哭无泪，尿少或无，四肢厥冷，冷汗自出，舌淡无津，脉沉细欲绝	温阳固脱	主方：生脉散合参附龙牡救逆汤 常用药物：人参、附子、龙骨、牡蛎、白芍、麦冬、五味子、炙甘草等

热水袋外敷腹部，注意不要烫伤皮肤；湿热泻者病室宜凉爽。

饮食护理 ①合理控制饮食，减轻脾胃负担。②轻症泄泻患儿，宜进少纤维素、软烂等半流质饮食，忌荤腥、肥腻、生冷、坚硬之品。母乳喂养者，暂停辅食，延长喂养间隔时间，减少次数。③重症泄泻及频繁呕吐患儿暂禁食，随着病情的好转逐渐增加饮食量，由少到多，由稀到稠。鼓励患儿多饮水及果汁以补充水分，可煮沸待温后喂食。④辨证施食：湿热泻患儿，以清肠解热，化湿止泻为原则，饮食宜清淡易消化，可多食新鲜的蔬菜和果汁等，可用芦根、竹叶煎水代茶饮。兼有发热患儿，宜食赤豆、冬瓜、茯苓，可用淡盐水、芦根、竹叶煎水代茶饮以清热利尿，或用藿香15g，煎水频服，和中止泻，或白扁豆20g，香薷15g加水取汁，每日3次，温热服用，化湿和中，清暑解表；风寒泻患儿，以疏风散寒，化湿和中为原则，饮食宜辛温食品，忌生冷瓜果和肥腻之品，可用生姜5g，红糖10g加水煮沸趁热顿服，温中散寒，止吐止泻；伤食泄患儿以运脾和胃，消食化滞为原则，应适当调整和限制饮食，停止哺喂不易消化和脂肪类食物。可用山楂、神曲各15g水煎取汁代茶饮，消食调中，若出现呕吐，不宜急于止吐，应让其将宿食全部吐出，适当限制饮食，可暂时予以禁食；脾虚泻患儿，以健脾益气，助运止泻为原则，饮食宜热而软，少量多餐，不宜过饱，可用党参6g，茯苓9g，大枣5枚，炒米30g加水煮粥，红糖调味，健脾止泻，或用八珍糕做点心，或淮山药研粉，每次6~9g开水调成奶糊样服用，每日3次；脾肾阳虚泻患儿，以温补脾肾，固涩止泻为原则，饮食少量多餐，宜食辛温之品如河虾、糯米、干姜等，可常食用党参核桃粥、羊肉粥等温阳止泻；气阴两伤患儿，以健脾益气，酸甘敛阴为原则，可用石斛6g，甘草2g，乌梅3g，煎水代饮。

用药护理 ①中药汤剂按时按量，少量多次，注意观察用药后症状缓解情况。②辨证施药：湿热泻患儿，汤剂温服，黄芩、黄连等皆为寒凉之品，故汤剂不宜久服，中病即止；风寒泻患儿，汤药宜热服；伤食泻患儿，汤药宜浓煎，根据伤食种类，可给予单味中药煎服，以助消化。伤于肉食者，焦山楂 15g 煎服；伤于面食者，炒莱菔子 15g、炒麦芽 15g 煎服；伤于谷类者，用鸡内金、神曲、谷麦芽各 15g 煎服，频频喂服，亦可选择神曲、焦山楂、焦麦芽各 9g，炙鸡内金 3g，加水 100ml，煎成 30ml，每日 1 剂，分 3 次服。

情志护理 ①加强巡视，多关心安抚患儿，消除紧张情绪，腹痛时可通过分散其注意力减轻疼痛。②泄泻患儿可聆听《秋湖月夜》《春江花月夜》《十面埋伏》等宫调乐曲调理脾胃。

对症处理 对泄泻的对症处理包括脐灸疗法、穴位贴敷、小儿推拿等。

脐灸疗法 ①穴位：脐部。②主要药物：猪苓、茯苓、白术、泽泻、桂枝。③方法：以五苓散粉（将猪苓、茯苓、白术、泽泻、桂枝按照 3∶3∶3∶5∶2 比例研磨成粉）填脐，点燃艾条悬灸神阙穴 10～15 分钟，每天 1 次。④辨证施灸：风寒泻患儿可加灸外劳宫穴，加强温中散寒的功效；脾肾阳虚泻患儿可加足三里穴位，以补中益气；伤食泻患儿可加天枢穴以消食化滞。

穴位贴敷 ①穴位：神阙。②主要药物：丁香、吴茱萸、葱、生姜等。③方法：将中药磨成粉，调成糊状，敷在神阙穴，每日 1 次。④辨证贴敷：风寒泻患儿可用丁香 2g，吴茱萸 30g，胡椒 30 粒，共研细末，每次 1.5～3.0g，黄酒或醋调成糊状，敷贴脐部，每日 1 次，或用葱姜泥敷脐，葱 3～4 棵，生姜 10～15g，捣烂成泥，敷在脐部，用消毒纱布覆盖固定。

小儿推拿 ①部位：患儿手部的大肠经、脾经；推拿穴位：中脘、双侧脾俞、胃俞、肾俞。②方法：补脾、大肠经各 100～300 次，按揉中脘、双侧脾俞、肾俞、胃俞各 3 分钟，摩腹 5～10 分钟，每天 1 次。③辨证推拿：风寒泻患儿采取加推三关，揉外劳宫以温中散寒，化湿止泻；伤食泻患儿可加揉板门，运内八卦以消食导滞，和中助运；脾虚泻患儿可加捏脊等健脾益气，温阳止泻；脾肾阳虚泻患儿，参考脾虚的推拿手法并配灸法，培补肾元。

健康教育 ①提倡母乳喂养，正确添加辅食，合理喂养。不宜在夏季及小儿患病时断奶。添加辅食应遵循原则，由一种到多种，由少到多，由稀到稠，由细到粗。饮食宜定时定量，忌暴饮暴食，营养搭配要合理。注意饮食卫生，教育小儿饭前便后要洗手，勤剪指甲。②向家长讲解消毒隔离的相关知识。指导家长正确洗手并做好污染尿布和衣物的处理，出入量监测及脱水表现观察。③加强户外活动，注意气候变化，注意增减衣服，避免腹部受凉。

(张先庚)

jīngfēng hùlǐ

惊风护理 (nursing of pediatric convulsions)

围绕惊风患者的护理问题，从病情观察、生活起居、饮食、用药、情志和对症处理等方面进行的全方位调护。惊风是小儿时期常见的急重病证之一，以抽搐、神昏为主要临床表现，又称"惊厥"，俗称"抽风"。

发病特点 惊风一般分为急惊风、慢惊风两大类。凡起病急骤，属阳属实者，称为急惊风，急惊风来势急骤，临床以高热伴抽风、神昏为主要特点，痰、热、惊、风四证俱备；凡病久中虚，属阴属虚者，称为慢惊风。慢惊风中若出现纯阴无阳的危重证候，则称为慢脾风。慢惊风来势缓慢，抽搐无力，时作时止，反复难愈，常伴昏迷、瘫痪等症。

讨论范围 凡现代医学的小儿惊厥属本病证的讨论范围，可参考本证辨证施护。

病因病机 急惊风之病因有外感时邪、内蕴湿热、暴受惊恐三大类。病位在心肝。病机主要为邪陷厥阴，蒙蔽心窍，引动肝风。病理性质以邪实为主，属实证、热证。如能及时抢救与治疗，预后尚可。急惊风起病急，来势凶，具有一定的危险性，属临床危重病症。若迁延日久，耗气伤阴，出现阴虚风动，或气血两伤，血不养津，抽搐不已，转为慢惊风。慢惊风之病因有脾胃虚弱、脾肾阳衰、阴虚风动三大类。病位在脾、肾、肝。病机主要为筋脉失养，虚极生风。病理性质以虚证为主，也可见虚中夹实。慢惊风若调护不当，经久不愈，脾阳虚衰，阴寒内盛，纯阴无阳，易致慢脾风，病情凶险，预后不良。

辨证要点 急惊风：①辨轻重。若惊风发作次数较少，持续时间短，发作后无神志、感觉、运动障碍者，属轻症；若发作次数较多，或抽搐时间较长，发作后神志不清，甚至有感觉、运动障碍者，属重症。②辨病邪。主要根据发病季节、致病特点、原发病表现等辨别风热、暑热和湿热。外感风热惊风病者好发于冬春，症见高热、抽搐、昏迷，伴有咽赤、脉浮数等风热表证；温热疫毒所致者亦可见于冬春季节，多有麻疹、流行性腮腺炎等时行疾病接触史，惊风是这类疾病的变证；暑热疫毒者好发于盛夏，易见邪炽气营表现，常见于流行性乙型脑炎；湿热疫毒者好发于夏秋季节，可见高热，抽搐，腹痛呕吐，黏液脓血便等表现，如中毒性痢疾。

慢惊风：①辨寒热虚实。主要根据精神状况、面色、口渴、肢冷、舌苔等进行辨证。若症见面色苍白或萎黄，精神萎倦，嗜睡，四肢发冷，舌淡，苔薄者，则辨为虚寒；若症见虚烦疲惫，面色潮红，身热消瘦，手足心热，舌红，苔少者，则辨为虚热；若症见肢体抽搐，强直不利为血虚；身热起伏不定，口渴心烦，胸闷

气粗，泛吐痰涎，苔黄腻者，则辨为虚中夹实。②辨脏腑。若形神疲惫，面色萎黄，抽搐，大便稀溏，四肢不温，病在肝脾；若面白无华，囟门低陷，四肢厥冷，手足蠕动，大便清稀，舌淡，脉细无力，病在脾肾。

护治原则 急惊风：以清热、豁痰、镇惊、息风为原则。急则治标，急惊风发作之际，迅速给予紧急处理，运用丸、散、针灸、按摩、注射、外治等有效控制抽搐，促使苏醒；当抽搐停止，神志苏醒后，应"疗惊必先豁痰，豁痰必先驱风，驱风必先解热，解热必先祛邪"的原则清热、豁

痰、息风、镇惊。痰盛者先化痰，热盛者给予清热，风盛者祛风，惊急者迅速镇惊。但是不能只侧重于某一症状，而应视全身情况分主次缓急，进行辨证施治。

慢惊风：以补虚治本为原则。慢惊风是因虚风动，正虚是本，风动是标，故重在治本，必须培补元气。常用的法则有温中健脾、温阳逐寒、育阴潜阳、柔肝息风等。

证治分类 见表1、表2。

辨证施护 包括急惊风的辨证施护和慢惊风的辨证施护。

急惊风辨证施护 包括病情观察、生活起居护理、饮食护理、

表1 急惊风的常见证型及辨证治疗

证型	临床表现	治法	方药
风热动风	起病急骤，发热头痛，鼻塞流涕，咽红咳嗽，烦躁，神昏惊厥，舌质红，苔薄黄，脉浮数	疏风清热，息风镇惊	主方：银翘散 常用药物：连翘、金银花、薄荷、淡豆豉、钩藤、白僵蚕、石决明、蝉蜕等
温热疫毒	麻疹、流行性腮腺炎等疫病过程中，出现高热不退，神昏，四肢抽搐，头痛呕吐，烦躁口渴，舌质红，苔黄脉数	平肝息风，清心开窍	主方：羚角钩藤汤 常用药物：羚羊角、钩藤、石菖蒲、川贝母、桑叶、菊花、白芍、僵蚕、栀子等
暑热疫毒	起病急骤，持续高热，神昏谵语，反复抽搐，头痛项强，呕吐，或嗜睡，或皮肤出疹发斑，口渴便秘，舌质红，苔黄，脉弦数，严重者可发生呼吸困难等危象	清热祛暑，开窍息风	主方：清瘟败毒饮 常用药物：水牛角、栀子、生石膏、生地黄、黄连、黄芩、知母、赤芍、玄参、连翘、牡丹皮、羚羊角（研末冲服）、钩藤、僵蚕等
湿热疫毒	持续高热，昏迷，谵妄烦躁，频繁抽搐，腹痛呕吐，大便黏腻或夹脓血，舌质红，苔黄腻，脉滑数	清热化湿，解毒息风	主方：黄连解毒汤合白头翁汤 常用药物：黄连、黄柏、栀子、黄芩、白头翁、秦皮、钩藤、全蝎、赤芍
惊恐惊风	平素情绪紧张，胆小易惊，暴受惊恐后出现惊惕不安，喜投母怀，面色乍青乍白，甚则抽搐、神志不清，大便色青，脉律不整，指纹紫滞	镇惊安神，平肝息风	主方：琥珀抱龙丸合朱砂安神丸 常用药物：琥珀（冲服）、胆南星、朱砂（冲服）、天竺黄、黄连、当归、全蝎、钩藤、石菖蒲

表2 慢惊风的常见证型及辨证治疗

证型	临床表现	治法	方药
脾虚肝亢	精神萎靡，嗜睡露睛，面色萎黄，不欲饮食，时有腹泻，色带青绿，时有腹鸣，四肢不温，抽搐无力，时作时止，舌淡，苔白，脉沉弱	温中健脾，缓肝理脾	主方：缓肝理脾汤 常用药物：人参、白术、茯苓、干姜、肉桂、白芍、钩藤、甘草等
脾肾阳衰	面色白或晦滞，囟门低陷，精神极度萎靡，口鼻气冷，额汗涔涔，抚之不温，四肢厥冷，手足震颤，大便澄澈清冷，舌质淡，苔薄白，脉沉微	温补脾肾，回阳救逆	主方：固真汤合逐寒荡惊汤 常用药物：党参、白术、茯苓、黄芪、附子、肉桂、干姜等
阴虚风动	面色潮红，虚烦低热，手足心热，形体消瘦，肢体拘挛或强直，时或抽搐，盗汗，便秘，舌红苔少或无苔，脉细数	育阴潜阳，滋水涵木	主方：大定风珠 常用药物：生白芍、生地黄、麻仁、五味子、龟板、鳖甲、生龙骨、生牡蛎等

用药护理、情志护理、对症处理及健康教育几个方面。

病情观察 ①密切观察惊风患儿体温、呼吸、脉搏、血压、瞳孔、面色的变化。观察有无喉间痰鸣及其他伴有症状及体征，及时报告医生，备好复苏器械，防止惊风呈现持续状态；出现呼吸心搏骤停时，能快速施行心肺复苏操作。②注意观察患儿抽搐程度、次数、持续时间及两次抽搐间歇期意识恢复情况，辨别病情轻重。观察抽搐发生的部位、类型以及发生的时间，寻求病因。③注意抽搐与高热的关系，是否热退抽搐则停止，辨别是否属于高热惊厥。④辨证观察：湿热疫毒惊风患儿需观察大便的情况；惊恐惊风患儿需关注患儿的精神状况，及时开导患儿。

生活起居护理 ①保持室内安静，尽量减少噪声。护理操作工作应集中进行，以免多次打扰患儿，诱发惊风。②应留人陪护，加床栏，切勿强行牵拉患儿肢体，以免损伤筋骨，防止病情发作时碰伤、坠伤、咬伤。③患儿抽搐控制后加强功能锻炼，保持肢体功能位，予肢体被动运动。④口腔疾患有异味者，用银芩汤擦洗口腔或漱口，每日3次；有炎症或溃疡者，涂以锡类散或冰硼散，每日3~4次；出血者，可给予鲜藕汁饮服止血。⑤惊风发作时立即实施抢救。令患儿平卧，头偏向一侧，以便痰涎及呕吐物流出，避免阻塞呼吸道。痰鸣取穴丰隆、足三里，牙关紧闭取穴下关、颊车等，并且及时吸氧，以防脑组织缺氧，加重抽搐。解开衣领，减轻咽喉部阻力，将压舌板缠数层纱布，塞于上下齿间，避免咬伤舌头；牙关紧闭者，可针刺或指掐下关、颊车，或用开口器将

口缓缓撑开，切勿强行撬开。⑥辨证起居：风热发搐，高热表邪未解患儿，可予温水擦浴，避免吹风，勿用冰水冷敷，防止毛孔闭塞，邪毒内陷；湿热疫毒患儿，昏迷时间较长者，应注意皮肤护理，防止压疮；惊恐惊风的患儿需保持室内环境的安静，于室内保留灯光，减少恐惧感。

饮食护理 ①饮食宜清淡、富营养的流质与半流质，忌食油腻、煎炸、辛辣之品，以防伤阴动火，加重病情，抽搐时禁食。②辨证施食：风热发搐患儿以疏风清热，息风镇惊为原则，宜食清凉之品，多饮开水，可用梨汁、藕汁、鲜芦根汁、西瓜汁代茶饮；温热疫毒患儿以平肝息风，清心开窍为原则，宜食清凉之品，昏迷患儿可鼻饲流质饮食，忌食油荤厚味及辛辣之物，可食五汁饮；湿热疫毒患儿以清热化湿，解毒息风为原则，宜清淡易消化之流质饮食，意识障碍患儿给予鼻饲流质饮食，可用绿豆汤代茶饮，痰多者给予萝卜汁、荸荠汁或给予竹沥水以清热化痰；暑热疫毒患儿，以清热祛暑，开窍息风为原则，可食以藕节、荷叶、绿豆等清暑化湿之品以清利暑湿；惊恐惊风的惊风患儿，以镇惊安神，平肝息风为原则，可食用补心养血之品，如桂圆肉、大枣、莲子猪心安神汤，取莲子30g，猪心1具，调料适量做菜佐餐服食。

用药护理 ①惊厥完全停止后方可灌服药物，避免呛入气管，必要时鼻饲给药。②中药汤剂宜浓煎，少量频服，不可强行灌服。③遵医嘱按时按量服用，遵循"急惊合凉泻，慢惊合温补"的原则。④辨证施药：风热发搐患儿，中药宜温服，药后盖被安卧，汗出后及时用毛巾擦干，防止复感

外邪；温热疫毒患儿，中药汤剂宜凉服。

情志护理 ①避免一切不必要的刺激，如有自卑、退缩、孤独等心理障碍，应鼓励、疏导患儿，消除紧张和恐惧情绪，使患儿情志舒畅，避免因恐惧、惊慌而诱发病情。②惊风患儿应多听《春风得意》《江南好》《天上的太阳红彤彤》等角调乐曲平息肝风，也可多听《紫竹调》《喜洋洋》《梁祝》等徵调乐曲宁心安神。

对症处理 对惊厥的对症处理包括小儿推拿、耳穴贴压等。

小儿推拿：①推拿穴位。人中、十宣、合谷、肩井。②推拿方法。掐人中、十宣、合谷，各穴轮换操作，至苏醒为止，拿肩井、委中、承山，至抽搐停止；清肺经、推揉膻中各30次。③辨证推拿。风热惊风患儿可加拿曲池、风池、大椎等穴位；温热疫毒惊风患儿可辅以清肝经，清心经，清肺经，退六腑，清天河水，推脊等法；湿热疫毒患儿可加揉脐部；惊恐惊风患儿，可按揉印堂、内关、神门、四神聪等穴位以宁心安神。

耳穴贴压：①耳穴。脑、神门、皮质下。②方法。每日按压3~4次，每次每穴按压2分钟左右，两耳交替，每隔1~2日更换1次，5次为1个疗程。③辨证贴压。外感风热惊风患儿可加肺、内鼻、咽、喉；温热疫毒惊风患儿可加心、肝、内分泌、耳尖放血；暑热疫毒和湿热疫毒惊风患儿可加脾、胃、消化系统皮质下穴；惊恐惊风的患儿可加心、枕、神经系统皮质下。

慢惊风辨证施护 包括病情观察、生活起居护理、饮食护理、用药护理、情志护理、对症处理

及健康教育几个方面。其中病情观察同急惊风。

生活起居护理 辨证起居：脾胃虚弱患儿，注意保暖，避免感受外邪。患儿若出现足跗部水肿，需注意皮肤护理，预防压疮；脾肾阳虚患儿，注意保暖，尤其是腹部与下肢，可热敷、药熨脐部；阴虚动风潮热、盗汗患儿，注意及时擦拭汗液，避免感受风寒，影响病情康复。其他方面同急惊风。

饮食护理 ①患儿宜食清淡、富营养的流质与半流质，抽搐时需禁食。②辨证施食：脾虚肝亢患儿，以温中健脾，缓肝理脾饮食，饮食宜定时、定量、不偏食，养成良好的饮食习惯，可多食用鸡内金、山药、大枣等健脾补胃的食物；脾肾阳虚患儿，以温补阳肾为原则，平素多食用羊肉、狗肉、鸽子、糯米、黄米等温热食物；阴虚风动以育阴潜阳为原则，食用滋阴养血的食物，如鸭肉、桑葚、蜂蜜、海参、甲鱼等，虚烦低热患儿，可给予青蒿、麦冬、竹叶煎水代茶饮，大便干结者，晨起喝蜂蜜水，并可用决明子泡水喝。

用药护理 辨证用药：慢惊风患儿的中药汤剂要温服，观察药物的疗效及副作用。

情志护理 ①安慰患儿及家属，缓解并消除紧张与焦虑。尊重患儿及家长情感，灵活掌握检查程序，尽量不过多暴露患儿的身体部位，并多鼓励开导他们，让患儿知道在患病期间服药、控制饮食、休息的重要性，争取他们的主动配合。②对于年长患儿，可聆听《阳春白雪》《小胡笳》《双声恨》等商调乐曲，可采取以忧解之等以情胜情法进行情志护理。

对症处理 对惊厥的对症处理主要是小儿推拿。①推拿部位：患儿手部的脾经、板门、内八卦、脐部。②推拿穴位：足三里、脾俞、胃俞。③推拿方法：清补脾经200~500次，揉板门100~300次，顺运内八卦50~200次，顺时针摩腹3~5分钟，按揉足三里、脾俞、胃俞穴1~3分钟。④辨证推拿：脾胃虚弱患儿可加捏脊等健脾和胃，培补元气；脾肾阳虚患儿，推拿后可加以灸神阙、肾俞、命门、脾俞、胃俞、足三里、中脘等穴位培补元气；阴虚风动患儿，加运五经、运内八卦、分阴阳、推上三关、揉涌泉、揉足三里等手法育阴潜阳、滋水涵木。

健康教育 ①保持居室安静，空气流通。夏季要采取降温措施，对传染病患儿注意隔离。②积极治疗原发疾病。做好保健，加强锻炼，提高抗病能力。③避免惊恐，防止诱发患儿惊风。④注意饮食卫生，避免食入不洁食物。⑤患儿抽搐时，切忌强行牵拉其肢体，以免伤及筋骨。⑥对长期卧床的患儿，经常改变体位，并用乙醇按摩受压部位。昏迷患儿，应注意保持呼吸道通畅，防止窒息。⑦指导家长掌握预防小儿惊风及控制小儿惊风发作的措施。

(张先庚)

yíniào hùlǐ

遗尿护理（nursing of pediatric enuresis） 围绕遗尿患者的护理问题，从病情观察、生活起居、饮食、用药、情志和对症处理等方面进行的全方位调护。遗尿是指5岁以上小儿睡中小便自遗，醒后方觉的一种病证。

发病特点 正常小儿1周岁后白天已逐渐能控制小便，3岁左右已基本能控制排尿。若超过5岁的幼童，不能自主控制排尿，熟睡时经常遗尿，轻者数夜1次，重者可1夜数次，则为病态。

讨论范围 现代医学所指的小儿遗尿症属本病证的讨论范围，可参考本证辨证施护。

病因病机 遗尿之病因有肾气不足、肺脾气虚、肝经湿热、心肾失交四大类，其中尤以肾气不足多见。本病病位主要在膀胱，涉及肺脾肾。病理性质大多属虚证、寒证，由肝经湿热所致者属实热证，心肾不交属虚实夹杂证。现代医学通过放射诊断学检查，发现有些遗尿患儿与隐性脊柱裂有关，并有一定的家族遗传病史。

辨证要点 辨虚实寒热：主要从病程、小便、舌苔等进行辨证。若病程长，尿频清长，舌质淡，苔薄滑，或舌有齿印舌体胖嫩，伴有面白神疲，纳少乏力，肢冷自汗，大便溏薄等，则可辨为虚寒证，虚寒者多责之于肾虚不固、肺脾气虚不摄；若病程短，体质壮实，尿量少，黄燥，舌质红，苔黄，常伴面红唇赤，性情急躁，头额汗多，睡眠不宁，大便干结等，则可辨为实热证，实热多责之于肝经湿热；若患儿出现梦中遗尿，舌红少苔，脉沉细而数，既有心火偏旺的夜寐不安，又有肾阴不足，虚火上炎的五心烦热，形体偏瘦，此为心肾不交证，为虚实夹杂证。

护治原则 护治遗尿应分清虚实寒热，根据不同证型采取虚则补之，实则泻之。虚证以温肾固涩，健脾补肺为主；实证以泻肝清热利湿为主。

证治分类 见表1。

辨证施护 包括病情观察、生活起居护理、饮食护理、用药护理、情志护理、对症处理及健康教育几个方面。

病情观察 ①观察患儿遗尿

表 1　遗尿的常见证型及辨证治疗

证型	临床表现	治法	方药
肾气不足	寐中多遗，可达数次，小便清长，醒后方觉，神疲乏力，面色苍白，畏寒肢冷，智力较同龄儿童差，舌质淡，苔白滑，脉沉细或沉迟。	温补肾阳，固涩膀胱	主方：菟丝子散 常用药物：菟丝子、肉苁蓉、附子、五味子、牡蛎等
肺脾气虚	寐中遗尿，日间尿频，常自汗出，易感冒，少气懒言，神疲乏力，面色萎黄，食欲不振，大便溏薄，舌淡或胖嫩，苔薄白，脉弱。	补肺益脾，固摄膀胱	主方：补中益气汤合缩泉丸 常用药物：党参、黄芪、白术、山药、甘草、升麻、柴胡、当归、陈皮、益智仁、山药、乌药等
肝经湿热	寐中遗尿，次数较少，尿少色黄，面红唇赤，性情急躁，或夜间梦语龋齿，睡眠不宁，舌红苔黄，脉滑数有力。	清热利湿，泻肝止遗	主方：龙胆泻肝汤 常用药物：龙胆草、黄芩、栀子、柴胡、生地、泽泻、木通、车前子等
心肾不交	梦中遗尿，夜寐不安，白天多动少静，难以自制，或五心烦热，形体消瘦，舌质红，少苔，脉沉细而数。	清心滋肾	主方：交泰丸合导赤散 常用药物为生地、竹叶、通草、甘草、黄连、肉桂等

的时间、频率、尿量以及其他伴随症状，并做好记录。②若患儿出现尿频、尿急、尿痛的情况及时报告医生，应排除泌尿系统感染。③夜间应观察患儿肛门有无蛲虫爬出，以排除蛲虫引起的遗尿。④观察患儿是否出现夜寐不安、烦躁、五心烦热等症状。

生活起居护理　①生活有规律，适当控制白天活动量，勿过度劳累。睡前尽量排空小便，睡后按时唤醒排尿，并逐渐延长唤醒间隔时间，从而促使患儿逐渐养成自控排尿的习惯。②可培养患儿养成侧卧习惯，使腹壁松弛，减少平卧睡态对膀胱的压力。③夜间尿湿裤褥后须及时更换，保持外阴清洁干燥。④辨证起居：肾气不足患儿，注意保暖，睡前热水泡足，睡时可使用暖水袋垫于足下；肺脾气虚患儿，注意休息，避免过劳，耗气过度可加重病情；肝经湿热患儿，注意保持病室安静、尽量减少噪声；心肾不交患儿易哭吵闹，护理治疗时动作要轻，对患儿要热情、耐心、细心，尽量满足患儿需求。

饮食护理　①患儿饮食宜清淡，忌过咸，辛辣肥甘厚腻之品。晚餐后不进汤水，睡前不宜多饮多食，尤其控制饮水量。②辨证施食：肾气不足，下元虚寒患儿，需常食韭菜、狗肉、羊肉等以温补肾阳；平时可以芡实、莲子、山药和大枣同煮服食以补肾固摄；或用肉苁蓉 30g，羊肾 1 对，加水炖熟，置入适量调料，服食即可；可用益智仁 10g，醋炒研末，分 3 次开水冲服，每日 1 剂；肺脾气虚患儿注意饮食调节，选择易消化的食物，可常食山药、莲子肉、大枣粥以健脾益气。每周可选食 1 个猪膀胱，内置白果 20～30g，黄芪 30～50g，一起置入砂锅，熬汤食用；或党参 10g，猪肉 100g，加适量水炖至肉熟烂，加入适量调料即可；肝经湿热患儿饮食多食蔬菜水果，忌食姜、辣椒、油腻、煎炸等滋生内热之品。可用鱼肚、薏苡仁各 30g，共煮成粥食用，平时用芦根、竹叶适量煎汤代茶饮，以生津止渴，消除烦躁；心肾不交患儿可适当吃些苦味食物清心泻火，如莲子心、苦瓜、百合等，亦可同时食用黑芝麻、枸杞、甲鱼等滋补肾阴的食物。

用药护理　①中药汤剂不宜在晚间服用。②辨证施药：肾气不足患儿与肺脾气虚患儿，汤剂宜热服。

情志护理　①对遗尿患儿家长要多安慰、鼓励，不能批评，更不能嘲笑、体罚，以免加重或诱发遗尿，须耐心引导，可采用以情胜情的方法，消除忧郁、自卑的心理，促使患儿积极配合治疗。②告知患儿医护人员会替他保密，尽量减少知情的人数，以免宣扬出去，让其在小朋友之间失去尊严，心生自卑与绝望。

对症处理　症状主要为纳少便溏，夜卧不安以及形寒肢冷、小便清长等。

纳少便溏处理　适用于肺脾气虚、肾气不足证型的遗尿患儿。①小儿推拿。选穴：脾经、肺经、肾经、三关、外劳宫、揉百会、丹田、肾俞。方法：补脾、肺、肾经，推三关，揉外劳宫，按揉百会、丹田、肾俞，擦腰骶部以健脾养肺，配合捏脊 1 日 1 次。②耳穴贴压。耳穴：脾、肺、肾、皮质下、神门、内分泌。方法：每日不拘时按压，对按或向耳轮方向按压，以耐受为度，每 3～5 天更换 1 次。

夜卧不安处理　小儿推拿：适用于心肾不交证型的遗尿患儿。①选穴：肝经、心经、手阴阳、小肠经、肾经、上马、箕门、小天心。②方法：清肝经、清心经、分手阴阳、清小肠等清心火以平肝；补肾经、揉上马、推箕门养阴清热；捣小天心清热镇惊安神。

形寒肢冷、小便清长处理多适用于肾气不足、肺脾气虚证型的遗尿患儿。①中药敷贴。选穴：神阙穴。主要药物：补骨脂、附子各10g，生姜30g。方法：先将补骨脂、附子研末，再将生姜捣烂，3药和匀，做成饼状置于脐部，敷贴固定，5天后换药1次。②艾灸。选穴：百会、命门、关元、中髎、大敦。方法：温和灸，以局部皮肤潮红为度，每天1次；或用小艾柱直接灸，每灸5壮；或隔姜灸，每穴灸3壮，每天早晚各1次。

健康教育　①向家长讲解本病的病因及饮食调养注意事项，并教会小儿自幼养成良好的生活习惯，按时排尿。②告知家长耐心教育患儿，不可斥责惩罚，更不能当众羞辱，应鼓励患儿消除害羞、紧张情绪，建立起战胜疾病的信心。③注意控制患儿每日晚饭后饮水量。临睡前排尽小便，睡后按时唤醒排尿1~2次，从而逐渐养成自行排尿的习惯。④夜间尿湿衣裤后一定要及时更换，保持外阴清洁与干燥。

（张先庚）

索　引

条 目 标 题 汉 字 笔 画 索 引

说　明

一、本索引供读者按条目标题的汉字笔画查检条目。

二、条目标题按第一字的笔画由少到多的顺序排列，按画数和起笔笔形横（一）、竖（丨）、撇（丿）、点（丶）、折（乛，包括丁乚ㄥ等）的顺序排列。笔画数和起笔笔形相同的字，按字形结构排列，先左右形字，再上下形字，后整体字。第一字相同的，依次按后面各字的笔画数和起笔笔形顺序排列。

三、以拉丁字母、希腊字母和阿拉伯数字、罗马数字开头的条目标题，依次排在汉字条目标题的后面。

条 目 外 文 标 题 索 引

内 容 索 引

说 明

一、本索引是本卷条目和条目内容的主题分析索引。索引款目按汉语拼音字母顺序并辅以汉字笔画、起笔笔形顺序排列。同音时，按汉字笔画由少到多的顺序排列，笔画数相同的按起笔笔形横（一）、竖（丨）、撇（丿）、点（丶）、折（乛，包括丁乚乄等）的顺序排列。第一字相同时，按第二字，余类推。索引标目中夹有拉丁字母、希腊字母、阿拉伯数字和罗马数字的，依次排在相应的汉字索引款目之后。标点符号不作为排序单元。

二、设有条目的款目用黑体字，未设条目的款目用宋体字。

三、不同概念（含人物）具有同一标目名称时，分别设置索引款目；未设条目的同名索引标目后括注简单说明或所属类别，以利检索。

四、索引标目之后的阿拉伯数字是标目内容所在的页码，数字之后的小写拉丁字母表示索引内容所在的版面区域。本书正文的版面区域划分如右图。

a	c	e
b	d	f

本卷主要编辑、出版人员

责任编辑　尹丽品

索引编辑　王小红

名词术语编辑　王晓霞

汉语拼音编辑　潘博闻

外文编辑　顾　颖

参见编辑　杨　冲

责任校对　张　麓

责任印制　卢运霞